181

Anaesthesiologie und Intensivmedizin
Anaesthesiology and Intensive Care Medicine

vormals „Anaesthesiologie und Wiederbelebung"
begründet von R. Frey, F. Kern und O. Mayrhofer

Der Risikopatient in der Anaesthesie

Ergebnisse

Deutscher Anaesthesiekongreß 1984

Herausgegeben von

F. W. Ahnefeld und W. Seeling

Mit 45 Abbildungen und 47 Tabellen

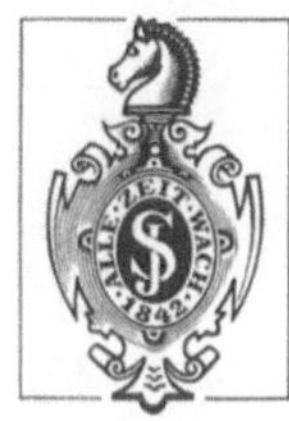

Springer-Verlag
Berlin Heidelberg New York Tokyo

Prof. Dr. med. Friedrich Wilhelm Ahnefeld
Prof. Dr. med. Wulf Seeling
Zentrum für Anästhesiologie, Klinikum der Universität Ulm
Steinhövelstraße 9, D-7900 Ulm (Donau)

CIP-Kurztitelaufnahme der Deutschen Bibliothek
Der Risikopatient in der Anaesthesie: Ergebnisse. Dt. Anaesthesiekongreß 1984/
hrsg. von F. W. Ahnefeld u. W. Seeling.
- Berlin; Heidelberg; New York; Tokyo: Springer, 1986
(Anaesthesiologie und Intensivmedizin; 181)

ISBN-13: 978-3-540-16399-2 e-ISBN-13: 978-3-642-71134-3
DOI: 10.1007/978-3-642-71134-3

NE: Ahnefeld, Friedrich W. [Hrsg.];
Deutscher Anaesthesiekongreß (1984, Wiesbaden); GT

Gesamtherstellung: Zechnersche Buchdruckerei, Speyer

2119/3140-543210

Vorwort

Für den Deutschen Anästhesiekongreß 1984 habe ich als Schwerpunktthema: „Der Risikopatient in der Anästhesie" ausgewählt. Unser Fachgebiet hat in den zurückliegenden Jahren weitere wesentliche Fortschritte erzielen können. Neue Anästhetika und Adjuvanzien, verbesserte Methoden der Diagnostik, insbesondere der Überwachung, nicht zuletzt deutliche Fortschritte in der technischen Ausstattung unserer Arbeitsplätze, haben uns neue Möglichkeiten erschlossen, die Anästhesieverfahren noch sicherer gemacht und vor allem den operativen Disziplinen neue Indikationen erschlossen. Sorgen bereiten uns zwei sich ständig verschärfende Probleme. Zum einen steigt der Anteil der Risikopatienten ständig an, die Gefährdung des Patienten durch Vorerkrankungen im Sinne einer Multimorbidität nimmt damit zu. Zum anderen steigt aber auch, vor allem ohne Berücksichtigung der personellen und materiellen Ausstattung, die rechtliche Bedrohung. Zahlreiche Auflagen, deren Realisierung auch wir uns wünschen, sind aus Kostengründen nicht erfüllbar, die Grenzen der Leistungsfähigkeit vieler Anästhesieabteilungen sind erreicht oder überschritten.

Aus diesen Gründen wählten wir zum Themenkomplex „Der Risikopatient in der Anästhesie" fünf Panelveranstaltungen aus, um die Aufgabenstellungen für den Anästhesisten unter den dargestellten Voraussetzungen definieren zu können. Neben den prä-, intra- und postoperativen Bereichen widmeten wir ein Panel dem Problem der klinischen Erstversorgung im Kindesalter, schließlich ein weiteres den juristischen Aspekten.

Wir erhoffen uns von dieser Bestandsaufnahme eine Darstellung des Ist- und Soll-Zustands, nicht zuletzt unter Gewichtung der juristischen Aspekte. Der Inhalt der Referate und das Ergebnis der Diskussionen sollen uns für die tägliche Praxis Anregungen vermitteln, aber auch eine Richtschnur für die Erfüllung unserer Aufgaben sein.

Ulm, im März 1986 *F. W. Ahnefeld*

Inhaltsverzeichnis

I Präoperative Analyse, Bewertung, Behandlung

Einleitung (H. Lutz) 3

Koronare Herzkrankheit, Herzinsuffizienz und hypertensive Krisen (B. E. Strauer) 6

Atemwegs- und Lungenerkrankungen als Risikofaktoren (K. Geiger) 23

Lebererkrankungen, Nierenerkrankungen und Diabetes mellitus (H.-P. Schuster) 31

Dauertherapie als Risikofaktor (S. A. Schug und K. Bonhoeffer) 40

Wertung der Risikofaktoren und präoperative Untersuchungsprogramme (K. Peter, K. Unertl und H. Wroblewski) 45

Dringliche operative Eingriffe als Risikofaktoren (H. D. Röher, C. D. Stahlknecht und D. Branscheid) 57

Möglichkeiten der Risikoanalyse (P. M. Osswald) 65

Diskussion 70

II Anästhesieverfahren und Monitoring

Die Kombinationsnarkose (W. Dick, B. Eberle, V. Kaczmarczyk und R. Kiefer-Land) . 81

Regionalanästhesie (R. Dennhardt) 100

Intraoperatives Monitoring (P. Lawin, H. van Aken und T. Prien) 111

Diskussion 126

III Überwachung, Diagnostik und Therapie in der ersten postoperativen Phase

Postoperative Risikoanalyse und Bewertung (E. Rügheimer) 137

Postoperative Störungen und ihre Behandlung (H. Laubenthal, U. Finsterer, K. Unertl, W. Weber und K. Peter) 159

Klinische Pharmakologie der Ausleitungs- und Aufwachphase (H. Stoeckel, H. Schwilden, J. Schüttler und P. M. Lauven) . 174

Inhalationsnarkotika in der Aufwachphase (R. Dudziak) . . 183

Blutverlust, Blutersatz, Gerinnungsstörungen (H. Bergmann) 189

Diskussion 196

IV Juristische Aspekte

Medikolegale Probleme aus ärztlicher Sicht (H. W. Opderbecke) 201

Juristische Aspekte (W. Weißauer) 209

Diskussion 218

V Das polytraumatisierte Kind

Die Erstversorgung am Unfallort (G. Kraus) 229

Erstbehandlung in der Klinik (P. Dangel) 243

Besonderheiten der Erstversorgung bei Schädel-Hirn-Traumen (M. R. Gaab) 263

Diskussion 276

Sachverzeichnis 279

Referentenverzeichnis

Prof. Dr. med. H. Bergmann
Institut für Anästhesiologie (Blutzentrale), Allgemeines Öffentliches Krankenhaus, Krankenhausstraße 9, A-4020 Linz

Dr. med. P. Dangel
Abteilung für Anästhesie, Kinderspital Zürich, Steinwiesstraße 75, CH-8032 Zürich

Prof. Dr. med. R. Dennhardt
Institut für Anaesthesiologie und operative Intensivmedizin am Klinikum Steglitz der FU Berlin, Hindenburgdamm 30, D-1000 Berlin 45

Prof. Dr. med. W. Dick
Klinik für Anästhesiologie der Johannes Gutenberg-Universität Mainz, Langenbeckstraße 1, D-6500 Mainz

Prof. Dr. med. R. Dudziak
Zentrum der Anästhesiologie und Wiederbelebung des Klinikums der Johann Wolfgang Goethe-Universität Frankfurt, Theodor-Stern-Kai 7, D-6000 Frankfurt/M. 70

Univ.-Doz. Dr. med. M. R. Gaab
Neurochirurgische Klinik der Universität, Allgemeines Krankenhaus, Alserstraße 4, A-1090 Wien

Prof. Dr. med. K. Geiger
Institut für Anästhesiologie und Reanimation am Klinikum der Stadt Mannheim, Fakultät für klinische Medizin der Universität Heidelberg, Theodor-Kutzer-Ufer, D-6800 Mannheim 1

Dr. med. G. Kraus
Institut für Anästhesiologie der Universität Erlangen-Nürnberg, Maximiliansplatz 1, D-8520 Erlangen

Priv.-Doz. Dr. med. H. Laubenthal
Institut für Anästhesiologie der Ludwig-Maximilians-Universität München, Klinikum Großhadern, Marchioninistraße 15, D-8000 München 70

Prof. Dr. med. Dr. h. c. P. Lawin
Klinik für Anästhesiologie und operative Intensivmedizin
der Westfälischen Wilhelms-Universität Münster,
Albert-Schweitzer-Straße 33, D-4400 Münster

Prof. Dr. med. H. Lutz
Direktor des Instituts für Anästhesiologie und Reanimation am
Klinikum Mannheim, Theodor-Kutzer-Ufer, D-6800 Mannheim

Prof. Dr. H. W. Opderbecke
Institut für Anästhesiologie des Städtischen Klinikums
Nürnberg, Flurstraße 17, D-8500 Nürnberg 90

Priv.-Doz. Dr. P. M. Osswald
Institut für Anästhesiologie und Reanimation am Klinikum
Mannheim, Theodor-Kutzer-Ufer, D-6800 Mannheim

Prof. Dr. med. K. Peter
Direktor des Instituts für Anästhesiologie
der Ludwig-Maximilians-Universität München,
Klinikum Großhadern, Marchioninistraße 15, D-8000 München 70

Prof. Dr. med. H. D. Röher
Geschäftsführender Direktor, Zentrum Operative Medizin I,
Chirurgische Klinik und Poliklinik, Philipps-Universität
Marburg, D-3550 Marburg 1

Prof. Dr. med. E. Rügheimer
Direktor des Instituts für Anästhesiologie der Universität
Erlangen-Nürnberg, Maximiliansplatz 1, D-8520 Erlangen

Dr. med. S. A. Schug
Institut für Anästhesiologie der Universität Köln,
Joseph-Stelzmann-Str. 9, D-5000 Köln 41

Prof. Dr. med. H.-P. Schuster
Medizinische Klinik I, Städtisches Krankenhaus Hildesheim,
Weinberg 1, D-3200 Hildesheim

Prof. Dr. med. H. Stoeckel
Institut für Anästhesiologie der Universität Bonn,
Sigmund-Freud-Straße 25, D-5300 Bonn 1

Prof. Dr. med. B. E. Strauer
Medizinische Klinik der Universität Marburg, Schwerpunkt
Kardiologie, Klinikum Lahnberge, D-3550 Marburg

Dr. h. c. W. Weißauer
Leerstetter Straße 44, D-8508 Wendelstein

I Präoperative Analyse, Bewertung, Behandlung

Einleitung

H. Lutz

Der Deutsche Anästhesiekongreß 1984 beschäftigt sich 3 Tage lang mit der Problematik des Risikopatienten in der Anästhesie. Dem Präsidenten unserer Gesellschaft, Herrn Prof. Dr. Ahnefeld, gebührt Dank dafür, daß er diesem wichtigen Thema so viel Zeit eingeräumt hat. Tatsächlich ist die Zahl der Risiken, denen ein Patient im Verlauf von Anästhesie und Operation ausgesetzt sein kann, aus vielerlei Gründen noch immer nicht unerheblich [3].

Naturgemäß wird das Risiko bei jenen Kranken erhöht sein müssen, die ohnehin nur über eine eingeschränkte Leistungsfähigkeit verfügen. Einer amerikanischen Studie aus dem Jahre 1973 [5] kann man entnehmen, daß 83% aller postoperativen Todesfälle auf vorbestehende Erkrankungen zurückgeführt werden können; nur 10% der Todesfälle entfallen auf operative, 4% auf anästhesiologische und 3% auf postoperative Maßnahmen. Ähnliche Zahlen wurden von uns im Jahre 1982 veröffentlicht [3].

Wenn wir uns im folgenden mit dem „Risikopatienten" beschäftigen, sollte zunächst einmal geklärt sein, was wir unter diesem Begriff zu verstehen haben.

Bei der Vorbereitung auf diesen Kongreß habe ich in den deutsch- und fremdsprachigen Lehrbüchern unseres Faches nach einer Definition des „Risikopatienten" gesucht; meine Bemühungen waren vergeblich. Offensichtlich war die Beschäftigung mit diesem Problem in der Vergangenheit doch nicht so ausgeprägt, wie man hätte erwarten dürfen.

In der Regel wird mit dem Begriff „Risiko" die Wahrscheinlichkeit eines Verlustes der Unversehrtheit in Verbindung mit einer Handlung definiert. Für unsere Fragestellung bedeutet dies abstrahiert: Risiko ist die Wahrscheinlichkeit des Auftretens von Komplikationen nach medizinischen Maßnahmen.

Somit könnte man als einen Risikopatienten z.B. einen Kranken bezeichnen, bei dem eine besonders ausgedehnte chirurgische Intervention mit dem wahrscheinlichen Auftreten einer Komplikation verbunden ist. In der Mehrzahl der Fälle trifft diese Bezeichnung aber wohl auf jene Patienten zu, bei denen infolge ihrer eingeschränkten körperlichen Leistungsfähigkeit auch bei normalen operativen Eingriffen mit hoher Wahrscheinlichkeit eine perioperative Komplikation zu erwarten ist.

Der Schwerpunkt unserer Beiträge wird somit bei jenen Patienten liegen müssen, die neben ihrem chirurgischen Leiden eine oder mehrere Nebenerkrankungen aufweisen. Daß die Zahl dieser Kranken in den vergangenen Jahren kontinuierlich zugenommen hat, ist in vielen Untersuchungen dokumentiert worden [1, 2]. Im Gesamtkrankengut unseres Versorgungsbereichs liegen z.B. bei 42% der Patienten eine oder mehrere Nebenerkrankungen vor [4]. Einer Studie der Zeitschrift *„Internist"* vom August 1984 kann man entnehmen, daß bereits in der zweiten Lebensdekade mehr als 30% der Patienten 1 bis 4 Nebenerkrankungen, in der dritten Lebensdekade mehr als 60% der

Patienten 1 bis 4 Nebenerkrankungen und nach dem 50. Lebensjahr nahezu 100% der Patienten 1 bis 6 Nebenerkrankungen aufweisen [2]. Natürlich bilden nicht alle diese Nebenwirkungen auch anästhesierelevante Risiken. Diese Zahlen betonen aber einmal mehr die Bedeutung einer sorgfältigen präoperativen Untersuchung, Bewertung und Behandlung.

Abgesehen von den verschiedenen Notfallsituationen sind es v. a. die kardiovaskulären, bronchopulmonalen und hepatorenalen Nebenerkrankungen, die den perioperativen Verlauf beeinflussen. Die Besprechung der besonderen Probleme dieser Krankheitsbilder steht deshalb im Mittelpunkt unserer Veranstaltung. Dabei sind wir auf das Wissen und die Erfahrung unserer internistischen Kollegen angewiesen. Ich danke den Herren Prof. Strauer und Prof. Schuster sehr herzlich für ihre aktive Mitarbeit bei diesem Panel und heiße sie in unserer Diskussionsrunde willkommen.

Herr Prof. Geiger hat sich seit vielen Jahren mit den bronchopulmonalen Erkrankungen beschäftigt. Seine Ausführungen werden auch deshalb von Gewinn für uns sein, weil sie aus dem Blickwinkel des Anästhesisten erfolgen.

Gefahren für den perioperativen Verlauf können aber auch aus der Vorbehandlung der obengenannten oder anderer Erkrankungen entstehen. Sie beruhen v. a. auf einer Interaktion dieser Medikamente mit den verschiedenen im Rahmen einer Anästhesie verwendeten Pharmaka. Die anästhesierelevanten Besonderheiten wird Herr Prof. Bonhoeffer besprechen.

Noch immer ist die Diskussion darüber nicht beendet, welche Untersuchungen vor einer Anästhesie beim Patienten durchgeführt sein sollten [4]. Dies betrifft v. a. einige Laborparameter, das EKG und die Röntgenaufnahme des Thorax. Es betrifft aber auch die Frage, ob Unterschiede nach dem Alter des Patienten oder der Schwere des Eingriffs zu machen sind. Herr Prof. Peter wird neue Untersuchungen zu diesem Themenkreis zur Diskussion stellen. Ich würde es begrüßen, wenn es gelänge, in gemeinsamer, sachlicher Diskussion eine Lösung zu finden, die von allen hier Versammelten akzeptiert werden kann.

Daß darüber hinaus immer wieder Situationen auftreten, bei denen die sofortige chirurgische Intervention Vorrang vor allen diagnostischen und anderen therapeutischen Maßnahmen hat, wird Herr Prof. Röher aufzeigen. Auch Ihnen, Herr Röher, möchte ich für Ihre Mitarbeit sehr herzlich danken und Sie in unserem Kreise willkommen heißen. Es wird sicher von Gewinn sein, wenn in das Ergebnis unserer Diskussion auch der Standpunkt des Chirurgen Einfluß genommen hat.

Schließlich sollen am Ende der Vortragsfolge einige Vorschläge für die präoperative Risikoanalyse unterbreitet werden. Herr Dr. Osswald hat sich viele Jahre lang mit der Überprüfung der bis heute vorgestellten Modelle von Risikochecklisten beschäftigt und daraus entsprechende Schlußfolgerungen gezogen.

Damit ist der Rahmen dieser wissenschaftlichen Sitzung abgesteckt. Wir alle würden es sehr begrüßen, wenn Sie möglichst zahlreich und lebhaft die in den Vorträgen unklaren oder offen gebliebenen Probleme aufgreifen und zur Diskussion stellen würden. Schließlich hilft Klarheit in diesen Punkten nicht nur jedem von Ihnen bei der täglichen notwendigen Entscheidung, sondern v. a. den uns anvertrauten kranken Mitbürgern.

Literatur

1. Ahnefeld FW, Erdle H, Döring S, Lotz P, Spilker ED (1982) Nutzen und Notwendigkeit einer Aufwachstation - Ergebnisse einer klinischen Studie. Klin Anästhesiol Intensivther 24:140
2. Franke H (1984) Wesen und Bedeutung der Polypathie und Multimorbidität in der Altersheilkunde. Internist (Berlin) 25:451
3. Lutz H, Osswald PM, Bender HJ (1982) Risiken der Anaesthesie. Anaesthesist 31:1
4. Lutz H, Osswald PM, Bender HJ (1983) Ist die Forderung nach einem präoperativen Routine-Untersuchungsprogramm (RUP) gerechtfertigt? Anästh Intensivther Notfallmed 18:153
5. Marx GF, Mateo CV, Orkin LR (1973) Computer analysis of post anesthetic death. Anesthesiology 39:54

Koronare Herzkrankheit, Herzinsuffizienz und hypertensive Krisen

B. E. Strauer

Einleitung

Herzinsuffizienz, koronare Herzkrankheit und hypertensive Krisen gehören - neben spezifischen Herzmuskelerkrankungen, primären Kardiomyopathien sowie angeborenen und erworbenen Herzerkrankungen - zu den gravierenden prä- und perioperativen Risikofaktoren. Eine *Herzinsuffizienz* ist dadurch gekennzeichnet, daß das Herz als globales Pumporgan nicht in der Lage ist, eine ausreichende nutritive Organdurchblutung für die kardialen und extrakardialen Stromgebiete aufrechtzuerhalten. Ätiologisch kommen koronare, myokardiale und extrakardiale Ursachen in Betracht, am häufigsten ischämische und hypertensive Herzerkrankungen sowie primäre und sekundäre Kardiomyopathien (spezifische Herzmuskelerkrankungen).

Die Mehrzahl der für die Entstehung der Herzinsuffizienz pathogenetisch bedeutsamen Faktoren führt zu einer Kontraktionsstörung des myokardialen kontraktilen Proteins. Dadurch wird die für die arterielle Druckentwicklung wichtige Fähigkeit des Myokards zur isovolumetrischen Spannungsentwicklung sowie das für die Förderleistung bedeutsame Ausmaß der auxotonen Muskelfaserverkürzung herabgesetzt. Einer Herzinsuffizienz liegt somit meist auch eine Myokardinsuffizienz zugrunde, wenn auch Erkrankungen mit globaler Herzinsuffizienz bei weitgehend normaler Myokardfunktion (Bradykardie-Tachykardie-Syndrom, Perikarderkrankung u. a.) klinisch bedeutsam sein können.

Die *koronare Herzkrankheit* ist ein klinisches Syndrom aus

- Koronarinsuffizienz,
- dem gravierenden klinischen Symptom der Angina pectoris und
- den konsekutiven Folgeerkrankungen (Myokardinfarkt, Herzrhythmusstörungen, Herzinsuffizienz, Papillarmuskelinsuffizienz, plötzlicher Herztod).

Die pathophysiologische Basis, d. h. das als Koronarinsuffizienz definierte Mißverhältnis zwischen myokardialem Sauerstoffangebot und -bedarf ist in etwa 80% der Koronarkranken durch eine stenosierende Koronarsklerose der großen epikardialen Koronararterien bedingt. Die verbleibenden 20% umfassen koronare Mikrozirkulationsstörungen, rheologische Erkrankungen und Koronarspasmen. Die Koronarreserve des Herzens ist bei allen Formen der klinisch manifesten Koronarinsuffizienz erheblich eingeschränkt. Therapeutisches Ziel ist es daher, neben der symptomatischen Behandlung der Koronarinsuffizienz und Angina pectoris im Anfall und im Intervall eine Normalisierung der koronaren bzw. myokardialen Sauerstoffzufuhr durch Beseitigung der zugrundeliegenden Koronarstenosierung zu erreichen.

Die Differentialtherapie der koronaren Herzkrankheit umfaßt das Spektrum der diätetischen, präventivmedizinischen, medikamentösen und invasiven Verfahren zur Prophylaxe der Koronarsklerose und zur Therapie der Angina pectoris und Koronarinsuffizienz. Der klinische Einsatz der differenten Therapieverfahren ist vom Ausmaß der Beschwerden (intraktable Angina pectoris), dem Schweregrad der Koronarstenosierung (Hauptstammstenose, höhergradige Mehrgefäßerkrankung u. a.), der Bedrohlichkeit des Krankheitsbildes (instabile Angina pectoris), der Therapierbarkeit der internistischen Grundkrankheit (Hyperviskositätssyndrom, Hyperthyreose, Vaskulitis u. a.) und von kardiovaskulären (Aortenaneurysma, Karotisstenose u. a.) und extrakardialen Begleiterkrankungen (krankheitswertige Allgemeinerkrankungen, prä- und postoperativ) abhängig.

Die differentialtherapeutischen Alternativen repräsentieren Therapieverfahren, die medikamentös oder invasiv zur symptomatischen und kausalen Verbesserung der Koronarinsuffizienz beitragen, einerseits, wenn es darum geht, Koronarstenosen alternativ zum aortokoronaren Venenbypass zu beseitigen:

- transluminale Ballondilatation bei stabiler Angina pectoris,
- intrakoronare bzw. systemische Thrombolyse bei akutem Myokardinfarkt,
- Therapie von Koronarspasmen bei reproduzierbarer vasospastischer Angina pectoris.

Andererseits, wenn durch forcierten und spezifischen Einsatz medikamentöser Verfahren eine Verbesserung der koronaren Hämodynamik bei bestehender stenosierender Koronarsklerose notwendig ist:

- Verbesserung der koronaren Mikrozirkulation bei rheologischen Erkrankungen,
- medikamentöse Therapie der instabilen Angina pectoris,
- Nachbehandlung des akuten Myokardinfarkts (β-Rezeptorenblocker),
- Therapie der Koronarinsuffizienz bei normalem Koronarangiogramm.

Die *Hochdruckkrise* gehört u. a. wegen ihrer myokardialen (akute Linksherzinsuffizienz), koronaren (Koronarinsuffizienz, Myokardinfarkt) und zerebralen Auswirkungen (Blutung, hypertensive Enzephalopathie u. a.) zu einem der bedrohlichsten Krankheitsbilder der inneren Medizin. Die hohe kardiale und vaskuläre Krankheitswertigkeit resultiert aus der infolge der akuten Blutdruckerhöhung resultierenden Steigerung der Gefäßwandspannung und ventrikulären Nachlast (Afterload). Abnorme Änderungen der Nachlast (abschätzbar aus der Ventrikelgröße und meßbar durch Bestimmung der systolischen Wandspannung) verursachen infolge abnormer intra- und extrakardialer Druckbelastungen sowie inadäquater Myokardhypertrophie eine durch Drucküberbelastung induzierte Myokardinsuffizienz. Klinischer Prototyp ist die hypertensive Herzkrankheit auf dem Boden chronischer Druckbelastung und akuter Hochdruckkrisen.

Hochdruckkrisen können bei der essentiellen Hypertonie, aber auch bei sekundären Hochdruckformen auftreten. Die Symptomatologie betrifft überwiegend koronare, myokardiale und zerebrale Organmanifestationen. Beim Phäochromozytom findet sich lediglich in etwa der Hälfte der Fälle ein paroxysmaler Hochdruck; bei etwa 50% der Patienten besteht eine Dauerhypertonie, die nicht selten mit nur mittelgradigen Blutdrucksteigerungen einhergeht. Unter emotionaler Belastung wird das Auftreten hoher Blutdruckwerte bei nahezu allen Hochdruckformen begünstigt, ebenso nach abruptem Absetzen von Antihypertensiva (Clonidin u. a.).

Klinische sowie prä- und perioperative Konsequenzen

Herzinsuffizienz

Zu den wesentlichen Determinanten der Ventrikelfunktion gehören die Vorlast (Preload), die Nachlast (Afterload), die Kontraktilität und die Herzfrequenz. Ab- und Zunahmen des Preload können über Änderungen der Herzmuskelverkürzung und Schlagarbeit zur Herzinsuffizienz führen. Erhöhungen der ventrikulären Nachlast, die mit dem systolischen Wandspannung-Zeit-Integral vergleichbar ist, gehen regelhaft mit einer Abnahme der Ventrikelfunktion einher. Dieses inverse Verhalten zwischen Wandspannung und Funktion wird durch inotrope Eingriffe modifiziert. Abnahmen der Kontraktilität gehen über Änderungen der Verkürzung, Spannungsentwicklung und Kontraktionsgeschwindigkeit mit einer systolischen Leistungsminderung des Myokards einher. Abnorme Änderungen der Herzfrequenz führen über veränderte Ventrikelfüllungen und Koronarperfusion zur Myokardischämie und Herzleistungsminderung.

Akute und chronische Herzinsuffizienz können durch kardiale und extrakardiale Erkrankungen entstehen.

---

1. *Kardiale Erkrankungen*
   - Vorhof- und Ventrikelmyokard: primäre (und sekundäre) Kardiomyopathien, angeborene Myokarddefekte, kardiale Kurzschlußverbindungen;
   - Koronararterien: koronare Herzkrankheit, Koronararterienanomalien;
   - Herzklappen: Herzklappenstenosen und -insuffizienzen;
   - Perikard: Perikarderguß, Perikardkonstriktion;
   - Erregungsbildung und -leitung: Bradykardie – Tachykardie.
2. *Extrakardiale Erkrankungen mit kardialer Organmanifestation*
   - Arterielle Hypertonie: hypertensive Herzerkrankung (Hochdruckherz) mit Herzhypertrophie und Herzinsuffizienz;
   - Sekundäre Kardiomyopathien: Hyperthyreose, Hypothyreose, Oxalose, Amyloidose, Hämochromatose, Hyperkaliämie, Niereninsuffizienz mit Urämie, Diabetes mellitus, neuromuskuläre Erkrankungen, Akromegalie, infektiöse Myokarditiden u.a.;
   - Ischämische Herzerkrankungen: Hypoxie, Polyglobulie, Paraproteinämie, Arteriitis (vermindertes O_2-Angebot); abnorme Druckbelastungen, akute Hochdruckkrise, akutes Cor pulmonale, abnorme Volumenbelastungen, Fieber, Phäochromozytom (erhöhter O_2-Bedarf);
   - Systemische Kollagenosen: Lupus erythematodes, progressive Sklerodermie, Periarteriitis nodosa, Immunkomplexvaskulitis u.a.;
   - Medikamentös toxisch induzierte Herzinsuffizienz: Barbiturate, β-Rezeptorenblocker, Analgetika, Inhalationsnarkotika, Antiarrhythmika, Adriamycin, Glukokortikoide, Äthanol, Katecholaminexzeß u.a.

Zu den häufigsten kardialen Ursachen gehören Koronarerkrankungen, Herzklappenfehler, intrakardiale Kurzschlußverbindungen, Perikarderkrankungen, Kardiomyopathien. Zu den häufigsten extrakardialen Ursachen gehören die arterielle Hypertonie sowie zahlreiche allgemeininternistische Erkrankungen mit Herzbeteiligung (endokrine und Stoffwechselerkrankungen, Kollagenosen, Paraproteinämien u.a.). Das Lungenödem kann durch Erhöhung des Lungenkapillardrucks, Verminderung des kolloidosmotischen Drucks, durch eine gesteigerte Eiweißpermeabilität der Lungenkapillaren sowie durch Verminderung des intraalveolären Gewebedrucks entstehen.

Eine Vielzahl pharmakologisch-toxischer Noxen führt über eine direkte Kontraktilitätsminderung oder über sekundäre myokardiale und koronare Rückwirkungen zur Herzinsuffizienz: β-Rezeptorenblocker, Analgetika, Hormone, Zytostatika, Antiarrhythmika, Katecholamine u.a. Die Kenntnis der meist komplexen Nebenwirkungen ist für eine rationale Differentialtherapie bei kardialen und extrakardialen Erkrankungen von klinischer Bedeutung.

Mit zunehmender Ventrikelgröße und Wandspannung nimmt die Ventrikelfunktion ab, während der myokardiale Sauerstoffverbrauch ansteigt. Die inverse Beziehung zwischen Wandspannung und Ventrikelfunktion wird durch Änderungen der Myokardkontraktilität beeinflußt. Die Ventrikeldilatation führt über eine abnorme Erhöhung der myokardialen Komponente des Koronarwiderstands zu einer Einschränkung der Koronarreserve.

Vor- und Nachlastsenkungen sind funktionell miteinander verknüpft. Durch ihre therapeutische Anwendung ist eine Verbesserung der Ventrikelfunktion und Normalisierung des myokardialen Sauerstoffverbrauchs und der Koronarreserve möglich. Die ventrikeldynamischen und metabolischen Auswirkungen einer chronischen Vor- und Nachlastsenkung sind am dilatierten Ventrikel mit herabgesetzter Auswurffraktion ausgeprägter als am nichtdilatierten Ventrikel mit normaler Auswurffraktion. Durch kombinierte Vor- und Nachlastsenkung und Steigerung der Myokardkontraktilität ist eine optimale Verbesserung der Wandspannung-Funktions-Beziehung zu erwarten.

Die ventrikeldynamischen Grundlagen repräsentieren die Basis für das Verständnis der Pathophysiologie der Herzinsuffizienz. Die Diagnostik der kardialen und der extrakardialen Grundkrankheit ist die wesentliche Voraussetzung für eine Therapie der Herzinsuffizienz. Die Anwendung jeglicher Pharmaka hat kardiale Nebenwirkungen mit konsekutiver Kontraktilitätsabnahme und Verschlechterung der Koronarperfusion zu berücksichtigen.

Die Existenz einer Herzinsuffizienz ist nicht gleichbedeutend mit einer Indikation für Digitalisglykoside. Wenn es gelänge, die einer Herzinsuffizienz zugrundeliegende Grunderkrankung durch eine gezielte medikamentöse Kausaltherapie zu behandeln, dann wären Digitalisglykoside zur Therapie der Herzinsuffizienz entbehrlich. Bei sog. Digitalisrefraktärität und gleichzeitigem Versagen der Basistherapie sind alternativ und additiv zu den genannten Therapieprinzipien medikamentöse und nicht-medikamentöse Maßnahmen erforderlich. Selbstverständlich gilt auch für das klinisch relevante Beispiel einer Digitalisüberdosierung mit „digitalisrefraktärer" Herzinsuffizienz, daß primär die Grunderkrankung behandlungspflichtig ist, d.h. Entzug von Digitalisglykosiden, Normalisierung bzw. Erhöhung des Serumkaliums, Antiarrhythmika, Atropin, Cholestyramin, ggf. Fab-Fragmente und Hämofiltration (Digitoxin).

Unter Berücksichtigung der pathophysiologischen Grundlagen beinhalten die alternativen und adjuvanten medikamentösen Maßnahmen bei digitalisrefraktärer Herzinsuffizienz:

- myokardiale Kontraktilitätssteigerung durch positiv inotrop wirksame Pharmaka (Dopamin, Dobutamin, Isoproterenol, Spironolacton, Prenalterol u.a.),
- Senkung der Nachlast (systolische Wandspannung; d.h. Afterloadreduktion) durch überwiegend arteriell bzw. arteriolär angreifende Vasodilatatoren (Dihydralazin, Prazosin, Nifedipin u.a.),

- Senkung der Vorlast (enddiastolische Wandspannung; d.h. Preloadreduktion) durch Vasodilatatoren mit bevorzugter hämodynamischer Wirkung am venösen Stromgebiet (Diuretika, Nitroglyzerin, Isosorbiddinitrat, Phentolamin u.a.).

Darüber hinaus gibt es negativ inotrop wirksame Pharmaka (β-Rezeptorenblocker, Kalziumantagonisten, Antiarrhythmika), die bei gegebener Indikation (hypertrophische obstruktive Kardiomyopathie; hypertensive Herzerkrankung; dekompensierte kongestive Kardiomyopathien; Tachyarrhythmien, ventrikuläre Extrasystolie) über arterielle Drucksenkung, Rhythmusnormalisierung, myokardiale Dehnbarkeitsänderung usw. zur Rekompensierung einer sog. digitalisrefraktären Herzinsuffizienz beitragen können, auch wenn das Wirkungsprofil dieser Medikamente - im Unterschied zur üblichen Glykosidwirkung - mit kontraktilitätshemmenden Eigenwirkungen einhergeht.

Prinzipiell sollte zur Verbesserung der Ventrikelfunktion stets ein Medikament eingesetzt werden, bei dem eine ausreichende Zunahme der myokardialen Pumpleistung mit einer nur geringen Zunahme des myokardialen Sauerstoffverbrauchs einhergeht. Dazu gehören vorrangig afterloadsenkende Pharmaka, die auch bei normotensiver Blutdrucklage (unter Kontrollierung des systolischen Blutdrucks) angewendet werden können.

Eine *digitalisrefraktäre Herzinsuffizienz* entsteht somit als Folge kardialer und extrakardialer Erkrankungen, bei denen die kausale Therapie nicht ausreichend, nicht durchführbar oder nicht verfügbar ist und bei denen die symptomatische Behandlung mit Digitalisglykosiden versagt. Die Diagnose „digitalisrefraktäre" Herzinsuffizienz beinhaltet demzufolge sowohl die Ausschöpfung der Summe kausaltherapeutischer Maßnahmen als auch die Unwirksamkeit der Digitalistherapie.

Vor jeder symptomatischen Digitalistherapie steht die gedankliche Aufforderung zur Erkennung und differentialdiagnostischen Einstufung der internistischen Grunderkrankung. Die der Therapie einer Herzinsuffizienz vorangehende Diagnostik wird somit neben einer Feststellung der symptomatischen Zeichen der Herzinsuffizienz stets auch das Spektrum der überwiegend ursächlich behandelbaren Grunderkrankungen differentialdiagnostisch abwägen.

---

1. *Therapie der kardialen Grundkrankheit*
   - Koronararterien: antianginöse Pharmaka, aortokoronarer Bypass, Lyse von Koronarspasmen, antiphlogistische und immunsuppressive Medikamente (Immunkomplexvaskulitiden mit koronarer Beteiligung) u.a.
   - Ventrikelmyokard: Aneurysmektomie, Kalziumantagonisten bei asymmetrischer Ventrikelwandhypertrophie, hypertrophische Kardiomyopathie; Septektomie, korrigierende Ventrikeloperationen u.a.;
   - Herzklappen: Herzklappenoperationen;
   - Perikard: Perikardentlastung (Punktion, Drainage, Fensterung u.a.);
   - Erregungsbildung und -leitung: Frequenznormalisierung infolge Schrittmachertherapie, Antiarrhythmika, β-Rezeptorenblocker, Defibrillation u.a.
2. *Therapie der extrakardialen Grundkrankheit*
   - Normalisierung von Bluterkrankungen: Sauerstoffzufuhr, Bluttransfusion und ggf. chirurgische Maßnahmen bei ischämischen Kardiomyopathien (akuter und chronischer Blutverlust) u.a.;
   - Normalisierung der Blutviskosität (Plasmapherese, Zytostatika u.a.) bei Paraproteinämien, Polyglobulie, Polyzythämie u.a.;
   - Normalisierung von Hormonstoffwechselstörungen: Substitutions- und Suppressionsbehandlung bei Schilddrüsenerkrankungen u.a.;
   - Normalisierung eines erhöhten Blutdrucks: antihypertensive Maßnahmen, Afterloadreduktion;

- Therapie systemischer Immunopathien: Immunsuppressiva und Steroide (Lupuskardiomyopathie, progressive Sklerodermie, Periarteriitis nodosa, systemische Immunerkrankungen mit koronarer und myokardialer Beteiligung);
- Therapie renaler Funktionsstörungen (Dialyse, Plasmapherese);
- Therapie der Digitalisintoxikation (Digitalisentzug, Normalisierung des Serumkaliums, Diphenylhydantoin, Fab-Fragmente u.a.).

3. *Allgemeintherapeutische Maßnahmen*
   - Bettruhe, Lagerung, Sauerstoffzufuhr, Diät, Punktionen von Ergüssen u.a.
4. *Adjuvante Therapie zur Digitalis- und Basistherapie*
   - Kontraktilitätssteigerung durch positiv inotrop wirkende Pharmaka (Dopamin, Dobutamin, Noradrenalin, Isoproterenol, Glukagon, Prenalterol u.a.);
   - Afterloadreduktion durch arteriolär angreifende Vasodilatatoren (Dihydralazin, Hydralazin, Prazosin u.a.);
   - Preloadreduktion (organische Nitrate, Molsidomin, Diuretika u.a.).

Bei nicht hinreichend behandlungsfähiger Grunderkrankung wird der Einsatz von Digitalisglykosiden zur symptomatischen Alternative. Ist die Grunderkrankung digitalisrefraktär, so sind additiv medikamentöse, diätetische und physikalische Behandlungsformen indiziert, die mit einer Verbesserung der Herzdynamik einhergehen

Entsprechende Therapiemaßnahmen lassen sich durch Normalisierung von Vorlast, Nachlast, Kontraktilität und Herzfrequenz erreichen und durch Diuretika, Vasodilatatoren, positiv inotrope und frequenznormalisierende Eingriffe klinisch-therapeutisch umsetzen.

Koronare Herzkrankheit

Standardtherapie bei koronarer Herzkrankheit (KHK): Die Therapie der KHK beruht auf der Ausschaltung der Risikofaktoren, auf medikamentösen Maßnahmen und operativen Eingriffen. Dadurch werden eine Verlängerung der Lebenserwartung, Abnahmen myokardialer und koronarer Komplikationen (Herzinsuffizienz, Myokardinfarkt, Mitralinsuffizienz) sowie eine Verbesserung der Symptomatologie (Angina pectoris, Belastungstoleranz, Herzrhythmusstörungen) angestrebt.

Risikofaktorenausschaltung und Gesundheitserziehung. Für den Gesamtverlauf und die Prognose der koronaren Herzkrankheit ist die Beseitigung der angehbaren Risikofaktoren von vorrangiger Bedeutung. Dies erfordert oft eine eingreifende Umstellung des Lebensstils und die Erzeugung eines dem Krankheitswert angepaßten neuen Gesundheitsbewußtseins. Entscheidende Risikofaktoren, die die Morbiditätsinzidenz um das 3- bis 10fache erhöhen, sind arterieller Bluthochdruck, Zigarettenrauchen, Hyperlipoproteinämie, Hyperurikämie. Eine Zwei-, Drei- oder Mehrfachkombination an Risikofaktoren gewinnt potenzierenden Krankheitswert, während durch ihre erfolgreiche Ausschaltung eine wirksame Reduktion der Morbiditätsinzidenz und Mortalitätsrate erreicht werden kann. Die Morbiditätsrate läßt sich durch Risikofaktorenausschaltung bis auf 1/16 reduzieren, die Mortalität bis auf 1/6 und die Rate der lebensbedrohlichen Komplikationen bei koronarchirurgischen Eingriffen bis auf 1/3 der jeweiligen Ausgangswerte. Unter koronarchirurgischen Operationen erhöhen sich die perioperativen Infarkte und die postoperative Mortalität bei mehreren Simultanrisikofaktoren um ein Mehrfaches. Dies bedeutet, daß Präventivprogramme und Maßnahmen zur Gesundheitserziehung und Ausschaltung von Risikofaktoren eine unabdingbare Therapiegrundlage bilden, für die es keine Alternativtherapie gibt. Das bedeutet ferner, daß diesen Präventivmaßnahmen ein erheblicher kurativer Wert zukommt und daß der Erfolg anderer, additiver Therapiemöglichkeiten von der Konsequenz profitiert, mit der die Risikofaktorenausschaltung, Gesundheitserziehung und Neueinstellung des Lebensstils individuell initiiert und durchgesetzt werden kann. Es ist anzunehmen, daß Plateau und Abnahme der Morbiditätsrate an KHK in den USA mit konsekutiver Besserung des „natürlichen" Verlaufs neben verbesserten therapeutischen Maßnahmen (Intensivmedizin mit Reanimationsmöglichkeit, Schrittmachertherapie, Antiarrhythmika, aortokoronarer Venenbypass) in der Bilanz auf die in den letzten Jahren erfolgreiche kurative Umsetzung präventiver Maßnahmen zurückzuführen ist (Einschränkung des Zigarettenkonsums, cholesterinarme Nahrung, Blutdruckkontrolle, körperliche Bewegung).

Medikamentöse Therapie. Das medikamentöse Spektrum zur Behandlung der koronaren Herzkrankheit beinhaltet ventrikeldynamische Entlastung und myokardiale Perfusionsverbesserung (organische Nitrate, β-Rezeptorenblocker, Kalziumantagonisten), Pharmaka zur Risikofaktorenausschaltung (Antihypertensiva, lipidsenkende Mittel, Antidiabetika u. a.), positiv inotrop wirkende Medikamente (Digitalisglykoside) sowie pre- und afterloadsenkende Maßnahmen (organische Nitrate, Vasodilatatoren).

Therapie des akuten Angina-pectoris-Anfalls:

1. sofortige Ruhigstellung;
2. organische Nitrate, z. B. Nitrolingual 0,4–1,2 mg sublingual, 1–2 Sprays.

Intervallbehandlung der Angina pectoris:

1. Vermeidung spezifischer Auslösebedingungen;
2. Ausschaltung der therapierbaren Risikofaktoren, Gesundheitserziehung, Koronartraining;
3. β-Rezeptorenblocker, z. B. Propranolol = Dociton, 40–160 mg, Metoprolol = Beloc, 100–200 mg;
4. Nitrokörper, z. B. Isosorbiddinitrat = Isoket retard, 40–160 mg, Isosorbidmononitrat = Ismo, 2mal 20 mg;
5. Kalziumantagonisten, z. B. Nifedipin = Adalat, 30–120 mg;
6. Sedativa, z. B. Diazepam = Valium, 5–10 mg;
7. Digitalisglykoside, z. B. Digoxin = Lanicor, 3mal 0,125 mg.

Durch die Summe der medikamentösen Maßnahmen wird eine Beschwerdenfreiheit im Durchschnitt bei 30–40% und eine signifikante Beschwerdenbesserung bei 60% der Fälle erreicht. Darüber hinaus ist durch die Langzeitbehandlung mit β-Rezeptorenblockern nach Infarkt mit einer Verlängerung der Überlebensrate und Abnahme der lebensbedrohlichen Komplikationen zu rechnen.

Operative Eingriffe. Durch die Koronar- und Ventrikelchirurgie, in erster Linie durch den aortokoronaren Venenbypass, lassen sich bei Hauptstammstenosen, bei hauptstammäquivalenten Stenosen, bei instabiler Angina pectoris und bei therapierefraktärer Angina pectoris wirksame therapeutische Besserungen erreichen. Eine Verlängerung der Lebenserwartung und Abnahme der Reinfarkthäufigkeit kann als gesichert angesehen werden. Auf die neueren Therapieverfahren mittels intrakoronarer Thrombolyse und Ballondilatation kann hier aus redaktionellen Gründen nicht näher eingegangen werden.

Therapie der instabilen Angina pectoris. Die instabile Angina pectoris ist die gravierendste Form der Angina pectoris, weil sie unbehandelt oft in einen Myokardinfarkt übergeht (Präinfarktangina). Ihre klinischen Charakteristika sind u. a. akuter und subakuter Beschwerdenwandel, Intensivierung einer bereits bestehenden Angina pectoris sowie eine akut und neu aufgetretene Symptomatik. An klinischen Befunden sind transmurale Infarktzeichen (Q-Zacken, R-Verlust) definitionsgemäß ausgeschlossen; Serum-Enzymveränderungen und fluktuierende ST-T-Veränderungen können auftreten. Die Schwere und Häufigkeit der instabilen Angina pectoris nimmt mit zunehmendem Gefäßbefall zu: Ein normales Koronarangiogramm ist bei 6% der Patienten nachweisbar (Koronarspasmen? Rheologische Erkrankungen?), eine Eingefäßerkrankung findet sich bei 22%, eine Zweigefäßerkrankung bei 30% und eine Dreigefäßerkrankung bei 42% der Patienten.

Die Therapie beinhaltet das Maximalprogramm der konservativen Maßnahmen mit optimaler ventrikeldynamischer und metabolischer Entlastung durch Ruhigstellung, hochdosierte Gabe von β-Rezeptorenblockern, Nitroglyzerin und Kalziumantagonisten.

Therapie der instabilen Angina pectoris:

1. strikte Bettruhe, Sedativa, Analgetika, Sauerstoffzufuhr, Antikoagulanzien;
2. Nitroglyzerin (40–120 µg/min) plus Nifedipin (30–120 mg per os) plus β-Rezeptorenblocker (Propranolol 80–320 mg per os);
3. Invasive Maßnahmen (bei Therapierefraktärität):
   - intraaortale Gegenpulsation,
   - Koronarangiographie,
   - aortokoronarer Bypass, Ballondilatation.

Bei Therapierefraktärität (24 h) ist eine aortokoronare Bypassoperataion nach vorheriger Koronarangiographie indiziert. Die intrakoronare Ballondilatation kann derzeit in Einzelfällen alternativ erwogen werden.

Therapie von Koronarspasmen. Die vasospastische Angina pectoris manifestiert sich als Prototyp bei der Prinzmetal-Angina. Darüber hinaus werden Vasospasmen, die einer organischen Koronarstenose vor- oder nachgeschaltet oder auch gelegentlich im noch dehnbaren Stenosegebiet lokalisiert sein können, in 20–40% für Ruheangina und Postinfarktangina verantwortlich gemacht, 5–10% ischämieinduzierter Arrhythmien können durch Spasmen ausgelöst sein. Ein operatives Vorgehen (aortokoronarer Venenbypass) bei provozierbaren und reproduzierbaren Koronarspasmen, über das vereinzelt berichtet wurde, hat sich nicht durchgesetzt. Die Therapie der Wahl ist der Einsatz von Kalziumantagonisten (z. B. Nifedipin 20–160 mg/Tag oral). Da die nächtliche und frühmorgendliche Angina pectoris („early morning angina") und die belastungsinduzierte, allerdings durch fortgesetzte Belastung wieder nachlassende Angina pectoris („Walk-through-Phänomen") meist auf Koronarspasmen zurückzuführen sind, kommen auch hier bevorzugt Kalziumantagonisten in Betracht. Die Nitroglyzerinansprechbarkeit der Beschwerden bleibt meist erhalten.

β-Rezeptorenblocker nach Myokardinfarkt. Durch konsequente β-Rezeptorenblockade nach Myokardinfarkt läßt sich die Reinfarktrate reduzieren und die kumulative Mortalität verringern. Die für Aprenolol, Propranolol, Timolol und Petoprolol mitgeteilten, günstigen Resultate lassen sich sehr wahrscheinlich auch auf die anderen, verfügbaren β-Rezeptorenblocker übertragen. Ein Patient nach Myokardinfarkt sollte daher auch bei asymptomatischer Klinik mit einem β-Rezeptorenblocker therapiert werden. Ob die Reinfarktrate nach aortokoronarem Venenbypass unter β-Rezeptorenblockern verzögert werden kann, ist offen, wenn auch denkbar. Die Therapie mit β-Rezeptorenblockern bietet bei inoperablen Patienten eine gewisse therapeutische Alternative und bei operierten Koronarkranken vielleicht eine über die reinfarktverzögernde Wirkung des aortokoronaren Venenbypasses hinausgehende additive Therapiemöglichkeit.

Arterieller Bluthochdruck und hypertensive Krisen

Der *arterielle Bluthochdruck* ist aufgrund seiner hohen Inzidenz und Morbiditätspotenz die häufigste Ursache einer Druckbelastung des linken Ventrikels mit konsekutiver, hypertensiver Herzhypertrophie, Herzdilatation und Herzinsuffizienz. Neben der Auslösung myokardialer Organmanifestationen stellt er einen der gravierenden Risikofaktoren der koronaren Herzkrankheit dar. In Anbetracht der multifaktoriellen Herzbeteiligung und der hohen Gesamtmortalität der kardialen Hochdruckfolgen gewinnt die Erkennung und therapeutische Beeinflußbarkeit einer hypertensiven Herzerkrankung besondere klinische Bedeutung. Eine wirksame Diagnostik und Behandlung der essentiellen Hypertonie ist somit gleichbedeutend mit einer wirksamen Prophylaxe und Therapie der hypertensiven kardialen und extrakardialen Organmanifestationen.

Entsprechend der kardialen Auswirkungen sind prinzipiell der Grad der Hypertonie, das Ausmaß, die Lokalisation und die Schwere der resultierenden Herzmuskelhypertrophie (= Myokardfaktor) von der Summe der koronaren Manifestationsmöglichkeit (Koronarfaktor) voneinander abzugrenzen (Tabelle 1). Beide Faktoren können sich unabhängig entwickeln, führen allerdings bei länger dauernder und höhergradiger hypertensiver Herzbeteiligung stets zu gegenseitigen ventrikelmechanischen und koronaren Auswirkungen.

In der Bundesrepublik Deutschland wird die Zahl der Hypertoniker auf ca. 9 Mill. geschätzt, also 15% der Gesamtbevölkerung. Davon dürften ⅔ bekannt und ca. ⅓ dürfte Dunkelziffer sein. Nahezu alle Hypertoniker weisen eine Herzbeteiligung im Sinne einer hypertensiven Hypertrophie auf, und etwa jeder 2. Hypertoniker hat kardiale Organmanifestationen von Krankheitswert. Die Gesamtletalität infolge Bluthochdruck lag 1979 bei etwa 25%. Damit ist der Blutdruck mit seinen Folgeerkrankungen eine der häufigsten Erkrankungen bzw. Todesursachen überhaupt.

Wie aufgrund umfangreicher Herzkatheterstudien an über 900 Patienten gezeigt werden konnte, besteht bei der Mehrzahl der angeborenen und erworbenen Herzerkrankungen eine inverse Beziehung zwischen Herzgröße und Herzfunktion: Mit zunehmender Herzgröße nimmt die Herzfunktion ab. Dies trifft in ganz besonderem Maße für das Hochdruckherz zu. Werden als qualifizierbarer Parameter der Herzgröße das enddiastolische Volumen und als Parameter der Herzfunktion die Auswurffraktion des linken Ventrikels herangezogen, so zeigt sich, daß die Auswurffraktion des linken Ventrikels auch bei schwerer arterieller Hypertonie mit linksventrikulärer

Tabelle 1. Systemische Organmanifestationen des arteriellen Hochdrucks

Herzmuskel	Koronargefäße	Aorta und große Arterien	Arteriolen und Kapillaren (Gehirn, Nieren)
Herzhypertrophie	Koronare Makro- und Mikroangiopathie	Gefäßwandhypertrophie	Mediahypertrophie (hypertensive Mikroangiopathie)
Abnahme der Myokardkontraktilität	Erhöhung des Koronarwiderstands	Aortenfibrose und -sklerose	Erhöhung des Gefäßwiderstands, Durchblutungsabnahme
Herzdilatation	Verschlechterung des O_2-Angebots an das Herz	Aortenelongation und -ektasie	Degenerative Arteriolenläsion
Abnahme der Ventrikelfunktion	Koronarinsuffizienz, Myokardinfarkt	Fokale und globale Aortenwandläsion	Mikroaneurysmen, Thrombose
Globale Herzinsuffizienz	Globale Herzinsuffizienz	Aortendissektion, Aortenruptur	Regionaler Gefäßverschluß, regionale Blutung

Hypertrophie solange normal bleiben kann wie eine Zunahme des enddiastolischen Volumens nicht einsetzt (kompensierte arterielle Hypertonie mit oder ohne Koronarstenosen). Dagegen ist bereits bei beginnender Ventrikeldilatation mit einer deutlichen Abnahme der Auswurffraktion entsprechend einer Regression wie bei Patientengruppen mit KHK und Aortenstenosen zu rechnen. Damit gehört die essentielle Hypertonie gemeinsam mit der Aortenstenose und der KHK zu den Herzerkrankungen, die bei zunehmender Linksherzvergrößerung mit einer im Vergleich zum volumenbelasteten Herzen (Mitral- und Aortenvitien, Ventrikelseptumdefekt u. a.) ausgeprägteren und empfindlichen Abnahme der Pumpfunktion und Kontraktilität, meßbar an der Änderung der linksventrikulären Auswurffraktion und geschwindigkeitsbezogener Auswurfgrößen, einhergeht. Die standardisierte Erfassung der Größe des linken Ventrikels ist somit für die Funktions- und Therapiebeurteilung des Hochdruckherzens von klinisch-praktischer Bedeutung. Methodologisch werden physikalische (Perkussion, Palpation), röntgenologische (standardisierte Thoraxröntgenaufnahmen) und echokardiographische Verfahren (qualitative sowie quantitative Echokardiographie) angewendet.

Therapeutische Ziele bei Hochdruckkrisen. Die Ziele der Hochdruckbehandlung bestehen in der Verhinderung der kardiovaskulären, zerebralen und renalen Komplikationen.

Ziele der Hochdruckbehandlung

1. Verhinderung der kardiovaskulären Komplikationen: Verhütung und Rückbildung der Herzhypertrophie, Verhütung der hypertrophiebedingten Myokardinsuffizienz, Rückbildung der koronaren Mikroangiopathie (Prophylaxe der Koronarinsuffizienz), Verhütung der Entwicklung und Progression der koronaren Makroangiopathie (Prophylaxe von Koronarinsuffizienz und des Myokardinfarkts);
2. Verhinderung der zerebralen Komplikationen: Ischämie, Blutung u. a.;
3. Verhinderung der renalen Komplikationen: Niereninsuffizienz, Nierenversagen u. a.

Durch eine konsequente antihypertensive Therapie läßt sich das kardiovaskuläre Risiko des Hypertonikers bilanzmäßig um ca. ⅓ reduzieren. Inwieweit eine Rückbildung bestehender morphologischer Veränderungen (Herzhypertrophie und -dilatation, Arteriosklerose u. a.) möglich ist, bleibt offen.

Patienten mit sehr hohen Blutdruckwerten (200/120) sterben gewöhnlich an den „hypertensiven" Komplikationen (Gehirnblutung, Nierenversagen, Lungenödem), da sie meist die sich über Jahrzehnte langsam entwickelnden arteriosklerotischen Komplikationen nicht mehr erleben.

Definition und Kriterien der Hochdruckkrise

1. Akute kardiale und/oder zerebrale Symptomatik infolge rascher, meist krisenhafter Blutdruckanstiege:
   - Koronarinsuffizienz (koronar),
   - Myokardinsuffizienz (myokardial),
   - hypertensive Enzephalopathie (zerebral);
2. variabler Blutdruck (systolisch, diastolisch), kardiale, neurologische und gastrointestinale Symptome.

Patienten mit einer milden arteriellen Hypertonie, d. h. diastolischen Blutdruckwerten zwischen 90 und 100 mm Hg und systolischen Blutdruckwerten unter 200 mm Hg, sterben in der Regel an hypertonieunspezifischen Herzerkrankungen oder an Zweiterkrankungen wie Tumoren, die vom Hypertonus völlig unabhängig sind.

Die Tatsache, daß eine schwere Hypertonie zu „hypertensiven" und eine milde Hypertonie zu vorwiegend arteriosklerotischen Komplikationen führt, ist für die Beurteilung der Effizienz der antihypertensiven Therapie bei der milden Hypertonie mit diastolischen Blutdruckwerten von 90–105 mm Hg bedeutungsvoll. Aus epidemiologischer Sicht spielt diese Form der Hypertonie die wichtigste Rolle, da 75% von 10500 Hypertonikern des amerikanischen „Hypertension Detection Follow Up Program" (HDFP) diastolische Blutdruckwerte in diesem Bereich hatten, aber nur 25% diastolische Werte von über 105 mm Hg. Aus den Studien der Veterans Administration, der australischen Hochdruckstudie und der HDFP-Studie ergibt sich, daß eine antihypertensive Therapie vornehmlich die Inzidenz hochdruckspezifischer, kardialer und nichtkardialer Komplikationen verringert, während die Inzidenz arteriosklerotischer Komplikationen (u. a. KHK und Myokardinfarkt) nicht beeinflußt wird. Eine antihypertensive Therapie senkt also nur die Mortalität, nicht aber die Morbidität der KHK als Komplikation der Hypertonie. Eine antihypertensive Therapie sollte daher geeignet sein, Veränderungen in der zentralen Hämodynamik und im myokardialen Energiebedarf zu induzieren, die die Letalität des akuten Myokardinfarkts günstig beeinflussen.

Therapie der Hochdruckkrise. Die Hochdruckkrise wird vorrangig medikamentös behandelt. Für die ambulante Therapie (präklinische Phase) hat sich zunehmend Nifedipin (Adalat), (10–20 mg sublingual) durchgesetzt.

Therapie der Hochdruckkrise mit Nifedipin (Adalat)

1. Vasodilatation durch Kalziumantagonismus:
   - arterielle Drucksenkung,
   - Impedanzänderung und Nachlastreduktion,
   - Verbesserung der Ventrikelfunktion.
2. Rascher Wirkungseintritt (10–20 mg sublingual) nach 10 min, Maximum der Wirkung nach ca. 20–30 min, selten überschießende Drucksenkung.
3. Kopfschmerzen, Wärmegefühl, Herzklopfen.

Der Wirkungseintritt erfolgt rasch, nach ca. 10 min, das Wirkungsmaximum ist nach 20–30 min erreicht. Bei antihypertensiver Ineffizienz kann die Dosis repetitiv verdoppelt werden. Mit negativ inotropen Wirkungen ist unter dieser Dosierung nicht zu rechnen. Bei herzinsuffizienten Patienten wird die Pumpfunktion infolge Nachlastreduktion und Impedanzänderung verbessert. Läßt sich unter Nifedipin keine befriedigende Blutdrucksenkung erreichen, kommen Dihydralazin, Urapidil oder Diazoxid in Betracht. Alle 3 Antihypertensiva wirken prinzipiell vasodilatatorisch und werden intravenös appliziert. Wegen der meist deutlichen Tachykardieneigung sollte Dihydralazin i.v. bei koronargefährdeten Patienten zurückhaltend appliziert werden.

Therapie der Hochdruckkrise mit Urapidil (Ebrantil)

1. Blutdrucksenkung durch zentrale α-Rezeptorenstimulierung, periphere postsynaptische α_1-Rezeptorenblockade und periphere präsynaptische α_2-Rezeptorenstimulierung;
2. Wirkungseintritt nach 5 min, Dosierung (25–100 mg i.v.) nach Wirkung (RR), durchschnittlich 25 mg/3 min i.v.; bei rezidivierenden Blutdruckkrisen Dauerinfusionen (1–6 mg/min);
3. Schwindel, Kopfschmerzen, Herzklopfen.

Behandlung der Hochdruckkrise mit Diazoxid (Hypertonalum)

1. Vasodilatation durch Hemmung des Exzitation-Kontraktions-Prozesses (?) der glatten Muskulatur; arterielle Drucksenkung, Senkung des peripheren Widerstands;
2. Rascher Wirkungseintritt (2–10 min) bei rascher (15 s) intravenöser Applikation (150–300 mg i.v.); selten überschießende Drucksenkung, langanhaltende Wirkung (3–24 h);
3. Übelkeit, Erbrechen, Tachykardie.

Auch wenn Diazoxid selten überschießende Drucksenkungen hervorruft, erscheint bei Therapierefraktärität gegenüber Nifedipin als Mittel der zweiten Wahl in der ambulanten Therapie der Hochdruckkrise Urapidil indiziert, da es schnell und sicher wirkt, selten hypotensive Blutdruckwerte erzeigt, kardioneutral ist und ohne erhebliche reflektorische Tachykardien wirkt. Nitroglyzerin verwenden wir wegen der Gefahr plötzlicher Kollapszustände nicht zur ambulanten Therapie der Hochdruckkrise.

Für die stationäre Behandlung kommt als Mittel der Wahl Urapidil i.v. zur Anwendung, wodurch mit einzelnen oder repetitiven intravenösen Injektionen wie auch mit anschließender Dauerinfusion in mehr als ⅔ der klinisch auftretenden Hochdruckkrisen auch bei Aortenaneurysma eine wirksame Blutdrucksenkung erreicht wird.

Therapie der Hochdruckkrise bei Aortenaneurysma

1. Vermeidung hypertensiver Maßnahmen, Sedierung und Ruhigstellung.
2. Antihypertensive Behandlung. Cave! Bradykardie - „Schlagvolumenhochdruck", Tachykardie - „Kontraktilitätssteigerung" - Vasodilatation: Ebrantil (20–50 mg i.v.), Adalat (10–20 mg sublingual);
   bei Bradykardie: Hydralazin, bei Tachykardie: Clonidin, β-Rezeptorenblocker.

Bei Therapierefraktärität wird Nitroprussidnatrium i.v. unter strenger Beachtung und Kontrolle des arteriellen Blutdrucks verwendet. Meist läßt sich durch eine gleichwertige orale Therapie ein additiver bzw. potenzierender antihypertensiver Effekt erreichen, so daß eine allmähliche Dosisreduktion der intravenösen Antihypertensiva möglich ist.

Prophylaxe von Hochdruckkrisen. Die Prophylaxe der Hochdruckkrise beinhaltet folgende Punkte:

---

1. Vermeidung von Auslösungsbedingungen hoher Blutdrücke, d.h. Regelung der Lebensweise, Gewichtsreduktion bei Adipositas, Einschränkung der Kochsalzzufuhr;
2. Behandlung der zur Hypertonie führenden Grundkrankheit (systemische Kollagenosen, Polyglobulien u.a.);
3. konsequente antihypertensive Therapie;
   kein abruptes Absetzen von Antihypertensiva.

Bei Patienten mit Neigung zu hohen Spitzendrücken hat sich als Basistherapie die Applikation von β-Rezeptorenblockern besonders bewährt. Bei maligner Hypertonie wird zur Verhütung bzw. Verzögerung der Progredienz meist der Einsatz der Vielzahl verfügbarer Antihypertensiva in hoher Dosierung erforderlich (Tabelle 2).

Die Ventrikelfunktion beim essentiellen Hochdruck wird somit vorrangig vom Hypertrophiegrad (Myokardfaktor) sowie von den koronaren Organmanifestationen (Koronarfaktor) bestimmt. Die Ventrikelfunktion korreliert invers mit der Ventrikelgröße und der systolischen Wandspannung, indem mit Zunahme beider Variablen eine Abnahme der Ventrikelfunktion einsetzt. Bereits das jugendliche, normal große und im Koronarangiogramm unauffällige Hochdruckherz scheint ischämieanfällig, da die Koronarreserve auch bei Fehlen von Koronarstenosierungen erheblich eingeschränkt ist. Die myokardiale Dehnbarkeit kann im Unterschied zur Ventrikeldehnbarkeit auch bei ausgeprägter Myokardhypertrophie normal sein. Mit abnehmender myokardialer Dehnbarkeit nimmt die systolische Wandspannung zu und die Ventrikelfunktion ab. Mit 14% repräsentiert das Hochdruckherz die häufigste Form einer irregulären Ventrikelwandhypertrophie. Die Hypertrophiegradanalyse zeigt, daß die Hypertrophie überproportional (hohe Masse-Volumen-Relation, erniedrigte Wandspannung), proportional sowie unterproportional (normale Masse-Volumen-Relation, erhöhte Wandspannung) sein kann. Für das dilatierende Hochdruckherz sind Digitalisglykoside neben antihypertensiven Maßnahmen indiziert; für das kardial kompensierte Hochdruckherz mit und ohne Koronarstenosen sind β-Rezeptorenblocker sinnvoll. Auf der Basis der kardialen Hochdruckmanifestation wird eine Einteilung der hypertensiven Herzkrankheit (Hochdruckherz) gegeben.

Tabelle 2. Therapie der Hochdruckkrise

Wirkgruppe	Substanz	Dosierung	Nebenwirkungen	Kontraindikationen	Antidot
Vasodilatatoren	Urapidil	25–100 mg i. v.	Kopfschmerzen Angina pectoris	Aortenisthmusstenose, arteriovenöse Shunts	Dihydergot 1–2 mg i. v.
	Dihydralazin	25 mg i. v.	Tachykardie Kopfschmerzen	Schwere Koronarinsuffizienz	Volumenzufuhr
	Diazoxid	100–600 mg i. v. 5 mg/kg KG als Bolus i. v.	Übelkeit Tachykardie	Aortendissektion	Noradrenalin
	Nitroprussid-Na	0,03–0,5 mg/min i. v.	Thiozyanatintoxikation	Überschießende Drucksenkung	Na-Thiosulfat
	Nitroglyzerin	0,4–1,2 mg sublingual, 2–6 mg/h i. v.	Kopfschmerzen	Hypovolämie	Volumenzufuhr
Zentral angreifende Pharmaka	Clonidin	150–300 μg i. v.	Kurzfristiger Blutdruckanstieg	Bradykardie, schwere Herzinsuffizienz	Priscol
Kalziumantagonisten	Nifedipin	10–20 mg p. o.	Kopfschmerzen	Gravidität	Noradrenalin Kalzium
α-Rezeptorenblocker	Phentolamin	5–10 mg i. v.	Tachykardie	Hypovolämie	Volumenzufuhr

Die Hochdruckkrise gehört wegen ihrer bedrohlichen krankheitswertigen Auswirkungen auf die Myokardfunktion (Herzinsuffizienz, Lungenödem), den Koronarkreislauf (Koronarinsuffizienz, Myokardinfarkt) und die Gehirngefäße (intrazerebrale Blutung, hypertensive Enzephalopathie) zu einem der bedrohlichsten Krankheitsbilder der inneren Medizin. Ein die Hochdruckkrise determinierender Blutdruckwert existiert nicht; stets werden die spezifischen Organläsionen vom Grad der Vorschädigung (Herzhypertrophie, Herzdilatation, Koronarstenosen, Arteriektasie, Aneurysmen u. a.) mitbestimmt, so daß mittelgradige Blutdruckerhöhungen auch zum Vollbild einer hypertensiven Krise führen können. Demzufolge müssen auch die Kriterien der malignen Hypertonie nicht immer erfüllt sein. Im Vordergrund der Therapie steht die Akutbeseitigung der notfälligen Blutdruckerhöhung: in der ambulanten präklinischen Phase durch Nifedipin (Adalat) oder Urapidil (Ebrantil), in der stationären Klinikphase durch Urapidil (Ebrantil), Diazoxid (Hypertonalum) oder Natriumnitroprussid. Eine gleichzeitige orale Basistherapie ist überlappend mit der intravenösen oder sublingualen Soforttherapie anzustreben. Ein abruptes Absetzen von Antihypertensiva ist zu vermeiden. Bei unbekannter Hochdruckursache ist stets nach der Grundkrankheit zu suchen.

Der präoperative Herzpatient

Jeder größere operative Eingriff beim herzkranken Patienten erfordert eine sorgfältige präoperative Untersuchung mit dem Ziel einer Minimierung des operativen Risikos bei Optimierung der perioperativen Koronartherapie. Zu den größten Risiken zählen u. a. der intraoperative Blutdruckabfall mit konsekutiver koronarer Minderperfusion sowie bradykarde und tachykarde Herzrhythmusstörungen. Ein myokardiales Pumpversagen als alleinige Folge einer Koronarinsuffizienz ist selten und entwickelt sich meist als Folge intra- oder transmuraler Myokardinfarkte.

Von den zahlreichen präoperativen Problemen seien folgende Situationen differentialtherapeutisch hervorgehoben:

1. Bei stabiler Angina pectoris sollte eine bestehende Therapie mit β-Rezeptorenblockern, unter Beachtung der Nebenwirkungen und Kontraindikationen, auch perioperativ fortgesetzt werden, da eine kardioprotektive und antiarrhythmische Wirkung der β-Rezeptorenblocker angenommen werden kann. Durch β-Rezeptorenblocker ausgelöste Narkosezwischenfälle (Hypotonie, Bradykardie, Schock) sind entgegen früheren Meinungen äußerst selten. Arzneimittelinteraktionen sind zu berücksichtigen (MAO-Hemmer: Blutdruckspitzen; Reserpin, Guanethidin: Verstärkung der antihypertensiven Wirkung; Insulin, orale Antidiabetika: Hypoglykämie u. a.).
2. Bei hypotonen Patienten sind β-Rezeptorenblocker langsam abzusetzen; bei hypertonen Patienten sollte die β-Rezeptorenmedikation eher belassen werden.
3. Bei bradykarder Ausgangsfrequenz sind β-Rezeptorenblocker langsam abzusetzen; alternativ sind Kalziumantagonisten zu erwägen, ggf. Atropin, Itrop, vorübergehend β-Rezeptorenstimulation oder Schrittmachersondenstimulation.
4. Bei Koronarkranken mit vergrößertem Herzen (Thoraxröntgenbild, Echokardiogramm) und somit bei Patienten mit nahezu regelhaft erniedrigter Herzfunktion ist

eine Digitalisierung sinnvoll. Bei normal großem Herzen ist eine Digitalisierung entbehrlich bzw. lediglich dann angeraten, wenn anamnestisch Ruhe- und Belastungsdyspnoe bestehen.

5. Organische Nitrate (Nitroglyzerin, Isosorbiddinitrat) und Kalziumantagonisten können bei Koronarkranken perioperativ fortgesetzt werden.
6. Diuretika sollten bei hypertonen und herzinsuffizienten Koronarkranken auch perioperativ verabfolgt werden.
7. Positiv inotrop wirksame Pharmaka (Dopamin, Dobutamin, Prenalterol, Amrinon u.a.) sind bei klinischer Herzinsuffizienz, Hypotonie und Bradykardie empfehlenswert.
8. Bei bevorstehender Karotisstenosenoperation und vergleichbarer Dreietagenerkrankung (Karotis, Koronararterien, Femoralarterien) sollte zunächst die Karotisoperation durchgeführt werden. Eine Kombination mit der Koronaroperation in einer Sitzung ist zu erwägen, alternativ kommt die präoperative transluminale Ballondilatation der Koronarstenose in Betracht.
9. Auf die Normalisierung der Elektrolyte, Sauerstoffkapazität (Hb), Vollblutviskosität (ggf. Hämodilution), Serumlipide etc. ist präoperativ stets zu achten.
10. Bei koronarkranken, rhythmusinstabilen Patienten (zahlreiche monotope ventrikuläre Extrasystolen, polytope ventrikuläre Extrasystolen) sind Antiarrhythmika (β-Rezeptorenblocker, Ajmalinbitartrat, Xylocain, Propafenon u.a.) perioperativ indiziert.
11. Bei koronarkranken Patienten mit intermittierendem Vorhofflimmern ist peri- und postoperativ eine Antikoagulanzientherapie durchzuführen.
12. Bei koronarkranken Patienten mit intermittierenden ventrikulären Tachykardien ist präoperativ die Normalisierung des Rhythmus und der koronaren bzw. myokardialen Ursache erforderlich. Notfalleingriffe sind in diesen Fällen ausschließlich unter intensiver kardiologischer Kontrolle vertretbar.

Literatur

1. Bock KD (1969) Medikamentöse Therapie der Hypertonie. In: Heintz R, Losse H (Hrsg) Arterielle Hypertonie. Thieme, Stuttgart, S 346
2. Bürger S, Strauer BE (1981) Left ventricular hypertrophy in chronic pressure load due to spontaneous essential hypertension. I. Left ventricular function, left ventricular geometry, and wall stress. In: Strauer BE (ed) The heart in hypertension. Springer, Berlin Heidelberg New York, pp 13–36
3. Bürger S, Strauer BE (1981) Left ventricular hypertrophy in chronic pressure load due to spontaneous essential hypertension. II. Contractility of the isolated left ventricular myocardium and left ventricular stiffness. In: Strauer BE (ed) The heart in hypertension. Springer, Berlin Heidelberg New York, pp 37–52
4. Frohlich ED (1973) Clinical-physiologic classification of hypertensive heart disease in essential hypertension. In: Onesti G, Kim KE, Moyer JH (eds) Hypertension: Mechanism and management. Grune & Stratton, New York, p 181
5. Frohlich ED (1981) Beta-adrenergic receptor blockade in the treatment of essential hypertension. In: Strauer BE (ed) The heart in hypertension. Springer, Berlin Heidelberg New York, pp 425–436
6. Hanrath P, Mathey D, Kremer P, Bleifeld W (1981) Left ventricular relaxation and filling pattern in different forms of left ventricular hypertrophy. In: Strauer BE (ed) The heart in hypertension. Springer, Berlin Heidelberg New York, pp 377–386

7. Hood WP (1971) Dynamics of hypertrophy in left ventricular wall of man. In: Alpert NR (ed) Cardiac hypertrophy. Academic Press, New York, p 445
8. Hort W (1971) Quantitative morphology and structural dynamics of the myocardium. Meth Achiev Exp Path 5:3
9. Hort W (1977) Spezielle pathologische Anatomie der Kreislauforgane. In: Eder W, Gedigk P (Hrsg) Lehrbuch der allgemeinen Pathologie und der pathologischen Anatomie, 30. Aufl. Springer, Berlin Heidelberg New York, S 297
10. Hort W (1981) Microscopic pathology of heart muscle and of coronary arteries in arterial hypertension. In: Strauer BE (ed) The heart in hypertension. Springer, Berlin Heidelberg New York, pp 183-192
11. James T (1977) Small arteries of the heart. Circulation 56:2
12. Just H, Limbourg P (1981) Arterial hypertension: Left ventricular function at rest and during exercise. In: Strauer BE (ed) The heart in hypertension. Springer, Berlin Heidelberg New York, pp 333-344
13. Kannel WB, Dawber TR (1973) Hypertensive cardiovascular disease. The Framingham study. In: Onesti G, Kim KE, Moyer J (eds) Hypertension: Mechanism and management. Grune & Stratton, New York, p 93
14. Kathke N (1955) Die Veränderungen der Koronararterienzweige des Myokards bei Hypertonie. Beitr Pathol 115:405
15. Linzbach AJ (1960) Heart failure from the point of view of quantitativ anatomy. Am J Cardiol 5:370
16. Linzbach AJ (1981) Structural adaption of the heart in hypertension and the physical consequences. In: Strauer BE (ed) The heart in hypertension. Springer Berlin Heidelberg New York, pp 243-250
17. Linzbach AJ, Linzbach M (1951) Die Herzdilatation. Klin Wschr 29:40
18. Lund-Johansen P (1967) Hemodynamics in early essential hypertension. Acta Med Scand [Suppl] 183:482
19. Meurer KE, Feltkamp H, Bönner G, Konrads A, Lang R, Helber A, Kaufmann W (1981) Pathophysiologic basis of antihypertensive therapy in man. In: Strauer BE (ed) The heart in hypertension. Springer, Berlin Heidelberg New York, pp 401-412
20. Rahlf G (1981) Microscopic pathology of intramural arteries and arterioles of the left ventricle in arterial hypertension. In: Strauer BE (ed) The heart in hypertension. Springer, Berlin Heidelberg New York, pp 193-208
21. Schettler G (1978) Angina pectoris and Arteriosklerose. In: Gill E (Hrsg) Angina pectoris. Fischer, Stuttgart, S 227-247
22. Schölmerich P (1960) Klinik der Hochdruckkrankheit. In: Die Blutkrankheit, Bd 25. Nauheimer Fortbild.-Lehrgang. Steinkopff, Darmstadt, S 1
23. Siegenthaler W, Veragut U, Werning C (1976) Blutdruck. In: Siegenthaler W (Hrsg) Klinische Pathophysiologie. Thieme, Stuttgart
24. Strauer BE (1976) Änderungen der Kontraktilität bei Druck- und Volumenbelastungen des Herzens. Referat 42. Verh Dtsch Kreislaufforsch 42:69
25. Strauer BE (1977) Die quantitative Bestimmung der Koronarreserve in der Diagnostik koronarer Durchblutungstörungen. Internist (Berlin) 18:579
26. Strauer BE (1979) Myocardial oxygen consumption in chronic heart disease: Role of wall stress, hypertrophy and coronary reserve. Am J Cardiol 44:730
27. Strauer BE (1979) Ventricular function and coronary hemodynamics in hypertensive heart disease. Am J Cardiol 44:999
28. Weber KT, Reichek N, Janicki JS, Shroff S (1981) The pressure-overloaded heart: physiological and clinical correlates. In: Strauer BE (ed) The heart in hypertension. Springer, Berlin Heidelberg New York, pp 287-306
29. World Health Organisation (1959) Hypertension and coronary heart disease. Classification and criteria for epidemiological studies. First report of the expert committee on cardiovascular disease and hypertension. WHO Tech Rep Ser 168
30. World Health Organisation (1962) Arterial hypertension and ischemic heart disease, preventive aspects. Report of an expert committee. WHO Rep Ser 231

Atemwegs- und Lungenerkrankungen als Risikofaktoren

K. Geiger

Die postoperative und posttraumatische Morbidität und Mortalität ist bei Patienten mit bronchopulmonalen Erkrankungen um ein Vielfaches höher als die von lungengesunden Patienten. Nach einer Untersuchung von Stein [9] betrug die postoperative Komplikationsrate bei Patienten mit präoperativen Lungenveränderungen 70%, bei Patienten mit normaler Lungenfunktion dagegen nur 3%. Dieses Risiko kann gesenkt werden, wenn Art und Ausmaß der pulmonalen Erkrankung präoperativ bekannt sind und eine angemessene Therapie vor der Operation durchgeführt wird. Auf diese Weise ist es möglich, die postoperative Komplikationsrate von 77 auf 42% zu senken [8].

Eine der schwierigsten Aufgaben zur Erreichung dieses Ziels besteht im Erkennen solcher Patienten mit abnormer Lungenfunktion. Dabei bieten Patienten mit mäßigen bis schweren Lungenveränderungen keine Erkennungsprobleme, da diese Symptome in der einen oder anderen Form aufweisen. Patienten mit frühen oder leichten Lungenveränderungen hingegen entgehen leicht der Aufmerksamkeit, weil in der Regel hinweisende Krankheitszeichen fehlen.

Anamnese

Die Anamnese ist für die Diagnosefindung außerordentlich bedeutsam. Die berufliche Exposition und soziale Gewohnheiten (z. B. Rauchen) geben wertvolle Hinweise. Eine der häufigsten Beschwerden, die von Patienten mit bronchopulmonalen Erkrankungen geäußert werden, ist die Dyspnoe. Dieses Symptom besitzt nicht immer Krankheitswert. Bei genügend großer körperlicher Anstrengung ist die Dyspnoe eine normale Begleiterscheinung. Es gilt also zu unterscheiden, ob die Dyspnoe eine angemessene Reaktion auf eine Belastung darstellt und somit als normal anzusehen ist oder ob sie als abnormal gewertet werden muß. Im letzteren Fall ist dann zwischen psychogener und nichtpsychogener Ursache zu differenzieren. Als nichtpsychogene Ursachen der Dyspnoe kommen kardiale, hämatologische, metabolische oder aber pulmonale Störungen in Frage. Bei den pulmonalen Ursachen gilt es schließlich, zwischen den 3 Formen obstruktiv, restriktiv und vaskulär zu unterscheiden. Auskunft über die Form der Erkrankung geben Zeitpunkt und Dauer der Beschwerden sowie – falls vorhanden – Begleitgeräusche während des Atemzyklus (z. B. Stridor, Giemen etc.). Ein plötzliches Auftreten von Giemen ist sehr verdächtig auf Asthma, Aspiration, Lungenödem und Inhalation schleimhautreizender Noxen. Ein chronischer Verlauf muß an Bronchitis, endobronchiale Tumoren und Emphysem denken lassen. Weitere Hinweise gibt der zeitliche Zusammenhang zwischen Auftreten des Atemgeräuschs und Atemzyklus. In-

und exspiratorisches Giemen ist charakteristisch für Asthma und Bronchitis, während ein exspiratorisches Giemen eher für das Vorliegen eines Emphysems spricht. Husten, Auswurf und Giemen sind typisch für eine asthmoide Bronchitis.

Klinische Untersuchung

Den nächsten Schritt in der Aufklärung stellt die klinische Untersuchung des Patienten dar. Atemfrequenz, Atemzeitverhältnis, forcierte Exspirationszeit, Thoraxbeweglichkeit, Zwerchfellstand und schließlich die verschiedenen Formen der die Ventilation begleitenden Geräusche erlauben Schlußfolgerungen auf die Art der Erkrankung. Die normale Atemfrequenz beträgt 16/min. Aus Gründen einer ökonomischeren Atemarbeit atmet der Patient mit obstruktiven Ventilationsstörungen langsam und tief, der Patient mit restriktiven Lungenveränderungen schnell und oberflächlich. Das Inspiration-Exspirations-Verhältnis beträgt unter normalen Bedingungen 1:2. Obstruktive Lungenerkrankungen sind durch eine Verlängerung der Exspiration gekennzeichnet. Bei Emphysem ist die Inspirationszeit weitgehend normal, die Exspirationszeit deutlich verlängert. Bei Asthma und Bronchitis ist darüber hinaus auch die Inspirationszeit verlängert. Die Bestimmung des exspiratorischen Atemstroms ist nicht auf ein Lungenfunktionslabor beschränkt. So werden normalerweise 95% der Vitalkapazität bei maximaler Exspiration innerhalb von 3 s ausgeatmet (forcierte Exspirationszeit). Bei Atemwegsobstruktionen wird diese Zeit überschritten. Auskunft über die Lungenvolumina geben die Thoraxkonfiguration, die Thoraxbeweglichkeit und der Zwerchfellstand. Der Brustumfang in Höhe der Mamillarlinie nimmt bei maximaler Inspiration um 4–6 cm zu. Diese Größenordnung wird bei Emphysem und restriktiven Lungenveränderungen nicht erreicht. Bei Lungengesunden steht das Zwerchfell in der Exspiration knapp unter dem Unterrand der Skapula; bei Obstruktion findet man es 5–6 cm unterhalb des Skapularandes und bei restriktiven Veränderungen am Skapularand oder oberhalb von ihm. Atemgeräusche innerhalb des Atemzyklus geben Hinweise auf die anatomische Lokalisation der Obstruktion. So äußert sich eine Atemwegseinengung im Bereich des Larynx (z. B. Ödem, Tumor, Stenose, Stimmbandlähmung etc.) durch einen Stridor. Verengungen im Bereich der unteren Trachea und der Hauptbronchien manifestieren sich als Brummen. Obstruktionen in den kleinen Atemwegen (z. B. Sekret, Bronchokonstriktion, interstitielles Lungenödem etc.) führen zu Giemen.

Giemen ist kein verläßliches Zeichen für die Schwere der Atemwegsobstruktion. Es ist ein physikalisches Phänomen, dessen Intensität von der Stärke des Atemstroms abhängt. Strömt nur wenig Luft in die Lungen, weil wegen schwerer Obstruktion nur eine geringe Ventilation möglich ist, so ist nur wenig zu hören. Andererseits nimmt der Atemstrom bei Besserung der Bronchokonstriktion zu, so kann es infolge Auftretens von Turbulenzen zu Giemen kommen, ohne daß noch eine erhebliche Atemwegsobstruktion besteht.

Für die Diagnose der vaskulären Lungenerkrankungen ist nach den klinischen Zeichen der pulmonalen Hypertension (gespaltener 2. Herzton, 3. Herzton, Austreibungsgeräusch, hebender rechtsventrikulärer Spitzenstoß etc.) zu suchen, die aber erst bei fortgeschrittenen Lungenveränderungen zu finden sind.

Die klinische Untersuchung wird ergänzt durch eine Röntgenaufnahme der Lungen, ein EKG sowie Elektrolytbestimmungen und Blutbild. Ergibt die klinische Untersuchung einen normalen Befund, so erübrigen sich weitere diagnostische Maßnahmen.

Bestehen jedoch Anhaltspunkte dafür, daß doch eine Lungenerkrankung im frühen oder leichten Stadium vorliegt, dann sind weitere Untersuchungen in Form der Spirometrie, Messung arterieller Blutgase und spezifischer Lungenfunktionsprüfungen erforderlich.

Lungenfunktionsprüfung

Die Aufgabe der Lungenfunktionsprüfung ist es,

- die Diagnose zu sichern,
- den Schweregrad der Lungenveränderung zu objektivieren und
- den Verlauf der Lungenerkrankung zu kontrollieren.

Für die Diagnose der obstruktiven Ventilationsstörungen eignen sich die sog. dynamischen Lungenfunktionstests, für die restriktiven die statischen Untersuchungen wie Lungenvolumina und Compliance. Eine restriktive Lungenveränderung liegt vor, wenn das gemessene Lungenvolumen bzw. die Lungenkapazität (= Summe zweier oder mehrerer Lungenvolumina) weniger als 80% des Soll-Werts beträgt. Einige Erkrankungen verursachen eine selektive Verkleinerung des exspiratorischen Reservevolumens (ERV) und der funktionellen Residualkapazität (FRC) bei normaler inspiratorischer Kapazität (IC). Aufgrund der verminderten Compliance der Lungen ist das Atemzugvolumen vermindert und die Atemfrequenz erhöht. Der Strömungswiderstand in den Atemwegen ist normal. Die Ursachen für eine restriktive Lungenerkrankung können in knöchernen, neuromuskulären, pleuralen, interstitiellen und alveolären Veränderungen liegen. Die Folgen sind:

- verminderte Lungenvolumina,
- Einschränkung des maximalen exspiratorischen Atemstroms,
- erhöhte Atemarbeit und
- Verteilungsstörungen.

Mit Hilfe der sog. dynamischen Lungenfunktionsprüfungen, wie z. B. der 1-s-Kapazität (FEV_1, Tiefeneau-Test) oder der forcierten exspiratorischen Vitalkapazität (FEV) können obstruktive Veränderungen und deren Beeinflußbarkeit durch Bronchodilatatoren erkannt werden. Von einer obstruktiven Ventilationsstörung spricht man, wenn die 1-s-Kapazität weniger als 80% des Normalwerts beträgt. Wichtig ist jedoch, daß ein normaler Ist-Wert nicht ausschließt, daß eine leichte Form der Obstruktion vorliegt. Vergleiche mit früheren Lungenfunktionsprüfungen können, sofern sie vorhanden sind, hier Klarheit schaffen. Residualvolumen (RV), Closing volumen (CV), funktionelle Residualkapazität (FRC) und totale Lungenkapazität (TLC) sind in der Regel erhöht. Da das Residualvolumen im Alter normalerweise zunimmt, muß der Ist-Wert in Prozent des altersentsprechenden Soll-Wertes angegeben werden. Aufgrund des Atemwegwiderstands ist die Atemfrequenz vermindert und das Atemzugvolumen kompensatorisch erhöht.

Wird bei der Untersuchung eine Obstruktion festgestellt, so sollte immer ein sog. Broncholysetest durchgeführt werden, um abzuklären, ob durch eine Behandlung mit Bronchodilatatoren eine Besserung der Obstruktion zu erreichen ist. Dies ist v. a. für die postoperative Behandlung wichtig. Man spricht von einer positiven Reaktion,

Tabelle 1. Klinische Spirometrie bei Lungenerkrankung

Form und Schweregrad	VC [% des Sollwertes]	FEV_1/FVC [%]
Restriktion		
Normal	>80	
Leicht	60–75	n
Mäßig	50–60	n
Schwer	<50	
Obstruktion		
Normal		>80
Leicht	-	60–79
Mäßig	-	40–59
Schwer	-	<40

wenn forcierte exspiratorische Vitalkapazität (FEV) oder maximaler exspiratorischer Fluß (FEF 25–75%) um 15% oder mehr zunimmt. Ursachen obstruktiver Lungenerkrankungen können Bronchitis, Asthma und Emphysem sein. Die Folgen, die sich aus einer Obstruktion ergeben, sind ein erhöhter Atemwegswiderstand, Verteilungsstörungen und vergrößerte Lungenvolumina.

Die spirometrische Untersuchung erlaubt eine Einteilung in Form und Schweregrad der Lungenerkrankung (Tabelle 1). Eine Lungenfunktionsprüfung ist indiziert bei:

1. Thoraxoperationen,
2. großen Oberbaucheingriffen,
3. bekanntem Nikotinabusus mit chronischem Husten,
4. Adipositas (>30% des Idealgewichts),
5. Patienten >70 Jahren,
6. bekannter Lungenerkrankung.

Arterielle Blutgasbestimmungen in Ruhe sollten durchgeführt werden bei mittelschweren bis schweren spirometrischen Lungenfunktionsstörungen und bei Patienten, die für eine Lungenresektion vorgesehen sind. Bei frühen und leichten Ventilationsstörungen finden sich normale Blutgase. Während eine Hypoxämie bereits bei einer mäßiggradigen Lungenveränderung auftreten kann, ist eine Hyperkapnie immer Ausdruck einer fortgeschrittenen oder schweren Lungenerkrankung mit geringer Atemreserve. Die Differenzierung einer akuten von einer chronischen Globalinsuffizienz ist durch den pH-Wert bzw. das Standardbikarbonat möglich. Bei einer akuten Obstruktion (z.B. Asthma) sind der pH-Wert und das Standardbikarbonat im Blut erniedrigt, bei einer chronisch obstruktiven Lungenerkrankung ist das Standardbikarbonat erhöht.

In zahlreichen Studien [2, 3, 5, 6, 7, 10] wurde versucht, Lungenfunktionsparameter mit der höchsten Aussagekraft hinsichtlich Morbidität und Mortalität zu finden. Dabei stellte sich heraus, daß es keinen Test bzw. keine Testkombination und damit keinen Absolut- oder Prozentwert gibt, der mit Sicherheit operable von inoperablen Patienten mit pathologischen Lungenfunktionstests diskriminiert. Andererseits korrelierte die Schwere der spirometrischen Einschränkungen mit der Häufigkeit postoperativer

Komplikationen. Veränderungen der Lungenvolumina besitzen eine vergleichsweise geringe prädiktive Aussagekraft.

Bei Patienten, bei denen eine Lungenresektion durchgeführt werden soll, muß bei Vorliegen folgender Befunde mit einem erhöhten postoperativen Risiko gerechnet werden [10]:

1. Atemgrenzwert <50% des Soll-Wertes,
2. FEV_1 <2 l,
3. P_aCO_2 >45 mm Hg,
4. Pulmonalarteriendruck >30 mm Hg während vorübergehender einseitiger Pulmonalarterienokklusion [4].

Pulmonale Komplikationen

Die häufigsten pulmonalen Komplikationen sind Atelektasen und Pneumonie. Atelektasen entstehen im wesentlichen durch 3 Mechanismen:

- Verminderung des exspiratorischen Reservevolumens,
- Fehlen tiefer Atemzüge,
- Sekretverhalt.

Unter normalen Bedingungen liegt das Closing volume, jenes Lungenvolumen, bei dem kleine Atemwege kollabieren, zwischen Residualvolumen und exspiratorischem Reservevolumen. Solange das Closing volume kleiner als das exspiratorische Reservevolumen ist, bleiben die Atemwege offen. Ist das Closing volume größer als das exspiratorische Reservevolumen, so kommt es zur Ausbildung von Atelektasen. Dies ist der Fall, wenn das Closing volume zunimmt (z. B. im Alter und bei Rauchern) oder wenn das exspiratorische Reservevolumen abnimmt (z. B. nach Operationen oder bei Adipositas). Bei chronisch obstruktiver Lungenerkrankung nimmt sowohl das Closing volume zu als auch das exspiratorische Reservevolumen ab.

Entzündlich infektiöse Komplikationen wie Pneumonie und Bronchitis treten bei Patienten mit oder ohne chronische Atemwegserkrankung auf, sind jedoch häufiger in der letztgenannten Patientenpopulation. Prädisponierende Faktoren sind Dehydratation, unzureichendes Abhusten, Atelektasen, eine verminderte mukoziliäre Clearance, Schmerzen, Analgetika und hohe inspiratorische Sauerstoffkonzentrationen. Eine verminderte tracheobronchiale Clearance führt sehr schnell zu einer Proliferation der Bakterien distal der Obstruktion in einem atelektatischen Bezirk. Nosokomiale Infektionen der Lunge treten 8mal häufiger bei Patienten mit Kolonisierung der oberen Atemwege als bei Patienten ohne Keimbesiedlung der oberen Atemwege auf. Folgende Umstände gehen in der Regel mit einer Kolonisierung der oberen Atemwege mit gramnegativen Keimen einher: chronische Atemwegsentzündungen, tracheale Intubation, Koma, Hypotension, Azidose, Hypoxämie, Azotämie und Antazidatherapie.

Es gibt verschiedene Faktoren, die das Risiko postoperativer Komplikationen erhöhen können. Bei den allgemeinen Risikofaktoren steht das Rauchen an erster Stelle, gefolgt von Adipositas und Alter. Die Primärerkrankung selbst stellt ein erhöhtes Risiko dar. Außerdem kommt es durch die Anästhesie und die Operation zu Veränderungen in der Lunge, die mit einer Risikozunahme einhergehen. Das operationsbedingte Risiko ist um so größer, je enger die topographische Beziehung zwischen Operationsgebiet und Respirationssystem ist. Die postoperativen Lungenfunktionsveränderungen sind bei Oberbaucheingriffen und Thoraxoperationen am größten. Die Vitalkapazität ist nach Oberbauchoperationen um 75% des Ausgangswerts verringert [1]. Bei Thoraxoperationen kommt es auch darauf an, wieviel funktionstüchtiges Lungengewebe entfernt wird und ob durch die Operation die Ursache der präoperativen Störung beseitigt wird. Bei Unterbaucheingriffen nimmt die Vitalkapazität um etwa 50% des präoperativen Wertes ab. Die geringsten Auswirkungen auf die Lungenfunktionen haben Operationen in der Peripherie. Die postoperativen Lungenveränderungen bestehen in einer Abnahme der Lungenvolumina einschließlich des Atemzugvolumens, einer erhöhten Atemfrequenz, einer herabgesetzten Compliance, einer Abnahme des Ventilation-Perfusion-Verhältnisses, einer Zunahme des intrapulmonalen Rechts-links-Shunts und eines verminderten pulmonalen Abwehrmechanismus.

↓ Lungenvolumina (ERV, FRC, VC)
↓ Atemzugvolumen
↑ Atemfrequenz
↓ Compliance (CL)
↓ $\dot{V}/\dot{Q}$
↑ $\dot{Q}s/\dot{Q}t$
↓ pulmonaler Abwehrmechanismus

Prophylaxe

Vorbeugende Maßnahmen, die geeignet sind, die postoperative Komplikationsrate zu senken, umfassen die präoperative, intraoperative und postoperative Phase.

Präoperativ muß der gefährdete Patient über Sinn und Zweck der prophylaktischen Maßnahme aufgeklärt werden. Er muß die richtige postoperative Atemtechnik erlernen sowie Atem- und Hustenübungen durchführen. Der Patient sollte mindestens 2 Wochen vor der Operation das Rauchen einstellen, um den Reizzustand und die Hypersekretion der Schleimhaut zu verringern. Bei purulentem Sputum muß eine bakteriologische Untersuchung stattfinden. Das Trachealsekret muß flüssig und leicht zu mobilisieren sein. Bei obstruktiven Ventilationsstörungen muß eine bronchodilatatorische Therapie vorausgehen. Um intraoperative Herzrhythmustörungen zu vermeiden, ist bei Patienten, die präoperativ Theophyllinpräparate erhalten haben, eine Spiegelbestimmung im Serum notwendig. Häufigkeit und Schwere der intraoperativen Rhythmusstörungen korrelieren mit der Höhe des Serumtheophyllinspiegels. Ein Infekt muß vor jeder elektiven Operation erfolgreich behandelt sein. Bei Adipositas ist auf eine Gewichtsabnahme zu drängen.

Intraoperativ muß alles getan werden, um eine Aspiration zu verhüten. Anästhetika mit bronchokonstriktorischen Eigenschaften müssen vermieden werden. Zu wenig Beachtung findet immer noch die Beschaffenheit des Atemgases. Das Atemgas muß ausreichend befeuchtet und angewärmt sein. Bei langen Operationen empfiehlt es sich, die Lunge durch manuelle Beatmung zu überblähen. Falls erforderlich, sollte der Patient mehrmals unter sterilen Bedingungen tracheobronchial abgesaugt werden. Die

Respiratoreinstellung muß sich an der der Lungenerkrankung zugrundeliegenden Pathophysiologie orientieren. Dabei sollte dem inspiratorischen Flow und dem Atemzeitverhältnis besondere Beachtung geschenkt werden. Schließlich müssen diese Patienten ein sorgfältiges respiratorisches Monitoring erfahren.

Postoperativ sind die präoperativen Maßnahmen fortzusetzen. Bei ventilierten Patienten sollte der Patient durch manuelle Beatmung regelmäßig tiefe Atemzüge erhalten. Kooperative Patienten müssen angehalten werden, tief einzuatmen und den Atem möglichst lange anzuhalten. Eine frühzeitige Mobilisierung des Patienten ist anzustreben. Bei bettlägerigen Patienten ist auf einen regelmäßigen Lagewechsel einschließlich Bauchlage zu achten. Die Patienten müssen aufgefordert werden abzuhusten. Viele der Maßnahmen sind nicht möglich ohne eine ausreichende Analgesie. Schließlich muß alles getan werden für eine Mobilisierung des Sekrets. Geeignete Maßnahmen sind ausreichende Befeuchtung des Atemgases mit Hilfe von Warmluftverdampfern oder -verneblern, wobei aus hygienischen Gründen den Warmluftverdampfern der Vorzug zu geben ist. Inhalation mit bronchodilatatorischen Medikamenten, Lagedrainage, Perkussion und Vibration des Thorax einschließlich steriles tracheobronchiales Absaugen gehören zu einem erfolgreichen Therapiekonzept.

Präoperative anästhesiologische Überlegungen

Für die Anästhesie gelten folgende grundsätzliche Überlegungen:

- Prämedikation und Narkoseverfahren sollen eine möglichst rasche Aufwachphase erlauben.
- Patienten mit einer chronisch obstruktiven Lungenerkrankung weisen eine erhöhte Empfindlichkeit gegenüber zentral depressiven Analgetika auf. Daher ist bei der Anwendung dieser Substanzen größte Vorsicht geboten.
- Die Auswahl des Narkoseverfahrens hat sich an der der Lungenerkrankung zugrundeliegenden Pathophysiologie zu orientieren. Es ist ein weitverbreiteter Irrtum zu glauben, die postoperative Komplikationsrate sei nach rückenmarksnahen Anästhesieverfahren geringer als nach Allgemeinanästhesie.
- Die Gabe von Anticholinergika sollte restriktiv gehandhabt werden oder ganz entfallen wegen der negativen Auswirkungen auf die tracheobronchiale Clearance und der Sekreteindickung mit der Gefahr der Sekretstagnation. Glycopyrollat hat einen stärkeren sekretionshemmenden Effekt als Atropin und Scopolamin.

Zusammenfassung

Ziel der präoperativen Abklärung der Lungenfunktion ist die Identifizierung der Patienten mit abnormer Lungenfunktion und erhöhtem postoperativen Risiko sowie die Einleitung prophylaktischer Maßnahmen zur Senkung der postoperativen Komplikationen. Zu diesem Zweck muß sich der Anästhesist bei der präoperativen Visite durch Anamnese, klinische Untersuchung, Beurteilung der Röntgenaufnahme der Lungen und des EKG in Verbindung mit den üblichen Laboruntersuchungen Klarheit darüber verschaffen, ob eine Lungenerkrankung vorliegt oder nicht. Besteht kein Anhaltspunkt für eine Lungenbeteiligung, so ist eine weitere Diagnostik nicht erforderlich. Bestehen Zweifel über das Vorliegen, die Form und den Schweregrad einer bronchopulmonalen Erkrankung, dann muß sich eine weitere Diagnostik in Form der Spirometrie, der arteriellen Blutgase und, wenn erforderlich, in Form spezieller Untersuchungen (z. B. Closing volume, Lungendiffusionskapazität, Ventilations-Perfusions-Szintigraphie, Pulmonaliskatheter etc.) anschließen.

Literatur

1. Churchill ED, McNeil D (1927) The reduction in vital capacity following operation. Surg Gynecol Obstet 44:483
2. Gaensler EA, Cugell DW, Lingren I et al. (1955) The role of pulmonary insufficiency in mortality and invalidism following surgery for pulmonary tuberculosis. J Thorac Surg 29:29
3. Gerson G (1969) Preoperative respiratory function tests and postoperative mortality. A study of patients undergoing surgery for carcinoma of the bronchus. Br J Anaesth 41:967
4. Laros CE, Swierenga J (1967) Temporary unilateral pulmonary artery occlusion in the preoperative evaluation of patients with bronchial carcinoma. Med Thorac 24:269
5. Lockwood P (1974) The principles of predicting risk of post-thoracotomy-function-related complications in bronchogenic carcinoma. Am J Surg 127:700
6. Miller WF, Wu N, Johnson RL Jr (1956) Convenient method of evaluating pulmonary ventilatory function with a single breath test. Anesthesiology 17:480
7. Mittman C (1961) Assessment of operative risk in thoracic surgery. Am Rev Resp Dis 84:197
8. Stein M, Cassara EL (1970) Preoperative pulmonary evaluation and therapy for surgery patients. JAMA 211:787
9. Stein M, Koota GM, Simmon M, Frank HA (1962) Pulmonary evaluation of surgical patients. JAMA 181:765
10. Tisi GM (1979) Preoperative evaluation of pulmonary function. Am Rev Resp Dis 119:293

Lebererkrankungen, Nierenerkrankungen und Diabetes mellitus

H.-P. Schuster

Risikofaktor Lebererkrankungen

Erkennung: Hinweise auf mögliche Lebererkrankungen

Zur Erfassung von Hinweiszeichen auf mögliche Lebererkrankungen dient ein einfaches Screeningverfahren aus Anamnese, klinischem Befund und Labordaten.

Fragen zu früher durchgemachten Leberentzündungen und Gelbsucht sowie Fragen nach dem Alkoholkonsum sind obligat, wenn auch relativ unergiebig. Bei der klinischen Untersuchung weisen ein pathologischer Lebertastbefund, das Auffinden von Leberhautzeichen oder Ikterus, ein Nachweis von Aszites sowie Zeichen der portalen Hypertension auf eine mögliche Lebererkrankung hin. Die relevanten Labordaten sind eine der Transaminasen SGOT oder SGPT, die AP, die γ-GT wegen ihrer besonderen Sensibilität gegenüber der alkoholtoxischen Leberzellschädigung. Bei jedem Patienten mit Verdacht auf eine Lebererkrankung sollte eine Elektrophorese angefertigt werden. Wichtig ist auch die Charakterisierung der Erythrozyten, da eine Zunahme der Erythrozytengröße neben der Steigerung der γ-GT-Aktivität einen guten Hinweis auf das Vorliegen von Alkoholkonsum mit Leberschädigung gibt.

Ist das Vorliegen einer Lebererkrankung möglich oder wahrscheinlich geworden, so sind zur Einschätzung des Risikos und zur Wahl des Narkoseverfahrens 2 Dinge erforderlich:

1. die Kenntnis der Art der Lebererkrankung und
2. die Kenntnis des Grades einer Leberfunktionseinschränkung.

Hier setzt die eigentliche Aufgabe des Internisten ein. Er muß die Lebererkrankung definieren und dazu eine exakte, ätiologisch begründete und morphologisch fundierte Diagnose liefern. Lebererkrankungen sind mit dem heutigen diagnostischen Spektrum, bestehend aus Leberfunktionsproben, Hepatitisserologie, Ultraschall, Computertomographie, Leberbiopsie und Cholangiographie klar definierbar.

Bewertung

Akute Lebererkrankungen mit erheblichen Entzündungszeichen oder Cholestase sowie aktive Phasen chronischer Lebererkrankungen mit florid entzündlichen oder nekrotisierenden Schüben stellen stets ein sehr hohes Operationsrisiko dar. Es ist also nicht nur die Art der Erkrankung, die das Operationsrisiko bestimmt, sondern vielmehr v.a. deren Stadium und Schweregrad, d.h. Aktivitätsgrad des pathologischen Prozesses und Insuffizienzgrad der Organfunktion. Bei chronischen Lebererkrankungen ist für die Beurteilung des Risikos der Schweregrad der Leberfunktionsstörung von großer Bedeutung, wobei die Leberinsuffizienz vom Grad der Beeinträchtigung ihrer metabolischen Funktionen bestimmt wird.

Schweregrad der Leberinsuffizienz

1. Zeichen der portalen Hypertension:
   - Splenomegalie,
   - Aszites,
   - Umgehungskreisläufe,
   - Zytopenie (Hypersplenismus)
2. Zeichen der hepatischen Enzephalopathie.
3. Labordaten:
   - Quick-Wert,
   - Serumalbuminkonzentration (Cholinesteraseaktivität).

Liegen Zeichen der portalen Hypertension vor, so ist dies ein Hinweis auf eine fortgeschrittene Erkrankung. Zeichen der portalen Hypertension sind die Splenomegalie, ein sichtbarer Umgehungskreislauf am Abdomen, Aszites sowie die Verminderung von Thrombozyten, Leukozyten und Erythrozyten im peripheren Blutbild als Folge eines Hypersplenismus. Klinische Hinweise auf den Grad der Leberfunktionsstörung ergeben die Zeichen der hepatischen Enzephalopathie. Die Quantifizierung einer Leberinsuffizienz ist keineswegs einfach, denn die üblichen Labordaten beschreiben jeweils nur eine der vielen Partialfunktionen der Leber. Es stellt sich die Frage, welche dieser Partialfunktionen am ehesten repräsentativ ist für die globale Leberfunktion und daher am ehesten das anzeigt, was wir als Leberinsuffizienz und Leberversagen bezeichnen. Wenig wertvoll ist in diesem Zusammenhang die Kenntnis des Bilirubins. Der Bilirubinspiegel hilft zwar bei der Artdiagnose und der Schweregradbestimmung der Grundkrankheit, aber über die eigentliche Leberfunktion, also die metabolische Leistung der Leber hinsichtlich Entgiftung und Synthese, welche für Narkose und Operation von primärem Interesse ist, sagt das Bilirubin wenig aus. Nach wie vor sind für diese eigentlich interessierenden metabolischen Leberleistungen die Parameter der Proteinsynthese wie Quick-Wert und Serumalbuminkonzentration, evtl. die Cholinesteraseaktivität, die besten Routinemeßgrößen.

Präoperative Behandlung

Besteht eine Lebererkrankung mit dekompensierter portaler Hypertension, Leberinsuffizienz oder kritischer Beeinträchtigung des Gerinnungspotentials, so sollte versucht werden, präoperativ den Wasser-Elektrolyt-Haushalt zu normalisieren und das Blutgerinnungspotential zu kontrollieren.

Behandlung

1. Präoperative Normalisierung des Wasser-Elektrolyt-Haushalts:
   - Ausschwemmung des Aszites,
   - Normalisierung der Serumelektrolyte,
   - Ausreichende Diurese;
2. Kontrolle des Blutgerinnungspotentials:
   - Vitamin-K-Applikation,
   - Frischplasma-/Frischbluttransfusionen.

Normalisierung des Wasser-Elektrolyt-Haushalts bedeutet Ausschwemmen des Aszites, Normalisierung der Serumelektrolyte und Erreichen einer ausreichenden Diurese. Die Kontrolle des Blutgerinnungspotentials bedeutet den Versuch der Anhebung des Quick-Wertes durch orale Vitamin-K-Applikation und in akuten Fällen die Transfusion von Frischplasma oder Frischblut. Thrombozytenkonzentrate haben wenig Sinn, da die zugeführten Thrombozyten schnell wieder verbraucht werden. Insgesamt gesehen sind die therapeutischen Möglichkeiten ausgesprochen gering.

Risikofaktor Nierenerkrankungen

Erkennung: Hinweise auf mögliche Nierenerkrankungen

Die Aufgabenstellung umfaßt 2 Schritte:

1. eine Nierenfunktionsstörung zu erkennen, den Grad der Nierenfunktionsstörung zu quantifizieren und die Auswirkungen auf den Wasser-, Elektrolyt- und Säure-Basen-Haushalt zu erfassen;
2. eine akute Nierenfunktionsstörung von einer chronischen Niereninsuffizienz zu unterscheiden.

Zum Auffinden bisher nicht bekannter Nierenerkrankungen trägt die Anamnese in der Regel wenig bei. Die häufig angegebenen und als „Nierenschmerzen" bezeichneten Beschwerden im Rückenbereich haben zumeist mit der Niere nichts zu tun, sieht man von den relativ wenigen Fällen mit chronischem Nierensteinleiden ab. Lokale Symptome fehlen zumeist und die Allgemeinsymptome sind unspezifisch. Beschwerden beim Wasserlassen sind meist unspezifisch und vieldeutig.

Anders ist die Situation bei einem bekannten chronischen Nierenleiden. Hier weisen Symptome wie allgemeine Leistungschwäche, Kopfschmerzen, Übelkeit, Erbrechen und Durchfälle oder Veränderungen der Harnmenge auf eine mögliche urämische Entgleisung hin. Bei der klinischen Untersuchung können neben der anämiebedingten Blässe urämische Hautveränderungen erkennbar werden (trockene, atrophische, leicht schilfernde Hautoberfläche mit bräunlichschmutzigen Pigmentierungen sowie kleinfleckigen Blutungen). Ein klopfschmerzhaftes Nierenlager kann bei chronischem Nierensteinleiden und chronischer Entzündung hinweisend sein. Selten fallen Patienten durch palpabel vergrößerte Nieren auf, beispielsweise bei Vorliegen von Zystennieren. Ein abnormer Hydratationszustand, sei es Hyperhydratation oder Exsikkose kann stets Folge einer Nierenerkrankung mit Niereninsuffizienz sein. Zu den Labordaten gehören der Urinstatus und das Serumkreatinin. Die Untersuchung des Serumkreatinins ist die souveräne Methode zur Erkennung einer Nierenerkrankung mit Nierenfunktionseinschränkung.

Bewertung

Zur Quantifizierung der Nierenfunktionsstörung und ihrer Auswirkungen sind folgende Untersuchungsmethoden obligat: die Messung des Serumkreatinins und Blutharnstoffs (selten ist die Kreatininclearance für diese Fragestellung wirklich wichtig), die Bestimmung des Harnzeitvolumens (spezifisches Gewicht, Osmolalität), wobei eine Polyurie ebenso Bedeutung hat wie die Oligurie oder Anurie. Veränderungen der Harnmenge sind für die Beurteilung der Nierenerkrankung vieldeutig, müssen aber zunächst einmal registriert werden. So kann beispielsweise eine Oligurie Ausdruck einer physiologischen Reaktion auf Volumenmangel sein und mit der Diagnose funktionelles Nierenversagen einhergehen. Oligurie kann aber auch Folge eines akuten Nierenversagens mit Tubulusnekrose sein und dabei trotz Überwässerung persistieren. Die Polyurie kann Ausdruck eines sich zurückbildenden akuten Nierenversagens sein. Polyurie ist aber häufig auch der Weg zur terminalen Niereninsuffizienz. Der Hydratationszustand wird nach den üblichen Regeln beurteilt, wobei v. a. die klinischen Zeichen, der Venendruck sowie das Gesamteiweiß von Bedeutung sind. Analyse von Serumkalium und -natrium und des Säure-Basen-Status sind obligat. Weitere Untersuchungen erfolgen am roten Blutbild und dem Serumeiweiß.

Der nächste wesentliche Schritt ist die Differenzierung einer akuten Nierenfunktionsstörung von einer chronischen Niereninsuffizienz. Dabei ist es wichtig zu wissen, daß die chronische Niereninsuffizienz pseudoakut beginnen kann, d. h. daß ohne frühere Kenntnis einer chronischen Nierenerkrankung scheinbar akut die Niereninsuffizienz einsetzt. Anders als bei den Lebererkrankungen ist hier eine ätiologisch begründete und bioptisch fundierte Diagnose schwieriger, sicher aber auch weniger wichtig. So ist es für die Einschätzung des Risikos und die Wahl des Vorgehens zur Operation bei chronisch terminaler Niereninsuffizienz mit verkleinerten Nieren relativ unerheblich, welches renale Grundleiden der terminalen Niereninsuffizienz zugrunde liegt. Wesentlich ist aber die Entscheidung, ob ein akutes Nierenversagen oder eine chronische Niereninsuffizienz besteht.

Wiederum besteht die Aufgabe des Internisten darin, eine exakte Diagnose und Beschreibung der Nierenfunktionsstörung zu liefern. Welche speziellen Risiken für die Anästhesie sich daraus ergeben, welche Folgerung für Wahl und Dosierung der Narkotika gezogen werden, ist Aufgabe des Anästhesisten.

Die Differenzierung zwischen akuter Nierenfunktionsstörung und chronischer Niereninsuffizienz beruht auf der Beurteilung der Nierengröße, des Hämoglobinwerts sowie des Serumkalziums.

Akut		*Chronisch*
n oder ↑	Nierengröße	↓ oder ↓↓
→	Hämoglobin	↓↓
→	Serumkalzium	↓

Bei akuten Nierenfunktionsstörungen sind die Nieren normal groß oder leicht vergrößert, die chronisch terminale Niereninsuffizienz hat in aller Regel verkleinerte Nieren. Ausnahmen davon sind relativ selten und betreffen die terminale Niereninsuffizienz bei Amyloidose, bei diabetischer Nephropathie, bei Plasmozytom und wenigen anderen Erkrankungen. Zystennieren sind im Ultraschall leicht diagnostizierbar. Bei Fällen von akuter Niereninsuffizienz ist das Hämoglobin der Gesamtsituation adäquat, bei chronischer Niereninsuffizienz ist es in der Regel als Folge der renalen Anämie erheblich erniedrigt, und es gibt für die Erklärung des niedrigen Hämoglobingehalts keinen anderen aktuellen Anlaß. Beim akuten Nierenversagen ist der Kalziumspiegel in der Regel normal, bei der chronisch terminalen Niereninsuffizienz dagegen vermindert.

Entscheidet man sich für das Vorliegen einer akuten Nierenfunktionsstörung, so sind wiederum 2 Zustände zu unterscheiden: das funktionelle akute Nierenversagen, das letztlich eine Leistungsbehinderung der Niere durch extrarenale Faktoren bei einem intakten Organ darstellt, und das akute Nierenversagen im engeren Sinne, bei dem morphologische Veränderungen der Tubuluszellen bis hin zu Tubuluszellnekrosen vorliegen. Die Schwierigkeit dieser Unterscheidung liegt darin, daß die gleichen Noxen, beispielsweise Hypovolämie und Vasokonstriktion, sowohl Ursache einer prärenalen, noch funktionellen Niereninsuffizienz als auch Ursache eines akuten Nierenversagens im Sinne der Nierenparenchymschädigung sein können. Die Entwicklung wird einerseits durch die Dauer der Noxen, zum anderen durch Zusatzfaktoren wie Sepsis, intravaskuläre Gerinnungsvorgänge und Azidose bestimmt. So führen einerseits die gleichen pathogenetischen Faktoren zum funktionellen Nierenversagen oder zum akuten Nierenversagen im engeren Sinne, andererseits sind diese beiden Ursachen einer akuten Niereninsuffizienz insofern völlig anders zu beurteilen, als das funktionelle Nierenversagen bei Beseitigung der auslösenden Noxe spontan verschwindet, während das akute Nierenversagen im Sinne der Tubulusnekrose einer speziellen Intensivtherapie, in vielen Fällen mit Anwendung der extrakorporalen Hämodialyse bedarf.

Die Differenzierung zwischen akutem funktionellem prärenalem Nierenversagen und akutem Nierenversagen im Sinne der Tubulusnekrose beruht unter Würdigung der Gesamtsituation auf wenigen einfachen Funktionsuntersuchungen (Tabelle 1). In beiden Fällen besteht Oligurie. Bei der funktionellen Niereninsuffizienz sind als Ausdruck der Regulation das spezifische Gewicht und der osmolare Harnplasmaquotient hoch, die Natriumelimination niedrig, die Freiwasserclearance eingeschränkt.

Tabelle 1. Differenzierung von funktioneller Oligoanurie und akutem Nierenversagen *(ANV)*

	Funktionell	*ANV*
Oligurie	+	+
Spezifisches Gewicht	>1025	<1015
U_{osm}	>1000	<600
U_{Na} [mval/l]	<30	>35
U/p_{osm}	$>1,3$	$<1,3$

Beim akuten parenchymatösen Nierenversagen im Sinne der Tubulusnekrose oder Schockniere gleicht sich die Urinosmolarität der Plasmaosmolarität an, entsprechend verhält sich das spezifische Gewicht, die Natriumausscheidung ist nicht gedrosselt, die Freiwasserclearance als eine weitere Meßgröße für die fehlende Konzentrationsleistung schwankt um Null.

Präoperative Behandlung

Die Richtlinien zur Prophylaxe und Behandlung bei akuter Niereninsuffizienz können an dieser Stelle nicht abgehandelt werden.

Behandlung

1. Präoperative Normalisierung des Wasser-Elektrolyt-Haushalts:
   - Rehydratation oder Ausschwemmung von Ödemen,
   - Normalisierung der Serumelektrolyte
   - Ausreichende Diurese;
2. Beachtung der urämischen Blutungsneigung;
3. Beachtung der urämischen Anämie;
4. Entscheidung über Shuntanlage;
5. Entscheidung über Dialysetherapie vor Operationen.

In der präoperativen Behandlungsführung bei Patienten mit chronischer Niereninsuffizienz ist, wenn die Wahl des Operationszeitpunkts es erlaubt, eine Normalisierung des Wasser- und Elektrolythaushalts anzustreben. Dies bedeutet bei exsikkierten Patienten eine ausreichende Flüssigkeitszufuhr, bei Patienten mit renalem Ödem die Flüssigkeitsausschwemmung. Der Serumkaliumspiegel sollte normal sein, die Serumnatriumkonzentration im Normbereich, zumindest nicht wesentlich außerhalb der Normgrenze liegen. Für eine ausreichende Diurese ist Sorge zu tragen. Im Hinblick auf die Operation soll man sich einen Eindruck über das Ausmaß der urämischen Blutungsneigung verschaffen. Diese beruht im wesentlichen auf einer urämisch bedingten Thrombozytenfunktionsstörung. Bedingt dadurch sind die Patienten gegenüber Heparin in der Regel empfindlicher, so daß die Dosierung vorsichtiger zu erfolgen hat als beim Nierengesunden. Bei Patienten mit chronischer Niereninsuffizienz im präterminalen Stadium, bei denen in Anbetracht des Verlaufs und des Serumkreatinin (um 7 mg/dl) ohnehin die Frage der Anlage eines Shunts ansteht, ist zu entscheiden, ob die geplante Operation nicht so lange aufgeschoben werden kann, bis vorher ein funktionstüchtiger Shunt besteht. Im Falle einer rapiden Verschlechterung der Nierenfunktion nach dem operativen Eingriff könnte dann bereits über den Shunt dialysiert werden. Selbstverständlich ist im Hinblick auf die Operation die urämische Anämie zu beachten. In der Beurteilung des notwendigen Hämoglobinwerts muß jedoch einkalkuliert werden, daß die Patienten mit chronischer Niereninsuffizienz einerseits an die Anämie relativ gut adaptiert sind und zum anderen nach Transfusion von Erythrozytenkonzentraten sich relativ rasch wieder auf ihren urämischen Hämoglobinwert einstellen. So kann in dieser Situation ein fester Hämoglobinwert nicht angegeben werden. Vielmehr ist unter Berücksichtigung von Art und Größe des Eingriffs einerseits und der Symptomatik des Patienten andererseits der individuelle Bedarf festzulegen.

Patienten mit terminaler Niereninsuffizienz unter chronischer Hämodialyse stellen eine ganz besondere Krankheitsgruppe dar. Hier ist in der Regel das Grundleiden gut bekannt, die Patienten werden im Rahmen der chronisch intermittierenden Dialysebehandlung exakt überwacht, die Labordaten sind über längere Zeiträume bekannt. Dialyseplan und Operationstermin müssen aufeinander abgestimmt werden. Stehen Patienten mit chronischer Niereninsuffizienz zur Operation an, bei denen nach nephrologischen Kriterien eine Dialysetherapie indiziert, jedoch noch nicht eingeleitet ist, so sollten diese Patienten, wann immer der Eingriff es erlaubt, vor der Operation andialysiert und erst dann in metabolisch stabilisiertem Zustand operiert werden.

Risikofaktor entgleister Diabetes mellitus

Erkennung

Unter den heutigen Bedingungen und Möglichkeiten der Anästhesiologie bietet der *stabilisierte* Diabetiker vom metabolischen Standpunkt aus kein besonderes Risiko. Das Risikopotential des Diabetikers beruht vielmehr auf den kardiovaskulären Folgeerkrankungen. Das Risiko des Diabetikers ist somit das Risiko des kardiovaskulär erkrankten Patienten.

Anders zu beurteilen ist der nicht stabilisierte Diabetiker mit *entgleister* Stoffwechsellage.

Hinweise auf eine schlechte Zuckereinstellung oder eine Entgleisung des Stoffwechsels bieten Symptome wie unbestimmtes Unwohlsein, Leistungsabfall, auffälliger Durst, Zunahme der Harnmenge, Übelkeit und Erbrechen. Der klinische Befund, wenn er weiterhilft, bietet die Zeichen der Exsikkose, die stets eine fortgeschrittene Entgleisung anzeigt. Die Labordiagnose ist einfach und beruht auf der Analyse von Blutzucker, Urintests auf Zucker und Ketonkörper, Säure-Basen-Status des Blutes. Zeigt sich eine entgleiste Stoffwechsellage, so ist, sofern sie nicht zur üblichen Basisuntersuchung zählt, die Analyse von Serumkreatinin sowie -natrium und -kalium obligat.

Präoperative Behandlung

Bei Patienten mit schwer entgleister diabetischer Stoffwechsellage, die somit leicht zu diagnostizieren ist, ist vorrangig eine präoperative Stabilisierung des Stoffwechsels anzustreben. Dies bedeutet Normalisierung des Flüssigkeitshaushalts, eine Senkung des Blutzuckers unter 250 mg/dl, einen arteriellen pH-Wert im Normbereich und eine normale Serumkaliumkonzentration. Perioperativ sollte dann der Glukosestoffwechsel kontrolliert werden. Grundlage dazu sind regelmäßige Blut- und Urinzuckerbestimmungen. Insulin wird entsprechend der bekannten Standardschemata verabreicht. Dafür gibt es unterschiedliche Möglichkeiten, beispielsweise die Gabe subkutaner Dosen, orientiert am vorangehenden Insulinbedarf, die kontinuierliche Zufuhr von Insulin in niedriger Dosis oder die fraktionierte Gabe von kleinen Altinsulindosen nach dem Ergebnis des Blutzuckers und Urinzuckers. Im Grunde ist es gleichgültig, welches

Schema man wählt. Wichtig ist, daß auf der Grundlage regelmäßiger Blutzuckerkontrollen alle Beteiligten, d. h. Ärzte ebenso wie Schwestern und Pfleger, von seiten der Chirurgen und Anästhesisten mit dem gewählten Schema vertraut sind und es einheitlich handhaben.

Zusammenfassung

Das vorgeschlagene Vorgehen zur Erkennung, Einschätzung und Behandlung des Risikofaktors Lebererkrankungen, Nierenerkrankungen und Diabetes mellitus ist in den folgenden Übersichten nochmals zusammengefaßt. Dabei sind jeweils 3 Stufen unterschieden:

1. präoperatives Screening zum Auffinden von Hinweiszeichen auf das mögliche Vorliegen der jeweiligen Erkrankung;
2. der Hinweis darauf, daß die exakte Diagnose, die in der Regel durch den Internisten erstellt wird, die Art der Erkrankung sowie das Ausmaß der durch sie bedingten Organfunktionsstörung umfassen muß;
3. die obligaten präoperativen Routineuntersuchungen zur Orientierung bei bekannter Erkrankung des jeweiligen Organsystems.

Risikofaktor Lebererkrankungen

1. Präoperatives Screening: Hinweise auf Lebererkrankungen?
   Anamnese: Leberentzündung? Gelbsucht? Alkoholkonsum?
   Befund: Lebertastbefund, Leberhautzeichen, Ikterus, Zeichen der portalen Hypertension;
   Labor: SGOT/SGPT, AP/γ-GT, Quick-Wert, peripheres Blutbild.
2. Exakte Diagnose: Art der Lebererkrankung, Ausmaß der Leberfunktionsstörung.
3. Präoperative Routine bei bekannter Lebererkrankung:
   Klinischer Befund: s. oben
   Obligates Laborprogramm: SGOT/SGPT, AP, γ-GT, Bilirubin bei Ikterus, Elektrophorese, GE, Albumin, peripheres Blutbild, Quick-Wert;
   Einschätzung des Schweregrades der Leberinsuffizienz: Zeichen der portalen Hypertension, Zeichen der hepatischen Enzephalopathie, Quick-Wert, Serumalbumin, Cholinesterase.

Risikofaktor Nierenerkrankungen

1. Präoperatives Screening: Hinweise auf Nierenerkrankung?
   Anamnese: Dysurie? Veränderungen der Harnmenge? Symptome der Urämie?
   Befund: lokaler Nierenbefund, Hautzeichen der Urämie, Hautblutungen, abnormer Hydratationszustand;
   Labor: Serumkreatinin, Urinstatus.
2. Exakte Diagnose: Art der Nierenerkrankung, Ausmaß der Niereninsuffizienz.
3. Präoperative Routine bei bekannter Nierenerkrankung:
   Klinischer Befund: s. oben
   Obligates Laborprogramm: Serumkreatinin, Harnstoff, Urinstatus, GE, Albumin, Serumnatrium, -kalium, -kalzium, Säure-Basen-Status, peripheres Blutbild;
   Einschätzung des Schweregrades der Niereninsuffizienz: Serumkreatinin, Harnstoff, Harnzeitvolumen, Hydratationszustand, Serumnatrium, -kalium, Säure-Basen-Status, peripheres Blutbild, GE, Albumin.

Risikofaktor Diabetes mellitus

1. Präoperatives Screening: Hinweise auf Diabetes?
   Anamnese: Allgemeinsymptome? Durst, Polyurie?
   Befund: Zeichen der Exsikkose;
   Labor: Blutzucker, Urinzucker.
2. Exakte Diagnose: Typ und Stadium der Zuckerkrankheit.
3. Präoperative Routine bei bekanntem Diabetes:
   Klinischer Befund: s. oben
   Obligates Laborprogramm: Blutzuckertagesprofil, Urinzucker, Ketonkörper, Säure-Basen-Status, Serumkreatinin, Serumkalium, -natrium;
   Einschätzung des Schweregrades: Laborprogramm s. oben, Sekundärschäden, insbesondere kardiovaskuläre Folgeerkrankungen.

Generell gilt, daß nicht nur die Art der Erkrankung, sondern v.a. auch deren Stadium und Schweregrad, d.h. der Aktivitätsgrad des pathologischen Prozesses sowie der Insuffizienzgrad der Organfunktion für die Einschätzung des Operationsrisikos wesentlich sind. Hoher Aktivitätsgrad der Erkrankung sowie fortgeschrittene Insuffizienz des betroffenen Organs bedeuten stets ein hohes Risiko.

Eine genaue internistische Abklärung sollte, wenn die Dringlichkeit des operativen Eingriffs es erlaubt, stets erfolgen, um sowohl die Art der Erkrankung als auch den Grad der Funktionseinschränkung exakt zu definieren.

Generell sollte bei Leber- und Nierenerkrankungen versucht werden, präoperativ den Wasser-Elektrolyt-Haushalt zu normalisieren, Ödeme auszuschwemmen und eine ausreichende Diurese herzustellen, den Natrium- und Kaliumspiegel zu normalisieren; die Blutgerinnung zu kontrollieren; floride Schübe abklingen zu lassen; bei Lebererkrankungen ein Absinken des Bilirubinspiegels zu erreichen; bei Nierenerkrankungen eine Entscheidung über die Notwendigkeit einer Dialyse und ggf. über den günstigsten Dialysezeitpunkt zu treffen. Beim Diabetiker sollte präoperativ eine stabile Stoffwechselsituation hinsichtlich Blutzucker, Flüssigkeitshaushalt, Kalium und Säure-Basen-Status hergestellt werden.

Dauertherapie als Risikofaktor

S. A. Schug und K. Bonhoeffer

Auf dem Arzneimittelmarkt befindet sich eine unübersehbare Anzahl von Substanzen, die allein oder in Kombination mit anderen Medikamenten zu unerwünschten Reaktionen in einer Narkose führen oder Interaktionen mit den für die Anästhesie verwendeten Pharmaka auslösen können. Deshalb werde ich mich darauf beschränken müssen, Ihnen hier - ohne Anspruch auf Vollständigkeit - zusammenfassend einige nach meiner Ansicht für die Praxis wichtige Hinweise zu geben.

Ich werde über Medikamentengruppen berichten, d.h. daß ich die internationalen Freinamen erwähne. Eine Aufzählung der in Deutschland gebräuchlichen Handelspräparate ist wegen der Vielzahl von Handelsnamen nicht möglich. Wenn man die im folgenden ausgesprochenen Empfehlungen in der täglichen Praxis berücksichtigen will, dann wird man bei der präoperativen Visite jedes der unbekannten Präparate anhand der Roten Liste darauf prüfen müssen, ob es zu den hier erwähnten Medikamentengruppen gehört oder nicht. Das ist umständlich, aber unumgänglich in Deutschland.

Die im folgenden zu besprechenden Pharmaka möchte ich aus didaktischen Gründen in 2 Gruppen einteilen: in Medikamente, die man *vor* und andere, die man *während* der Anästhesie berücksichtigen muß.

Für die Dauertherapie, die wir *vor* einer Anästhesie berücksichtigen müssen, gibt es sowohl Medikamente, die wir präoperativ besser absetzen, als auch solche, die wir präoperativ besser nicht absetzen sollten.

Zur Gruppe derjenigen Substanzen, die wir vor der Anästhesie besser absetzen sollten, gehören bestimmte Psychopharmaka, Parkinson-Mittel und Antidiabetika.

Unter den *Psychopharmaka* müssen uns wegen ihrer Verbreitung an erster Stelle die trizyklischen Antidepressiva interessieren. Sie sind offenbar kardiotoxisch - es sind Rhythmusstörungen bis zur Asystolie beschrieben [21] -, sie sollen die Wirkung von Barbituraten potenzieren, die von Antihypertensiva antagonisieren und zusammen mit Atropin zu zentralen cholinergen Krisen führen können [13]. Es wird deshalb allgemein empfohlen, sie 14 Tage vor einer Anästhesie abzusetzen [13, 21].

Die Lithiumsalze - in der Therapie und besonders der Prophylaxe der endogenen Depressionen verwendet - können zu zerebralen Komplikationen wie Tremor, Konvulsionen und Koma oder auch zu einem renalen Diabetes insipidus führen [11, 21]. Sie antagonisieren angeblich Sympathikomimetika [21], verlängern die Wirkung der Barbiturate [4, 11, 13] und der depolarisierenden wie nicht depolarisierenden Muskelrelaxanzien [4, 10, 11, 13]. Die Empfehlung lautet deshalb: Lithiumsalze sind 24 h vor der Anästhesie abzusetzen [11, 21].

Die MAO-Hemmer spielen heute zwar quantitativ keine große Rolle mehr, man muß aber dennoch wissen, daß sie durch Eingriffe in den gesamten Transmitterstoffwechsel über die Hemmung mikrosomaler Enzyme zu einem unkalkulierbaren Anästhesierisiko führen können: Es sind hypertone Krisen und kardiogene Schocks [13, 21], Potenzierung der Hypnotika und Muskelrelaxanzien [5, 10, 13] und - bei Verwendung von Pethidin - Hyperpyrexien, Delirien und Komata [5, 10, 13] als Komplikationen beschrieben. Man soll MAO-Hemmer 14 Tage vor der Operation absetzen [4, 5, 9, 13, 21].

Die zweite Gruppe der Medikamente, deren Gabe wir für eine Operation unterbrechen sollten, ist die Gruppe der *Parkinson-Mittel*, soweit sie Levodopa enthalten. Die Komplikationen, die im Zusammenhang mit dieser Medikamentengruppe möglich sind, ergeben sich aus der Tatsache, daß Levodopa im Organismus zu Dopamin umgewandelt werden kann. Im Zerebrum ist dies der erwünschte Effekt, auf dem die Wirkung des Medikaments beruht; in der Peripherie hingegen entstehen auf die gleiche Weise unerwünschte Nebenwirkungen. Daher kommt es besonders bei hoher Dosierung zu Hyper- [19] und paradoxerweise zu Hypotonien [9, 19, 21] sowie zu Tachykardien und Arrhythmien [19, 26]. Folglich sind starke Blutdruckschwankungen bei Gabe von verschiedenen Anästhetika [10] und erhöhte Arrhythmievorkommen bei Verwendung von halogenierten Kohlenwasserstoffen [9, 19] gut erklärlich. Da aufgrund theoretischer Überlegungen das periphere sympathische Gewebe nach 6 h kein oder so gut wie kein Dopamin mehr enthält, wird empfohlen [4, 19, 21, 26], die Therapie mit levodopahaltigen Parkinson-Mitteln mindestens 6 h präoperativ zu unterbrechen.

Ergänzend sei erwähnt, daß man bei Patienten mit Parkinson-Erkrankung natürlich für Prämedikation und Narkose Butyrophenone wie Droperidol oder Phenothiazine wie Promethazin wegen der Gefahr der Auslösung eines Parkinson-Anfalls nicht geben darf [4, 9, 19].

Die dritte Gruppe in diesem Zusammenhang ist die der *Antidiabetika*. Ich möchte aber hier nicht das große Thema Diabetes und Narkose ausführen, sondern nur kurz auf die biguanidhaltigen oralen Antidiabetika hinweisen, die heute eigentlich nicht mehr verwendet werden sollten, aber in Form des Präparats Glucophage retard noch im Handel sind. Biguanidhaltige Antidiabetika machen erhebliche Laktazidosen, die während einer Anästhesie zu sehr unangenehmen Veränderungen des Säure-Basen-Haushalts führen können. Es wird daher empfohlen, diese Medikamente bei Wahleingriffen so rechtzeitig vor einer Anästhesie abzusetzen, daß präoperativ noch eine optimale Einstellung des Diabetes mit Hilfe eines nicht biguanidhaltigen oralen Antidiabetikums möglich ist [1]. Wegen der Laktazidose sollte man trotz der besonders guten Wirksamkeit des Glucophage retard auch postoperativ besser auf dieses Medikament verzichten.

Im folgenden geht es um diejenigen Medikamente, die man vor der Anästhesie *nicht* absetzen sollte. Es handelt sich um bestimmte *Antihypertensiva* [24].

Zunächst sei die Gruppe der *β-Rezeptorenblocker* erwähnt [2, 4, 15, 22], bei denen ein akuter Entzug der Dauertherapie über den Mechanismus der Rezeptorensensibilisierung Angina-pectoris-Anfälle bis zum Myokardinfarkt provozieren kann [4, 15], während bei Weiterführung der Therapie eine signifikante intraoperative Verschlechterung der Hämodynamik nicht beobachtet wurde [17]. In den seltenen Fällen, in denen intraoperativ aufgrund der β-Rezeptorenblockade Auswurfleistung und Frequenz des Herzens auf kritische Werte abzusinken drohen, kann man durch flache Narkoseführung, durch Volumenzufuhr, durch Katecholamingabe etc. gegensteuern [2, 15].

Daß man unter Dauertherapie mit β-Rezeptorenblockern mit der Dosierung von fluorierten Kohlenwasserstoffen natürlich zurückhaltend sein muß, sei nur der Vollständigkeit halber in Erinnerung gerufen [25].

Auch Clonidin darf nicht abgesetzt werden. Andernfalls besteht die Gefahr einer schweren intra- und postoperativen Hypertonie [2, 3, 4, 12], denn die antihypertensive Wirkung von Clonidin beruht auf der Stimulation zentraler α-Rezeptoren, die mit einer verminderten peripheren Katecholaminausschüttung beantwortet wird. Der Entzug von Clonidin kann über einen Reboundeffekt zu einer Verdoppelung der peripheren Katecholaminkonzentration mit allen daraus folgenden Reaktionen führen. Dieser Effekt kann aufgrund der kurzen Halbwertszeit des Clonidin bereits nach Auslassen einer einzigen Dosis auftreten [2, 3, 4, 12].

Reserpin schließlich sowie die anderen Rauwolfia-Alkaloide gehören zu den ersten wirklich wirksamen Substanzen, die seit den 60er Jahren zur medikamentösen Behandlung des Hochdrucks ubiquitär verwendet werden. Ihre Wirkung beruht auf einer Sympathikolyse, die durch eine Entspeicherung von Noradrenalin aus den postganglionären Nerven zustande kommt. Deshalb wirken indirekte Sympathikomimetika wie Ephedrin oder der Wirkstoff des Effortils, das Etilefrin oder Norfenefrin, abgeschwächt, während direkte Sympathikomimetika wie Adrenalin und Isoprenalin verstärkt wirksam sind [9, 18]. Derartig unübersichtliche Kreislaufverhältnisse veranlaßten die Anästhesisten vor 20 Jahren zu der Folgerung, reserpinhaltige Medikamente präoperativ unbedingt abzusetzen. Da man aber nach Absetzen dieser Dauertherapie gefährliche Instabilitäten intraoperativ nicht seltener, hingegen präoperativ weit häufiger beobachten mußte [2, 9] und außerdem das anästhesiologische Management heute viel sicherer geworden ist, als es vor 20 Jahren noch war, wird jetzt allgemein empfohlen, auch die Reserpinmedikation über die Operation hinaus ohne Unterbrechung fortzusetzen.

Daß Reserpin über eine Verminderung des zentralnervösen Serotoningehalts zentral dämpfend wirkt, muß natürlich bei der Anwendung von Hypnotika und Sedativa während einer Narkose berücksichtigt werden.

Im folgenden sollen diejenigen Dauermedikationen genannt werden, die man während der Anästhesie berücksichtigen muß. Sinnvolle Maßnahmen sind in diesem Zusammenhang die Substitution der Dauermedikation, die Kompensation der auftretenden Nebenwirkungen oder die Variation der Relaxansgabe.

Die *Substitution der Dauermedikation* ist für Steroide angezeigt. Hat ein Patient innerhalb der letzten 6 Monate mehr als 1 Woche lang Steroide erhalten, so muß man mit einer latenten Nebennierenrindeninsuffizienz als Folge der deprimierten Nebennierenrindenfunktion während der Therapie rechnen. Sie kann unter Streßbedingungen, also auch unter Operationen, akut manifest werden und dann intraoperative hämodynamische Komplikationen bewirken [14, 26]. Ob dieser Mechanismus die ihm zugesprochene klinische Bedeutung hat, ist in der Literatur umstritten [4, 16]. Es existieren aber diverse perioperative Substitutionsschemata, deren Anwendung aus Sicherheitsgründen empfohlen wird [4, 14, 16, 26]. Schaden kann man damit nicht.

Auf die Notwendigkeit einer *Kompensation von Nebenwirkungen* muß man immer gefaßt sein, wenn man eine Dauermedikation vor der Operation nicht absetzt. Insofern müssen die bereits besprochenen Antihypertensiva auch im hier gegebenen Zusammenhang ganz allgemein noch einmal erwähnt werden. Eine spezielle Erwähnung verdienen die Spironolactone und die thiazidhaltigen Diuretika. Sie können zu ausgeprägten Hyper- [9] bzw. Hypokaliämien [5, 8, 9, 10, 12] führen und, wenn man nicht aufpaßt, entsprechende intraoperative Probleme mit sich bringen.

In diese Gruppe gehören ferner die Alkoholentwöhnungsmittel, soweit sie disulfiramhaltig sind. Disulfiram, Wirkstoff des Antabus, hemmt die Noradrenalinsynthese und bedingt so eine Erschöpfung der postganglionären Noradrenalinspeicher. Dies kann intraoperativ schwere Hypotonien zur Folge haben, die nur durch Einsatz direkt wirkender Sympathikomimetika, z. B. Adrenalin, zu kompensieren sind [6]. Berücksichtigt man diesen Umstand, so ist das Absetzen von Antabus präoperativ nicht gerechtfertigt.

Abschließend möchte ich noch auf 3 Medikamentengruppen eingehen, die trotz gänzlich unterschiedlicher Hauptwirkungen eine gemeinsame wichtige anästhesiologische Nebenwirkung aufweisen. Es sind dies die Zytostatika aus alkylierenden Substanzen, die Antibiotika, soweit sie Aminoglykoside sind, und die Ecothiopatjodidhaltigen Augentropfen. Die allen gemeinsame Nebenwirkung besteht in der Hemmung der Serumcholinesterase [4, 5, 7, 10, 20, 23, 27]. Für die Dauertherapie mit allen 3 Medikamentengruppen gilt deshalb, daß man bei der Narkoseeinleitung auf Succinylcholin besser verzichtet, was heute ja keine problematische Forderung mehr darstellt.

Ich möchte meine Ausführungen mit folgendem Gemeinplatz schließen: Wer anästhesiologische Zwischenfälle vermeiden will, muß sich bereits präoperativ gründlich um seinen Patienten kümmern!

Literatur

1. Alberti KG, Thomas DJ (1979) The management of diabetes during surgery. Br J Anaesth 51:693
2. Brown BR (1980) Anesthetic considerations in essential hypertension. Contemp Anesth Pract 2:89
3. Bruce DL, Croley TF, Lee JS (1979) Preoperative clonidine withdrawal syndrome. Anesthesiology 51:90
4. Cullen BF, Miller MG (1979) Drug interactions and anesthesia. Anesth Analg 58:413
5. Davie IT (1977) Specific drug interactions in anaesthesia. Anaesthesia 32:1000
6. Diaz JH, Hill GE (1979) Hypotension with anesthesia in disulfiram treated patients. Anesthesiology 51:366
7. Gesztes T (1966) Prolonged apnea after suxamethonium injection associated with eye drops containing anticholinesterase agent. Br J Anaesth 38:408
8. Ghonelm MM (1971) Drug interaction in anaesthesia. Can Anaesth Soc J 18:353
9. Goldberg LI (1972) Anesthetic management of patients treated with antihypertensive agents or levodopa. Anesth Analg 51:625
10. Grogono AW, Seltzer JL (1980) A guide to drug interactions in anaesthetic practice. Drugs 19:279
11. Havdala HS, Borison RL, Diamond DI (1979) Potential hazards and applications of lithium in anesthesiology. Anesthesiology 50:534
12. Husserl FE, De Carvalho JG (1978) Hypertension after clonidine withdrawal. South med J 71:496
13. Janowsky EC, Risch C, Janowsky DS (1981) Effects of anaesthesia on patients taking psychotropic drugs. J Clin Psychopharmacol 1:14
14. Kaiser H (1982) Praxis der Cortisontherapie. Urban & Schwarzenberg, München
15. Kaplan JA, Dunbar RW (1976) Propranolol and surgical anesthesia. Anesth Analg 55:1
16. Kohler H (1975) A rational approach to dosage and preparation of parenteral glucocorticoid substitution therapy during surgical procedure. Acta Anaesthesiol Scand 19:260

17. Kopriva CJ, Brown ACD, Pappas G (1978) Hemodynamics during general anesthesia in patients receiving propranolol. Anesthesiology 48:28
18. Munson WM, Jenicek JA (1962) Effect of anesthetic agents on patients receiving reserpine therapy. Anesthesiology 23:741
19. Ngai SH (1972) Parkinsonism, levodopa and anesthesia. Anesthesiology 37:344
20. Pantuck EJ (1966) Ecothipate iodide eye drops and prolonged response to suxamethonium. Br J Anaesth 38:406
21. Reinhold P (1982) Anästhesie bei Elektrokrampftherapie. Anästh Intensivmed 23:259
22. Roberts JG (1980) Beta-adrenergic blockade and anaesthesia with reference to interactions with anaesthetic drugs and techniques. Anaesth Intensive Care 8:318
23. Roetth A D, Dettbarn WD, Rosenberg P et al. (1965) Effect of phospholine iodide on blood cholinesterase levels of normal and glaucoma subjects. Am J Ophthalmol 59:586
24. Ryhanen P, Saarela E, Hollmen A, Harttonen L (1978) Blood pressure changes during and after anaesthesia in treated and untreated hypertensive patients. Ann Chir Gynaecol 67:180
25. Saner CA, Foex P, Roberts JG (1975) Methoxyflurane and practolol: A dangerous combination? Br J Anesth 47:1025
26. Snow JC (1983) Manual der Anaesthesie. Enke, Stuttgart
27. Zsigmond EK, Robins G (1972) The effect of a series of anticancer drugs on plasma cholinesterase activity. Can Anaesth Soc J 19:75

Wertung der Risikofaktoren und präoperative Untersuchungsprogramme

K. Peter, K. Unertl und H. Wroblewski

Am 16. Oktober 1846 wurde in Boston die erste Äthernarkose durchgeführt; 15 Monate später ereignete sich der erste dokumentierte tödliche Narkosezwischenfall. Damit wurde der Grundstein für die Erforschung des Anästhesierisikos gelegt, wobei die seither entstandene Kasuistik, die Daten und Studien das Risiko dokumentieren.

Definition und Bewertung des Anästhesierisikos

Über die Definition des Anästhesierisikos konnte bisher keine Einigkeit erzielt werden. Hält man sich jedoch vor Augen, daß der Anästhesist intraoperativ die Aufgabe hat, unter Aufrechterhaltung der Vitalfunktionen die Schmerzwahrnehmung und die Schmerzabwehr des Patienten auszuschalten, so bedeutet dies grundsätzlich einen Eingriff in die Vitalfunktionen des Organismus, wobei besonders das kardiovaskuläre und das respiratorische System betroffen werden.

Zwar ist die Narkose ein von der Operation unabhängiger und in seiner Wirkung und seinem Ablauf überschaubarer Zustand, typischerweise ist aber die Verflechtung und Interaktion zwischen parallel ablaufender chirurgischer Intervention, den Vorerkrankungen und der Anästhesie für den Patienten risikobestimmend und läßt es daher geboten erscheinen, anstatt vom Anästhesierisiko vom gesamtoperativen Risiko zu sprechen.

Somit ist festzuhalten, daß das gesamtoperative Risiko bestimmt wird durch: Anästhesie, Vorerkrankungen und Operation.

Pionierarbeit auf dem Gebiet der systematischen Untersuchungen des Anästhesierisikos wurde von Beecher u. Todd [2] 1954 geleistet, wobei die Autoren ein Risiko von 6,4 Todesfällen auf 10000 durchgeführte Anästhesien ermittelten.

Die nachfolgenden Studien dokumentieren auf eindrucksvolle Weise eine Steigerung der Anästhesiesicherheit: Trotz der Erweiterung der Operationsindikation hinsichtlich des Alters als auch der Art und Dauer des Eingriffs hat die Anästhesiesterblichkeit nicht zugenommen. Dennoch ist kritisch anzumerken, daß die zahlreich durchgeführten Studien auf uneinheitlichen Beurteilungskriterien beruhen und sich somit der Vergleichbarkeit sowie der Beurteilung nach heutigen Maßstäben entziehen. Unter diesem Blickwinkel ist die Arbeit von Harrison [10] aufschlußreich. Er untersuchte die Anästhesieletalität unter Anwendung gleicher Kriterien über 2 Jahrzehnte hinweg und verglich die beiden Dekaden miteinander. Die Anästhesiesterblichkeit wurde auf der Grundlage der intra- und postoperativen 24-h-Letalität ermittelt. Es fand ein Rückgang der Inzidenz anästhesiebedingter Todesfälle von 0,33 auf 0,22‰ statt.

Ähnlich überzeugend ist die Arbeit von Bodlander [3], der nachweisen konnte, daß an der gleichen Klinik trotz Verdoppelung der Zahl großer kardiovaskulärer und neurochirurgischer Eingriffe im Vergleich zur Vordekade [4] zwar die Inzidenz der gesamtoperativen Todesfälle von 1:1208 auf 1:502 angestiegen ist, die Rate der anästhesiebedingten Todesfälle aber mehr als halbiert werden konnte.

Das Wissen über Fehlermöglichkeiten im technisch-apparativen Bereich brachte eine breite Palette von Verbesserungen, wie nichtknickende Tuben, neue Cuffs, präzise Verdampfer sowie Beatmungsmonitore mit akustischen Alarmsignalen für Druck-, Volumen- und Sauerstoffkonzentrationsveränderungen.

Eine weitere, meßbare Steigerung der Anästhesiesicherheit ist nur durch die Einführung neuer, nichtinvasiver Techniken zu erzielen, die das Monitoring vitaler Funktionen risikoärmer, umfangreicher und präziser ausgestalten. Dies ist zu erwarten.

Ein Rest an anästhesiebedingtem Risiko wird verbleiben, aufgrund der außerordentlich großen interindividuellen Wirkungs- und Reaktionsunterschiede der applizierten Pharmaka.

Trotz des Risikobeitrags der Anästhesie ist daran festzuhalten, daß auch künftig entscheidende Impulse zur gesamtoperativen Risikosenkung von der Anästhesie geleistet werden können. Neben dem bereits erwähnten perioperativen Monitoring und der damit gegebenen Möglichkeit gezielter Therapie sind in diesem Zusammenhang die verbesserte Vorbehandlung und die postoperative Betreuung des Patienten sowie die anästhesiologische Ausbildung zu nennen.

Mit der Definition des gesamtoperativen Risikos ist zunächst das Feld vorgegeben, auf dem Erkenntnisse zu sammeln und gegebenenfalls zu verwerten sind. Über die Wertigkeit der einzelnen Faktoren ist damit noch keine Aussage getroffen.

Systematik der Risikoeinschätzung

Die Einschätzung des Risikos kann allgemein oder aber davon losgelöst nur hinsichtlich der Beteiligung einzelner Organsysteme erfolgen. Beide Wege sind beschritten worden.

Im angloamerikanischen Raum wird die Risikoeinstufung nach der ASA-Nomenklatur vorgenommen [1], die bereits 1941 entwickelt und 1963 modifiziert wurde. Danach nimmt der Anästhesist eine subjektiv begründete Bewertung und Einteilung des Allgemeinzustands des Patienten in eine der 5 Risikokategorien vor.

ASA-Risikogruppen [1]:

1. Normaler, gesunder Patient;
2. Patient mit einer leichten Allgemeinerkrankung;
3. Patient mit einer schweren Allgemeinerkrankung und Leistungsminderung;
4. Patient mit einer inaktivierenden Allgemeinerkrankung, die eine ständige Lebensbedrohung darstellt;
5. moribunder Patient, von dem nicht erwartet wird, daß er die nächsten 24 h überlebt, sei es mit oder ohne Operation.

Tabelle 1. ASA-Risikogruppen und postoperative Letalität. (Nach Keats [12])

ASA-Risikogruppe	Postoperative Letalität [%] Vacanti et al. [23] (n = 68388)	Marx et al. [15] (n = 34145)
1	0,08	0,06
2	0,27	0,47
3	1,8	4,4
4	7,8	23,5
5	9,4	50,8

Tabelle 2. Kriterien für das kardiale Risiko bei nichtkardiochirurgischen Patienten. (Nach Goldman [9])

Kriterien	Punkte
1. Anamnese	5
Alter > 70 Jahre	
Myokardinfarkt innerhalb der letzten 6 Monate	10
2. Untersuchung	
S3-Galopprhythmus oder Jugularvenenstauung	11
Aortenklappenstenose	3
3. EKG	
Kein Sinusrhythmus oder Vorhofextrasystolie	7
> 5 ventrikuläre Extrasystolen/min zu einem beliebigen präoperativen Zeitpunkt	7
4. Allgemeinzustand	
Respiratorisches, renales oder Leberversagen, Hypokaliämie oder metabolische Azidose	3
5. Operation	
Intrathorakale, intraperitoneale oder Aortaoperation	3
Notoperation	4
Mögliche Gesamtpunktzahl	53

Tabelle 3. Kardialer Risikoindex nach Goldman [9]

Risikogruppe	Gesamtpunktzahl	Keine oder geringfügige Komplikationen (n = 943)	Lebensbedrohende und fatale kardiale Komplikationen (n = 58)
1	0–5	99	0,9
2	6–12	93	7
3	13–25	87	13
4	≥26	22	78

Nach Untersuchungen von Marx et al. [15] und Vacanti et al. [23] konnte anhand von 34145 bzw. 68388 Fällen übereinstimmend eine grundsätzliche Abhängigkeit der perioperativen Sterblichkeit von der Risikogruppeneinstufung im Sinne der Zunahme der perioperativen Letalität mit steigender Risikogruppe festgestellt werden.

Bedenken gibt es jedoch bei der Streuung der Letalitätsziffern bei der gleichen Risikogruppe (Tabelle 1). So liegt in Gruppe 4 die Letalitätsziffer bei 7,8 bzw. 23,5% und in der Gruppe 5 bei 9,4 bzw. 50,8%. Dies und der Umstand, daß bei Vacanti et al. [23] über 90% der Patienten der Gruppe 5 die Prognose widerlegen, daß mit ihrem Ableben

Etikett hier einkleben oder Name, Vorname, Geb.-Datum, Station, Pat.-Nr. handschriftlich eintragen.

LFN ☐☐☐☐ 1

KNR [1] 5

INR (= Pat.-Nr.) ☐☐☐☐☐☐☐☐☐☐ 6

Bezeichnung des operativen Eingriffs:

☐ 16

Präoperative Risiko-Checkliste

0	1	2	3	4	Punkte	
geplante Operation ☐ ambulant ☐ stationär		☐ dringliche Operation		☐ Notoperation		☐☐ 17
OP-Gebiet		☐ thorakale OP ☐ abdominelle OP	☐ OP-Aorta			☐☐ 19
Anästhesiedauer ☐ < 120 min	Anästhesiedauer ☐ 120–180 min	Anästhesiedauer ☐ > 180 min				☐ 21
Alter ☐ 1–39 Jahre	Alter ☐ 40–59 Jahre	Alter ☐ > 59 Jahre				☐ 22
Allgemeinzustand ☐ gut	☐ chron. konsum. Erkrankung	☐ Immobilisierung		☐ ak. Vitalbedrohung ☐ z. B. Schock, ☐ Lungenversagen		☐☐ 23
☐ Bewußtsein ungetrübt				☐ Bewußtlosigkeit		☐ 25
Herzleistung ☐ normal ☐ keine koronare Herzerkrankung	☐ Belastungs-insuffizienz ☐ Akrozyanose ☐ Digitalismedikation ☐ Herzvitium	☐ Herzvergrößerung ☐ Beinödeme ☐ Jugularvenenstauung ☐ Angina pectoris ☐ Innenschicht-schaden i. EKG ☐ Infarkt vor > 6 Mo.	☐ Lungenstauung ☐ Infarkt vor < 6 Mo. ☐ > 1 abgelauf. Infarkt			☐☐ 26
Herzrhythmus ☐ normal	☐ kein Sinusrhythmus ☐ AV-Block I, II ☐ kompl. Rechts-schenkelblock	☐ Tachykardie ☐ supraventrikuläre ES ☐ ventrikuläre ES ☐ Linksschenkelblock				☐☐ 28
Kreislauf u. Gefäßsyst. ☐ unauffällig	☐ Hypertonie (RR > 145/95)	☐ arterielles Verschluß-leiden				☐☐ 30
Atmungsorgane ☐ unauffällig	☐ akute Bronchial-erkrankung ☐ chron. Bronchial-erkrankung ☐ Emphysem		☐ Pneumonie ☐ pulmonale Dyspnoe			☐☐ 32
Stoffwechsel ☐ normal	☐ Übergewicht > 30 %	☐ Diabetes mellitus				☐ 34
Serumkalium ☐ normal		Serumkalium ☐ < 3 mmol/l ☐ > 5 mmol/l				☐☐ 35
Hämoglobingehalt ☐ normal		Hb ☐ < 12,5 g%				☐ 37
Leberfunktion ☐ normal		☐ Transaminasen erhöht ☐ Gamma-GT erhöht ☐ Quick erniedrigt ☐ Lebercirrhose				☐☐ 38
Nierenfunktion ☐ normal		Retentionswerte ☐ erhöht				☐ 40

Risikogruppe	I geringes Risiko	II mittleres Risiko	III hohes Risiko
Punkte	0–6	7–10	> 10

Anzahl Punkte

☐ 41

Abb. 1. Präoperative Risikocheckliste des Instituts für Anästhesiologie der Ludwig-Maximilians-Universität *(LMU)* München

unmittelbar gerechnet werden muß, lassen auf das Fehlen exakter Definition der Risikokategorien bzw. auf eine zu große Breite subjektiven Beurteilungsermessens schließen.

Anstelle einer allgemeinen Risikobenennung beschreiben Goldman et al. [9] das kardiale Risiko als gesondertes Risiko im Rahmen des operativen Vorgehens. Aus den präoperativen Daten wurden Faktoren isoliert, die eng mit schweren und fatalen postoperativen kardialen Komplikationen korrelieren (Tabelle 2 u. 3), u.a. ein bis zu 6 Monate zurückliegender Myokardinfarkt, Aortenklappenstenose, Jugularvenenstauung, S3-Galopprhythmus, fehlender Sinusrhythmus sowie Vorhof- bzw. ventrikuläre Extrasystolie.

Diese Art der Risikoeinschätzung ist jedoch nicht unwidersprochen geblieben. Dabei wird nicht grundsätzlich die Steigerung der Morbidität und Letalität höherer Risikogruppierung in Frage gestellt, sondern zusätzlich eine Differenzierung zwischen gefäßchirurgischen und nichtgefäßchirurgischen Eingriffen nahegelegt, wobei die gefäßchirurgischen Eingriffe als besonders risikoreich eingestuft werden [11].

An unserem Institut hat sich nach mehrjährigen Erfahrungen eine Checkliste bewährt, die in ihren Anfängen auf die erste Mannheimer-Checkliste zurückzuführen ist.

Um die wahrscheinliche Verlaufsvorhersage zu präzisieren und um die Entwicklung der Medizin in Diagnostik und Therapie zu berücksichtigen, wurden zahlreiche Nachuntersuchungen und prospektive Studien durchgeführt, die Anlaß zu Korrekturen und Änderungen waren und der Münchner Checkliste ihre heutige Gestalt gaben (Abb. 1).

Die verschiedenen Risikobereiche sind in der Münchner Checkliste von oben nach unter zeilenweise aufgelistet. In jeder Zeile nimmt mit steigender Punktsumme die Risikowertigkeit eines Befundes zu. Die Punktsumme legt die Risikogruppe fest, wobei in jeder Zeile nur ein Faktor mit der höchsten Punktzahl berücksichtigt wird. Gruppe 1 (0–6 Punkte) umfaßt Patienten mit geringem Risiko, Gruppe 2 (7–10 Punkte) Patienten mit mittlerem und Gruppe 3 (über 10 Punkte) Patienten mit hohem Risiko.

Da die Wertigkeit von einzelnen Risikofaktoren durch den medizinischen Fortschritt einem ständigen Wandel unterliegt, ist die Münchner Risikocheckliste in einer neuen prospektiv angelegten Studie bei insgesamt 2173 operativ behandelten Patienten einer neuerlichen Überprüfung unterzogen worden.

Die Patienten wurden allgemein – und gefäßchirurgischen sowie urologischen Eingriffen unterzogen bzw. in der HNO-Klinik und orthopädischen Klinik operiert. Dabei erlitten 106 (4,9%) der Patienten vital bedrohliche Komplikationen, die eine inten-

Tabelle 4. Münchner Risikostudie 1984: Häufigkeit postoperativer Komplikationen bei Patienten der Risikogruppe 1–3. (Institut für Anästhesie der LMU München 1984)

Gruppe	Punkte	Patienten [n]	Komplikationen [n]	Komplikationen [%]
1	0–6	1620	2	0,1
2	7–10	366	23	6,3
3	>10	187	81	43,3
Gesamt		2173	106	4,9

sivmedizinische Intervention erforderlich machten. Die Beobachtungszeit der Patienten endete mit ihrer Entlassung, Verlegung in ein anderes Krankenhaus oder durch Tod.

Von den 106 Patienten mit schweren bzw. letalen Komplikationen entfielen 0,1% (n=2) auf die Risikogruppe 1, 6,3% (n=23) auf die Gruppe 2 und 43,3% (n=81) auf die Gruppe 3 der Münchner Risikocheckliste (Tabelle 4).

Bewertung einzelner Risikofaktoren

Aus der Vielzahl relevanter Risikofaktoren werden nachfolgend Operationsdringlichkeit, Operationsverfahren, Allgemeinzustand, koronare Herzerkrankung, Rhythmusstörungen sowie das Alter dargestellt.

Der Einfluß der *Operationsdringlichkeit* auf Komplikationen ist offensichtlich: 2000 Operationen waren geplant, 76 dringlich und 17 wurden notfallmäßig durchgeführt. Die postoperativen Komplikationen stiegen von etwas weniger als 5% bei Wahleingriffen, über 40% bei dringlichen bis auf annähernd 100% bei Notfalleingriffen. Dies ist einerseits darauf zurückzuführen, daß Noteingriffe bei vitaler Bedrohung vorgenommen werden, belegt aber auch andererseits die Bedeutung einer sorgfältigen pränarkotischen Befunderhebung und Vorbereitung.

Auch andere Untersucher haben gezeigt, daß Notoperationen eine bis zum 4fachen höhere Letalität im Vergleich zu elektiven Eingriffen aufweisen [5, 7, 8, 17] bzw. daß eine Verdoppelung der Komplikationsrate vorzufinden ist, wenn präoperativ wesentliche Befunde fehlen [13].

Die Bedeutung des *Operationsverfahrens* und der damit für den Patienten verbundenen Risiken geht aus dem folgendem Ergebnis hervor: Erwartungsgemäß gibt es erhebliche Unterschiede in der Inzidenz des Auftretens schwerer Komplikationen bei den verschiedenen in der Untersuchung berücksichtigten operativen Fachgebieten. Die höchste Komplikationsrate (20,0%) weisen Patienten in der Gefäßchirurgie auf, die geringste Inzidenz (0,4%) Patienten nach sog. kleinen Eingriffen (Abb. 2) im HNO-Bereich (z. B. Tonsillektomie, Oberflächenchirurgie), in der Orthopädie (z. B. Band-, Meniskusoperation) bzw. Urologie (z. B. Eingriffe am Hoden, Harnröhrenschlitzung nach Otis).

Die Komplikationsdichte bei den gefäßchirurgischen Eingriffen wird auch von Jeffrey et al. [11] betont, die sogar die Wertigkeit des kardialen Risikoindex von Goldman et al. [9] für nichtgefäßchirurgische Eingriffe in Frage stellen.

Ermittelt man die Häufigkeit der Operationen und Komplikationen bei Patienten der Risikogruppen 2 und 3, so zeigt sich, daß sowohl in der Allgemeinchirurgie als auch in der Gefäßchirurgie sowie bei großen Eingriffen im HNO-Bereich und in der Orthopädie überproportional häufig schwere Komplikationen auftreten (Faktor 1,2–1,5). Dagegen stellen kleine Eingriffe auch für Risikopatienten der Risikogruppen 2 und 3 ein deutlich geringeres Risiko dar (Abb. 3).

Der *Allgemeinzustand*, chronisch konsumierende Erkrankungen und Immobilisierung des Patienten beeinflussen das Risiko erheblich; d. h., Patienten in gutem Allgemeinzustand haben kaum Komplikationen zu befürchten. Dagegen weisen Patienten mit chronisch konsumierenden Erkrankungen (n=302) bzw. immobilisierte Patienten (n=70) ein deutlich höheres Risiko (20% bzw. 40%) auf (Abb. 4).

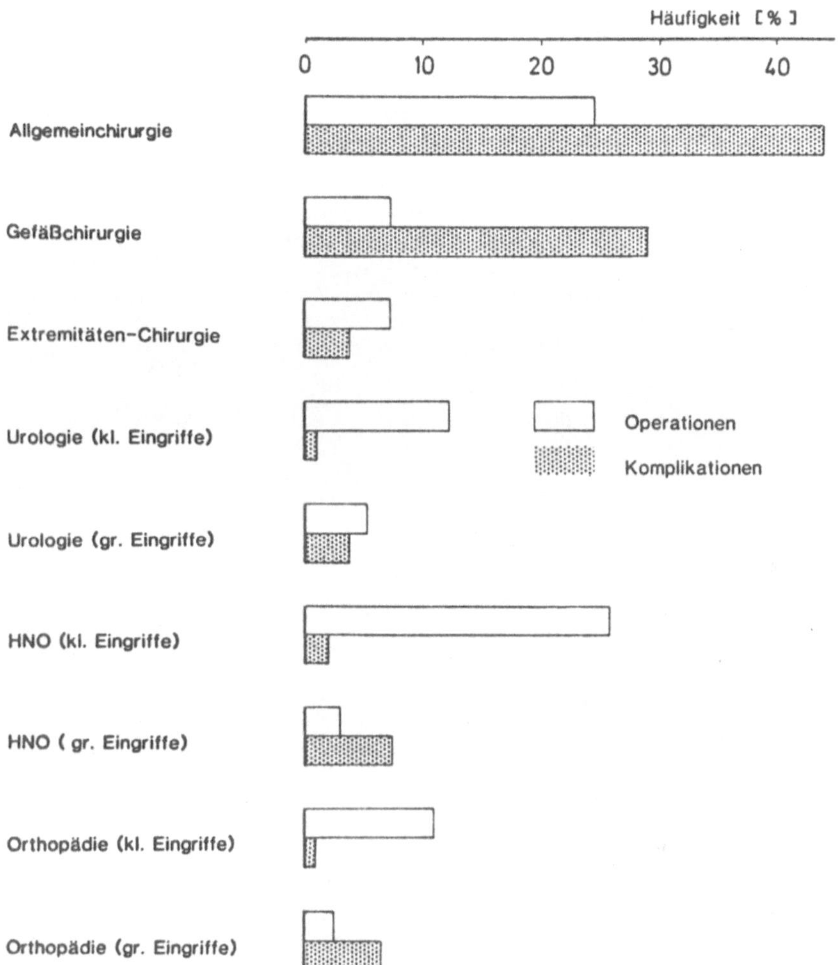

Abb. 2. Münchner Risikostudie 1984: Anteil der verschiedenen operativen Disziplinen an der Gesamtzahl der Operationen und Komplikationen. (Institut für Anästhesiologie der LMU München)

Im Ergebnis vergleichbar ist die Bewertung postoperativer Morbidität von Seymour u. Pringle [21]: Die Patienten, die imstande waren, die Wohnung wenigstens 2mal wöchentlich aus eigener Kraft zu verlassen, waren postoperativ deutlich weniger von respiratorischen und kardialen Komplikationen betroffen.

Patienten mit *koronarer Herzerkrankung* sind bei nichtkardiochirurgischen Eingriffen im Vergleich zum Normalkollektiv mit einer 2- bis 3fach höheren Letalität belastet [16]. Verantwortlich hierfür ist ein bis zum 5fachen höheres Infarktrisiko und die mit 50–90% außerordentlich hohe Letalität des postoperativen Infarkts [14, 22].

Ein bereits früher abgelaufenes Infarktereignis prädisponiert zu einem postoperativen Reinfarkt v.a. dann, wenn die Zeitspanne zwischen erstem Infarkt und Operation

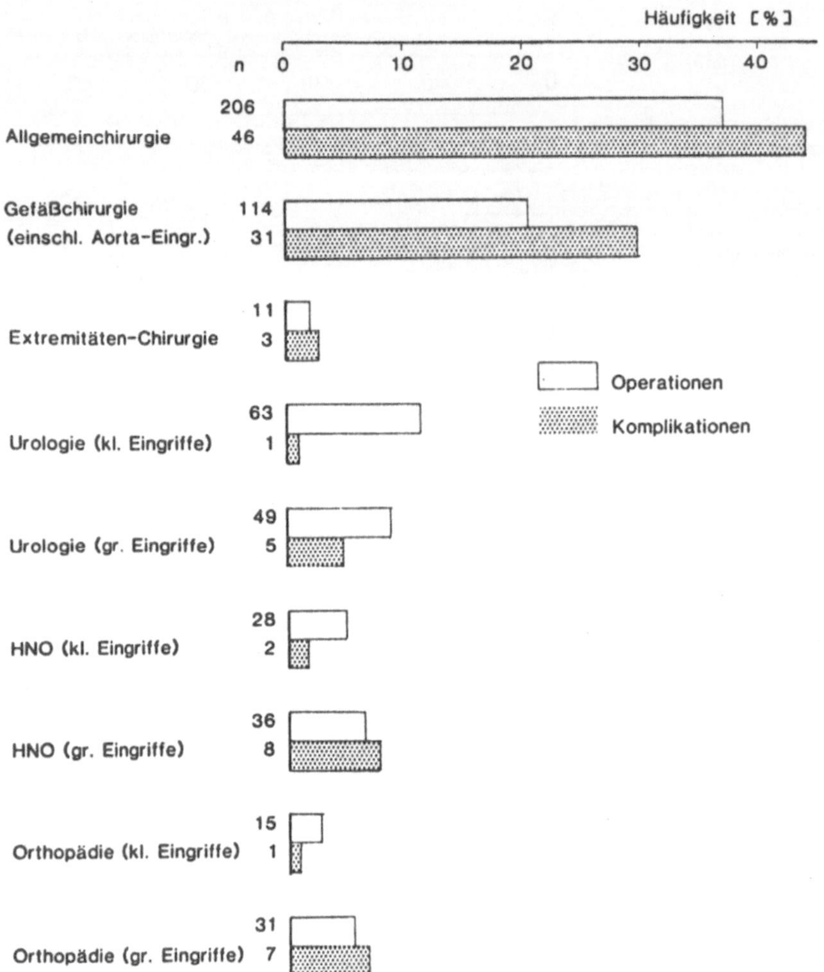

Abb. 3. Münchner Risikostudie 1984: Häufigkeit der Operationen und der Komplikationen bei Patienten der Risikogruppen 2 und 3 in den verschiedenen operativen Fächern. (Institut für Anästhesiologie der LMU München)

kurz ist. Nach Tarhan et al. [22] beträgt die Reinfarktquote bei Operationen innerhalb von 3 Monaten nach Infarktereignis 37%, zwischen 3 und 6 Monaten 16% und danach 5%.

Auch unsere Untersuchungen zeigen (Abb. 5), daß Patienten mit einem Infarkt bzw. koronarer Herzerkrankung in der Anamnese in höchstem Maß gefährdet sind. Ca. 15% der Patienten mit Angina pectoris (n = 98), annähernd 50% der Patienten mit Innenschichtschaden (n = 70) sowie die Infarktpatienten erlitten postoperativ Komplikationen, wobei ein bis zu 6 Monate zurückliegender Infarkt mit 80% Komplikationswahrscheinlichkeit belastet ist. Die Gefährlichkeit der Intubationsphase wird betont [6].

Allerdings wurde in unserer Studie die Häufigkeit schwerer Komplikationen und nicht die Reinfarktquote ermittelt. Wir haben jedoch den Eindruck, daß sich das Ri-

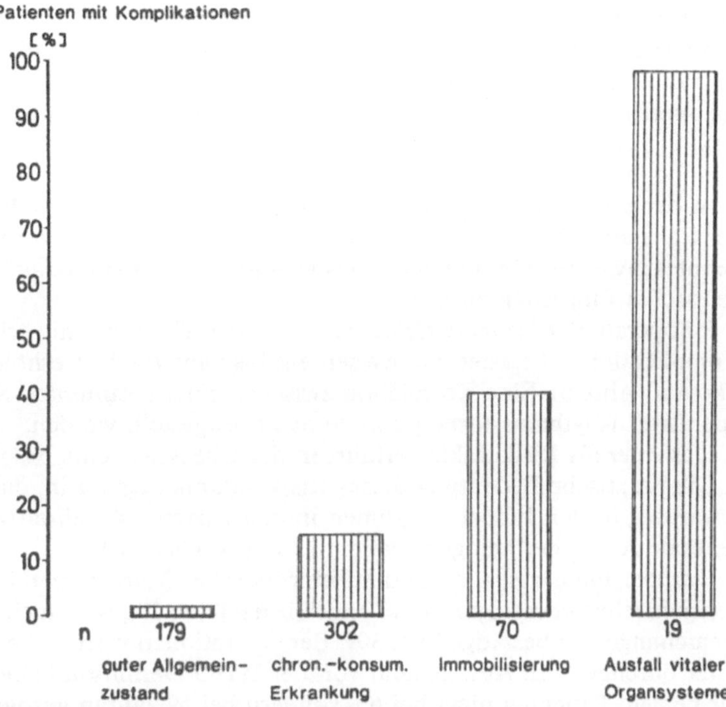

Abb. 4. Münchner Risikostudie 1984: Häufigkeit schwerer Komplikationen in Abhängigkeit vom Allgemeinzustand. (Institut für Anästhesiologie der LMU München)

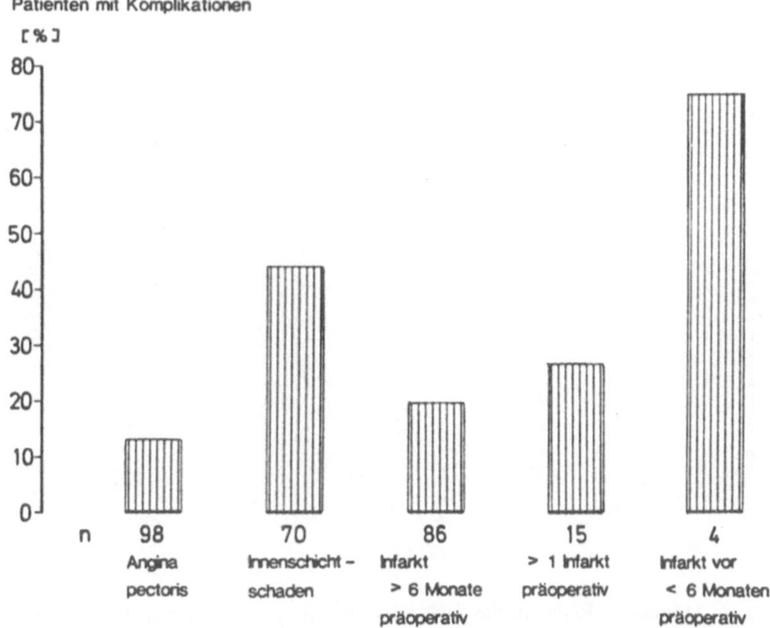

Abb. 5. Münchner Risikostudie 1984: Häufigkeit postoperativer Komplikationen bei Patienten mit koronarer Herzerkrankung. (Institut für Anästhesiologie der LMU München)

siko für Infarktpatienten, in der perioperativen Phase einen Reinfarkt zu erleiden, in den letzten Jahren reduziert hat. Diesen Eindruck bestätigt die Studie von Rao et al. [18]; die Autoren untersuchten retro- und prospektiv das Auftreten von Reinfarkten bei operierten, nichtkardiochirurgischen Infarktpatienten. Lag der vorangegangene Infarkt 0–3 bzw. 4–6 Monate zurück, so ereignete sich perioperativ in der retrospektiven Gruppe in 36% bzw. 26% der Fälle ein Reinfarkt.

In der prospektiven Gruppe hingegen trat ein Reinfarkt lediglich in 5,7 bzw. 2,3% der Fälle auf. Die Autoren führen dies auf die verbesserte Vorbehandlung, ein ausgedehntes invasives hämodynamisches Monitoring und ein darauf rasch folgendes therapeutisches Eingreifen zurück.

Präoperative *Rhythmusstörungen* sind trotz Therapie mit erhöhten postoperativen Komplikationen belastet. Sie weisen ein bis zum 7fachen erhöhtes postoperatives Risiko auf (Abb. 6). Eine Korrelation zwischen einer bestimmten Komplikation und präoperativer Rhythmusstörung konnte nicht festgestellt werden.

Das *Alter* als Risikofaktor erfährt in der Checkliste eine besondere Bewertung.

Die praktische Bedeutung dieses Risikofaktors liegt darin, daß die mittlere Lebenserwartung in den Industrienationen in den letzten 100 Jahren gestiegen und der prozentuale Anteil der betagten Patienten angewachsen ist.

Darüber hinaus ist die Inzidenz chirurgischer Maßnahmen bei Patienten im 7. Lebensjahrzehnt überproportional angestiegen [7, 8, 19], was auch aufgrund unserer Untersuchungen zu bestätigen ist: 30% der Operationen wurden bei Patienten in höherem Alter durchgeführt. Abweichend von der WHO-Definition haben wir die Altersgrenze für betagte Patienten nicht bei 65, sondern bei 59 Jahren gezogen.

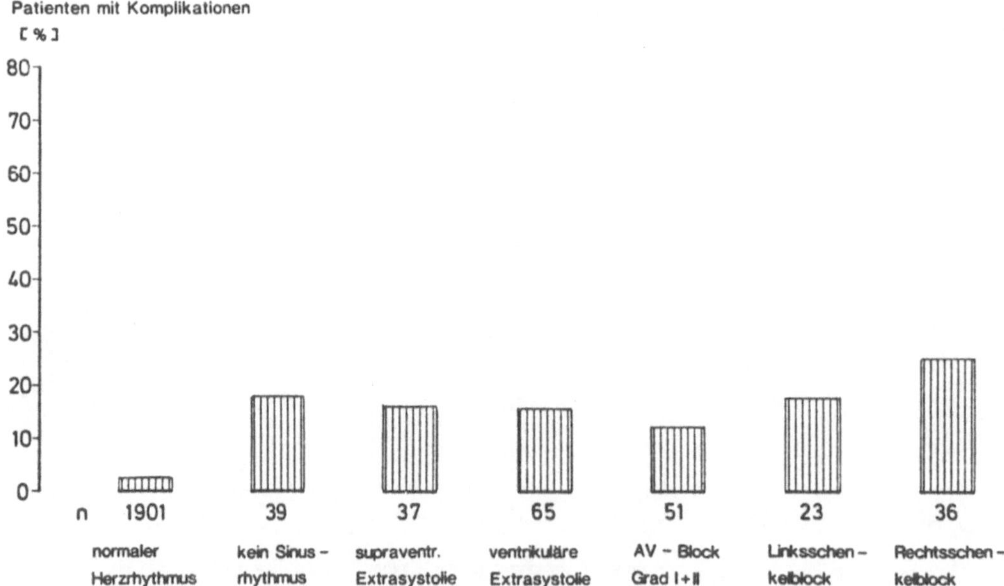

Abb. 6. Münchner Risikostudie 1984: Häufigkeit postoperativer Komplikationen bei Patienten mit normalem Herzrhythmus und bei Rhythmus- und Überleitungsstörungen. (Institut für Anästhesiologie der LMU München)

Es zeigt sich, daß bei den Patienten über 59 Jahre kardiozirkulatorische Komplikationen mehr als 6mal so häufig sind wie bei den jüngeren Patienten. Da pulmonale Probleme in der jüngeren Altersgruppe etwas häufiger auftreten, ist die Inzidenz bei den betagten Patienten nur etwa 3mal größer; allerdings sind pulmonale Komplikationen mit 7,2% insgesamt etwas häufiger als kardiovaskuläre mit 6,4%. Die Rate lebensbedrohlicher Komplikationen ist insgesamt bei den Patienten über 59 Jahren mehr als 3mal so hoch wie bei den Patienten unter 59 Jahren.

Die Rate der lebensbedrohlichen Komplikationen beträgt bei Patienten unter 59 Jahren 2,9%, bei Patienten über 59 Jahren 10,0%.

Wir haben nun versucht, den Faktor Lebensalter an sich zu bewerten. Hierzu wurde die Häufigkeit postoperativer Komplikationen bei den verschiedener Altersgruppen in den Risikogruppen 1-3 berechnet, wobei jedoch das Alter bei der Risikobewertung der Patienten ausgeschlossen war. Hier ergibt sich nun ein überraschender Befund. Die Häufigkeit postoperativer Komplikationen war in den beiden Altersklassen nahezu gleich. Dies bedeutet, daß das Alter an sich kein Risikofaktor ist, sondern eher die Tatsache, daß im Alter die Häufigkeit der risikorelevanten Vorerkrankungen deutlich zunimmt.

Zusammenfassung

Die absolut zuverlässige Bestimmung des gesamtoperativen Risikos ist ein bis heute letztlich ungelöstes Problem, da zahlreiche Faktoren mitberücksichtigt werden müssen, deren Wertigkeit sich nicht exakt festlegen läßt, und weil darüber hinaus viele Unwägbarkeiten eine Rolle spielen.

Andererseits muß die Beurteilung des Risikos heute nicht mehr dem Zufall bzw. der überwiegend subjektiven Bewertung überlassen werden, sondern kann sich auf objektive Daten stützen. Auf dieser Basis sind gleichzeitig gezielte therapeutische Maßnahmen zur Reduzierung des Risikos möglich.

Literatur

1. American Society of Anesthesiologists (1963) New classification of physical status. Anesthesiology 24:111
2. Beecher HK, Todd DP (1954) A study of the death associated with anesthesia and surgery. Ann Surg 140:2
3. Bodlander FMS (1975) Deaths associated with anaesthesia. Br J Anaesth 47:36
4. Clifton BS, Hotten WJT (1963) Deaths associated with anaesthesia. Br J Anaesth 35:250
5. Cogbill CL (1967) Operation in the aged. Mortality related to concurrent disease, duration of anesthesia and elective or emergency operation. Arch Surg 94:202
6. Coriat P, Harari A, Daloz M, Viars P (1982) Clinical predictors of intraoperative myocardial ischemia in patients with coronary artery disease undergoing noncardiac surgery. Acta Anaesthesiol Scand 26:287
7. Farrow SC, Fowkes FGR, Lunn JN, Robertson IB, Samuel P (1982) Epidemiology in anaesthesia II: Factors affecting mortality in hospital. Br J Anaesth 54:811
8. Fowkes FGR, Lunn JN, Farrow SC, Robertson IB, Samuel P (1982) Epidemiology in anaesthesia III: Mortality risk in patients with coexisting physical disease. Br J Anaesth 54:819
9. Goldman L, Caldera DL, Nussbaum SR et al. (1977) Multifactorial index of cardiac risk in noncardiac surgical procedures. N Engl J Med 297:845

10. Harrison GG (1978) Death attributable to anaesthesia. Br J Anaesth 50:1041
11. Jeffrey CC, Kunsman J, Cullen DJ, Brewster DC (1983) A prospective evaluation of cardiac risk index. Anesthesiology 58:462
12. Keats AS (1978) The ASA classification of physical status – a recapitulation. Anesthesiology 49:233
13. Lutz H, Peter K (1973) Das Risiko der Anaesthesie unter operativen Bedingungen. Langenbecks Arch Chir 334:672
14. Manney FM, Ebert PA, Sabiston DC (1970) Postoperative myocardial infarction. A study of predisposing factors, diagnosis and mortality in a high risk group of surgical patients. Ann Surg 172:497
15. Marx GF, Maeto CV, Ocking LR (1973) Computer analysis of postanesthetic deaths. Anesthesiology 39:54
16. Mattingly TW (1963) Patients with coronary artery disease as a surgical risk. Am J Cardiol 12:279
17. Philips, OCT, Frazier TM, Graaft D, de Korufeld TJ (1973) The Baltimore Anesthesia Study Committee: Review of 1024 postanesthetic deaths. Anesthesiology 39:54
18. Rao MD, Tachikonda LK, Kurt H, Jacobs PD, Adel A, El-Etr MD (1983) Reinfarction following anesthetics in patients with myocardial infarction. Anesthesiology 59:499
19. Schmucker P, Unertl K, Schmitz E (1984) Das physiologische Profil des fortgeschrittenen Lebensalters. Anästh Intensivmed 25:173
20. Schoeppel SL, Wilkinson C, Waters J, Meyers SN (1983) Effects of myocardial infarction on perioperative cardiac complications. Anesth Analg 62:493
21. Seymour DG, Pringle R (1983) Postoperative complications in the elderly surgical patients. Gerontology 29:262
22. Tarhan S, Moffitt EA, Taylor WF, Giuliani ER (1972) Myocardial infarction after general anesthesia. JAMA 220:1451
23. Vacanti CJ, Houton RJ van, Will RC (1970) A statistical analysis of the relationship of physical status to postoperative mortality in 68388 cases. Anesth Analg (Cleve) 49:564

Dringliche operative Eingriffe als Risikofaktoren

H. D. Röher*, C. D. Stahlknecht und D. Branscheid

Einleitung

Nachdem sich wachsender Anspruch auf Qualitätskontrolle, aber auch forensisch bedeutsame Auswirkungen dem Bewußtsein der Mediziner eingeprägt haben, ist Risikoanalyse zu einem wichtigen Feld unserer Forschungsanstrengungen geworden. Es ist nahezu Gewohnheit zu erfahren, daß der Patient mehr Schaden fürchtet, als unbelastet den Nutzen seiner Behandlung zu erwarten. Andererseits ist aber derjenige Arzt am besten für seine Aufgabe gerüstet, der kenntnisreich über den Einsatz einer gezielt nützlichen Therapie entscheidet und dabei zugleich von Anbeginn ihre Gefahren im Sinne des „nil nocere" abwägt.

Gleichermaßen wie auf zahlreichen anderen Gebieten vermag Risikoanalayse in der Chirurgie nur schwer den tatsächlichen Stellenwert der Operation als einen eigenen Risikofaktor isoliert zu betrachten. Zu sehr sind der Patient mit seiner physischen Grundkondition (ungestört bis Multimorbidität), die Erkrankung bzw. Verletzungsart mit ihrer Auswirkung auf organische und systemische Schädigung bis hin zu vitaler Gefährdung und schließlich die dem Operationstyp eigene Belastung miteinander verwoben (Abb. 1). Ein Operationsrisiko läßt sich überhaupt nicht absolut einschätzen,

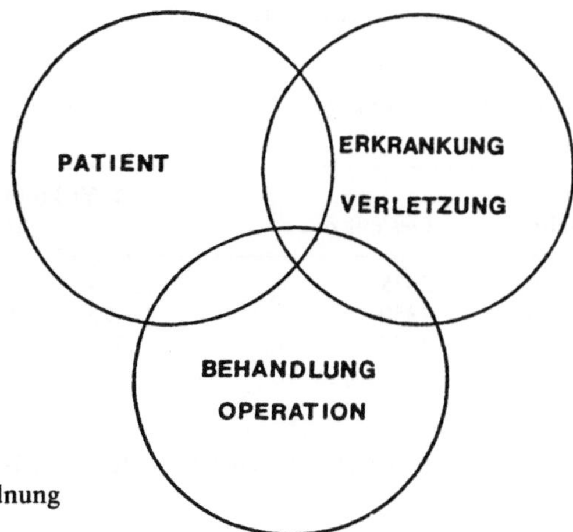

Abb. 1. Interferierende Faktoren in der Risikozuordnung bei chirurgischen Eingriffen

* Für die Unterstützung bei der Auswertung des eigenen Krankengutes danke ich meinen Mitarbeitern Prof. Dr. D. Maroske, Oberarzt Dr. I. Köpf und Privatdozent Dr. K. Thon.

vielmehr immer nur relativ: z.B. zu verschiedenen Patientengruppen, gleichem oder anderem Alter, gutartigen oder bösartigen Erkrankungen, notfallmäßigem oder elektivem Eingriff. Statt der nicht ausreichenden qualitativen benötigen wir quantitative Daten. Wir müssen die bislang zu unserer Orientierung nur verfügbaren retrospektiven Analysen durch prospektive Untersuchungen ersetzen und vorgeschlagene Bewertungsskalen auf ihre Berechtigung und Eignung hin überprüfen [1, 4, 5, 6].

Operationsrisiko

Einen zunächst generellen Eindruck von der gewandelten Risikosituation des operativen Eingriffs können wir der in den letzten 30 Jahren veränderten Altersverteilung im chirurgischen Krankengut entnehmen (Tabelle 1). Danach hat der Anteil der über 60jährigen Patienten zwischen 1950 und 1982 von 15,3 auf 27,8%, der über 70jährigen Patienten von 4,8 auf 14,9% zugenommen. Vergleicht man als Maßstab des Operationsrisikos die Letalität dieser Altersgruppen bei chirurgischen Standardeingriffen mit den Resultaten innerhalb des jeweiligen Gesamtkrankenguts, so erkennt man entweder einen deutlichen Anstieg (Hernie, Struma, Galle) oder infolge des zahlenmäßig überproportionalen Betroffenseins den das Ergebnis bestimmenden Einfluß (Kolon) [6]. – Die nach WHO-Definition „alten Patienten" mit über 75 Jahren stellen bereits 12% der chirurgischen Patienten, und 26% ihrer Operationen müssen notfallmäßig erfolgen (Tabelle 2). Anhand dieser Ausnahmegruppen kann zugleich das Problem der Operationsdringlichkeit als besonderer Risikofaktor im Vergleich zu Elektiveingriffen aufgezeigt werden (Tabelle 3). In eindrucksvoller Weise wird der hohe Anteil von Noteingriffen an Magen und Duodenum (74%), aber auch am Dickdarm, mit jeweils deutlicher Zunahme der Letalität dokumentiert. Das relativ günstigere Resultat in der akuten Gallenchirurgie reflektiert die Berechtigung einer eher aggressiveren Operationsindikation. Die Operationsergebnisse arterieller Gefäßverschlüsse entsprechen der Erwartung; daß nämlich der unvorbehandelt gebliebene Patient mit Notfalleingriff von

Tabelle 1. Änderung der Altersverteilung im chirurgischen Krankengut der chirurgischen Univ.-Klinik Marburg

Jahr	Gesamt n	> 60 Jahre n	> 60 Jahre [%]	> 70 Jahre n	> 70 Jahre [%]
1950	2575	394	15,3	123	4,8
1980	3850	1259	32,7	589	15,3
1982	4928	1371	27,8	739	14,9

Tabelle 2. Letalität chirurgischer Patienten > 75 Jahre (n = 3993)

	n	Letalität [%]
Konservative Therapie	1463	10,0
Elektivoperation	1880	12,7
Notoperation	650	31,4

Tabelle 3. Operationsrisiko „alter Patienten“ (> 75 Jahre) bei Notfall- und Elektivoperationen

	n	Elektivoperationen n [%]	Letalität [%]	Notoperationen n [%]	Letalität [%]
Magen/Duodenum	81	21 26	33	60 74	43
Galle	190	143 75	12,6	47 26	10
Dickdarm	81	40 49	10	41 51	29
Gefäße	457	285 62	15	172 38	37

Tabelle 4. Multimorbidität „alter Patienten“ (75 Jahre) in der Chirurgie (n = 3993)

Anzahl der Diagnosen	[%]
1	3,2
2	6,4
3	7,5
4	15,8
5	17,2
6	26,2
7-9	23,5

mehr als doppelt so hohem Letalitätsrisiko bedroht ist wie bei möglicher Elektivoperation. Ausschlaggebend bestimmt werden diese Ergebnisse durch den für dieses Patientenkollektiv charakteristischen additiven Risikofaktor der „Multimorbidität“ (Tabelle 4).

Dringliche operative Eingriffe: Entscheidung

Wenn wir davon auszugehen haben, daß jede notfallmäßig erforderlich werdende Operation ein deutlich höheres Risiko darstellt, so folgt daraus zugleich ein besonderer Anspruch an die Beurteilung und Einschätzung der Dringlichkeit. Die Sofortoperation kann bestimmend sein für die Lebenserhaltung oder überhaupt erst Voraussetzung zur Stabilisierung vitaler Funktionen schaffen; andererseits kann unberechtigt überstürztes Handeln den Gefährdungsgrad einer Operation entscheidend nachteilig beeinflussen. Schließlich vermag aber auch die Unterlassung eines frühzeitigen Eingriffs aufgrund falscher, gelegentlich zu hoher Einschätzung des Operationsrisikos später als nicht mehr korrigierbares Versäumnis erkannt werden. Zur Beurteilung der Operationsdringlichkeit bedarf es gleichermaßen bei Verletzungsfolgen oder akuten Krankheitskomplikationen der Abschätzung, inwieweit eine vitale Bedrohung oder die Gefahr einer irreversiblen regionalen Organschädigung gegeben ist (Abb. 2). Die Entscheidung, ob eine erforderliche Operation sofort, mit hoher Dringlichkeit innerhalb kurzer Frist von 1-2 h oder als sog. „aufgeschoben dringlich“ innerhalb einer 12- bis 24-h-Frist zu erfolgen hat, kann maßgeblich mitbestimmt werden vom Zeitfaktor, nämlich von der Spanne vom Eintreten des Ereignisses bis zum eigentlichen Behandlungsbeginn.

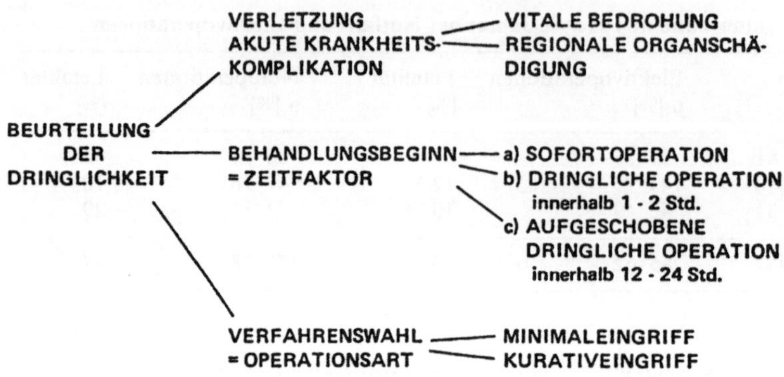

Abb. 2. Beurteilung der Operationsdringlichkeit unter Risikoaspekten

Damit untrennbar verbunden ist die Frage nach Möglichkeit oder Verzicht auf diagnostische und therapeutische Vorbereitungsmaßnahmen, die ihrerseits ausschlaggebend für das Eingriffsrisiko selbst sein können. Schließlich gilt für jeden dringlichen Eingriff die Forderung nach kritischer Abwägung des nötigen oder zulässig vertretbaren Operationsausmaßes, d.h. Minimalversorgung zur Abwendung unmittelbarer Gefahr oder sofort kurative Endversorgung [3, 6].

Sofortoperation. Für das Erfordernis sofortiger operativer Versorgung mögen beispielhaft spezielle Verletzungsarten im Rahmen des Polytraumas stehen: die intrakranielle Blutung, die schwere, unstillbare äußere Blutung infolge perforierter Gefäßverletzung, die intraabdominelle oder intrathorakale Verletzung mit großer Blutung. Sie fordern ohne Zeitverlust den schnellen Noteingriff nach vorhergehender Minimaldiagnostik, wie z.B. Ultraschall oder Peritoneallavage, Blutentnahme für Hb- und Hk-Ermittlung, Blutgruppenbestimmung und Kreuzprobe. Alle weiteren Maßnahmen haben begleitend zu erfolgen. Eine vergleichbare Dringlichkeitssituation bietet das rupturierte Aortenaneurysma, bei dem die erfolgreiche Kreislaufstabilisierung erst nach Ausklemmen des Gefäßlecks gelingen kann. Natürlich ist in direkter Abhängigkeit vom Zeitintervall zwischen eingetretenem Ereignis und Operation das Risiko und damit die Letalität - verglichen mit elektiven Eingriffen - noch immer erschreckend hoch (Tabelle 5 und 6). Wenngleich hier Besserung verheißende Vorbereitungsmaßnahmen ausgeschlossen bleiben, muß die riskante Operation als einzige Chance zur Lebensrettung trotzdem gewagt werden [2, 3].

Dringliche Operationen. Hierunter sind alle akuten Krankheitszustände zu verstehen, bei denen eine zwingende Operationsindikation zweifelsfrei gegeben ist und wo die zu lange zeitliche Verzögerung eine abschätzbare Prognoseverschlechterung bedeutet. Dies besitzt z.B. Gültigkeit für die akute, meist perforierte Appendizitis des Kleinkindes, aber auch für die Perforationsperitonitis des Erwachsenen oder den akuten, embolischen oder thrombotischen arteriellen Gefäßverschluß. Das Risiko akuter Revaskulatisationseingriffe zur Vermeidung andernfalls drohenden Extremitätenverlusts ist über weite Altersbereiche nahezu gleichbleibend und unterscheidet sich kaum von ähnlichen Elektivoperationen (Tabelle 7).

Tabelle 5. Operationsletalität des abdominellen Aortenaneurysmas (n = 34)

Alter	50–69 Jahre (n)	70 und > 70 (n)	Gesamt n
♂/♀	24/1	10/2	37
Elektiv	19	7	26
Letalität	3 (= 15%)	2 (= 28%)	5 (= 19%)
Rupturiert	6	5	11
Letalität	3 (= 50%)	3 (= 60%)	6 (= 54%)

Tabelle 6. Risikofaktoren bei Aneurysmapatienten

Risikofaktor	[%]
Infarktanamnese, koronare Herzerkrankung	51
Hypertonie	55
Diabetes mellitus	35
Niereninsuffizienz	29
Zerebrovaskuläre Insuffizienz	26
Periphere Arterienverschlußkrankheit	48
Bronchopulmonale Störungen	39

Tabelle 7. Letalität bei akuten peripheren Arterienverschlüssen (n = 158)

Alter [Jahre]	n	Angiographie	Amputation	Letalität
0–39	2	–	1	–
bis 59	17	3	2	2 [= 11%]
bis 79	87	9	8	10 [= 11%]
> 80	53	3	6	7 [= 13%]
Gesamt	159	15	17 [= 11%]	19 [= 12%]

Anders verhält es sich mit dem Risikofaktor Operation, gemessen an der Letalität bei Perforation oder großer Blutung des Gastroduodenalulkus im Vergleich zu deren Elektiveingriffen. Wesentlich mehr aber als die Belastung des Eingriffs selbst sind die Folgen der eingetretenen Komplikation für den Ausgang verantwortlich. Unterlassung oder Verzicht der frühzeitigen Operation würde jede aussichtsreiche Erfolgschance vergeben.

Dringlich gebotene Eingriffe gestatten in der Regel eine 1- bis 2stündige Vorbereitungszeit einerseits für begrenzte Untersuchungsprogramme unter Einschluß von wesentlichen Laborwerten, EKG, Lungenröntgenaufnahme, Blutgasanalyse etc., andererseits für dringend erforderliche Therapie wie Flüssigkeits- und Elektrolytsubstitution, kardiale Medikation oder beginnende Blutzuckerregulierung [2].

Aufgeschoben dringliche Eingriffe. Diese Definition trifft im engeren Sinne nicht den – für die erfolgreiche Krankheitsbehandlung gegebenen – Dringlichkeitscharakter der Operation selbst, sondern kennzeichnet vielmehr eine Situation, in der knapp bemessener zeitlicher Aufschub im Interesse der zu verbessernden Ausgangssituation ohne gravierende Nachteile statthaft ist. So können beispielsweise Volumenmangel, Anämie und Elektrolytentgleisung ausgeglichen, die gestörte Diurese in Gang gesetzt, eine metabolische Entgleisung oder Gerinnungsstörung korrigiert, die Behandlung einer kardialen Insuffizienz, Rhythmusstörung oder Hypertonie eingeleitet werden. Eine solcherart erfolgte Vorbereitung im engen Zusammenwirken von Anästhesist und Chirurg ist der beste Ansatz zur Eingrenzung des Belastungsfaktors Operation. Sie trägt situationsgemäß dem Risiko Grunderkrankung und Eingriffdringlichkeit unter Einschluß angemessener Verfahrenswahl am ehesten Rechnung. Zu dieser Kategorie „aufgeschoben dringlicher" Eingriffe zählen beispielsweise der Ileus, gelenknahe Frakturen, aber auch die „akute Galle" und nach unserer Auffassung bestimmte Formen der gastroduodenalen Ulkusblutung.

Tabelle 8. Therapierisiko der „akuten Galle" gemessen an der Letalität

	n	Letalität [%]
Konservative Therapie	204	3
Sofortoperation	201	15,9
Dringliche Operation	199	3
Aufgeschoben dringliche Operation	300	1,3
Gesamt	904	5,3
Literatur	13439	5,4

Tabelle 9. Minderung des Letalitätsrisikos durch Frühoperation der gastroduodenalen Ulkusblutung (2 prospektive Studien)

	1978–1981	1982–1983
Patienten (n)	166	88
Operationen (n)	72 (43%)	35 (40%)
Gesamtletalität [%]	15,6	4,5
Operationsletalität [%]	18	6

Nur beim Gallenblasenempyem mit und ohne Perforation, evtl. mit Sepsis, erschien früher der dringliche Eingriff angezeigt. Bei der „akuten Galle" dominierte stets zunächst die konservative Therapie, gefolgt von der sog. Intervalloperation. Die Erfahrung großer Komplikationshäufigkeit, hoher Rezidivraten nach nicht erfolgtem Wahleingriff hat uns den Weg zu konsequenter Frühoperation im Sinne aufgeschobener Dringlichkeit gewiesen. Die auf 1,3% gesenkte Letalität darf als Zeugnis für die Berechtigung dieses Konzepts gewertet werden (Tabelle 8).

Die Operationsindikation der gastroduodenalen Ulkusblutung orientierte sich herkömmlich am Erfolg oder Mißerfolg konservativer Behandlung, vornehmlich an der benötigten Transfusionsmenge mit einer oberen Grenze bei ca. 2000 ml. Das von uns verfolgte neue Konzept richtet sich nach der endoskopischen Klassifizierung der Blutungsursache und -aktivität nach Forrest. Jede Typ-Ia-Blutung, aber auch der sichtbare Gefäßstumpf ohne momentane Blutungsaktivität geben - wegen der überproportionalen Rezidivblutungsgefahr und den damit v.a. für den älteren Problempatienten verbundenen Risiken - Anlaß zu schneller Operation. Dadurch wurde in einer prospektiven Untersuchungsserie der letzten 2,5 Jahre die Letalität gegenüber den früheren 18% auf 6% gesenkt (Tabelle 9). Es waren ausnahmslos nur Patienten jenseits des 65. Lebensjahres mit gravierenden Zusatzerkrankungen, die ihren Komplikationen erlagen. - Die verbesserten Resultate einer aggressiveren Operationsentscheidung, v.a. auch bei älteren Patienten, beweisen, daß das eigentliche Eingriffsrisiko gegenüber den andernfalls mit der Rezidivblutung häufig verbundenen kardiopulmonalen, zerebralen und renalen Komplikationen deutlich niedriger einzuschätzen ist [2, 7].

Zusammenfassung

Die Entscheidung über eine Operationsdringlichkeit fordert in jedem Fall den erfahrensten Chirurgen, der angesichts der erhöhten Gefährdung besonders kritisch zwischen Eingriffsrisiko und erhofftem Vorteil abzuwägen hat. Die Berechtigung zur Indikation einer Sofortoperation verlangt erkennbare Voraussetzungen der vitalen Bedrohung, deren Abwendung auf keine andere Weise gelingt und den höchsten Einsatz ohne Rücksicht auf das ohnehin kaum einschätzbare Risiko rechtfertigt. Für den Entschluß zu dringlicher Operation muß die Forderung Gültigkeit haben, daß der Nutzen deutlich höher einzuschätzen ist als ihr Risiko, und daß zeitlicher Aufschub andererseits die Erfolgsaussichten merklich verschlechtern. Die mit aufgeschobener Dringlichkeit, aber frühzeitig durchzuführenden Eingriffe mit dem Vorteil einer knappen Vorbereitungsphase und dadurch angestrebter Verbesserung der allgemeinen Voraussetzungen sollten für ihre Rechtfertigung durch eine erwiesene Überlegenheit gegenüber der verzögerten Elektivoperation ohne maßgebliche Erhöhung des chirurgischen Risikos ausgewiesen sein.

Literatur

1. Conseiller C, Cousin MT, Desmonts JM et al. (1981) Complications of anaesthesia. Operative risk. Librairie Arnette: Excerpta Medica, Paris Amsterdam
2. Häring R (Hrsg) (1981) Dringliche Bauchchirurgie. Thieme, Stuttgart New York

3. Hobsley M (1981) Arbeitsdiagnose. Neue Wege der chirurgischen Diagnose und Therapie. Karger, Basel
4. Kremer K, Kremer B (1983) Operabilität und Indikationsstellung. In: Chirurgie im Wandel der Zeit, 1945–1983. Springer, Berlin Heidelberg New York, S 36–39
5. Lorenz W (1983) Risikoforschung – nicht Risikolehre. Langenbecks Arch Chir 361:241–242
6. Röher HD (1984) Chirurgie im höheren Lebensalter: Bewertungskriterien für die Operationsindikation. Chirurg 55:75–78
7. Röher HD, Thon K (1984) Impact of early operation on the mortality from bleeding peptic ulcer. Dig Surg 1:32–36

Möglichkeiten der Risikoanalyse

P. M. Osswald

Seit über 40 Jahren beschäftigen sich Anästhesisten mit den Möglichkeiten einer Risikoanalyse [2, 3, 9, 20, 22]. Obwohl inzwischen erhebliche Fortschritte auf diesem Gebiet erzielt worden sind, konnte eine allgemeingültige Lösung dieses Problems bis heute nicht erreicht werden. Die bisher publizierten Vorschläge haben jedoch dazu beigetragen, den präoperativen Zustand der Patienten und die Kalkulation des bevorstehenden Anästhesierisikos wesentlich zuverlässiger zu gestalten.

Versucht man, eine Wertung der bisher vorgestellten Systeme vorzunehmen, muß man zu folgendem Ergebnis kommen: Wenngleich die Einführung des ASA-Klassifizierungssystems einen wichtigen Meilenstein auf dem Weg zu einer Methode der präoperativen Risikoeinschätzung darstellt, ist doch festzustellen, daß die Kritik an diesem System nie verstummt ist [4, 5, 6, 9, 10, 15, 16, 17, 19].

Das Goldman-System ist das bisher einzige System, das über eine präoperative Zustandsbeurteilung hinaus eine echte Risikoanalyse erlaubt. Da diese Analyse retrospektiv erstellt wurde, kann sie allerdings nicht generell auf das Patientengut anderer Krankenhäuser übertragen werden [11, 13].

Im Jahre 1973 wurde in Mannheim eine präoperative Risikocheckliste vorgestellt, die anhand präoperativer Befunde und anhand von Kriterien über die zu erwartende Operation eine Zustandsbeurteilung erlaubt [3, 15]. Diese Checkliste wird seither routinemäßig verwendet. Sie besitzt praktische Konsequenzen bezüglich der Planung und Vorbereitung einer Anästhesie, so z.B. Auswahl des Anästhesisten, der Assistenz, Auswahl des Operationssaals hinsichtlich des notwendigen Monitorings und bezüglich der postoperativen Planung im Aufwachraum [12, 13, 14, 18].

Es soll hier der Versuch gemacht werden, die Brauchbarkeit und Wirksamkeit dieser Risikocheckliste aufzuzeigen. Zu diesem Zweck wurde eine Kohortenstudie durchgeführt. Dabei wurden 700 Patienten, die zur Operation anstanden, prä-, intra- und postoperativ über einen Zeitraum von 6 Wochen hinsichtlich auftretender Komplikationen untersucht.

Zur Bewertung der Zuverlässigkeit der perioperativen Prognose benutzten wir die Methode der ordinalen logistischen Diskriminanzanalyse und konnten so die Richtigkeitsrate der perioperativ, mittels linearer Risikoscores ermittelten Risiken feststellen. Bei der Durchführung und Anwendung von diskriminanzanalytischen Methoden verwendeten wir die in Zusammenarbeit mit dem Institut für Biomathematik unseres Klinikums erstellten Rechenprogramme [1, 7, 8, 11, 21, 23].

Bei dem von uns untersuchten Patientenkollektiv traten bei 178 Patienten ernsthafte Komplikationen auf; von ihnen trugen 122 einen bleibenden Organschaden davon, und 56 Patienten verstarben.

Im Falle der empirischen Ermittlung sog. Risikoscores werden überwiegend 5 Kategorien bezeichnet. So zeigen z.B. auch der Apgar-Score und der Score der Amerikanischen Gesellschaft für Anästhesie 5 Kategorien zur Voraussage des zu erwartenden Risikos. Diese Kategorien sind nicht entworfen, um die Art des Risikos vorherzusagen, sondern um den Grad der Ernsthaftigkeit des Risikos anhand der 5 Kategorien zu beschreiben.

Um den Wert solcher aufgestellten Risikokategorien abschätzen zu können, ist es erforderlich, klinische Kriterien zu finden, die die Bedeutung dieser Kategorien aufzeigen.

Bei der Betrachtung des intra- und postoperativen Zustands von Patienten mit aufgetretenen Komplikationen und Risiken hatten wir in dem von uns untersuchten Patientengut folgende Definitionen zur Wertung eingetretener Komplikationen verwendet: keine Komplikationen, kein Organschaden, fraglicher Organschaden, bleibender Organschaden und Exitus letalis. Das Problem der Aufstellung von Komplikationsgruppen zieht aber zugleich das Problem der Zuverlässigkeit der Einordnung nach sich.

Für eine einfachere Darstellung der Daten verwendeten wir hinsichtlich der definierten, geordneten Komplikationsgruppen alternativ 3 Kategorien analog zu den Komplikationsbefunden: milde, mittlere und schwere Komplikationen.

Die Nützlichkeit der Mannheimer Risikocheckliste, ernsthafte Komplikationen vorherzusagen, wird durch die ermittelte Richtigkeitsrate von 40% für leichte, 57% für mäßige und 79% für schwere Komplikationen deutlich. Es zeigt sich also eine ausgezeichnete Übereinstimmung zwischen erwarteten und beobachteten Befunden, obwohl für kleine Punktzahlen, nämlich leichte Komplikationen, eine gewisse Unterschätzung stattfindet, während höhere Punktzahlen eher überschätzt werden (Tabelle 1a).

In der ordinalen Klassifikation zeigt der logistische Risikoscore in der Trennung von leichten und mittleren Komplikationen sogar noch eine bessere Ausführung als die Mannheimer Risikocheckliste (Tabelle 1b). Diese Verbesserung ist aber insofern unerheblich, als daß mit der empirisch ermittelten Mannheimer Risikocheckliste bereits ein gutes Unterscheidungskriterium für ernsthafte Komplikationen gefunden wurde.

Ein Vorteil in der Anwendung mathematischer Verfahren im Bereich von Prognosen und Diagnosen besteht darin, relevante Variablen eines Satzes möglicher prognostischer Variablen auszuwählen ohne Verlust von Information für die prognostische Aussage. Eine solche Reduzierung der Dimensionalität der Variablen verringert den diagnostischen Aufwand und erlaubt eine Verbesserung therapeutischer Entscheidungen bei gleichzeitiger Reduktion des Aufwands diagnostischer und therapeutischer Verfahren.

Bei der Durchführung dieser Analyse an unserem Patientengut lassen alle schrittweisen Auswahlverfahren den Schluß zu, daß die Variablen der Reihe 11 bis 14 kein signifikantes Anwachsen der Wahrscheinlichkeitsfunktion zeigen (Tabelle 2). Aus diesem Grund leisten sie auch keinen Beitrag zur Verbesserung der Güte der prognostischen Aussage. Ohne bedeutenden Informationsverlust genügt es, die Variablen der Reihe 1 - 10 zu benutzen, um präoperativ eine zuverlässige Prognose perioperativer Risiken zu stellen.

Die bedeutendsten prognostischen Variablen sind die Blutdruckwerte, die erwartete Operationszeit, die Lokalisation des operativen Eingriffs, der Hämoglobinwert, die Herzleistung, die Lungenfunktion und das Alter. Keinen Beitrag für die Güte der Pro-

Tabelle 1 a, b. Die Richtigkeitsrate in Abhängigkeit der Risikokategorien, **a** Mannheimer Risikocheckliste, **b** logistischer Risikoscore

a

Mannheimer Risikocheckliste	Komplikationen Mild	Mäßig	Schwer	Gesamt
$0 \leq x \leq 5$	135	9	3	147
$6 \leq x \leq 10$	163	107	35	305
$11 \leq x$	38	70	140	248
Gesamt	336	186	178	700
Richtigkeitsrate [%]	40	57	79	54

b

Logistischer Risikoscore	Komplikationen Mild	Mäßig	Schwer	Gesamt
$0 \leq x \leq 9$	202	24	3	229
$10 \leq x \leq 17$	98	89	38	195
$18 \leq x$	36	73	137	246
Gesamt	336	186	178	700
Richtigkeitsrate [%]	61	48	77	61

gnose leisten die Beurteilung der Nierenfunktion, der Leberfunktion, des Säure-Basen-Haushalts und die Zeit, die nach einem Myokardinfarkt vergangen ist.

Der letzte Befund ist außerordentlich bemerkenswert. Wir haben gefunden, daß von 700 beobachteten Patienten 8 einen Myokardinfarkt innerhalb der letzten 2 Jahre hatten und nur 2 im letzten Jahr, 4 Patienten in den letzten 6 Monaten und 5 innerhalb der letzten 3 Monate vor der Operation. Es darf hieraus der Schluß gezogen werden, daß Patienten mit stattgehabtem Infarkt nicht adäquat genug in der durchgeführten Untersuchung repräsentiert waren.

Ich habe dies deshalb so detailliert ausgeführt, weil sich hieraus auch das Problem der Anwendbarkeit von solchen Risikoindizes zwischen verschiedenen Krankenhäusern aufzeigen läßt. Da jedes Krankenhaus entsprechend seinen spezifischen diagnostischen und therapeutischen Programmen eine spezifische Patientenstruktur aufweist, ist es notwendig, eine Risikocheckliste diesem charakteristischen Unterschied zwischen den einzelnen Kliniken anzupassen, wenn man eine gültige Aussage für verschiedene Kliniken machen will.

Aus diesem Grunde ist eine solche Wertung und Prüfung von Risikochecklisten nur dann von Bedeutung, wenn eine repräsentative Übersicht aller Operationen eines Krankenhauses durchgeführt wird.

Tabelle 2. Regressionskoeffizient b_i, die asymptotische Standardabweichung s_{bi}, Signifikanz P und ihre Priorität k bei der binären und ordinalen logischen Diskriminanz

Prognostische Variablen	Logistische Diskriminanzanalyse							
	Binär				Ordinal			
i Z_i	b_i	s_{bi}	P [%]	k	b_i	s_{bi}	P [%]	k
Voraussichtliche Operationsbedingungen								
1 Dringlichkeit der Operation	1,33	0,57	2,01	9	0,98	0,48	4,21	10
2 Lokalisation des operativen Eingriffs	0,95	0,19	0,01	1	0,95	0,16	0,01	3
3 Alter	1,77	0,54	0,10	6	1,68	0,42	0,01	6
4 Operationsdauer	1,64	0,41	0,01	4	1,83	0,33	0,01	2
5 Körpergewicht	1,12	0,43	0,88	8	0,83	0,32	0,87	9
Kardiozirkulatorische Bedingungen:								
6 Blutdruckwert	1,58	0,39	0,01	3	1,90	0,32	0,01	1
7 Herzleistung	2,90	0,78	0,02	5	3,01	0,63	0,01	5
8 EKG	1,44	0,71	4,23	10	1,86	0,59	0,15	8
9 Myokardinfarkt	0,08	0,29	-	13	0,12	0,16	-	14
10 Lungenfunktion	0,62	0,19	0,12	7	0,55	0,15	0,02	7
Chemische Zusammensetzung des Blutes:								
11 Leberfunktion	0,52	0,83	-	11	0,42	0,59	-	13
12 Nierenfunktion	0,25	1,00	-	14	1,28	0,89	-	11
13 Säure-Basen-Haushalt	0,54	1,14	-	12	0,93	0,91	-	12
14 Hämoglobinwert	3,63	0,87	0,01	2	3,55	0,69	0,01	4
15 Verbrennungsindex	-	-	-	-	-	-	-	-
Abschnitt x_0	21,4	1,75			11,9	1,21		
Abschnitt x_1	-	-			18,8	1,67		
Scalefaktor c	2,17				1,65			

So müssen auch wir unsere Ergebnisse nur im Zusammenhang mit allgemeinchirurgischen, gefäßchirurgischen und neurochirurgischen Eingriffen an unserem Hause sehen.

Somit dürfen folgende Schlußfolgerungen gezogen werden:

Die Risikowahrscheinlichkeit ist das wichtigste Kriterium für eine individuelle prognostische Aussage und für objektive therapeutische Entscheidungen. Es ist notwendig, in der Wertung und Prüfung einer solchen Risikocheckliste die beobachtete Häufigkeitsverteilung zusammen mit der beobachteten Verteilung der Scorewerte aufzuzeigen, um die Güte eines Risikoscores beurteilen zu können.

Die Anwendung der Techniken der Diskriminanzanalyse in der Wertung von solchen Risikochecklisten ist sowohl in der Ausführung der Vorhersage als auch in der Ausführung der Entscheidung erfolgreich. Sie erlaubt, einen einfachen funktionalen Bezug zwischen einer Risikocheckliste und dem zu erwartenden Risiko zu bestätigen.

Jeder Benutzer eines derartigen Systems muß wissen, daß eine absolut zuverlässige Voraussage des Anästhesierisikos nicht möglich ist, und daß die angeführten Klassifikationssysteme in erster Linie die Beurteilung des präoperativen Zustands darstellen und nicht automatisch die Prognose des perioperativen Verlaufs beinhalten.

Literatur

1. Afifi AA, Sacks ST, Liv VY, Weil MH, Schubin H (1971) Accumulative prognostic index for patients with barbiturate, glutethimide and meprobamate intoxication. N Engl J Med 285/27:1497–1502
2. ASA (1963) New classification of physical status. Anesthesiology 24:111
3. ASA (1974) Handbook for delegates. 416–3,2 3
4. Beecher HK, Todd DP (1954) Study of deaths associated with anesthesia and surgery based on study of 599.548 anesthesias. Ann Surg 140:2
5. Boba A, Landmesser CM (1961) Total cardiorespiratory collapse (cardiac arrest). NY J Med 61:2928
6. Clifton BS, Hotten WIT (1963) Deaths associated with anaesthesia. Br J Anaesth 35:250
7. Crandon AJ, Peel KR, Anderson JA, Thompson V, McNicol GP (1980) Prophylaxis of postoperative deep vein thrombosis: Selective use low-dose heparin in high-risk patients. Br Med J II:345–347
8. Crandon AJ, Peel KR, Anderson JA, Thompson V, McNicol GP (1980) Postoperative deep vein thrombosis: Identifying high-risk patients. Br Med J II:343–344
9. Dripps RD, Lamont A, Eckenhoff JE (1961) The role of anesthesia in surgical mortality. JAMA 178:261
10. Edwards G, Mortin HJV, Pask EA, Wylie WD (1956) Deaths associated with anaesthesia. A report of 1.000 cases. Anaesthesia 11:194
11. Goldman L, Derba RN, Caldera L et al. (1977) Multifactorial index of cardiac risk in noncardiac surgical procedures. N Engl J Med 297:845
12. Lutz H (1980) Präoperative Risikoeinschätzung nach objektiven Kriterien. Anästh Intensivther Notfallmed 15:287
13. Lutz H (1982) Risiken der Anaesthesie. Anaesthesist 31:1
14. Lutz H (1983) Präoperative Untersuchungen und Anästhesierisiko. Diagn Intensivther 8:8
15. Lutz H, Klose R, Peter K (1976) Die Problematik der präoperativen Risikoeinstufung. Anästh Inform 7:342
16. Marx GF, Mateo CV, Orkin LR (1973) Computer analysis of post anesthetic death. Anesthesiology 39:54
17. Owens WD, Felts AJ, Spitznagel EL (1978) ASA physical status classifications: A study of consistency of ratings. Anesthesiology 49:239
18. Peter K, Unertl G, Henrich G, Mai N, Brunner F (1980) Das Anästhesierisiko. Anästhesiol Intensivmed Prax 9:240
19. Robinson S (1979) Broken Code – The ASA classification exposed. Anesthesiology 51:180
20. Saklad M (1941) Grading of patients for surgical procedures. Anesthesiology 2:281
21. Titterington DM, Murray GD, Murray LS, Spiegelhalter DJ, Skeene AM, Habbema JDF, Gelpke GJ (1981) Comparison of discrimination techniques applied to a complex date set of head injured patients (with discussion). J R Statist Soc Series A 144/2:145–175
22. Vacanti CJ, Houten RJ van, Hill RC (1970) A statistical analysis of the relationship of physical status to postoperative mortality in 68.388 cases. Anesth Analg (Cleve) 49:564
23. Wassner UJ, Timm J (1976) Zur präoperativen Ermittlung der Wahrscheinlichkeit einer pulmokardialen Insuffizienz nach Lungenresektion. Chirurg 47:602–605

Diskussion

Um eine komprimierte Darstellung der Diskussion zu ermöglichen, ist zu jeder vom Moderator oder vom Auditorium gestellten Frage eine zusammengefaßte Antwort wiedergegeben, die die Aussagen aller an der Diskussion Beteiligten enthält. Es diskutierten: H. Lutz (Mannheim), K. Bonhoeffer (Köln), K. Geiger (Mannheim), P. M. Osswald (Mannheim), K. Peter (München), H.-D. Röher (Marburg), H.-P. Schuster (Hildesheim) und B. E. Strauer (München).

Kardiovaskuläre Erkrankungen

Frage: Muß oder soll vor jeder Anästhesie ein EKG des Patienten vorliegen?

Antwort: Eine EKG-Untersuchung ist präoperativ eine sehr wünschenswerte Maßnahme, die unabhängig vom Alter des Patienten und von der Art des Eingriffs durchgeführt werden sollte. Sie ist neben Auskultation und Perkussion die am wenigsten invasive Untersuchungsmethode. Das EKG läßt Aussagen über Herzrhythmusstörungen, Hypertrophie, Herzbelastung, koronare Minderdurchblutung sowie frische und alte Infarkte zu. Man kann mit ihm kardiale Störungen erkennen, die der Anamnese und der klinischen Untersuchung entgehen. Bei klinisch „gesunden" Patienten deckt das EKG in 2–5%, bei Krankenhauspatienten sogar in 15–20% pathologische Befunde auf. Somit sollte das EKG ein obligater Bestandteil der Voruntersuchung vor Anästhesie und Operation sein. Bei jedem Risikopatienten (welcher Art das Risiko auch immer sei) darf auf das präoperative EKG nicht verzichtet werden.

Der absoluten Forderung nach einer EKG-Untersuchung in jedem Fall konnten sich aber nicht alle Experten anschließen. Bei Kindern und jungen Erwachsenen, deren Anamnese leer ist und die klinisch gesund erscheinen, kann auf das EKG ausnahmsweise verzichtet werden. Dies muß aber eine aktive Entscheidung sein, die besonders dann getroffen werden kann, wenn es sich um kleine operative Eingriffe in peripherer Leitungsanästhesie handelt.

Frage: Wann soll ein Patient vor Anästhesie und Operation digitalisiert werden?

Antwort: Immer dann, wenn eine Indikation zur Digitalisierung unabhängig von Anästhesie und Operation besteht. Digitalisglykoside sollen über ihre positiv inotrope Wirkung die Ventrikelfunktion verbessern. Wenn ein druck- oder volumenbelastetes Herz eine normale Ventrikelfunktion hat, könnte man durch Digitalisglykoside höchstens eine Luxusinotropie produzieren. Dies kann bei koronarer Herzerkrankung schädlich sein. Eine prophylaktische Digitalisierung im Hinblick darauf, daß negativ inotrope

Anästhetika angewendet werden oder perioperativ Komplikationen mit Herzinsuffizienz und Tachykardie auftreten könnten, ist völlig entbehrlich.

Eine Indikation zur Digitalisierung ist die absolute Arrhythmie mit rascher Kammerfrequenz, ebenso die klinisch manifeste Herzinsuffizienz mit Herzvergrößerung, Dyspnoe, Lungenstauung, Nykturie und peripheren Ödemen. Bei vergrößertem Herzen (klinischer Befund, Röntgenaufnahme, Ultraschalluntersuchung) auch ohne Lungenstauung und ohne weitere klinische Zeichen einer Herzinsuffizienz ist eine Digitalisierung sinnvoll. Patienten mit koronarer Herzerkrankung und dem Symptom Dyspnoe sollten digitalisiert werden, wenn keine Kontraindikation dafür besteht.

Vor einer Digitalisanwendung sollte ein Kaliummangel ausgeschlossen werden oder behoben sein, weil sonst die Gefahr besteht, daß Herzrhythmusstörungen durch Digitalisglykoside ausgelöst werden können.

Frage: Bei der präoperativen Untersuchung wird eine bis dahin unbekannte Hypertonie festgestellt. Der Patient soll am nächsten Tag operiert werden. Wie sollen wir uns verhalten?

Antwort: Zunächst sollte sichergestellt sein, daß es sich nicht nur um einen vorübergehend erhöhten Blutdruck beim ängstlichen Patienten handelt. Mehrfache Messungen unter Ruhebedingungen sollten Werte über 160:95 mm Hg (21,5:12,5 kPa) ergeben (Definition der Hypertonie nach WHO).

Ein Wahleingriff muß aufgeschoben werden, um eine Hypertoniediagnostik einzuleiten. Der Hochdruck kann seit vielen Jahren als stummer Risikofaktor bestanden und eine Reihe von Folgeschäden verursacht haben (koronare Herzerkrankung, arterielle Verschlußkrankheit, Nephrosklerose, hypertensive Vasopathie der Gehirnarterien), nach denen geforscht werden sollte.

Hypertensive Phasen mit Blutdruckspitzen können von einem Hypertoniker besser verkraftet werden, wenn Herz und Gehirn nicht vorgeschädigt sind. Die gleichen Blutdruckspitzen können bei dilatiertem Herzen, Aortenaneurysma oder hypertensiven Gefäßveränderungen des Gehirns zu gravierenden Nebenwirkungen führen (akutes Herzversagen, Aortenruptur, zerebrale Blutung).

Auf alle notwendigen Untersuchungen im Rahmen einer detaillierten Hypertoniediagnostik kann hier nicht eingegangen werden.

Frage: Die Diagnostik hat nun ergeben, daß eine essentielle Hypertonie besteht. Mit welchen Medikamenten soll man einen Patienten präoperativ behandeln, und in welchem Zeitraum könnte man den Blutdruck einigermaßen einstellen?

Antwort: Junge Patienten mit ausreichender Ventrikelfunktion wird man mit β-Blokkern behandeln. Bei alten Patienten beginnt man zunächst mit Kalziumantagonisten und versucht Diuretika (Verminderung des extrazellulären funktionellen Flüssigkeitsvolumens, Hypokalie) und β-Blocker (negativ inotrope Wirkung) zu vermeiden. Bei gravierendem Hochdruck (Blutdruckspitzen, Krisen) kann man folgendes Dreistufenprogramm anwenden:

1. Stufe: Nifedipin (Adalat),
2. Stufe: Urapidil (Ebrantil),
3. Stufe: Diazoxid (Hypertonalum).

Nifedipin und Urapidil können oral und parenteral verabreicht werden, Diazoxid liegt als Hypertonalum nur zur intravenösen Injektion vor. Das oral anwendbare Präparat

(Proglycin) dient der Anhebung des Blutzuckers bei Insulinom u.a. Hypoglykämien durch Hemmung der Insulinsekretion. Diese „Nebenwirkung" des Hypertonalum, durch die eine Hyperglykämie induziert werden kann, muß berücksichtigt werden.

Der Zeitbedarf für eine Blutdruckeinstellung hängt von der Schwere der Hypertonie und der Art der Begleiterkrankungen ab. In der Regel wird man 1 Woche brauchen, um einen Hypertoniker mit Fundus hypertonicus und Herzveränderungen ausreichend einzustellen. Ist dies gelungen, so stellt der behandelte Hypertonus kaum noch einen Risikofaktor dar.

Frage: Wann besteht die Indikation, präoperativ einen Schrittmacher zu legen?

Antwort: Sie besteht immer dann, wenn eine Schrittmacherindikation auch unabhängig von Anästhesie und Operation besteht. Beide sind als Risikofaktoren keine Schrittmacherindikationen.

Als positives Beispiel sei angeführt: Ein Patient mit bifaszikulärem Block, Synkopen, Schwindel und Bradykardien braucht einen Schrittmacher. Hat ein Patient mit bifaszikulärem Block im Alltagsleben weder Schwindelanfälle noch Synkopen oder Bradykardien, so wird er auch vor Anästhesie und Operation keinen Schrittmacher bekommen.

Frage: Wie kann man bei einem Patienten mit implantiertem Schrittmacher die Schrittmacherfunktion präoperativ überprüfen? Gibt es hinsichtlich der Schrittmachertypen Vorsichtsmaßnahmen für die Anwendung von Hochfrequenzströmen im Operationssaal?

Antwort: Die Kontrolle der Schrittmacherfunktion ist präoperativ relativ leicht möglich. Dabei genügt in der Regel die Frequenzüberprüfung. Auch bei der Anwendung hochfrequenter Ströme im Operationssaal (Thermokauter) genügt eine kontinuierliche EKG-Überwachung, damit man ein plötzliches Aussetzen der Schrittmacherfunktion sofort sieht. Atropin und Alupent müssen bereitgehalten werden.

Bronchopulmonale Erkrankungen

Frage: Muß oder soll vor jeder Anästhesie eine aktuelle Röntgenaufnahme des Thorax vorliegen?

Antwort: Bei Risikopatienten ist eine Röntgenaufnahme des Thorax obligat, für den „Routinepatienten" ist es wünschenswert, eine Thoraxaufnahme zu haben, unabhängig vom Alter des Patienten und von der Art des chirurgischen Eingriffs. Sie ermöglicht einerseits eine Funktionsbeurteilung des Herzens (Herzgröße, Herzform, Lungenstauung), andererseits erkennt man pathologische Lungenveränderungen, die Anamnese und klinischer Untersuchung entgangen sind. Die Inzidenz solcher Befunde beträgt bei klinisch gesunden Patienten 1,5%. Des weiteren ist es in vielen Fällen notwendig, zur Beurteilung des postoperativen Verlaufs einen Ausgangsbefund zu haben.

Man kann auf eine Röntgenaufnahme verzichten, wenn ein klinisch gesunder, junger Patient sich einem Extremitäteneingriff in peripherer Leitungsanästhesie unterziehen muß. Auch bei Kindern wird in der Regel eine Röntgenaufnahme des Thorax unterbleiben können. Bei jungen Patienten mit dringlichen Eingriffen (Abrasio bei Abort, obere Sprunggelenkfraktur), wenn diese Untersuchung nur im Liegen möglich ist, kann von einer Röntgenaufnahme der Thoraxorgane bei unauffälligem klinischem Befund ebenfalls abgesehen werden. Postoperative Komplikationen sind bei jungen, bis auf das chirurgische Grundleiden gesunden Patienten zwar weniger häufig als bei alten, aber wenn sie auftreten, sind sie in der Regel schwerwiegender. Deshalb sollte man das diagnostische Netz bei jungen Patienten nicht weitmaschiger knüpfen als bei älteren.

Frage: Es wurde vor Anästhesie und Operation ein Rauchverbot von mindestens 1 Woche empfohlen. Welche Begründung gibt es dafür?

Antwort: Das Ziel des Rauchverbots ist es, den Reizzustand der Bronchialschleimhaut zu verbessern. Dadurch soll eine Abnahme des Reizhustens, der Hypersekretion und der Bronchokonstriktion erreicht werden. Chronischer Reizzustand der Schleimhaut und Hypersekretion lassen innerhalb von 1 Woche nach, wenn nicht geraucht wird. Bestehende Lungenveränderungen sind innerhalb dieses Zeitraums durch ein Rauchverbot nicht zu beheben.

Frage: Welche Bronchodilatatoren sollen zur präoperativen Behandlung verwendet werden?

Antwort: Die für den Patienten am besten geeignete Substanzgruppe sollte durch spirometrische Untersuchungen ermittelt werden, da es individuelle Unterschiede gibt. Der eine Patient reagiert besser auf Phosphodiesterasehemmer (Theophyllinderivate), der andere eher auf β_2-Agonisten. Die letzteren sollten, wenn möglich, den Theophyllinpräparaten vorgezogen werden, da ihre arrhythmogene Wirkung in Kombination mit Halothannarkosen geringer ist. Bei Patienten, die mit Theophyllinpräparaten vorbehandelt worden sind, kommt es um so häufiger zu halothanbedingten Rhythmusstörungen, je höher die Theophyllinspiegel im Serum sind. Aus diesem Grund muß bei Patienten, die bis zum Zeitpunkt der Operation mit Theophyllinderivaten behandelt wurden, präoperativ der Serumspiegel bestimmt werden. Bei sehr hohen Serumkonzentrationen ist Enfluran dem Halothan vorzuziehen.

Frage: Welchen Stellenwert haben Antibiotika und Glukokortikoide in der Vorbehandlung bei bronchopulmonalen Erkrankungen?

Antwort: Wenn eine bronchopulmonale Infektion besteht, so muß diese vor Wahleingriffen erfolgreich behandelt sein. Dazu werden Antibiotika nach Keimspektrum eingesetzt.

Glukokortikoide können bei chronisch obstruktiver Lungenerkrankung und Asthma eine deutliche Verbesserung der Lungenfunktion bewirken. Aus diesem Grund sollte bei Patienten mit chronisch obstruktiver Lungenerkrankung und Asthma, bei denen durch Theophyllinpräparate und β-Mimetika keine befriedigende Besserung der Symptomatik zu erreichen ist, der 1- bis 2wöchige Versuch einer Steroidtherapie unternommen werden. Ergibt die spirometrische Kontrolluntersuchung eine deutliche Besserung, so sollte die Steroidtherapie fortgeführt werden. Ist keine Besserung zu verzeichnen, so sollte sie beendet werden. Bei Patienten, die präoperativ eine Steroidmedikation erhielten, ist mit Suppression der Nebennierenrindenfunktion zu rechnen. Daher muß eine perioperative Kortisolsubstitution durchgeführt werden.

Stoffwechsel

Frage: Welche Laborbefunde sollten vor eine Anästhesie vorliegen?

Antwort: Unabhängig vom Alter des Patienten und der Art des Eingriffs sollten bestimmte Befunde routinemäßig erhoben werden. Hierzu gehören Blutzucker, GPT (empfindlicher als GOT), Kreatinin, Elektrolyte (eigentlich ist nur die Bestimmung der Kaliumkonzentration gefordert, die Natriumkonzentration wird aber routinemäßig mitbestimmt), Quick-Wert, PTT sowie ein rotes und weißes Blutbild mit Thrombozyten (aber kein Differentialblutbild).

Diese Untersuchungen sollten *rechtzeitig* vorliegen. Ergeben sich aus Anamnese, klinischer Untersuchung, EKG, Röntgenuntersuchung der Thoraxorgane und Laborbefunden Anzeichen für das Vorliegen einer Störung (Beispiel: Hyperthyreose), kann gezielt danach geforscht werden.

Die Koordination zwischen Chirurgie, Anästhesie und dem an der Voruntersuchung beteiligten Internisten erspart manche Kosten. In großen Kliniken ist es einfacher, einen Patienten einem routinemäßigen Untersuchungsgang zu unterziehen, kleineren Kliniken sind durch organisatorischen Aufwand und Kosten unter Umständen Beschränkungen auferlegt.

Frage: Welchen Stellenwert hat die Reduzierung der enteralen Ammoniakaufnahme, und welche Möglichkeiten bestehen dafür?

Antwort: Bei Patienten mit fortgeschrittener Leberinsuffizienz und Zeichen der hepatischen Enzephalopathie ist die präoperative Anwendung darmwirksamer, nicht resorbierbarer Antibiotika sehr nützlich.

Frage: Wie behandelt man einen Diabetiker in der perioperativen Phase?

Antwort: Beim Diabetiker, der mit oralen Antidiabetika eingestellt ist, läßt man am Operationstag die Tabletten weg und kontrolliert den Blutzucker regelmäßig. Ist er nicht vernünftig eingestellt, so sollte man einen Wahleingriff aufschieben und den Patienten besser behandeln.

Für den insulinpflichtigen Diabetiker werden 3 verschiedene Behandlungsschemata empfohlen:

Schema 1: Der Patient bekommt die halbe Dosis desjenigen Insulins, welches er morgens üblicherweise spritzt (Depot- oder Mischinsulin). Gleichzeitig beginnt die Infusion einer glukose- und elektrolythaltigen Lösung (Beispiel: perioperative Infusionslösung mit 5% Glukose, 100 mmol Na^+/1 und 20 mmol K^+/1; eine Halbelektrolytlösung mit 5%igem Glukoseanteil und Kaliumzusatz ist ebenfalls geeignet).

Schema 2: Da der Patient am Operationstag auf alle Fälle Infusionen bekommt, wird Altinsulin kontinuierlich infundiert. In der Regel genügen 1–2 IE/h, wenn die Infusionslösungen kohlenhydrathaltig sind. Bei Verwendung von Ringer-Laktatlösung kommt man häufig sogar ohne Insulin aus. Es ist wichtig, daß das Insulin (Infusionspumpe) einer schneller laufenden Begleitinfusion (z.B. Ringer-Laktatlösung) im Nebenschluß zugesetzt wird.

Schema 3: Man bestimmt regelmäßig den Blutzucker und injiziert je nach Plasmaglukosekonzentration kleine Mengen Altinsulin i.v. oder i.m. (nicht subkutan).

Alle 3 Schemata sind gleich gut geeignet, vorausgesetzt alle Beteiligten (Internisten, Anästhesisten und Chirurgen) folgen dem gleichen Schema.

Frage: Wann ist ein Diabetiker gut oder schlecht eingestellt?

Antwort: Hier darf nicht nur die Plasmaglukosekonzentration betrachtet werden. Ein Diabetiker ist gut eingestellt, wenn der Blutzucker im Tagesprofil normale bis leicht erhöhte Werte aufweist (Werte zwischen 200 und 250 mg/dl, entsprechend 11 und 14 mmol/l sind tolerabel, 250 mg/dl, entsprechend 14 mmol/l sollten nicht überschritten werden), und wenn weder osmotische Diurese noch Störungen im Wasser-Elektrolyt- und Säure-Basen-Status bestehen. Bei Blutzuckerwerten über 250 mg/dl (14 mmol/l) muß man sich ein Urteil über gute oder schlechte Einstellung anhand von Flüssigkeitsstatus, Kaliumhaushalt und Säure-Basen-Status bilden. Schlecht eingestellt ist ein Patient mit nicht tolerablen Blutzuckerwerten, Dehydratation, osmotischer Diurese, Kaliummangel und Neigung zu metabolischer Azidose.

Frage: Welchen Stellenwert hat die Bestimmung des glykolysierten Hämoglobins zur Beurteilung der Einstellung eines Diabetikers?

Antwort: Sie gibt Aufschluß darüber, wie hoch der Blutzucker in einem längeren Zeitraum war. Der Stellenwert dieser Untersuchung zur Beurteilung des perioperativen Risikos ist nicht sehr hoch. Man kann aber vermuten, daß die Blutzuckereinstellung in der perioperativen Phase Schwierigkeiten bereitet, wenn der Blutzucker bei dem Patienten in der Vergangenheit schlecht eingestellt war.

Frage: Vielerorts gilt die Regel, daß ein Diabetiker zu Beginn des Operationsprogramms operiert werden soll. Ist diese Auffassung richtig?

Antwort: Bei guter Einstellung und optimaler Betreuung am Operationstag ist es gleichgültig, ob der Patient früh oder spät operiert wird. Man kann sich ohne weiteres auch beim Diabetiker nach hygienischen Gesichtspunkten richten (Strumaresektion beim Nichtdiabetiker vor Cholezystektomie beim Diabetiker). Bei Patienten, die lange warten müssen („septische" Eingriffe, z.B. Amputationen einer gangränösen Extremität), und die einem „Insulinschema" unterworfen werden, sollte der Blutzucker bis zum Operationsbeginn regelmäßig kontrolliert werden.

Frage: Welchen Stellenwert haben die Symptome Hypo- und Hyperkaliämie bzw. die Zustände Kaliummangel und Kaliumüberschuß für einen operativen Eingriff?

Antwort: Das Serumkalium sollte zwischen 3,5 und 5 mmol/l liegen. Beim digitalisierten Patienten sollten zur Vermeidung von Rhythmusstörungen Werte zwischen 4 und 5 mmol/l angestrebt werden. Nicht jede Hypokaliämie bedeutet auch Kaliummangel (Beispiel: Hypokaliämie bei hohem Sympathikotonus, Streßhypokaliämie). Ein Kaliummangel, der wiederum nicht immer mit einer Hypokaliämie einhergeht, muß vor einem Wahleingriff substituiert werden. Vor dringlichen Eingriffen wird Kalium kontinuierlich infundiert. Dies kann präoperativ beginnen und wird intraoperativ fortgesetzt. Eine Infusionsrate von 0,2 mmol K^+/kg und Stunde sollte nicht überschritten werden. Eine EKG-Überwachung und regelmäßige Kontrollen des Serumkaliums sind empfehlenswert. Eine schnelle Normalisierung wird nicht angestrebt, da eine Hypokalie in der Regel langsam entstanden ist (Diuretikatherapie, Laxanzienabusus). Eine zu schnelle Normalisierung bedeutet schon wieder eine Instabilität.

Es gilt die Faustregel: Ein Kaliummangel, der sich innerhalb von Tagen bis Wochen entwickelt hat, wird innerhalb von Tagen substituiert. Die intravenöse Kaliumsubstitution erfolgt mit Kaliumchlorid (Kalium-Magnesium-Asparaginat kann ebenfalls verwendet werden, hat aber keine Vorteile). Die entsprechenden Konzentrate können jeder Infusionslösung zugesetzt werden. Am besten nimmt man die zur perioperativen Infusionstherapie verwendeten Lösungen. Ein Glukose-Insulin-Zusatz zur schnelleren zellulären Aufnahme ist entbehrlich.

Eine Hyperkaliämie ist seltener und kommt v.a. bei akutem und chronischem Nierenversagen vor. Ist die Hyperkaliämie kritisch, so muß die Operation aufgeschoben werden, bis das Serumkalium normalisiert ist. „Kritisch" bezeichnet keine bestimmte Konzentration, sondern ausschlaggebend ist die Geschwindigkeit des Konzentrationsanstiegs. So ist eine Kaliumkonzentration von 7,5 mmol/l im Rahmen von nekrotisierender Pankreatitis mit akutem Nierenversagen kritisch und lebensbedrohlich, bei einem Patienten mit chronischer Niereninsuffizienz in der Regel aber nicht.

Die Senkung eines erhöhten Serumkaliums erfolgt durch die Hämodialyse. Akute und „kritische" Hyperkaliämien müssen sofort beseitigt werden. Hier eignen sich folgende Behandlungsschemata:

1. 20 ml 10%ige Kalziumglukonatlösung i.v.,
2. 40 ml einer 9%igen(!) NaCl-Lösung zusammen mit 20–40 mg Furosemid i.v.

Eine Glukose-Insulin-Infusion (500 ml 20%ige Glukose, Zusatz von 24 I.E. Altinsulin) senkt ein erhöhtes Serumkalium innerhalb von Stunden. Der Effekt ist aber sehr unterschiedlich.

Frage: Muß man eine renale Azidose vor einem operativen Eingriff (Shuntanlage) korrigieren?

Antwort: Die Azidose des niereninsuffizienten Patienten ist fast nicht zu korrigieren. Man sollte in dieser Hinsicht keine großen Anstrengungen machen. Die Patienten sind an ihre Azidose adaptiert. Wenn man sie rasch in den „Normbereich" bringen will, macht man sie instabiler, als sie es vorher waren.

Frage: Arginin-HCl zur Korrektur einer Alkalose ist in letzter Zeit in Verruf gekommen. Wie wird eine metabolische Alkalose heute korrigiert?

Antwort: Man nimmt Salzsäurekonzentrate, die verdünnt werden, z.B. 50 ml Elektrolytkonzentrat Salzsäure 7,25% (Fa. Drobena) zu 450 ml Aqua bidestillata (Osmolalität der Lösung 400 mosm/l). Bei leichteren metabolischen Alkalosen, besonders wenn sie mit einer Hypochlorämie einhergehen, genügt oft die Infusion von isotoner NaCl-Lösung.

Frage: Wann können Regionalanästhesien, besonders rückenmarksnahe Verfahren, durchgeführt werden, wenn bei einem Patienten Gerinnungsstörungen bestehen oder Antikoagulanzien angewendet werden?

Antwort: Zunächst sollte die Indikation zur Anwendung einer rückenmarksnahen Leitungsanästhesie streng gestellt werden. Der Quick-Wert sollte 50% betragen, PTT und TZ sollten im Referenzbereich liegen, die Thrombozytenzahl sollte – bei normaler Thrombozytenfunktion – über $100000 \cdot \mu l^{-1}$ liegen. Urämiker haben häufig eine Thrombozytenfunktionsstörung, nach der gezielt gefahndet werden muß (Thrombelastogramm).

Präoperative Vorbehandlung

Frage: In der Literatur wird empfohlen, trizyklische Neuroleptika und Antidepressiva, wie auch MAO-Hemmer längere Zeit vor einem operativen Eingriff (ca. 14 Tage) abzusetzen. Lithiumsalze sollten 24 h vorher abgesetzt werden. Nun besteht aber bei allen Patienten, die solche Medikamente einnehmen, eine entsprechende Indikation (Depression, Schizophrenie u.a.). Sind diese Empfehlungen heute noch haltbar?

Antwort: Diese Empfehlungen, die allerdings zahlreich sind, wurden wohl mehr aus theoretischen Erwägungen gemacht. Wie bei anderen Medikamenten (Antihypertonika, β-Blocker) kann man vertreten, Neuroleptika, Antidepressiva, Parkinson-Medikamente bis zur Operation einnehmen zu lassen und die Anästhesie darauf einzurichten.

Frage: Wie steht es mit Kalziumantagonisten, sollte man sie absetzen oder nicht?

Antwort: Ein Patient, der mit Kalziumantagonisten eingestellt ist, sollte sie perioperativ weiterbekommen (enteral oder parenteral). Patienten mit hypertrophischer Kardiomyopathie erhielten 160 mg Nifedipin/Tag, ohne daß Zeichen einer Herzinsuffizienz auftraten (Strauer). Das gilt auch für höhere Dosen an Verapamil (80–600 mg/Tag).

Die Kombination von β-Blockern und Kalziumantagonisten vom Verapamiltyp kann allerdings sehr gefährlich sein. Die Kombination eines β-Blockers mit einem Kalziumantagonisten vom Nifedipintyp im Rahmen der Behandlung einer koronaren Herzerkrankung kann sinnvoll sein.

Frage: Wie wird ein Patient mit Phäochromozytom präoperativ vorbehandelt?

Antwort: Ist die Diagnose „Phäochromozytom“ gestellt (Anamnese, Vanillinmandelsäure- und Gesamtkatecholaminausscheidung im Urin, Katecholaminkonzentration im Plasma) sollte eine α-Blockade mit Phenoxybenzamin (Dibenzyran) schon vor einer invasiven Diagnostik begonnen werden. Sie muß bis zur Operation vollständig sein. Behandlungsdauer und Steigerung der Phenoxybenzamintagesdosis richten sich nach dem Ansprechen des Patienten. Man beginnt mit 20 mg/Tag und steigert so lange (jeweils 10–20 mg/Tag), bis Kreislaufstabilität bei normalen Blutdruckwerten erreicht ist. Es können Tagesdosen von 200 mg und darüber notwendig sein. Da sich durch diese Behandlung intravasales und funktionelles extrazelluläres Flüssigkeitsvolumen vergrößern, ist auf eine ausreichende Flüssigkeitszufuhr zu achten.

Machen Tachykardien eine β-Blockade notwendig, beginnt diese erst nach erfolgreicher α-Blockade, da sonst hypertensive Krisen mit Bradykardie drohen.

Frage: Wie wird ein Patient mit Hyperthyreose zur Operation vorbehandelt?

Antwort: Bei dem klinischen Befund „Hyperthyreose“ muß man folgende Schilddrüsenveränderungen unterscheiden: Hyperthyreose bei Morbus Basedow, dekompensiertes (toxisches) autonomes Adenom und diffuse Autonomie mit Hyperthyreose.

Die Behandlung der Hyperthyreose beginnt ambulant. Bei allen 3 Krankheitsbildern gibt es gemeinsame Behandlungsrichtlinien:

1. Thyreostatische Therapie mit Thiamazol (2mal 20 mg/Tag) oder Carbimazol (2mal 10 mg/Tag). Die Dosierung kann, wenn nötig, auf das Doppelte gesteigert werden. Die Synthesehemmung der Schilddrüsenhormone beginnt sofort. Es dauert aber 2–3 Wochen, bis sich eine ausgeprägte klinische Symptomatik gebessert hat. Wenn nötig, kann die thyreostatische Therapie durch folgende Adjuvanzien ergänzt werden:
2. β-Blocker (z.B. Propranolol 3mal 40 mg/Tag, aber auch andere Präparate können verwendet werden). β-Blocker werden bei ausgeprägter kardialer Symptomatik eingesetzt.
3. Diazepam (2, 2,10 mg/Tag, bei Bedarf mehr). Festsetzung des Operationstermins (Strumaresektion oder extrathyreoidaler Wahleingriff) und stationäre Aufnahme erfolgen erst bei stabiler euthyreoter Stoffwechsellage.
4. Nur bei der Basedow-Struma (nicht bei autonomem Adenom oder diffuser Autonomie) wird präoperativ 3–4 Tage eine hochdosierte Jodtherapie durchgeführt (z.B. Proloniumjodid, Endojodin, 2- bis 3mal 400 mg/Tag, entsprechend 470 - 700 mg Jod/Tag). Proloniumjodid hemmt die Freisetzung von Thyroxin aus dem Kolloid durch Hemmung der entsprechenden Proteinasen. Ist eine kürzere Vorbereitungszeit bei dringend indiziertem extrathyreoidalem Eingriff nicht zu umgehen, so beginnt man ebenfalls mit Thyreostatika und gibt nach einer Woche β-Blocker und ein Benzodiazepin dazu. Damit gelingt es meist, die hyperthyreose Symptomatik in den Griff zu bekommen, wenn T_4 und T_3 im Serum auch noch erhöht sein können.

Schlußwort (H. Lutz)

Es wird niemals möglich sein, das Risiko eines operativen Eingriffs mit absoluter Sicherheit vorauszusagen.

Es wird auch nicht möglich sein, durch Vorbereitungsmaßnahmen alle Risiken auszuschließen, weil zumindest Komplikationen durch menschliches Versagen immer wieder auftreten werden.

Voraussagen über das Anästhesie- und Operationsrisiko eines bestimmten Patienten bleiben deshalb Wahrscheinlichkeitsvoraussagen. Diese Tatsache sollte man berücksichtigen, wenn man sich mit dem Gedanken trägt, eine Anästhesie bei einem Patienten zu verweigern, der dringlich operiert werden muß.

II Anästhesieverfahren und Monitoring

Die Kombinationsnarkose

W. Dick, B. Eberle, V. Kaczmarczyk und R. Kiefer-Land

Siepmann [107] hat 1980 unter der Überschrift „Wodurch gefährdet die Anästhesie?“ das Risiko der Anästhesie im wesentlichen in der Gefahr eines Herz-Kreislauf-Versagens, einer zentralen oder peripheren Atemlähmung sowie in einigen weniger imposanten Komplikationen (anaphylaktoide Reaktionen, maligne Hyperthermie sowie Leber- und Nierenschäden) zusammengefaßt. Am Ende seines Beitrags beantwortet er die Frage „Wie läßt sich die Anästhesie für den Patienten noch sicherer machen?“ mit einschlägig bekannten Faktoren wie präoperative Befunderhebung und Vorbereitung, postoperative Überwachung, Ausbildung der Anästhesisten, Dokumentation, zentrale Erfassung aller Zwischenfälle etc. Dem könnte man entnehmen, daß die Rolle der Anästhesie selbst verhältnismäßig bescheiden ist, wie dies Falke [39] auch für die Anästhesie bei respiratorischen Risikopatienten formuliert hat.

Zum Begriff des Risikopatienten ließe sich terminologisch zwanglos und didaktisch optimal der Begriff der balancierten Anästhesie zuordnen, denn dieser bringt zum Ausdruck, daß nur ein ausgewogenes Verhältnis der verschiedensten Substanzen den Erfordernissen des Risikopatienten in vollem Umfang Rechnung tragen kann. Man versteht allerdings unter dem Begriff der balancierten Anästhesie etwas Weitergehenderes als unter dem der Kombinationsnarkose, und zwar insofern, als auch z.B. Katecholamine, Nitropräparate, β-Blocker etc. mit unter diesem Begriff zusammengefaßt werden. Wenn wir also versuchen, die Prinzipien der Kombinationsnarkose beim Risikopatienten darzustellen, so verstehen wir darunter stets auch den Begriff der ausgewogenen Kombination und Anwendung der verschiedenen Anästhetika und Anästhesieadjuvanzien im extensiven Sinne der balancierten Anästhesie. Wir möchten uns darauf beschränken, diejenigen Substanzen und Substanzkombinationen zusammenzustellen, die mit Hilfe harter Daten als gesichert erscheinen können. Sie werden jedoch bald sehen, wie schwierig ein solches Unterfangen ist und wie wenig an gesicherten Fakten letztlich übrigbleibt.

Unter *Risikopatienten* verstehen wir Patienten mit Herz-Kreislauf-Erkrankungen und Erkrankungen der Atemfunktion, mit hämatologischen, gastrointestinalen, metabolisch-endokrinen Erkrankungen, mit Leber- und Nierenstörungen sowie Störungen der zentralnervösen und neuromuskulären Funktionen. Stichworte dazu sind koronare Herzerkrankung, Hypertonus, durchgemachter Myokardinfarkt – mit und ohne Myokardinsuffizienz –, erworbene und angeborene Klappenfehler, Asthma bronchiale, schwere Anämie, gastrointestinale Blutungen, Diabetes, Adipositas, Leber- und Nierenversagen, der Patient mit Schädel-Hirn-Trauma oder mit Hirntumor, der Patient mit Myasthenia gravis u.v.a.m.

Risikopatienten sind jedoch auch solche mit Intoxikationen, geriatrische Patienten ebenso wie Neu- und Frühgeborene, Schwangere außerhalb und unter der Geburt mit der Problematik der Anästhesie bei 2 Individuen zur gleichen Zeit, Patienten mit Fehlbildungen und die große Zahl sog. „Notfallpatienten". Zumindest bei dieser Gruppe summieren sich die verschiedensten der zuvor genannten manifesten Organstörungen.

Zu Risikopatienten werden schließlich solche Patienten, die aus operationstechnischen Gründen in Seiten- oder Bauchlage oder gar in sitzender Position operiert werden müssen, Patienten unter verschiedenen urologischen Bedingungen, sog. „medizierte" Patienten, und etwa solche, die sich dem „einfachen" Eingriff einer Laparoskopie unterziehen müssen mit Kopftieflagerung und Füllung des Abdomens mit hohen CO_2-Mengen.

Das Paradebeispiel eines sog. „polymorbiden" Risikopatienten ist ein Patient mit Adipositas jenseits eines Zuschlags von 30% zum normalen Körpergewicht. Er bietet Besonderheiten der Sauerstoffaufnahme und CO_2-Produktion, Störungen des Ventilations-Perfusions-Verhältnisses, Intubationsprobleme, Regurgitationsrisiken infolge häufig bestehender Hiatushernien, leidet an Hypertonus und koronarer Herzerkrankung, erschwert technisch die Venenpunktion, hat ein erhöhtes Thromboembolierisiko; er präsentiert Unklarheiten über die Dosierung der Medikamente, die Bemessung des Beatmungsvolumens, die Einstellung der inspiratorischen Sauerstoffkonzentration, Probleme, die noch dadurch aggraviert werden, daß der Patient gegebenenfalls einer reduzierenden Diät unterworfen wurde oder einen Diabetes aufweist. Sein postoperatives Schicksal ist vielfach gekennzeichnet durch Lungenversagen, Thrombose, Embolie und verlängerten Überhang der Narkose- und adjuvierenden Substanzen.

Anästhesie beim respiratorischen Risikopatienten

Versuchen wir zunächst, die Prinzipien der Kombinationsanästhesie für solche Patienten zusammenzutragen, deren Risiken besonders im respiratorischen Bereich liegen [1, 2, 22, 25, 26, 39, 42, 44, 75, 78, 123]. Nach Cheney [25] bedeutet dies: Anästhesie bei ARDS, Stauungslunge und Lungenödem, Asthma bronchiale und chronisch obstruktiver Lungenerkrankung, Lungenabszessen und Lungentumoren.

Der Patient mit ARDS, Stauungslunge oder Lungenödem ist in der Regel bereits in intensivmedizinischer Behandlung und dürfte beatmet sein. Die Anästhesie eines solchen Patienten gestaltet sich insofern einfach, als die vorbestehende Sauerstoffkonzentration beibehalten und der Intensivtherapierespirator auch zur Anästhesie verwendet wird. Benzodiazepine und Fentanyl dürften neben den möglichen N_2O-Konzentrationen die Mittel der Wahl sein, PEEP-Beatmung, adäquate Volumensubstitution, Relaxation mit Pancuronium entsprechen den Erfordernissen. Von der Inhalationsanästhesie nehmen nicht wenige Kliniker deshalb Abstand, weil alle Inhalationsanästhetika den pulmonalen Hypoxieschutzreflex aufheben sollen. Während vor ihrer Anwendung in den schlecht ventilierten Lungenarealen auch eine reduzierte Durchblutung stattfand, die den arteriellen pO_2 in akzeptablen Grenzen hielt, kann die Applikation der Inhalationsanästhetika diesen Schutz aufheben und zu einer erhöhten Perfusion schlecht ventilierter Lungenareale führen und damit zu einer ausgeprägten Hypoxie infolge Anstieg des Shunts.

Auch die Anästhesie beim Asthmatiker bietet keine allzu großen Probleme bei der Auswahl der entsprechenden Anästhesiemittel und Adjuvanzien. Entscheidend ist eine tiefe Prämedikation sowie die Beibehaltung der Basismedikation (etwa mit Aminophyllinderivaten, β-Sympathikomimetika etc.). Die Wirkung dieser Substanzen wird unterstützt durch Atropin, das zu einer deutlichen Minderung der bronchialen Widerstände führt, zumal einige der Basismedikationspräparate Atropinabkömmlinge sind. Diskutiert wird zusätzlich die Applikation von H_1- und H_2-Blockern. Diazepam oder ein anderes Benzodiazepin in mäßiger Dosierung ergänzt die Prämedikation.

Bei der Narkoseeinleitung sollte man es sich zum Prinzip machen, nur Substanzen zu verwenden, die voraussichtlich kein Histamin freisetzen und die ein möglichst angenehmes Einschlafen erwarten lassen. Zugleich ist es günstig, Substanzen auszuwählen, die über eine Katecholaminfreisetzung zu einer weiteren Bronchodilatation beitragen können. So ist Ketamin in Kombination etwa mit einem Inhalationsanästhetikum das Mittel der ersten Wahl, gefolgt von Etomidat, den Benzodiazepinen (insbesondere Midazolam) und mit weitem Abstand - wenn überhaupt - den N-methylierten Barbituraten (z.B. Methohexital) oder gar Thiobarbituraten (z.B. Thiopental), von denen zumindest die letztere Gruppe aus der Einleitungspraxis besser entfallen sollte. Sie als obsolet zu erklären, ist deshalb nicht gerechtfertigt, weil zahlreiche namhafte Kliniker seit Jahren beide Präparate trotzdem ohne Probleme zur Einleitung des Asthmatikers verwenden. Eine ausreichende Narkosetiefe ist dann allerdings ebenso wie bei den anderen Substanzen erforderlich. Dies kann erreicht werden, indem zusätzlich Xylocain örtlich oder systemisch und Fentanyl in geringer Dosierung zur Narkoseeinleitung appliziert wird.

Wenngleich Halothan seit langem das Inhalationsanästhetikum der Wahl ist, sollte überlegt werden, ob nicht Enfluran oder Isofluran zumindest gleichwertig, wenn nicht gar überlegen sind, weil ihre Interferenz mit Wirkungen der Basismedikation (Arrhythmiehäufigkeit unter Aminophyllinmedikation und β-Mimetika) deutlich geringer ist als etwa bei Halothan [25, 122]. Die Extubation des Asthmatikers sollte entweder in tiefer Anästhesie oder in leichter Narkose mit örtlicher Xylocainanwendung am Kehlkopf bzw. Applikation von 1 mg/kg Xylocain i.v. erfolgen, um eine erneute Irritation des respiratorischen Systems zu vermeiden.

Die Anästhesie beim Patienten mit chronisch obstruktiver Lungenerkrankung entspricht im Prinzip der beim Asthmatiker, denn 90% der pulmonalen Risikopatienten sind Patienten mit chronisch obstruktiven Ventilationsstörungen [16], wenngleich hier gelegentlich ausgeprägtere hämodynamische Probleme im Spiel sind. Falke [39] hat die Kriterien zur Narkosebeatmung des respiratorischen Risikopatienten wie folgt zusammengefaßt: niedriger inspiratorischer Flow, hohes Atemzugvolumen (10-15 ml/kg), niedrige Atemfrequenz (10-15 min^{-1}), Plateau, positiv endexspiratorischer Druck, evtl. exspiratorischer Widerstand. Cave: O_2-N_2O-Luft bei Emphysemblasen.

Winter [122] weist nachdrücklich auf das Risiko von Lachgas und Luft während der Narkoseein- und -ausleitung hin, das beim Patienten mit chronisch obstruktiver Lungenerkrankung gelegentlich zu einer Emphysemblasenruptur führen könne.

Folgt man den verschiedenen Autoren und ihren Befunden hinsichtlich der Nebenwirkungen der einschlägigen Substanzen beim respiratorischen Risikopatienten [1, 2, 22, 25, 26, 39, 42, 44, 75, 78], so führen die Inhalationsanästhetika zu Hypoxie und Atemdepression, zur Behinderung der Ziliarfunktion und einem erhöhten Infektionsrisiko; Atropin zum Anstieg der Totraumventilation um ca. 25%, Diazepam zur Dyspnoe, Opiate, Barbiturate, Ketamin und Benzodiazepine zur Atemdepression, Phenothiazine zur Histaminliberation und Etomidat zur Erhöhung der pulmonalen Widerstände. Beruhigenderweise machen namhafte Autoren [35, 42, 44] darauf aufmerksam, daß die Wirkung der Inhalationsanästhetika auf den Surfactant und den pulmonalen Hypoxiereflex nicht überbewertet werden darf, daß die Benzodiazepine in gleichem Ausmaß bei äquivalenter Dosierung atemdepressiv wirken, ihre Anwendung letztlich also von der erstrebten Wirkungsdauer abhängig gemacht werden muß.

Die Gefährdung durch Seiten- oder Bauchlage ist nach Burchardi [22] etwa gleich groß, indem die Compliance absinkt, die funktionelle Residualkapazität ansteigt, der Gasaustausch jedoch bei Beatmung nicht beeinträchtigt wird.

Zusammenfassend ist folgendes festzuhalten: Die Kurznarkose beim respiratorischen Risikopatienten sollte durch eine adäquate Voruntersuchung und Vorbehandlung vorbereitet sein. Bei kurzdauernden Eingriffen sollte der Patient mit einem der kurzwirksamen Benzodiazepine prämediziert (z.B. Diazepam), die Narkose mit Ketamin oder Etomidat eingeleitet (wenig Fentanyl), mit Inhalationsanästhetika supplementiert und die Ventilation durch assistierte Beatmung sichergestellt werden. So wenig Relaxanzien und Opiate wie möglich senken das Risiko weiter [15].

Bei länger dauernden Eingriffen ist eine adäquate Prämedikation im oben dargestellten Sinne ebenso entscheidend. Die Anästhesie wird mit Benzodiazepinen und wenig Opiaten eingeleitet, mit Inhalationsanästhetika und z.B. Pancuronium oder Norcuron unter Intubation und Beatmung fortgeführt werden, wobei gelegentlich β-Sympathikomimetika und Steroide erforderlich werden. Bei langdauernden Anästhesien ist eine adäquate Klimatisierung der Beatmungsluft von essentieller Bedeutung.

Antagonisten wie Naloxon oder Mestinon sind in der Lage, respiratorische Depressionen in der postoperativen Phase aufzuheben. Ihre Wirkung ist jedoch teilweise zeitlich limitiert, nicht zuverlässig und nicht risikolos, etwa bei zusätzlich hämodynamisch geschädigten Patienten. Sie sollte beim Asthmatiker eher vermieden werden.

Wenn schon nach Falke [39] unter normalen Bedingungen der nichtgeschädigte Patient eine Einschränkung der funktionellen Residualkapazität, der Lungencompliance und einen Anstieg des intrapulmonalen Shunts erleidet, so ist es die vornehmste Aufgabe der Anästhesie beim Risikopatienten, das Ausmaß dieser Schädigung zu begrenzen. Dabei spielt die Kombination der Anästhesiesubstanzen eine eher untergeordnete Rolle. Einer Spontanatmung sollte ein respiratorischer Risikopatient allerdings niemals überlassen werden [26, 44].

Der kardiovaskuläre Risikopatient

Kritische Phasen der Anästhesie beim kardiovaskulären Risikopatienten sind u.a. die des invasiven Monitorings vor der Anästhesie, vorzugsweise aber die Phasen der Laryngoskopie und endotrachealen Intubation, die der Hautinzision und im weiteren Verlauf solche, die der Operateur initiiert, an denen sich Eignung und Nichteignung der Anästhesiekombinationen messen lassen [8, 9, 11, 19, 32, 41, 45, 50, 59, 63, 69, 70, 71, 74, 81, 85, 86, 93, 96, 118, 119, 124]. Die Vorschläge optimaler Kombinationen zur Narkoseeinleitung, die den Katecholaminanstieg und damit auch hämodynamische Reaktionen während der Laryngoskopie und Intubation verhindern sollen, sind vielfältig. Sie sind schon deshalb mit Zurückhaltung zu betrachten, weil sie so zahlreich sind; offenbar existiert keine verläßliche präventive Methode. Dies ist auch deshalb nicht verwunderlich, weil derartig kritische Phasen nicht nur durch Katecholamine, sondern offensichtlich durch Histamin und durch eine Reihe metabolischer Reaktionen geprägt werden.

Übersicht über mögliche Kombinationen zur Verhinderung hämodynamischer Reaktionen bei Laryngoskopie und Intubation (streßarme Anästhesieeinleitung).

Basismedikation und Prämedikation, Präoxygenierung/Präkurarisierung:

1. Diazepam, Morphin, Halothan, Enfluran, Isofluran
2. Barbiturate, O_2, N_2O, Halothan, Enfluran, Isofluran
3. Fentanyl, Norcuron;
4. Norcuron, Thiobarbiturate;
5. Etomidat, Morphin/Piritramid;
6. Thiopental, Fentanyl, N_2O, Diazepam, Fentanyl, N_2O;
7. OTA, Fentanyl;
8. a) Enfluran, (50% N_2O);
   b) Halothan (50% N_2O);
9. Na-Nitroprussid;
10. Propranolol;
11. Sonstige.

Interessant sind allerdings Untersuchungsergebnisse von Stölting [111, 112], denen zufolge der Blutdruckanstieg deutlich von der Dauer der Laryngoskopie abhängig ist. So konnte er messen, daß ein Blutdruckanstieg von 18 mm Hg bis zu einer Laryngoskopiedauer von 15 s erfolgt, bei 30 s stieg der Blutdruck bereits um das Doppelte an, nach 45 s um 36 mm Hg, und erst bei 60 s erfolgte eine Angleichung der Reaktionen. Alle einschlägigen Autoren sind sich darin einig, daß die Prinzipien der Anästhesie beim kardiovaskulären Risikopatienten in einer adäquaten Prämedikation inkl. Beibehaltung der Basismedikation bis zum Operationstag, einer adäquaten Präoxygenierung und einer Prävention von hypo- und hypertonen Reaktionen sowie Tachykardie bestehen. Dunbar [36] empfiehlt, das RPP unter 10-12000 zu halten [72, 89, 90, 91, 102]. Außerdem werden auch Analgesie, Normovolämie und Normoventilation genannt.

Um diesen Prinzipien nachkommen zu können, ist ein kurzer Blick auf die hämodynamischen Reaktionen der Einzelsubstanzen wie deren Kombinationen erforderlich. Einen eigenen Platz nehmen in diesem Konzept Substanzen der Basismedikation ein.

Viel ist den Barbituraten nachgesagt worden, aber in niedriger Dosierung und langsam appliziert lassen sie sich auch beim kardialen Risikopatienten ohne Schaden verwenden [16, 73, 104, 112, 116]. Die meisten Autoren empfehlen jedoch wegen der nur geringen Einschlaftiefe bei oberflächlicher Dosierung den Zusatz ergänzender Substanzen, besonders im Hinblick auf die unmittelbar bevorstehende streßreiche Phase der endotrachealen Intubation. Krebs [65] macht darauf aufmerksam, daß Barbiturate bei langsamer Injektion auch beim Risikopatienten unbedenklich sind und daß eher die flache Narkose ein Risiko bedeutet.

Norcuron, vor einem Thiobarbiturat injiziert, wird als gute Kombination beim Risikopatienten beschrieben. Tammisto [6, 113] verwendet im Rahmen seiner Studien zur balancierten Anästhesie zwischen 0,5 und 1 μg/kg Fentanyl sowie N_2O, andere zwischen 8 und 10 μg/kg (s. Übersicht), Stölting [111] 2 mg/kg Succinylcholin und

Barbituratkombinationen beim kardiovaskulären Risikopatienten:		
Thiopental	und	*Fentanyl*
2–3 mg/kg		1–0,5 μg/kg [113]
5 mg/kg		5 μg/kg [28, 31]
6 mg/kg		8 μg/kg [73]
3 mg/kg		10 μg/kg [104]
3 mg/kg		Na-Nitroprussid oder Xylocain bzw. 2 mg/kg Succinylcholin [112]

1 mg/kg Lidocain bzw. 1 μg/kg Natriumnitroprussid 15 s vor der endotrachealen Intubation.

Bergmann [14] weist darauf hin, daß der hämodynamisch negative Einfluß der Barbiturate durch die kardiostimulierenden Eigenschaften niedriger Ketamindosen evtl. stablisiert werden könnte.

Andere Autoren bevorzugen die Benzodiazepine und deren verschiedene Kombinationen mit Analgetika. Anstelle des bis heute üblichen Begriffs der Valiumkombinationsnarkose (VKN) sollte eher von der Benzodiazepinkombinationsnarkose (BKN) gesprochen werden. In Abhängigkeit von der Dauer des geplanten Eingriffs können Flunitrazepam [105], Diazepam, Lormetazepam bzw. Midazolam in adäquaten Dosierungen eingesetzt werden. Empfohlene Kombinationspräparate sind Fentanyl, Inhalationsanästhetika, insbesondere 50% N_2O + 50% O_2, gelegentlich Dehydrobenzperidol (DHB), Morphin, Alfentanil etc.

Benzodiazepinkombinationen beim kardiovaskulären Risikopatienten:
Diazepam
0,3 mg/kg (+Fentanyl 10 μg/kg) [104]
0,5 mg/kg (+N_2O) [101]
Flunitrazepam
0,015 mg/kg (+Ketamin) [104]
Midazolam
0,2 mg/kg (+N_2O) [101]

Eine weitere Gruppe von Klinikern bevorzugt Etomidat, gegebenenfalls in Kombination mit geringen Dosen von Benzodiazepinen und Opiatanalgetika. Für Etomidat ist von entscheidender Bedeutung die Vermeidung hämodynamischer Reaktionen infolge zu flacher Anästhesie. Befürwortet wird daher einheitlich die Kombination mit Fentanyl oder Piritramid, beim koronaren Risikopatienten kann Etomidat jedoch auch zu Blutdruckabfall führen [16].

Etomidatkombinationen beim kardiovaskulären Risikopatienten:		
Etomidat	und	*Fentanyl*
0,15 mg/kg		1,5 μg/kg [52]
0,3 mg/kg		1 μg/kg [14, 15]
0,3 mg/kg		10 μg/kg [104]
		Piritramid
0,2 mg/kg		0,75 mg/kg [56]

Ketamin wird für kardiovaskuläre Risikopatienten eher mit Skepsis diskutiert wegen der nicht unerheblichen kardiozirkulatorischen Stimulation und Erhöhung des myokardialen Sauerstoffverbrauchs. Diese Auswirkungen können jedoch durch Kombination mit Benzodiazepinen verhindert werden [68, 82, 104, 114, 120]. Beim Schockpatienten ist Ketamin hingegen immer noch nahezu das Mittel der Wahl [83].

Fast alle Substanzen bzw. Substanzkombinationen zeichnen sich durch potentiell nützliche oder schädliche Wirkungen am kardiovaskulären System aus (Tabelle 1). N_2O allein kann bei erhöhtem Pulmonalarteriendruck zu weiterem Druckanstieg führen, in Kombination mit Opiaten wirkt die Substanz offensichtlich negativ inotrop [15, 16, 60, 61, 62, 88, 92, 108]. Nach Roizen [99] ist andererseits Lachgas in einer Konzentration von 60% in der Lage, hämodynamische Reaktionen während der Intubation dann zu verhindern, wenn es mit 1,45 Vol.-% Halothan oder 1,6 Vol.-% Enfluran bzw. 1,13 mg/kg Morphin kombiniert wird. Brown [20] weist darauf hin, daß 50%iges N_2O kombiniert mit 1-4 Vol.-% Enfluran die sympathikoadrenale Reaktion auf Streß besser verhindert als Fentanyl in einer Dosierung von 0,1-0,2 mg. Andererseits beschleunigt nach Krebs [65] Lachgas die Gleichgewichtseinstellung halogenierter Inhalationsanästhetika, wirkt zugleich der blutdrucksenkenden Wirkung entgegen, solange keine Hyperventilation durchgeführt wird, die zu höheren Konzentrationen, zu zerebralem Spasmus und damit zu eigengesetzlichen Nebenwirkungen führt, beschleunigt schließlich nach Untersuchungen Masudas [75] bei der Ausleitung die Elimination der übrigen Inhalationsanästhetika.

Smith [108] spricht dem Lachgas nur geringen Nutzeffekt in einer Kombination mit Enfluran zu, so daß man die Lachgaskonzentration beim Risikopatienten am ehesten nach der erforderlichen Sauerstoffkonzentration ausrichten sollte.

Unter den halogenierten Inhalationsanästhetika wird dem Halothan für die Myokardperfusion eine günstige Wirkung dann zugemessen, wenn keine Myokardinsuffizienz besteht; die gleichen Empfehlungen bestehen auch für Enfluran und Isofluran [1, 33, 40, 77, 79, 94, 95]. Merin weist für Isofluran jedoch auf eine dosisabhängige Myokarddepression wie bei den anderen Substanzen hin; es komme zu keiner oder nur zu einer geringfügigen koronaren Vasodilatation, die linksventrikuläre Kardiodepression sei allerdings geringer als bei Enfluran und Halothan [77].

Unterschiedlich beurteilt werden die Indikationen für Muskelrelaxanzien beim kardiovaskulären Risikopatienten. Succinylcholin verursacht in der Regel geringe Nebenwirkungen, führt aber gelegentlich zu Rhythmusstörungen; Pancuronium zeichnet sich durch Kardiostimulation aus und ist daher eher beim Schockpatienten als beim koronaren Risikopatienten geeignet. Abzuwarten bleiben die derzeit optimistischen Beur-

Tabelle 1. Inhalationsanästhetika beim kardiovaskulären Risikopatienten

Anästhetika	Wirkung
Halothan	Kardiodepression
Enfluran	Vasodilatation
Isofluran	„Ökonomisierung"
Inhalationsanästhetika + Muskelrelaxanzien	Blutdruckabfall, Wirkungsverstärkung
N_2O + Enfluran	Inert
N_2O + Isofluran	„Myokardprotektion"

teilungen für Norcuron oder gar Atracurium [15, 16]. Muskelrelaxanzien in Kombination mit Inhalationsanästhetika führen nahezu gesetzmäßig zu einem Blutdruckabfall, die nichtdepolarisierenden in jedem Fall auch zur Verlängerung und Verstärkung der Wirkungen von Enfluran und Isofluran; deren Anteile an der Muskelrelaxation sind nur schwer oder überhaupt nicht zu antagonisieren. So sollten beim kardiovaskulären Risikopatienten Diallylnortoxiferin, Norcuron und gegebenenfalls Atracurium verwendet werden.

Zusammenfassend muß folgendes beachtet werden: Der kardiovaskuläre Risikopatient sollte nur dann Atropin zur Prämedikation erhalten, wenn er dies aufgrund seiner Herzfrequenz benötigt. Die derzeit beste Prämedikation besteht wohl in der Applikation von Benzodiazepinen (evtl. kombiniert mit Morphin), wobei die Basismedikation etwa mit β-Blockern, Vasodilatatoren etc. auch am Operationstag beibehalten werden muß [57, 58, 87]. Zur Narkoseeinleitung können im Prinzip alle Substanzen inkl. der Inhalationsanästhetika unter vorsichtiger Dosierung und adäquatem Monitoring verwendet werden.

Schematisierte Empfehlungen zur Anästhesie beim kardiovaskulären Risikopatienten.
(Nach Bergmann [14]):
Kurze Operationen:
Atropin nur nach Indikation,
Etomidat (Myokardinsuffizienz) 0,3 mg/kg,
Barbiturate (Koronarinsuffizienz) 3-5 mg/kg,
Ketamin (Schock) 1-2 mg/kg + 1 µg/kg Fentanyl,
Halothan - Isofluran 0,3-0,5 Vol.-%,
Enfluran 0,5-0,8 Vol.-%
keine Antagonisten.

Bei Myokardinsuffizienz ist noch am ehesten von Etomidat allein bzw. in Kombination mit geringen Benzodiazepindosen ein günstiger Effekt zu erwarten; bei Koronarinsuffizienz können Etomidat, Barbiturate oder Benzodiazepine verwendet werden.

Geeignete Maßnahmen zur adäquaten Unterdrückung hämodynamischer Intubationsreaktionen sind Inhalationsanästhetika in ausreichender Wirkungsstärke, Opiate (insbesondere Fentanyl), geringe Dosen von Nitroprussidnatrium oder Nitroglyzerin etwa 15-30 s vor der geplanten Intubation, Xylocain systemisch oder topisch. Von β-Blockern sollte hingegen in dieser Phase abgesehen werden [100].

Die Intubationsdauer selbst muß so kurz wie möglich gehalten werden. Will man Succinylcholin zur endotrachealen Intubation verwenden, so bringt die Atropinprämedikation wenig oder gar nichts. Von der Vorgabe nichtdepolarisierender Relaxanzien wie Gallamin oder Alloferin und einer ausreichenden Dosierung von Succinylcholin (1,5-2 mg/kg) ist noch am ehesten ein Vorteil zu erwarten [111].

Die Kombinationsnarkose beim Risikopatienten wird in der Einleitungsphase von minimalen kardiovaskulären Veränderungen durch eine schnelle Einleitungstechnik ausgehen, durch eine kurzdauernde Laryngoskopie gekennzeichnet sein, gegebenenfalls durch entsprechende Zusätze supplementiert werden [111]. Kurznarkosen können mit 0,3 mg/kg Etomidat und 1 µg/kg Fentanyl unter 50% Lachgas und 0,3-0,5 Vol.-%

Halothan sicher durchgeführt werden [3, 15, 18]. Mittellange Narkosen sollen durch geringe Dosen eines kurzwirksamen Benzodiazepins ergänzt werden. Die Intubation unter Succinylcholin, Norcuron oder Atracurium, eine orolaryngeale Oberflächenanästhesie und 1 µg/kg Fentanyl verhindern in der Regel schwerwiegende hämodynamische Reaktionen.

Für langdauernde und ausgedehnte Eingriffe stehen immer noch die langwirkenden Benzodiazepine sowie hochdosierte Fentanylgaben zur Verfügung. Die Frage der Antagonisierung muß zurückhaltend beantwortet werden. Im Zweifelsfalle sollte eher nachbeatmet werden. Bei kardialen Risikopatienten empfiehlt es sich, auf Atropin zu verzichten, wenn die Herzfrequenz oberhalb von 70 Schlägen/min liegt. Sonst werden kleine Atropindosen, gegebenenfalls Glykopyrrolat, zusammen mit Mestinon appliziert [7, 29, 65].

Spezielle Aspekte können sich beim *schockierten Patienten* ergeben. Hier kommt es jedoch eher auf die Vermeidung starker hypotoner Reaktionen an; auf die Eignung von Etomidat bzw. Ketamin, Fentanyl und Lachgas unter Zuhilfenahme von Norcuron oder Pancuronium wurde bereits hingewiesen. Beim Patienten mit Karotisstenosen muß unter allen Umständen ein Druckanstieg in der Einleitungsphase und ein Druckabfall nach Freigabe der Anastomose vermieden werden [4, 43].

Die Anästhesie beim Hypertoniker unterscheidet sich wenig von der beim koronar herzkranken Patienten, zumal der Hypertoniker in der Regel bereits eine beginnende oder manifeste koronare Herzerkrankung aufweist. Die Basismedikation sollte unbedingt fortgeführt werden, da ein Absetzen der Antihypertonika mit einer Überreaktion des Herz-Kreislauf-Systems mit Komplikationen für Herz und Hirn verbunden ist. Das Blutdruckverhalten auch während der Narkose bleibt in der Regel stabiler. Atropin oder Scopolamin sind nur dann indiziert, wenn eine starke Bradykardie mit Hypotonie auftritt, die Substanzkombinationen entsprechen den bereits genannten Prinzipien [88, 106].

Auch die Anästhesie beim aortofemoralen und bifemoralen Bypass entspricht den hier zusammengefaßten Prinzipien, da von den gleichen Risikofaktoren ausgegangen wird.

Eine intensive Diskussion findet derzeit darüber statt, welchen Einfluß die Allgemeinanästhesie bzw. die in ihrem Rahmen verwendeten Substanzen auf die metabolischen Reaktionen des Organismus auf Streß und Trauma ausüben [12, 17, 24, 48, 64, 67, 109].

Operation und Anästhesie führen bekanntlich zu unterschiedlich hohem Anstieg der Blutglukose, der Katecholamine, des Kortisols, der freien Fettsäuren, des Prolaktins, des Wachstumshormons u. v. a. m. Niemand kann derzeit eine verläßliche Aussage darüber machen, ob diese Reaktionen für den operierten Patienten nützlich oder schädlich sind. Eine Unmenge von Literatur führt lediglich zu einer zunehmenden Verwirrung. Dazu haben nicht zuletzt die wenig qualifizierten Anschlußmeinungen zu Ledinhams Vermutung über die Rolle von konzentrierten Hypnomidatinfusionen bei polytraumatisierten Patienten beigetragen. Etomidat führt sicherlich zu einem Abfall auch der Kortisolkonzentration im Plasma, ebenso aber auch Fentanyl, mehr noch als die Spinal- oder Epiduralanästhesie, ebenso Althesin, Thiopental, die Inhalationsanästhetika, selbst Ketamin nach einer initialen Phase der Stimulation.

Die metabolisch-streßfreie Anästhesie war bis vor kurzem das Gebot der Stunde. Sollte sie nun mit einem Mal schädlich sein? Konsequenzen für die derzeitige klinische Praxis der anästhesiologischen Versorgung des metabolischen Risikopatienten existieren nicht; die Bedeutung der Befunde ist unklar, ihre Wertigkeit umstritten, ihr Aussagewert derzeit gleich Null.

Anästhesie beim adipösen Patienten

Wie bereits eingangs summarisch dargestellt, konzentrieren sich die Faktoren, die für die allgemeine Anästhesie des adipösen Patienten relevant sind, auf Probleme der Ventilation und des Gasaustauschs, der Hämodynamik, gegebenenfalls existente Begleiterkrankungen, insbesondere Diabetes, sowie Komplikationen in der postoperativen Phase [13, 21, 49, 66, 84, 121]. Hinsichtlich der Anästhetika und Anästhesieadjuvanzien lassen sich aus der Literatur kaum Präferenzen ableiten, allenfalls sollte darauf geachtet werden, daß bei kürzer dauernden Anästhesien keine stark lipoidlöslichen, langwirkenden Substanzen in hoher Dosierung zur Anwendung kommen, die aus den besonders reichlich vorhandenen Fettgeweben noch Stunden später zurückdiffundieren können.

Auswahl von Anästhetika für den adipösen Patienten [27, 49, 66, 84]:
Prämedikation: Cimetidin [121];
Narkose: Crash-Induction – Enfluran, Isofluran, Dosierung/Sollgewicht;
Beatmung: F_IO_2 0,5/PEEP 5–10 cm, 10–15 ml/kg Sollgewicht, F 8–10 min;
Probleme: Maskenbeatmung, Intubation, Kanülierung, Relaxierung.

Es empfehlen sich also für kurz- und auch langdauernde Narkosen die üblichen Substanzen bzw. Substanzkombinationen. Sie sollten jedoch orientierend am Sollgewicht dosiert werden. Reicht diese Dosisorientierung nicht aus, kann nachinjiziert werden.

Die Narkose beginnt beim adipösen Patienten mit einer ausgeprägten Präoxygenierung, mit besonderen Vorkehrungen zur Prophylaxe einer eventuellen Regurgitation von Magensaft und mit Vorbereitungen für eventuelle Intubationsschwierigkeiten. Nach erfolgter Intubation wird mit einem Gasgemisch beatmet, das 50% Sauerstoff enthält. Diese Sauerstoffkonzentration empfiehlt sich angesichts der ohnehin existenten Ventilations-Perfusions-Störungen, der präexistenten Sauerstoffdiffusionsstörungen; sie ist essentiell, wenn der Patient in Seiten- oder gar Bauchlage operiert wird.

Auch die Beatmung sollte sich am Sollgewicht des Patienten orientieren, gegebenenfalls empfiehlt sich – insbesondere wieder bei atypischen Lagerungen – eine Beatmung mit leicht positiv endexspiratorischen Drücken. Da viele adipöse Patienten Probleme der koronaren Herzerkrankung und des Hypertonus aufweisen, sind die entsprechenden Kriterien der hämodynamisch streßarmen Narkoseeinleitung und -führung zu beachten.

Stand der Patient unter dem Einfluß einer reduzierenden Diät, drohen insbesondere die Auswirkungen von Exsikkose und Hypovolämie. Die gegebenenfalls existenten Probleme eines Diabetes mellitus werden entsprechend berücksichtigt.

Essentiell ist beim adipösen Patienten eine ausreichende Heparinisierung zur Prophylaxe von Thrombose- und Emboliekomplikationen in der postoperativen Phase.

Diabetes mellitus

Beim Patienten mit Diabetes mellitus führt nicht der Diabetes per se zu einer Erhöhung der Morbidität in der perioperativen Phase, sondern dessen Komplikationen. Diese sind v.a. Dehydratation, Glukoseimbalancen, Mangelernährung, Herz-Kreislauf-Erkrankungen und erhöhte postoperative Infektionsgefahr [51, 103, 117]. Die Zusammensetzung der balancierten Allgemeinanästhesie ist kaum von irgendwelchen Substanzpräferenzen geprägt. Entscheidend ist vielmehr die präoperativ adäquate Einstellung eines Diabetes mit Blutzuckerwerten zwischen 100 und 250 mg/dl. Am Operationstag ist ein Nüchternblutzucker essentiell, an dessen Kenntnis sollte sich die Infusion einer 5%igen Glukoselösung und gegebenenfalls die subkutane Applikation der Hälfte der sonst üblichen Insulindosis orientieren.

Narkoseeinleitung und -führung sollten so gestaltet werden, daß hämodynamische und metabolische Streßfaktoren auf ein Minimum reduziert werden, um Glukoseimbalancen zu vermeiden. Dies geschieht am ehesten durch eine ausreichende Prämedikation, eine ausreichend tiefe Narkoseeinleitung und die Berücksichtigung besonders schmerzhafter, weil streßreicher Phasen während der Operation. Häufige Blutzuckerkontrollen mit Bedside-Monitormethoden und gegebenenfalls die Infusion von 5–10 g Glukose/h und 2–6 E Insulin/h komplettieren die anästhesiologische Versorgung des Diabetikers während der Operation.

Empfehlungen zur Kombinationsnarkose beim Diabetiker [51, 103, 117]:
Prämedikation: wie üblich + ½ Insulindosis s.c.;
Narkose: wie üblich (streßarm)/Blutzuckerkontrollen, ggf. 2–6 E Insulin/h + 5–10 g Glukose/h oder 1–4 E Insulin/h + 10%ige Glukose (82 ~ 100–300 mg/dl)

Patienten mit Lebererkrankungen

Der Patient mit einer Lebererkrankung ist während der Anästhesie gefährdet durch Sauerstoffmangel, Abnahme des Herzzeitvolumens mit konsekutivem Abfall der Leberdurchblutung, erhöhtem Anfall von Stoffwechselendprodukten, die die ohnehin beeinträchtigte Leber unter Umständen nicht bewältigen kann, das Auftreten toxischer Substanzen, die Obstruktion der Blutzufuhr durch operative Maßnahmen im Bereich der Pfortader und schließlich durch eine portale Hypertension [5, 10, 23, 80, 97, 98, 115].

Die Prinzipien der balancierten Allgemeinanästhesie zeigen gegenüber denen des hämodynamischen oder respiratorischen Risikopatienten kaum Besonderheiten. Von Bedeutung ist allerdings die Verhinderung größerer Blutdruckabfälle, weil sie zu einer Reduktion der Leberdurchblutung mit sekundärer Leberhypoxie führen können. Im Prinzip sind alle Substanzen anwendbar; auch gegen die halogenierten Anästhetika bestehen keine Bedenken. Allerdings besitzen wir in Form des Enflurans oder des Isoflurans Substanzen, deren Metabolismus im Vergleich zu Halothan so gering ist, daß die metabolischen Abfallprodukte kaum zu einem Hypermetabolismus oder zum Auftreten toxischer Substanzen und einer toxischen Belastung der Leber führen.

Empfehlungen zur Kombinationsnarkose bei Patienten mit Lebererkrankungen [10, 51, 97, 103, 115]:
Prämedikation: wie üblich,
Narkose: streßarm - Enfluran, Isofluran,
Beatmung: F_IO_2 0,5,
Probleme: Opiate, Succinylcholin.

Analog gelten diese Prinzipien für die Anästhesie des Patienten mit Nierenerkrankungen. Die Dosierung aller Medikamente sollte gegenüber der altersentsprechenden Norm reduziert werden, wesentliche hämodynamische Alterationen - insbesondere aber Blutdruckabfälle - müssen vermieden werden. Halothan und Isofluran dürften dem Enfluran vorzuziehen sein; die Verwendung von Succinylcholin muß allein wegen eventueller Hyperkaliämien mit Vorsicht erfolgen, nichtdepolarisierende Relaxanzien sind keinesfalls kontraindiziert, aber in der Dosierung limitiert [30, 51, 98].

Anästhesie von Patienten mit endokrinen Erkrankungen

Besondere Beachtung wird immer wieder der Anästhesie bei sog. endokrinen Erkrankungen gezollt [15, 24, 51, 55, 103].

Im Prinzip muß der Anästhesist davon ausgehen können, daß sich Patienten mit Erkrankungen der Hypophyse, der Nebenniere, der Schilddrüse etc. durch eine präoperative internistische Vorbehandlung in einem Zustand befinden, der eine pseudonormale Funktion dieser Organe markiert, was allerdings in der klinischen Routine praktisch kaum jemals der Fall ist.

Die Prinzipien der Narkose bei derartigen Eingriffen entsprechen letztlich denen der koronaren Herzerkrankung. Allenfalls können nach Entfernung der entsprechenden hormonproduzierenden Gebilde kurzfristig hämodynamische Probleme auftreten, die - wie entsprechende Studien zeigen - jedoch meist durch eine inadäquate Vorbehandlung bedingt sind. So rechtfertigen all diese spezifischen Erkrankungen keine wesentliche Modifikation der balancierten Allgemeinanästhesie, wie sie für den koronaren Risikopatienten beschrieben worden ist. Die ausgewogene Anästhesie muß vielmehr durch Volumenersatz, entsprechendes Monitoring, spezifische pharmakologischwirksame Substanzen (Katecholamine, Nitropräparate, α- und β-Blocker) supplementiert werden.

Der geriatrische Patient

Diese Aussage trifft letztlich auch auf die Gestaltung der Allgemeinanästhesie beim geriatrischen Patienten zu, der per se bestimmte hämodynamische, respiratorische, zentralnervöse Probleme bietet, dessen Wasser-Elektrolyt- und Säure-Basen-Haushalt gestört ist, der unter Mangelernährung oder Fehlernährung leidet, dessen Nieren- und Leberfunktion eingeschränkt sein mögen. Nicht selten weist der alte Patient nahezu alle der erwähnten Risikofaktoren zugleich auf. Seine zentralnervösen Funktionen werden im besonderen Maße durch Hypnotika und Tranquilizer beeinträchtigt, ihre Nachwirkungen überdauern oft Tage und führen zu sog. Durchgangssyndromen [34, 37, 38, 46, 47, 54, 76, 110].

Risikofaktoren des geriatrischen Patienten:
Anämie, Exsikkose, Dauermedikation; Herz-Kreislauf- und Lungenerkrankungen; zentralnervöse Reaktionsfähigkeit; Leber- und Nierenerkrankungen; Mangelernährung/Fehlernährung.

Benzodiazepine und Neuroleptika sind Substanzen, die beim alten Patienten mit Vorsicht und wenn doch, so in erheblich reduzierter Dosierung Anwendung finden sollten. Eine ausreichende Analgesie und damit eine hämodynamisch stabile Narkoseeinleitung und -führung ist am ehesten mit einer Basismedikation von Fentanyl zu erreichen, supplementiert durch geringe Dosen der halogenierten Inhalationsanästhetika, wobei deren hämodynamische Nebenwirkungen schon bei geringen Konzentrationsänderungen massiv sein können.

Empfehlungen zur Anästhesie beim geriatrischen Patienten [46, 47, 54, 76, 110]:
Prämedikation: Vorsicht!
Narkose: z.B. Etomidat - Fentanyl, Halothan, Enfluran, Isofluran, niedrig dosiert, Normoventilation;
Probleme: Benzodiazepine, Medikamentendosierung.

Die ventilatorische Betreuung während der Anästhesie geht von einer ausreichenden Sauerstoffkonzentration (ca. 50%) und einer Normoventilation aus, da die Hirndurchblutung aller Patienten sehr empfindlich auf Änderungen der endexspiratorischen CO_2-Konzentration reagiert. Veränderungen im Wasser-Elektrolyt- und Säure-Basen-Haushalt limitieren die Dosierung aller Medikamente während der Anästhesie. Relaxanzien und Inhalationsanästhetika addieren sich beim alten Patienten in ihrer Wirkung besonders ausgeprägt und können zu lange anhaltenden Überhängen führen. Die Einschränkung der Nieren- und Leberfunktion schränkt auch deren Entgiftungsleistung und Enzyminduktion ein. Die Allgemeinanästhesie beim alten Patienten hat folglich den Kriterien der Anästhesie beim Patienten mit respiratorischen und kardiozirkulatorischen Nebenerkrankungen, denen der Anästhesie beim Diabetiker, beim Patienten mit Exsikkose sowie mit Einschränkungen der übrigen Organfunktionen zu folgen. Die Dosierung der verwendeten Medikamente muß besonders subtil gehandhabt werden.

Zwanglos ließe sich eine Reihe weiterer Risikopatienten bzw. Risikofaktoren anführen, die zu Detailabweichungen in der Planung und Durchführung einer Anästhesie gegenüber den bisher dargestellten Grundsätzen führten. Erwähnt seien ausgedehnte urologische Eingriffe, die im wesentlichen den Prinzipien der Anästhesie beim geriatrischen Patienten oder kardiozirkulatorischen Risikopatienten zu folgen haben, die Anästhesie bei der Schwangeren während der Schwangerschaft und unter der Geburt, die Anästhesie bei ausgedehnten Hals-Nasen-Ohren- und kieferchirurgischen Explorationen etc. Spezialitäten wie Anästhesie in der Neurochirurgie, in der Herzchirurgie oder ähnliches standen hier nicht zur Diskussion. Die Anästhesieprobleme beim Ileus gehören letztlich zu den Risiken der Notfallnarkose, die zwar immer wieder am Rande mitberührt werden mußte, die aber letztlich einer eigenständigen Betrachtung bedürfte.

Ziel dieser gerafften und notwendigerweise unvollständigen Zusammenstellung war es, die wesentlichen Risiken einiger Gruppen von Risikopatienten darzustellen und daraus anhand einschlägiger Befunde der Literatur Empfehlungen für die Planung und Durchführung der Allgemeinanästhesie zu geben. Die methodischen Spielräume bleiben dabei letztlich begrenzt. Von Substanzen oder Substanzkombinationen, die bei bestimmten Risikopatienten absolut indiziert oder absolut kontraindiziert wären, konnte keine Rede sein. Vor- bzw. Nachteile unter bestimmten Bedingungen lassen sich konstruieren; sie werden aber z.T. durch jeweilig andere Maßnahmen wieder aufgehoben. Die optimale Kombination und die optimale Planung und Durchführung einer Allgemeinanästhesie werden oft allein dadurch hinfällig, daß sich der Patient in einem präoperativ schlechten Zustand befindet, daß die operative Intervention über das kalkulierte Risiko hinausgeht, daß prä-, intra- und postoperatives Monitoring unzulänglich sind, die Indikation zum operativen Eingriff zweifelhaft war oder ggf. eine Regionalanästhesie von Vorteil gewesen wäre.

Literatur

1. Ackern K van (1985) Besonderheiten der balancierten Anästhesie bei Lungen- und Herz-Kreislauf-Erkrankungen. In: Ahnefeld FW et al. (Hrsg) Kombinationsanästhesie Springer, Berlin Heidelberg New York Tokyo (Schriftenreihe: Klinische Anästhesiologie und Intensivtherapie, Bd 29)
2. Ahnefeld FW, Bergmann H, Burri C, Dick W, Halmágyi M, Rügheimer E (1976) Der Risikopatient in der Anästhesie - Respiratorische Störungen. Springer, Berlin Heidelberg New York (Schriftenreihe: Klinische Anästhesiologie und Intensivtherapie, Bd 12)
3. Ahnefeld FW, Bergmann H, Burri C, Dick W, Halmágyi M, Rügheimer E (1976) Der Risikopatient in der Anästhesie - Herz-Kreislauf-System. Springer, Berlin Heidelberg New York (Schriftenreihe: Klinische Anästhesiologie und Intensivtherapie, Bd 11)
4. Ahnefeld FW, Bergmann H, Burri C et al. (1983) Anästhesie in der Neurochirurgie. Springer, Berlin Heidelberg New York Tokyo (Schriftenreihe: Klinische Anästhesiologie und Intensivtherapie, Bd 27)
5. Arguelles JE, Franatovic Y, Romo-Salas F, Aldrete JA (1979) Intrabiliary pressure changes produced by narcotic drugs and inhalation anesthetics in Guinea pigs. Anesth Analg 58:120-123
6. Aromaa U, Korttila K, Tammisto T (1980) The role of diazepam and fentanyl in the production of balanced anaesthesia. Acta Anaesthesiol Scand 24:36-40
7. Baraka A, Yared J-P, Karam A-M, Winnie A (1980) Glycopyrrolate-neostigmine and atropine-neostigmine mixtures affect postanesthetic arousal times differently. Anesth Analg 59:431-434
8. Barash PG, Giles R, Marx P, Berger H, Zaret B (1982) Intubation: Is low dose fentanyl really effective? Anesth Analg 61/2:168
9. Bedford RF, Feinstein BSH (1980) Hypertension after endotracheal intubation: Correlation with the preoperative blood pressure record. Anesth Analg 59/7:527
10. Beem H van, Manger FW, Boxtel C van, Bentem N van (1983) Etomidate anaesthesia in patients with cirrhosis of the liver: Pharmacokinetic data. Anaesthesia [Suppl] 38:61-62
11. Bennett GM, Stanley TH (1970) Cardiovascular effects of fentanyl during enflurance anesthesia in man. Anesth Analg 58:179-182
12. Bent JM, Paterson JL, Mashiter K, Hall GM (1984) Effects of high-dose fentanyl anaesthesia on the established metabolic and endocrine response to surgery. Anaesthesia 39:19-23
13. Bentley JB, Finley JH, Humphrey LR, Bandolfi AJ, Brown BR (1983) Obesity and alfentanil pharmacokinetics. Anesth Analg 62:245-92
14. Bergmann H (1976) Die Auswahl der Anästhesiemittel und -methoden bei kardiozirkulatorischen Risikofaktoren. In: Ahnefeld FW et al. (Hrsg) Der Risikopatient in der Anästhesie - Herz-Kreislauf-System. Springer, Berlin Heidelberg New York (Schriftenreihe: Klinische Anästhesiologie und Intensivtherapie, Bd 11)

15. Bergmann H (1985) Technik und Durchführung der „Balanced anesthesia“ mit intravenösen Anästhetika und Stickoxydul, Halothan bzw. Enfluran. In: Ahnefeld FW et al. (Hrsg) Kombinationsanästhesie. Springer, Berlin Heidelberg New York Tokyo (Schriftenreihe: Klinische Anästhesiologie und Intensivtherapie, Bd 29)
16. Blohn K von (1984) Die Narkoseeinleitung bei Risikopatienten. Saarländ Ärztebl 2:82
17. Blunnie WP, McIlroy PDA, Merrett JD, Dundee JW (1983) Cardiovascular and biochemical evidence of stress during major surgery associated with different techniques of anaesthesia. Br J Anaesth 55:611
18. Bonhoeffer K, Hosselmann I (1979) Narkose bei coronarer Herzkrankheit. In: Schara J (Hrsg) Coronare Herzkrankheit. Springer, Berlin Heidelberg New York (Schriftenreihe: Anaesthesiologie und Intensivmedizin, Bd 122)
19. Boralessa H, Senior DF, Whitwam JG (1983) Cardiovascular response to intubation. A comparative study of thiopentone and midazolam. Anaesthesia 38:623–627
20. Brown FF, Owens WD, Felts JA, Spitznagel EL, Cryer PE (1982) Plasma epinephrine and norepinephrine levels during anesthesia: Enflurane-N_2O-O_2 compared with fentanyl-N_2O-O_2. Anesth Analg 61:366–70
21. Buckley FP, Robinson NB, Simonowitz DA, Dellinger EP (1983) Anaesthesia in the morbidly obese. A comparison of anaesthetic and analgesic regimens for upper abdominal surgery. Anaesthesia 38:840–851
22. Burchardi H (1984) Auswirkungen von Seiten- und Bauchlagerungen auf Atemmechanik und pulmonalen Gasaustausch bei Bandscheibenoperationen. Vortrag anläßlich des Deutschen Anästhesiekongresses Wiesbaden, September 1984
23. Burcharth F, Alsner T, Bertheussen K, Rosendal T, Nielsen SE (1979) Influence of general anaesthesia on portal pressure in liver cirrhosis and portal hypertension. Acta Anaesthesiol Scand 23:248–252
24. Campbell BC, Parikh RK, Naismith A, Sewnauth D, Reid JL (1984) Comparison of fentanyl and halothane supplementation to general anaesthesia on the stress response to upper abdominal surgery. Br J Anaesth 56:257
25. Cheney FW (1982) Anesthetic management of chronic obstructive pulmonary disease. Pract Rev Anesthesiol 7:8
26. Colvin MP, Savege TM, Newland PE, Weaver EJM, Waters AF, Brookes JM, Inniss R (1979) Cardiorespiratory changes following induction of anaesthesia with etomidate in patients with cardiac disease. Br J Anaesth 51:551–556
27. Cork RC, Vaighan RW, Bentley JB (1981) General anesthesia for morbidly obese patients – An examination of postoperative outcomes. Anesthesiology 54:310–313
28. Cork RC, Weiss JL, Hameroff SR, Bentley J (1984) Fentanyl preloading for rapid-sequence induction of anesthesia. Anesth Analg 63:60–64
29. Cozanitis DA, Dundee JW, Merrett JD, Jones CJ, Mirakhur RK (1980) Evaluation of glycopyrrolate and atropine as adjuncts to reversal of non-depolarizing neuromuscular blocking agents in a "true-to-life" situation. Br J Anaesth 52:85
30. Cullen BR, Miller MG (1979) Drug interactions and anesthesia: A review. Anesth Analg 58/5:413
31. Dahlgren N, Messeter K (1981) Treatment of stress response to laryngoscopy and intubation with fentanyl. Anaesthesia 36:1022–1026
32. Davies MJ, Cronin KD, Cowie RW (1981) The prevention of hypertension at intubation. A controlled study of intravenous hydralazine on patients undergoing intracranial surgery. Anaesthesia 36:147–152
33. Delaney TJ, Kistner JR, Lake CL, Miller ED (1980) Myocardial function during halothane and enflurane anesthesia in patients with coronary artery disease. Anesth Analg 59:240–244
34. Derbyshire DR, Hunt PCW, Achola K, Smith G (1984) Midazolam and thiopentone: Catecholamine and arterial pressure responses to induction and tracheal intubation in the elderly. Br J Anaesth 56:429
35. Doenicke A, Grote B (1976) Pharmakologische Effekte und Wechselwirkungen von Prämedikations- und Narkosemitteln auf die Atmung. In: Ahnefeld FW et al. (Hrsg) Der Risikopatient in der Anästhesie – Respiratorische Störungen. Springer, Berlin Heidelberg New York (Schriftenreihe: Klinische Anästhesiologie und Intensivtherapie, Bd 12)

36. Dunbar RW (1979) Anesthesia for non-cardiac surgery in patients with coronary artery disease. Pract Rev Anesthesiol 4:3
37. Duncalf D (1981) Geriatric anesthesia. Pract Rev Anesthesiol 6:3
38. Evans TI (1973) The physiological basis of geriatric general anaesthesia. Anaesth Intensive Care 1:319
39. Falke K (1976) Anästhesiemethoden und -beatmung bei Patienten mit präoperativ eingeschränkter Lungenfunktion. In: Ahnefeld FW et al. (Hrsg) Der Risikopatient in der Anästhesie - Respiratorische Störungen. Springer, Berlin Heidelberg New York (Schriftenreihe: Klinische Anästhesiologie und Intensivtherapie, Bd 12, S 100)
40. Fletcher R (1980) Coronary disease and anaesthesia. Anaesthesia 35:27-34
41. Fösel T, Becker M, Dick W, Engels K, Mehrkens H-H, Taud H (1983) Klinische Untersuchungen zum Einfluß verschiedener Pharmaka auf das kardiozirkulatorische Verhalten während der Einleitungsphase einer Intubationsnarkose. Anaesthesist 32:567-575
42. Forster A, Gardaz J-P, Suter PM, Gemperle M (1980) Respiratory depression by midazolam and diazepam. Anesthesiology 53:494-497
43. Frost EAM (1981) Anaesthetic management of cerebrovascular disease. Br J Anaesth 53:745
44. Gooding JM, Weng J-T, Smith RA, Berninger GT, Kirby RR (1979) Cardiovascular and pulmonary responses following etomidate induction of anesthesia in patients with demonstrated cardiac disease. Anesth Analg 58:40-41
45. Greenan J (1984) Cardiac dysrhythmias and heart rate changes at induction of anaesthesia: A comparison of two intravenous anticholinergics. Acta Anaesthesiol Scand 28:182-184
46. Haldemann G, Schmid E, Frey P, Hossli G, Schaer H (1975) Wirkung von Ethrane auf die Kreislaufgrößen geriatrischer Patienten. Anaesthesist 24:343-346
47. Haldemann G, Hossli G, Schaer H (1977) Die Anaesthesie mit Rohypnol (Flunitrazepam) und Fentanyl beim geriatrischen Patienten. Anaesthesist 26:168-171
48. Halmágyi M, Schuster H-P, Beyer J (1984) Der Risikopatient in der Anästhesie - metabolische Störungen. Springer, Berlin Heidelberg New York Tokyo (Schriftenreihe: Klinische Anästhesiologie und Intensivtherapie, Bd 28)
49. Hedenstierna G, Santesson J (1977) Studies on intra-pulmonary gas distribution in the extremely obese. Acta Anaesthesiol Scand 21:257-265
50. Heinrich H, Ahnefeld FW, Binner L, Kilian J, Seeling W, Sigel H, Spilker D (1984) Der kardiozirkulatorische Risikopatient in der Anästhesie. Herz-Kreislauf 6:286
51. Hempel V (1985) Besonderheiten von Inhalations- und Kombinationsanästhesien bei Leber- und Nierenschäden, endokrinen und Stoffwechselstörungen. In: Ahnefeld FW et al. (Hrsg) Kombinationsanästhesie. Springer, Berlin Heidelberg New York Tokyo (Schriftenreihe: Klinische Anästhesiologie und Intensivtherapie, Bd 29)
52. Hempelmann G, Seitz W, Piepenbrock S (1977) Kombination von Etomidate und Fentanyl. Anaesthesist 26:231-238
53. Hempelmann G, Seitz W, Piepenbrock S (1978) Diazepam (Valium). Anaesthesist 27:357-363
54. Hovi-Viander M, Aaltonen L, Kangas L, Kanto J (1982) Flunitrazepam as an induction agent in elderly, poor-risk patients. Acta Anaesthesiol Scand 26:507-510
55. Isaacson IJ (1981) Anesthesia management for patients with pheochromocytoma. Pract Rev Anesthesiol 5:8
56. Karliczek GF, Brenken U, Schokkenbroek R, van der Broeke JJW, Richardson FJ, Homan van der Heide JN (1982) Etomidate-analgesic combinations for the induction of anaesthesia in cardiac patients. Anaesthesist 31:51-60
57. Kates RA, Kaplan JA, Guyton RA, Dorsey L, Hug CC, Hatcher CR (1983) Hemodynamic interactions of verapamil and isoflurane. Anesthesiology 59:132-138
58. Kaukinen S, Kaukinen L, Eerola R (1978) Preoperative and postoperative use of clonidine with neurolept anaesthesia. Acta Anaesthesiol Scand 23:113-120
59. Kautto U-M (1981) Effects of precurarization on the blood pressure and heart rate changes induced by suxamethonium facilitated laryngoscopy and intubation. Acta Anaesthesiol Scand 25:391-396
60. Kautto U-M (1983) Effect of combinations of topical anaesthesia, fentanyl, halothane or N_2O on circulatory intubation response in normo- and hypertensive patients. Acta Anaesthesiol Scand 27:245-251

61. Kautto U-M, Saarnivaara L (1983) Attenuation of the cardiovascular intubation response with N_2O, halothane or enflurane. Acta Anaesthesiol Scand 27:289-293
62. Kawamura R, Stanley TH, English JB, Hill GE, Liu W-S, Webster LR (1980) Cardiovascular responses to nitrous oxide exposure for two hours in man. Anesth Analg 59:93-99
63. Kettler D (1982) Hypertone und tachykarde Kreislaufreaktionen während Neuroleptanalgesie - eine methodenspezifische Nebenwirkung? Anaesthesist 31:49-50
64. Kossmann B, Seeling W (Hrsg) (1984) Workshop „Der Stellenwert der Regionalanästhesie". Woelm Pharma Eschwege
65. Krebs R (1976) Wirkung von Narkotika auf das Herz-Kreislauf-System. In: Ahnefeld FW et al. (Hrsg) Der Risikopatient in der Anästhesie - Herz-Kreislauf-System. Springer, Berlin Heidelberg New York (Schriftenreihe: Klinische Anästhesiologie und Intensivtherapie, Bd 11)
66. Kreienbühl G (1978) Anaesthesie bei extremer Adipositas. Anaesthesist 27:416-420
67. Lacoumenta S, Walsh ES, Waterman AE, Ward I, Paterson JL, Hall GM (1974) Effects of ketamine anaesthesia on the metabolic response to pelvic surgery. Br J Anaesth 56:493
68. Langrehr D, Agoston S, Brouwer W, Sia R (1985) Antagonisierung bei Kombinationsanästhesie. In: Ahnefeld FW et al. (Hrsg) Kombinationsanästhesie. Springer, Berlin Heidelberg New York Tokyo (Schriftenreihe: Klinische Anästhesiologie und Intensivtherapie, Bd 29)
69. Lebowitz PW, Cote ME, Daniels AL, Martyn JAJ, Teplick RS, Davison JK, Sunder N (1983) Cardiovascular effects of midazolam and thiopentone for induction of anaesthesia in ill surgical patients. Can Anaesth Soc J 30:1, 19-23
70. Lehtinen A-M, Hovorka J, Widholm O (1984) Modification of aspects of the endocrine response of tracheal intubation by lignocaine, halothane and thiopentone. Br J Anaesth 56:239
71. Lehtinen A-M, Hovorka J, Leppäluoto J, Vuolteenaho O, Widholm O (1984) Effect of intratracheal lignocaine, halothane and thiopentone on changes in plasma β-endorphin immunoreactivity in response to tracheal intubation. Br J Anaesth 56:247
72. Lowenstein E, Yusuf S, Teplick RS (1983) Perioperative myocardial reinfarction: A glimmer of hope - A note of caution. Anesthesiology 59:493-494
73. Martin DE, Rosenberg H, Aukburg SJ, Bartkowsky RR, Edwards MW, Greenhow DE, Klineberg PL (1982) Low-dose fentanyl blunts circulatory responses to tracheal intubation. Anesth Analg 61:680-4
74. Massaut J, d'Hollander A, Barvais L, Dubois-Primo J (1983) Haemodynamic effects of midazolam in the anaesthetized patient with coronary artery disease. Acta Anaesthesiol Scand 27:299-302
75. Masuda T, Ikeda K (1984) Elimination of nitrous oxide accelerates elimination of halothane: Reversed second gas effect. Anesthesiology 60:567
76. McGowan SW, Smith GFN (1980) Anaesthesia for transurethral prostatectomy. Anaesthesia 35:847-853
77. Merin RG (1981) Are the myocardial functional and metabolic effects of isoflurane really different from those of halothane and enflurane? Anesthesiology 55:398-408
78. Mihic DN, Binkert E (1983) The avoidance of hypoxia during anaesthesia. Anaesthesist 32:554-559
79. Moffitt EA, Sethna DH, Gary RJ, Raymond MJ, Matloff JM, Bussell JA (1983) Nitrous oxide added to halothane reduces coronary flow and myocardial oxygen consumption in patients with coronary disease. Can Anaesth Soc J 30:1, 5-9
80. Motsch J (1984) Anästhesiologische Besonderheiten bei Eingriffen an der Leber. Saarländ Ärztebl 2:123
81. Osswald P-M, Hartung H-J (1980) Klinische Pharmakologie der intravenösen Einleitungsnarkotika. Anästhesiol Intensivmed 1:9
82. Pedersen T, Engbaek J, Klausen NO, Sorensen B, Wiberg-Jorgensen F (1982) Effects of low-dose ketamine and thiopentone on cardiac performance and myocardial oxygen balance in high-risk patients. Acta Anaesthesiol Scand 26:235-239
83. Peter K, Klose R, Lutz H (1970) Ketanest zur Narkoseeinleitung im Schock. Prakt Anästh 5:398
84. Peters J, Steinhoff H (1983) Anaesthesieprobleme bei extremer Fettsucht. Anaesthesist 32:374-381

85. Pinaud M, Rochedreux A, Souron R, Nicolas F (1981) Comparison of effects of balanced anaesthesia and neuroleptanalgesia on postoperative cardiovascular function in patients with coronary artery disease. Br J Anaesth 53:393
86. Pomane C, Paulin M, Léna P, Blache JL, Francois G (1983) Comparison of the haemodynamic effects of a midazolam-fentanyl and thiopental-fentanyl combination for induction of general anesthesia. Ann Fr Anesth Réanim 2:75–79
87. Pontén J, Biber B, Henriksson B-A, Hjalmarson A, Jonsteg C, Lundberg D (1982) β-receptor blockade and neurolept anaesthesia. Withdrawal vs continuation of long-term therapy in gallbladder and carotid artery surgery. Acta Anaesthesiol Scand 26:576–588
88. Prys-Roberts C (1981) Vascular disease and anaesthesia. Br J Anaesth 53/7:673
89. Rao TLK, Jacobs HK (1980) Pulmonary function following "pretreatment" dose of pancuronium in volunteers. Anesth Analg 59:659–661
90. Rao TLK, Jacobs KH, El-Etr AA (1983) Reinfarction following anesthesia in patients with myocardial infarction. Anesthesiology 59:499–505
91. Reid D, Aylmer A (1984) Hypertension in Anaesthesia. Can Anaesth Soc J 31:2, 222–230
92. Reiz S (1983) Nitrous oxide augments the systemic and coronary haemodynamic effects of isoflurane in patients with ischaemic heart disease. Acta Anaesthesiol Scand 27:464–469
93. Reiz S, Bålfors E, Häggmark S, Nath S, Rydvall A, Truedsson H (1981) Myocardial oxygen consumption and coronary haemodynamics during fentanyl-droperidol-nitrous oxide anaesthesia in patients with ischaemic heart disease. Acta Anaesthesiol Scand 25:286–292
94. Reiz S, Bålfors E, Gustavsson B, Häggmark S, Nath S, Rydvall A, Truedsson H (1982) Effects of halothane on coronary haemodynamics and myocardial metabolism in patients with ischaemic heart disease and heart failure. Acta Anaesthesiol Scand 26:133–138
95. Reiz S, Bålfors E, Sørensen MB, Ariola S, Friedman A, Truedsson H (1983) Isoflurane – A powerful coronary vasodilator in patients with coronary artery disease. Anesthesiology 59:91–97
96. Reves JG, Samuelson PN, Lewis S (1979) Midazolam maleate induction in patients with ischaemic heart disease: Haemodynamic observations. Can Anaesth Soc J 26/5:402
97. Rietbrock I (1980) Verteilung und Elimination von Narkotika bei Patienten mit Lebererkrankungen unter Narkose und Operationsstreß sowie unter Intensivtherapie. Anaesthesist 29:397–406
98. Rietbrock I (1985) Biotransformation, Metabolismus und Elimination der Inhalationsanaesthetika. In: Ahnefeld FW et al. (Hrsg) Kombinationsanästhesie. Springer, Berlin Heidelberg New York Tokyo (Schriftenreihe: Klinische Anästhesiologie und Intensivtherapie, Bd 29)
99. Roizen MF, Horrigan RW, Frazer BM (1981) Anesthetic doses blocking adrenergic (stress) and cardiovascular responses to incision – MAC BAR. Anesthesiology 54:390–398
100. Sawfat AM, Reitan JA, Misle GR, Hurley EJ (1981) Use of propranolol to control rate-pressure product during cardiac anesthesia. Anesth Analg 60/4:274
101. Samuelson PN, Reves JG, Kouchoukos NT, Smith LR, Dole KM (1981) Hemodynamic responses to anesthetic induction with midazolam or diazepam in patients with ischemic heart disease. Anesth Analg 60:802–809
102. Schoeppel SL, Wilkinson C, Waters J, Meyers SN (1983) Effects of myocardial infarction on perioperative cardiac complications. Anesth Analg 62:493–498
103. Schoeppner H (1981) Anwendung der i.v. Narkotika bei Stoffwechsel-, Leber- und Nierenerkrankungen, endokrinen und zentralen Störungen. In: Ahnefeld FW et al. (Hrsg) Die intravenöse Narkose. Springer, Berlin Heidelberg New York (Schriftenreihe: Klinische Anästhesiologie und Intensivtherapie, Bd 23, S 275)
104. Schulte-Sasse U, Heß W, Tarnow J (1982) Hämodynamische Analyse 6 verschiedener Anästhesieeinleitungsverfahren bei koronarchirurgischen Patienten. Anästh Intensivther Notfallmed 17:195–200
105. Seitz W, Hempelmann G, Piepenbrock S (1977) Zur kardiovaskulären Wirkung von Flunitrazepam (Rohypnol[R],RO-5-4200). Anaesthesist 26:249–256
106. Shepard LS, Gelman S, Reeves JG, Oparil S (1981) Humoral response of hypertensive patients to laryngoscopy. Anesth Analg 60/4:276
107. Siepmann HP (1980) Das Risiko der Anästhesie. Anästhesiol Intensivmed 4:101
108. Smith NT, Calverley RK, Prys-Roberts C, Eger EI, Jones CW (1978) Impact of nitrous oxide on the circulation during enflurane anesthesia in man. Anesthesiology 48:345–349
109. Stanley TH, Berman L, Green O, Robertson D (1980) Plasma catecholamine and cortisol responses to fentanyl-oxygen anesthesia for coronary-artery operations. Anesthesiology 53:250–253

110. Stefansson T, Wickström I, Haljamäe H (1982) Cardiovascular and metabolic effects of halothane and enflurane anaesthesia in the geriatric patient. Acta Anaesthesiol Scand 26:378–385
111. Stoelting RK (1978) Blood pressure and heart rate changes during short-duration laryngoscopy for tracheal intubation: Influence of viscous or intravenous lidocaine. Anesth Analg 57:197–199
112. Stoelting RK (1980) Circulatory effects of anesthetic induction. Pract Rev Anesthesiol 4:8
113. Tammisto T, Aromaa U, Korttila K (1980) The role of thiopental and fentanyl in the production of balanced anaesthesia. Acta Anaesthesiol Scand 24:31–35
114. Tarnow J, Hess W (1979) Flunitrazepam-Vorbehandlung zur Vermeidung kardiovaskulärer Nebenwirkungen von Ketamin. Anaesthesist 28:468–473
115. Tarnow J, Eberlein HJ, Gethmann JW, Johannsen H, Patschke D (1975) Narkoseführung bei Patienten mit hyperdynamer Zirkulation infolge Lebercirrhose. Anaesthesist 24:253–259
116. Tarnow J, Heß W, Schmidt D, Eberlein HJ (1979) Narkoseeinleitung bei Patienten mit koronarer Herzkrankheit: Flunitrazepam, Diazepam, Ketamin, Fentanyl. Anaesthesist 28:9–19
117. Toeller M (1979) Diabetesbehandlung bei Operationen, Traumen und Infektionen. DDA 13/14:35
118. Venus B, Polasani V, Pham CG (1983) Circulatory responses to laryngoscopy and tracheal intubation with or without prior aerosolized lidocaine. Anesth Analg 62:245–292
119. Venus B, Polassani V, Pham CG (1984) Efects of aerosolized lidocaine on circulatory responses to laryngoscopy and tracheal intubation. Crit Care Med 12/4:391
120. Waxman K, Shoemaker WC, Lippmann M (1980) Cardiovascular effects of anesthetic induction with ketamine. Anesth Analg 59:355–358
121. Wilson SL, Mantena NR, Halverson JD (1981) Effects of atropine, glycopyrrolate, and cimetidine on gastric secretions in morbidly obese patients. Anesth Analg 60:37–40
122. Winter P (1980) Choice of anesthetic agents in patients with chronic lung disease. Pract Rev Anesthesiol 5:2
123. Wynands JE, Wong P, Townsend GE, Sprigge JS, Whalley DG (1984) Narcotic requirements for intravenous anesthesia. Anesth Analg 63:101–105
124. Yrjölä H (1983) Comparison of haemodynamic effects of morphine and fentanyl in patients with coronary artery disease. Acta Anaesthesiol Scand 27:117–122

Regionalanästhesie

R. Dennhardt

Die Indikation für die Durchführung eines Regionalanästhesieverfahrens wird vielfach für operative Eingriffe bei denjenigen Patienten gestellt, die schwerwiegende kardiovaskuläre, pulmonale oder metabolische Begleiterkrankungen haben.

Können die vielfältigen Methoden der Leitungsanästhesie diese in sie gesetzten Erwartungen erfüllen?

Soll ein Anästhesieverfahren mit einem anderen verglichen werden, so stellen postoperative Morbidität und Letalität harte, aber durchaus gerechtfertigte Kriterien dar.

Die verbesserte Kenntnis pathophysiologischer und auch pharmakologischer Funktionsabläufe hat zu einer deutlichen Reduktion der postoperativen Morbidität in den vergangenen Jahren und Jahrzehnten geführt.

Inwieweit vermögen nun Verfahren der Regionalanästhesie die pathophysiologischen Vorgänge so zu beeinflussen, daß die postoperative Morbidität oder gar Mortalität zum Vorteil der Patienten reduziert werden kann?

Zur Frage der Letalität kommt McLaren [11] mit knapp 3 Seiten in einem Reviewartikel aus; aber nicht deshalb, weil dies so eindeutig zu beurteilen ist. Lediglich eine Arbeit von ihm selbst belegt eine mit den Methoden der Statistik gesicherte Überlegenheit eines Regionalanästhesieverfahrens, verglichen mit einer Allgemeinnarkose (Tabelle 1). Ergebnisse von McKenzie et al. [10] zeigen einen vergleichbaren Trend (10,2 bzw. 15,7%), ohne jedoch beweisend zu sein.

Aitkenhead [1] veröffentlichte 1978 in einer retrospektiven Studie Vorteile einer hohen Spinalanästhesie bei Dickdarmeingriffen, ein Verfahren, das sicherlich nicht für Risikopatienten geeignet ist.

Spärlich sind auch die beweiskräftigen vergleichenden Veröffentlichungen bezüglich der Morbidität.

Es gibt eine Fülle von Arbeiten, die Tendenzen aufzeigen, Vorteile vermuten, die jedoch häufig mehr von persönlicher Überzeugung als von wissenschaftlicher Exaktheit geprägt sind. Allein die Kumulation der Daten verschiedener Arbeiten und Autoren weist darauf hin, daß Unterschiede und Vorteile möglich sind.

Tabelle 1. Postoperative Mortilität nach Schenkelhalsfraktur, n = 55. (Aus [11])

	2 Wochen n (%)	4 Wochen n (%)
Spinalanästhesie und Sedierung	0 (0)	1 (3,6)
Allgemeinanästhesie	7 (25)	9 (31)

Es muß festgestellt werden, daß wissenschaftlich gesicherte Ergebnisse über Vorteile von Regionalanästhesieverfahren praktisch nicht vorliegen.

Im folgenden soll der Versuch unternommen werden, aus der Fülle von klinischen und experimentellen Arbeiten Empfehlungen zu formulieren.

Eine Vielzahl von Risikofaktoren moduliert den prä-, intra- und postoperativen Verlauf des kritisch kranken Patienten. Welche Aspekte weisen auf eine zu bevorzugende Durchführung eines operativen Eingriffs unter Regionalanästhesie hin?

1. Bei der operativen Korrektur von Schenkelhalsfrakturen liegt eine Reihe von Untersuchungen vor, die zeigt, daß der Blutverlust bei Durchführung dieser operativen Eingriffe in Regionalanästhesie um 30–40% reduziert ist [2, 6, 7, 21]. Ebenso ist der Blutverlust bei Prostatektomien unter Regionalanästhesie im Vergleich zu Allgemeinanästhesien vermindert [9].

Eine mögliche Erklärung hierfür ist in der durch Sympathikusblockade erzielten Hypotension zu sehen. Die großen Gefäße der unteren Extremitäten werden verstärkt durchströmt, während die lokale Durchblutung in den kleinen Gefäßen gleichzeitig vermindert wird. Der venöse Kapillardruck unter Periduralanästhesie ist, nicht zuletzt auch durch die hydrostatische Komponente, verringert.

Vergleichbare Ergebnisse lassen sich allerdings auch bei anderen Anästhesieverfahren erzielen, wenn durch das Narkoseverfahren oder durch gezielte pharmakologische Therapie (z.B. Nitroprussidnatrium) eine Hypotension erreicht wird.

2. Das thromboembolische Risiko wird unter Regionalanästhesie gesenkt. Die hierzu aussagekräftigen Untersuchungen sind wiederum bei Hüftoperationen [3, 12, 13] und Prostatektomien [5] durchgeführt worden.

Diese recht gewissenhaft geplanten Untersuchungen weisen jedoch den Nachteil auf, daß das Vergleichskollektiv in Allgemeinnarkose keine antithrombotische Therapie erhielt, die ja inzwischen als selbstverständlich angesehen wird.

Phlebographisch verifizierte Beinvenenthrombosen (Vv. poplitea et femoralis) fanden sich am 11. postoperativen Tag in der Periduralanästhesie bei 4 (= 13%), in Allgemeinnarkose bei 20 (= 66%) von jeweils 30 Patienten [13]. Das Eintreten von Lungenembolien, szintigraphisch nachgewiesen, betrug 10% gegenüber 33%.

Bei abdominellen Eingriffen konnte hingegen keine Reduzierung des Thromboembolierisikos angegeben werden. Der Grund hierfür ist möglicherweise in der selektiven thorakalen Periduralanästhesie zu sehen, die verständlicherweise die Durchblutung der unteren Extremität unzureichend beeinflußt.

Über einen Einfluß der Periduralanästhesie auf die Gerinnung wird spekuliert. Von Stewart [22] wird im Tierversuch die protektive Wirkung von i.v. appliziertem Lidocain auf die Thromboserate beschrieben.

Diese beiden bislang genannten Aspekte – intraoperativer Blutverlust und Thromboembolierisiko – sind die einzigen, zu denen beweisende Untersuchungen vorliegen.

3. Während einer Allgemeinanästhesie verringern sich die funktionelle Residualkapazität (FRC), das Ventilations-Perfusions-Verhältnis und auch die Shuntfraktion.

Eine Periduralanästhesie bis zur Höhe Th_4 (sensorisch) und Th_8 (motorisch) beeinflußt die genannten Parameter nicht. Zu beachten ist jedoch, daß eine sympathische

Blockierung das Herzzeitvolumen (HZV) und die pulmonale Perfusion beeinflussen kann; hinzu kommt dann außerdem noch eine vagale Dominanz.

Seeling et al. [19] konnten unter Periduralanästhesie keine signifikanten, positiven Änderungen der postoperativen Ventilationsstörungen feststellen.

Welche Auswirkungen hat das Anästhesieverfahren auf die postoperative pulmonale Infektionsrate?

Die Literatur ist voll von Hinweisen, daß die Häufigkeit der postoperativen pulmonalen Infektionen nach Regionalanästhesieverfahren abnimmt; beweiskräftige Studien liegen allerdings nicht vor. Die kumulative Bewertung aller Arbeiten unter Einschluß unterschiedlicher operativer Verfahren und Anästhesien erlaubt den begründeten Hinweis, daß eine Verminderung der Infektionsrate um 30% resultiert.

4. Während Komplikationen in der postoperativen Phase in der Regel pulmonaler und/oder metabolischer Art sind, sind sie intraoperativ meist hämodynamischer Art. Auch für die Beurteilung kardialer Komplikationen unter Regionalanästhesieverfahren gibt es keine schlüssigen Aussagen. Die Arbeitsgruppe um Reiz scheint in einer kontrollierten Studie Beweise zu liefern, daß unter epiduraler Anästhesie kardiale Komplikationen aufgrund hämodynamischer und metabolischer Beeinflussung am Herzen vermindert werden [18].

Eine besonders kritische Bewertung verlangt die Auswirkung einer hohen Periduralanästhesie. Durch die direkte Blockade sympathischer Efferenzen zum Herzen wie auch durch die Verminderung zirkulierender Katecholamine aus dem Nebennierenmark ist die kardiale Adaptationsfähigkeit beeinträchtigt.

In kritischen Kreislaufsituationen, die mit einem ungünstigen Verhältnis von Sauerstoffangebot und -verbrauch im peripheren Gewebe einhergehen, ist die gegenregulatorische Bedeutung des sympathikoadrenergen Systems hervorzuheben.

Tabelle 2. Kardiovaskuläre Auswirkungen einer periduralen Anästhesie in Abhängigkeit vom sensiblen Niveau

Sensibler Block	Pathomechanismus	Auswirkungen
Unterhalb Th_{10}	Blockierung der vasokonstriktorischen Nervenfasern im Bereich der unteren Extremität	arterioläre Vasodilatation, erhöhte venöse Kapazität („Pooling"), verminderter venöser Rückfluß, HZV ↓
Unterhalb Th_5	Blockade der Gefäße des Splanchnikusgebiets, Blockierung der Katecholaminsekretion	„Blutpooling" im Darm, verminderter venöser Rückfluß, endogene Katecholaminspiegel vermindert, Herzfrequenz ↓, HZV ↓
Th_1–Th_4	Blockade der sympathischen Efferenzen zum Herzen, Blockade der vom Sympathikus vermittelten segmentalen kardialen Reflexe, Blockade der vasokonstriktorischen Gefäßnerven in Armen, Kopf, Hals	Herzfrequenz ↓ oder ↑, verminderte Inotropie, kompensatorische Vasokonstriktion vermindert, HZV ↓, vagale Dominanz

Die kardiovaskulären Effekte einer Periduralanästhesie sind in Tabelle 2 zusammengefaßt. Eine PDA, die das Niveau von Th_{10} nicht überschreitet, hemmt die vasokonstriktorischen Fasern im Bereich der unteren Extremität. Dies führt zu einer Vasodilatation, zu einer Erhöhung der venösen Kapazität und folglich zu einem verminderten venösen Rückfluß.

Kompensatorisch nimmt der Tonus der Gefäße in der oberen Körperregion zu, und zwar durch Vermittlung der Barorezeptoren. Außerdem steigt die Herzfrequenz an. Diese Vasokonstriktion im Bereich der oberen Extremität führt wieder zu einer Zunahme des venösen Rückflusses und zu einem konsekutiven Wiederanstieg des Herzminutenvolumens.

Schließt der sympathische Block Th_5 ein, so werden zusätzlich Gefäße des Splanchnikusgebiets betroffen, was zu einem Blut-„Pooling“ im Darm und damit zu einem weiter verminderten venösen Rückfluß führt. Außerdem findet sich eine Beeinträchtigung der Katecholaminsekretion mit folglich verminderten endogenen Katecholaminspiegeln.

Mögliche Konsequenzen für die Herz-Kreislauf-Verhältnisse können Abnahme der Herzfrequenz und Abnahme des Herzzeitvolumens sein. Die Auswirkungen sind verständlicherweise von den Ausgangsbedingungen und den aktuellen Anforderungen an das kardiovaskuläre Regulationsverhalten abhängig.

Eine Periduralanästhesie, die die thorakalen Segmente 1–4 umfaßt, blockiert die sympathischen Afferenzen und Efferenzen des Herzens. Die sympathikusvermittelten segmentalen kardialen Reflexe sind gestört. Die vasokonstriktorischen Gefäßnerven in Armen, Kopf und Hals sind blockiert. Die Auswirkungen sollen an einem Beispiel demonstriert werden: Gegenübergestellt sind Patienten, die sich einer aortobifemoralen Bypassoperation unterzogen haben (Abb. 1). Im Vergleich zu den beiden aufgeführten Allgemeinanästhesieverfahren fällt in der unmittelbaren postoperativen Phase die gemischt-venöse Sauerstoffsättigung drastisch ab.

Da der O_2-Verbrauch des Organismus in allen 3 Kollektiven vergleichbar blieb (Abb. 2), ebenso arterieller Sauerstoffpartialdruck und Hämoglobin, muß die Abnahme der gemischt-venösen Sättigung der Abnahme des HZV entsprechen. Das heißt mit anderen Worten: Eine Adaption der Versorgungsbedürfnisse des Organismus vermag das PDA-Kollektiv nicht über eine Steigerung der Herzleistung zu erreichen, deshalb nimmt die O_2-Ausschöpfung so deutlich zu [16, 17].

Die Durchführung einer Spinal- oder Periduralanästhesie beim Risikopatienten verlangt die Kenntnis der pathophysiologischen kardiovaskulären Reaktionsmöglichkeiten mit dem entsprechenden Einsatz von spezifisch wirkenden Medikamenten unter adäquatem Monitoring.

5. Regionalanästhesieverfahren erhalten die Spontanatmung und lassen die Schutzreflexe funktionsfähig. Die zerebrale Funktion erfährt eine deutlich geringere Beeinträchtigung. Gerade für zerebrovaskulär gefährdete Patienten wird die Frequenz der sog. Durchgangssyndrome als deutlich geringer im Vergleich zu Vollnarkosen geschildert.

Voraussetzung ist jedoch, daß Hypotensionen vermieden werden. Die sog. Vigilanz als Ausdruck der Aktivierung der Formatio reticularis mit einem erhöhten Leistungsniveau zentralnervöser Vorgänge bleibt erhalten. So lassen sich beispielsweise bei erhaltener Vigilanz Einschwemmungen bei transurethralen Resektionen rechtzeitig er-

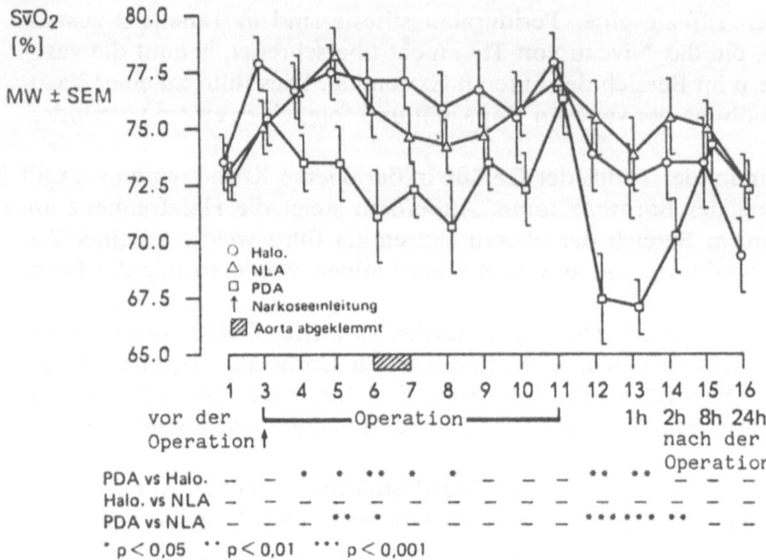

Abb. 1. Gemischt-venöse Sauerstoffsättigung bei verschiedenen Narkoseverfahren. Beachte den drastischen Abfall in der unmittelbaren postoperativen Periode in der PDA-Gruppe. (Aus Reinhart [16])

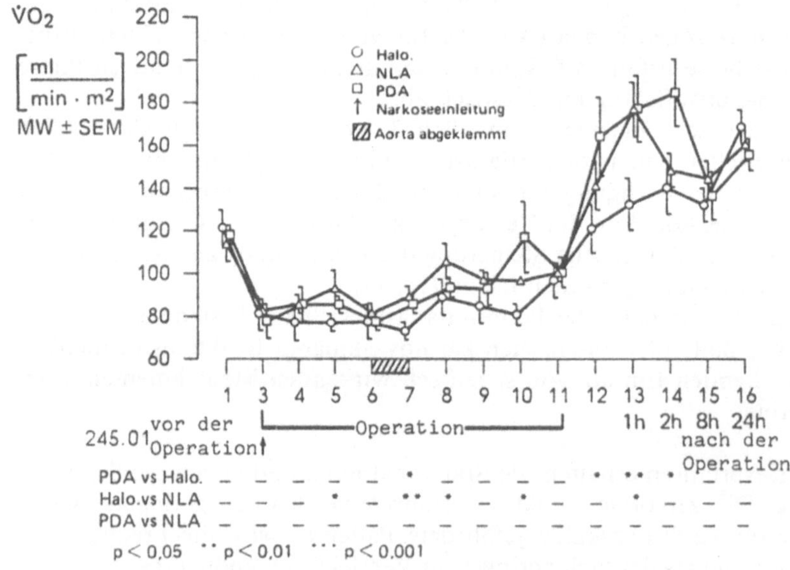

Abb. 2. Sauerstoffverbrauch bei verschiedenen Narkoseverfahren. (Aus Reinhart [16])

kennen. Andererseits kann eine alleinige Regionalanästhesie bei empfindsamen Menschen zu erheblichen psychischen Alterationen führen.

6. Die intestinale Motilität kann bei entsprechender Blockierung des Sympathikus über eine Spinal- oder Perdiduralanästhesie frühzeitig beeinflußt werden. Im Gegensatz dazu verzögern praktisch alle Narkotika den regelrechten und zeitgerechten Funktionsablauf im Gastrointestinaltrakt.

Die Morbidität nach Dickdarmeingriffen wird im wesentlichen durch Anastomosendehiszenzen bestimmt. Ursachen dafür sind das Alter der Patienten, eine Anämie, Begleittherapien und intraoperative Hypotensionen.

Bei Aitkenhead [1] beträgt die Anastamoseninsuffizienz nach Allgemeinanästhesie 23,1% und 7 bzw. 8% nach Spinal- bzw. Periduralanästhesie. Eine Erklärung hierfür ist nicht einfach zu finden, zumal der Tonus des Darms unter den genannten Regionalanästhesieverfahren zunimmt. Möglicherweise verhindert dies jedoch im Kolonbereich durch verminderten intraluminalen Druck ein „Gas leak". Ein weiterer, sicherlich wesentlicher Faktor ist in der verbesserten regionalen Durchblutung zu sehen.

7. Eine Reihe weiterer Vorteile wird den Regionalanästhesieverfahren zugeordnet. Die mögliche Verhinderung der Beeinflussung immunologischer Vorgänge in der postoperativen Phase durch Verfahren der Regionalanästhesie wird diskutiert. Es gibt hier erste theoretische Hinweise, die klinische Relevanz ist jedoch noch nicht zu erkennen.

Andere Autoren haben die postoperative Rekonvaleszenz nach Hüft- bzw. Harnwegsoperationen untersucht und Vorteile der Regionalanästhesieverfahren beschrieben [15]. Weiterhin gibt es einzelne Aussagen, daß die Dauer eines Krankenhausaufenthalts nach Durchführung von Regionalanästhesieverfahren kürzer ist. Signifikante Aussagen sind jedoch bislang nicht möglich.

8. Es besteht die Meinung, daß die Regionalanästhesie von allen verfügbaren Anästhesieverfahren am geeignetsten sei, die körpereigene Antwort auf das operative Trauma zu vermindern. Dies ist ein Aspekt, der gerade für den Risikopatienten von Bedeutung sein könnte. Die endokrin-metabolische Antwort des Patienten auf das operative Trauma kann durch ein Regionalanästhesieverfahren moduliert werden. Eine adäquate Schmerzausschaltung führt zu einer geringeren Belastung des Organismus. Unter diesem Gesichtspunkt vermögen bestimmte Regionalanästhesieverfahren im Vergleich zu Allgemeinnarkosen eine wirkungsvollere Schmerzausschaltung zu gewährleisten (z.B. bei Eingriffen im Analbereich).

Hierzu 3 Anmerkungen:

- Die Effektivität der Entkoppelung der neurohumoralen Antwort hängt von der Qualität der Regionalanästhesie ab. Die Ausschaltung der Afferenzen zur Unterdrückung der intra- und postoperativen Streßreaktionen ist nicht immer ausreichend; dies trifft besonders für große Oberbaucheingriffe zu. Verschiedene Faktoren beeinflussen die Qualität der Deafferenzierung (Wahl des Lokalanästhetikums, Konzentration, medikamentöse Anamnese des Patienten, Geduld des Anästhesisten). Die Deafferenzierung erfolgt stufenweise über Kälteempfindung, Schmerz, Berührung und letztendlich Motorik und Vasomotorik. Die Ausschaltung einer Qualität bedeutet noch nicht, daß eine reflektorische Antwort vollständig unterdrückt wird [20].

- Für die lokalen biochemischen Abläufe und deren Auswirkungen auf den Gesamtorganismus gibt es erst unzureichende Vorstellungen.
- Ist die Ausschaltung dieser endogenen Reaktionen überhaupt sinnvoll?

  Die angesprochenen, mehr oder minder bewiesenen Vorteile einer Regionalanästhesie veranlassen viele Anästhesisten, kombinierte Allgemein- und Regionalanästhesien bei ausgewählten Eingriffen, die v.a. große Oberbaucheingriffe sowie rekonstruktive Gefäßeingriffe im Bereich der Aorta und Iliakalgefäße umfassen, anzuwenden.

  In der Regel handelt es sich bei den Regionalanästhesieverfahren, die mitverwendet werden, um eine Periduralanästhesie. Je höher die PDA ist, um so empfindlicher werden die Regulationsmechanismen des Organismus gestört. Ältere Patienten unterliegen beispielsweise einem noch kompensierten Volumenmangel, der durch ein wie auch immer geartetes Anästhesieverfahren aufgedeckt wird und zur Dekompensation führen kann. Während bei alleinigem Regionalanästhesieverfahren eine kompensatorische Vasokonstriktion der oberen Körperhälfte resultieren kann, wird diese Regulationsmöglichkeit durch eine additive Vollnarkose weiter eingeschränkt. Kardial vorgeschädigte Patienten haben per se eine Störung der barorezeptorgesteuerten Regulationsmechanismen; diese Störung wird durch eine hohe PDA verstärkt.

  Die Kombination Periduralanästhesie mit einer flachen Allgemeinnarkose ist bei sonst gesunden Patienten problemlos [4].

Zwar werden in diesbezüglichen Veröffentlichungen „diskrete“ Senkungen des Blutdrucks um 15–30 mm Hg beschrieben; aber hierbei handelt es sich stets um Mittelwertdarstellungen. Einzelne Patienten zeigen dramatische „Blutdruckabstürze“, die dann im günstigen Fall durch Einsatz von Katecholaminen aufgefangen werden können.

Ist es nicht ein Widerspruch in sich, wenn auf der einen Seite diese kardiovaskulären Reaktionen mit Katecholaminen korrigiert werden, andererseits aber der Wert eines solchen Kombinationsverfahrens z.B. in der Ausschaltung der operationsbedingten Katecholaminantwort gesehen wird?

Die systemische Toxizität wurde in der Vergangenheit praktisch nur als Folge fehlerhafter Regionalanästhesietechniken angesehen. Fallberichte über toxische Nebenwirkungen auch bei sonst gesunden Patienten führen zu einer verstärkten Diskussion über Faktoren, die gerade auch bei kritisch kranken Patienten zu systemischen Komplikationen Anlaß geben.

Wie ist diese Entwicklung zu erklären?

1. Im Gegensatz zur Vollnarkose werden Regionalanästhesien häufig nicht mit derselben Sorgfalt vorbereitet und durchgeführt.
2. Die Säureamidlokalanästhetika haben eine immer größere Verwendung im Bereich der Anästhesie gefunden. Sie zeichnen sich durch eine hohe Proteinbindung aus. Zentrale Nebenwirkungen der Lokalanästhetika werden erfolgreich mit Benzodiazepinen behandelt. Dies hat zur Folge, daß zwar die Effekte am zentralen Nervensystem beherrscht werden können, jedoch die Nebenwirkungen auf das respiratorische und kardiovaskuläre System nicht benügend Beachtung finden. Die Protein-

bindung z.B. von Bupivacain wird durch Diazepam reduziert, so daß die Möglichkeit einer systemischen Toxizität verstärkt wird.
3. Hypoxien und Azidosen können zum Trigger für eine toxische Reaktion der Lokalanästhetika werden [14].
4. Es gibt Hinweise, daß Elektrolytimbalancen, besonders Hyperkaliämien, und ihre Beziehung zum Gebrauch von Lokalanästhetika die Komplikationen einer systemischen toxischen Reaktion fördern [8].

Die Plasmakonzentration der Lokalanästhetika wird durch das Verhältnis von Absorption zu Distribution, Metabolismus und Ausscheidung bestimmt. Die Absorption wird vom Ort der Applikation, von den Eigenschaften und der Dosierung des Lokalanästhetikums beeinflußt, außerdem von der Applikationsgeschwindigkeit, der pathophysiologischen Ausgangslage und einem möglichen Vasopressorzusatz.

Gerade bei Risikopatienten sollte berücksichtigt werden, daß alle Lokalanästhetika das Gehirn stimulieren und somit den Sauerstoffverbrauch steigern. Wenn nun der Sauerstoffbedarf die Verfügbarkeit des Sauerstoffs übersteigt, resultiert Hypoxie oder gar Anoxie von Zellen des Gehirns.

Unter den genannten metabolischen Bedingungen können Lokalanästhetika zu einer direkten myokardialen Depression führen, v.a. wenn zentralnervöse Nebenwirkungen durch die Gabe von Bezodiazepinen verdeckt werden.

Ein in seiner Tragweite noch nicht bewältigtes Problem stellt das reaktive Verhalten des Organismus des Risikopatienten auf systemische Lokalanästhetikakonzentrationen dar. Als Beispiel ist in Tabelle 3 die Pharmakokinetik von Lidocain bei herzinsuffizienten, niereninsuffizienten und leberzirrhotischen Patienten aufgeführt [23].

Bei welchen, möglicherweise im Vergleich zu gesunden Patienten, stark erniedrigten Konzentrationen resultiert eine Beeinflussung der Inotropie des Herzens bzw. der Reizleitung? Die Beantwortung dieser Frage muß offenbleiben.

Die Konzentrationen der Lokalanästhetika können beispielsweise durch entzündliche Prozesse, durch Tumorerkrankungen, durch Lebererkrankungen, Erkrankungen der Niere oder durch begleitende Medikation beeinflußt werden.

Welche Regionalanästhesieverfahren können als nebenwirkungsarm bezeichnet und damit für den Risikopatienten empfohlen werden?

Eine Spinalanästhesie, die das Niveau Th_{10} nicht überschreitet, kann als problemlos angesehen werden, da die Dosis des Lokalanästhetikums gering und eine Sympathikusblockade zu vernachlässigen ist. Bei einer tiefen Periduralanästhesie wie auch bei axillärer Blockade ist mit keinen kardiovaskulären Nebenwirkungen zu rechnen. Gleiches gilt für den 3-in-1-Block, die Ischiadikusblockade, die Interkostalblockade, Ple-

Tabelle 3. Lidocain – Pharmakokinetik bei verschiedenen Krankheitszuständen. (Werte aus [23])

	t/2 [h]	$V_{D_{ss}}$ [l/kg]	Clearance [ml/kg·min]
Gesund	1,8	1,32	10,0
Herzkrank	1,9	*0,88*	*6,3*
Leberkrank	*4,9*	*2,31*	*6,0*
Niereninsuffizienz	1,3	1,2	13,7

Chloroprocain	–	600 mg
	+	800 mg
Procain	–	500 mg
	+	750 mg
Prilocain	–	400 – 500 mg
	+	600 mg
Lidocain	–	200 – 400 mg
	+	500 mg
Mepivacain	–	400 mg
	+	500 mg
Etidocain	–	300 mg
	+	400 mg
Bupivacain	–	150 mg
	+	200 mg
Tetracain	–	100 mg
	+	150 mg
Cocain		~150 – 200 mg

Abb. 3. Maximale Dosierung verschiedener Lokalanästhetika. Die Substanzen sind nach steigender Toxizität aufgeführt. (+ mit Adrenalin 1:200000)

xusblockaden, für sämtliche periphere Nervenblockaden, unter der Voraussetzung, daß die Maximaldosierung der Lokalanästhetika eingehalten wird (Abb. 3).

Klare Indikationen für die Anwendung von Regionalanästhesieverfahren lassen sich für folgende Verletzungen und Krankheitsbilder nennen:

- Verletzungen und Luxationen der oberen und unteren Extremitäten,
- akute Gefäßverschlüsse der oberen und unteren Extremitäten,
- Rippenserienfrakturen und
- chronische Niereninsuffizienz.

Das erhaltene Bewußtsein und die effektive Schmerzausschaltung lassen die Regionalanästhesieverfahren als besonders geeignet für diabetische Patienten erscheinen.

Andererseits weist der diabetische Patient Gefäß- und Nervenveränderungen auf, die Anlaß zu Komplikationen sein können. Ergänzend seien als weitere Indikationen Patienten genannt, die wegen verschiedener Begleiterscheinungen Intubationsschwierigkeiten bieten:

- rheumatische und degenerative Erkrankungen,
- Gesichtsschädelverletzungen,
- Zwergwuchs, z.B. Pfaundler-Hurler-Krankheit,
- Osteogenesis imperfecta,
- M. Paget.

Auch in Notfallsituationen können bestimmte Regionalanästhesieverfahren Vorteile bieten, sofern die Voraussetzungen gegeben sind und Kontraindikationen entfallen.

So ist bei Anwendung von Regionalanästhesieverfahren die Aspirationsgefahr vermindert, weil die Schutzreflexe erhalten bleiben. Weitere Vorteile sind in der sehr wirkungsvollen Schmerzbekämpfung, im Erkennen möglicher traumatisch bedingter zerebraler Komplikationen und im vergleichsweise geringen Aufwand zu sehen. Jedoch ist zu bedenken, daß im allgemeinen eine Beschränkung auf eine Körperregion notwendig ist.

Die Regionalanästhesie umfaßt eine Vielzahl von Methoden, die bei kunstgerechter Anwendung gleichberechtigt neben allen anderen Narkoseformen stehen. Dies gilt auch für die Anwendung beim Risikopatienten.

Literatur

1. Aitkenhead AR, Wishart HY, Peebles Brown DA (1978) High spinal nerve block for large bowel anastomosis. Br J Anaesth 50:177
2. Chin SP, Abou-Madi MN, Eurin B, Witvoet J, Montagne J (1982) Blood loss in total hip replacement: Extradural versus phenoperidine analgesia. Br J Anaesth 54:491
3. Davis FM, Laurenson VG (1981) Spinal anaesthesia or general anaesthesia for emergency hip surgery in elderly patients. Anaesth Intensive Care 9:352
4. Germann PAS, Roberts JG, Prys-Roberts C (1979) The combination of general anaesthesia and epidural block. I. The effects of sequence of induction of haemodynamic variables and blood gas measurements in healthy patients. Anaesth Intensive Care 7:299
5. Hendolin H, Mattila MAK, Poikolainen E (1981) The effect of lumbar epidural analgesia on the development of deep vein thrombosis of the legs after open prostatectomy. Acta Chir Scand 147:425
6. Hole A, Terjesen T, Breivik H (1980) Epidural versus general anaesthesia for total hip arthoplasty in elderly patients. Acta Anaesthesiol Scand 24:279
7. Keith I (1977) Anaesthesia and blood loss in total hip replacement. Anaesthesia 32:444
8. Komai H, Rusy BF (1981) Effects of bupivacaine and lidocaine on AV conduction in the isolated rat heart: Modification by hyperkalemia Anesthesiology 55:281
9. McGowan SW, Smith GFN (1979) Anaesthesia for transurethral prostatectomy. A comparison of spinal intradural analgesia with two methods of general anaesthesia. Anaesthesia 35:847
10. McKenzie PJ, Wishart HY, Dewar KMS, Gray I, Smith G (1980) Comparison of the effects of spinal anaesthesia and general anaesthesia on postoperative oxygenation and perioperative mortality. Br J Anaesth 52:49
11. McLaren AD, Stockwell MC, Raid VT (1978) Anaesthetic techniques for surgical correction of fractured neck of femur. A comparative study of spinal and general anaesthesia in the elderly. Anaesthesia 33:10
12. Modig J, Hjelmstedt A, Sahlstedt B, Maripuu E (1981) Comparative influences of epidural and general anaesthesia on deep venous thrombosis and pulmonary embolism after total hip replacement. Acta Chir Scand 147:125
13. Modig J, Borg T, Karlström G, Maripuu E, Sahlstedt B (1983) Tromboembolism after total hip replacement: Role of epidural and general anesthesia. Anesth Analg 62:174
14. Moore DC, Thompson GE, Grawford RD (1982) Long-acting local anesthetic drugs and convulsions with hypoxia and acidosis. Anesthesiology 56:230
15. Pflug AE, Murphy TM, Buttler SH, Tucker GT (1974) The effects of postoperative peridural analgesia on pulmonary therapy and pulmonary complications. Anesthesiology 41:8
16. Reinhart K (1984) Zur Auswirkung der Sympathikusblockade bei der Kombination von thorakler Periduralanalgesie und Allgemeinanaesthesie auf die perioperative Hämodynamik und den Sauerstoffverbrauch bei Risikopatienten. Habilitationsschrift, Freie Universität Berlin
17. Reinhart K, Föhring U, Kersting T, Schäfer M, Dennhardt R (1984) Die Auswirkungen der thorakalen PDA und die Addition einer Allgemeinanaesthesie auf die Hämodynamik bei kardialen Risikopatienten. Deutscher Anaesthesiekongreß '84 (Wiesbaden)
18. Reiz S, Bålfors E, Bredgaard-Sørensen M, Häggmark S, Nyhman H (1982) Coronary hemodynamic effects of general anaesthesia and surgery. Modification by epidural analgesia in patients with ischemic heart disease. Reg Anaesth 7:8
19. Seeling W, Lotz P, Schröder M (1984) Untersuchungen zur postoperativen Lungenfunktion nach abdominellen Eingriffen. Anaesthesist 33:408

20. Sprotte G (to be published) Thermographic investigations into the physiological basis of regional anaesthesia. Anaesth Intensivmed
21. Stanton-Hicks MD'A (1971) A study using bupivacaine for continuous peridural analgesia in patients undergoing surgery of the hip. Acta Anaesth Scand 15:97
22. Stewart GJ (1982) Antithrombotic activity of local anaesthetics in several canine models. Reg Anaesth [Suppl] 7:89
23. Thompson PD et al. (1973) Lidocaine pharmacokinetics in advanced heart failure, liver disease, and renal failure in humans. Ann Intern Med 78:499

Intraoperatives Monitoring

P. Lawin, H. van Aken und T. Prien

Einleitung

Das Risiko eines operativen Eingriffs wird bestimmt durch Art und Ausmaß der Begleiterkrankung des Patienten, den operativen Eingriff per se und die spezifischen Risiken des gewählten Anästhesieverfahrens.

Die *Überwachung* des Risikopatienten in der Anästhesie hat diese Faktoren zu berücksichtigen, ebenso wie die Auswirkungen ihrer gegenseitigen Beeinflussung.

Das Ziel jedes Anästhesieverfahrens ist es, dem Patienten während des operativen Eingriffs die Schmerzen zu nehmen und unangenehme Erinnerungen an die Zeit im Operationssaal auszuschalten. Die Gefährdung des Patienten durch die Anästhesie resultiert dabei nicht aus Analgesie und Amnesie an sich, sondern aus anderen Auswirkungen der Anästhesieverfahren und -techniken auf den menschlichen Organismus. Patienten sterben nicht infolge von Analgesie und Amnesie, sondern beispielsweise infolge von Hypoxie, Myokarddepression, akut erniedrigtem HZV oder zerebraler Minderperfusion. Die Beeinträchtigung vitaler Funktionen durch anästhesiologische Verfahren, aber auch durch chirurgische Manipulationen (chirurgische Blutung, Kompression des Herzens, der Gefäße oder der Lunge), macht die Überwachung entsprechender vitaler Parameter beim Risikopatienten erforderlich.

EKG

Die perioperative EKG-Registrierung dient im wesentlichen der Arrhythmieerkennung. Dabei ist in der Standardableitung II die P-Welle meist gut zu erkennen, was die Differentialdiagnose zwischen ventrikulären und supraventrikulären Arrhythmien erleichtert. Darüber hinaus können in dieser Ableitung Ischämien im Bereich der unteren Herzwand als ST-Senkungen erkannt werden; die häufigeren Vorder- und Seitenwandischämien werden jedoch leicht übersehen. Zur Ischämiediagnose ist die Ableitung V_5, mit der 90% aller ST-Senkungen erfaßt werden, besser geeignet. Die Kombination von Arrhythmie- und Ischämieüberwachung erfordert also die wahlweise Registrierung von Ableitung II und V_5.

Aus Gründen der Dokumentation und zum jederzeitigen Nachweis - insbesondere auch für etwaige forensische Fragen - ist es dringend angeraten, vor, während und nach der Anästhesie EKG-Streifen zu schreiben und sie dem Anästhesieprofil anzuheften.

Arterieller Blutdruck

Mit der kontinuierlichen, invasiven (blutigen) Messung des arteriellen Drucks sollte bei Risikopatienten schon vor der Narkoseeinleitung begonnen werden, das bedeutet: Arterienpunktion in Lokalanästhesie. Die Messung ermöglicht sofortige Parametererfassung und damit rasche Gegenmaßnahmen bei hypertonen oder hypotonen Kreislaufreaktionen. Ferner läßt sich bei liegender arterieller Kanüle schnell Blut für Laborkontrollen, besonders zur Bestimmung von Blutgasen und Elektrolyten, entnehmen.

Die arterielle Blutdruckmessung ermöglicht die kontinuierliche Anzeige von systolischem, diastolischem und elektronisch errechnetem Mitteldruck. Dabei wird der systolische Wert meist als der wichtigere angesehen: Während der Anästhesie ändern sich diastolischer und mittlerer arterieller Druck meist parallel zum systolischen Druck. Der Verlauf des systolischen Drucks läßt aber Tendenzen der Blutdruckentwicklung in Richtung Hypertonie bzw. Hypotonie am leichtesten erkennen. Ferner spiegelt der systolische Druck den Sauerstoffbedarf des Herzens wider, da dieser mit steigendem Druckaufbau durch das Herz zunimmt. Nach Kaplan [7] stellt das Produkt aus systolischem Blutdruck und Herzfrequenz, das Rate-pressure-product, einen guten Parameter zur Beurteilung des myokardialen Sauerstoffverbrauchs dar. Werte unter 10000 sind hierbei als normal anzusehen, solche zwischen 10000 und 15000 stellen den Grenzbereich dar, und Werte über 15000 gelten als überhöht.

Bei der Interpretation arteriell gemessener Blutdruckwerte ist die Lagerung des Patienten zu berücksichtigen, da sich der registrierte Druck nach Festlegung der Nulldruckebene und entsprechendem Nullabgleich des Druckwandlers in Abhängigkeit von hydrostatischen Einflüssen ändert, ohne daß sich der tatsächliche Druck ändert. Besonders bei Operationen in sitzender Position ist dieser Effekt zu berücksichtigen. Bei gesunden Patienten ist ein zerebraler Perfusionsmitteldruck von ungefähr 60 Torr erforderlich. Wenn der Blutdruck auf Herzhöhe registriert wird, also ca. 20–30 cm unterhalb des Gehirns, ist der tatsächliche zerebrale Perfusionsdruck um genau diese 20–30 cm H_2O niedriger als der registrierte Druck.

Kardiale Drücke und Herzzeitvolumen

Zur Aufrechterhaltung einer normalen Hämodynamik ist es von entscheidender Bedeutung, ein Gleichgewicht von Preload, Kontraktilität, Afterload und Herzfrequenz zu erreichen.

Durch Bestimmung der rechtsventrikulären Vorlast mittels ZVD oder Druck im rechten Vorhof, der rechtsventrikulären Nachlast mittels pulmonal-arteriellem Druck, der linksventrikulären Vorlast mittels pulmonal-arteriellem Druck, Wedge-Druck oder Druck im linken Vorhof, der linksventrikulären Nachlast mittels arteriellem Druck sowie durch Messung des Herzzeitvolumens können teilweise hilfreiche Antworten auf klinische Fragen gegeben werden. Diese Antworten sind jedoch nicht immer ausreichend, da man weder die Ventrikelvolumina als eigentliche Vorlastparameter noch die Myokardkontraktilität direkt messen kann. Bevor auf die erwähnten Größen und ihre Beziehungen untereinander eingegangen werden kann, sollen zunächst einige Begriffe geklärt werden.

Preload. Der Begriff Preload bezeichnet das enddiastolische Volumen eines Ventrikels, d.h. die Anfangsdehnung des Ventrikelmuskels zu Beginn der Kontraktion. Klinisch wird die Vorlast jedoch über den enddiastolischen Ventrikeldruck ermittelt, wobei stillschweigend angenommen wird, daß eine normale Ventrikelcompliance vorliegt und Kammervolumen und -druck entsprechend korrelieren. Gelegentlich ist diese Annahme allerdings falsch, z.B. bei chronischer Hypertonie mit herabgesetzter Ventrikelcompliance, wobei die gemessenen Drücke eine falsch hohe Vorlast suggerieren. Darüber hinaus werden in der klinischen Praxis nicht einmal die Kammerdrücke registriert, sondern ZVD bzw. Wedge-Druck (kapillärer Verschlußdruck), wobei wieder ebenso stillschweigend eine Korrelation mit den enddiastolischen Kammerdrücken angenommen wird.

Afterload. Als Afterload wird der Widerstand (Impedanz) bezeichnet, den der große bzw. der kleine Kreislauf dem Volumenauswurf der entsprechenden Herzkammer entgegensetzen. Die Nachlast wird durch die Messung des mittleren arteriellen Drucks bzw. des mittleren pulmonal-arteriellen Drucks bestimmt.

Kontraktilität (Inotropie). Hiermit bezeichnet man die Kraft des Herzmuskels bei einem bestimmten Pre- und Afterload. (So einfach wie die Definition, so schwierig ist die Messung der Kontraktilität. Es wurden verschiedene meßbare Kontraktilitätsparameter entwickelt, z.B. dp/dt, Systolic time-intervals, aber kein Verfahren hat bisher Einzug in die klinische Praxis halten können.)

Messung des zentralvenösen Drucks (ZVD). Hughes u. Magovern [5] benutzten 1959 den rechten Vorhof als Maß für den Volumenersatz bei Patienten nach Thorakotomie, später auch für internistische und allgemeinchirurgische Patienten. Seither sind zahlreiche Berichte über die Zweckmäßigkeit und die Bedeutung des ZVD für die Überwachung des Patienten erschienen.

Zentralvenöse Katheter können leicht gelegt werden, und bei Verwendung des Wassermanometers ist der technische apparative Bedarf zur Erhebung dieser Größe minimal. Weil die Messung des ZVD derart einfach ist, wird das ZVD-Monitoring routinemäßig angewandt, wenn starke Veränderungen des Flüssigkeitshaushalts vorliegen.

Allgemein wird angenommen, daß ein hoher ZVD ($>$15 cm H_2O) eine Rechtsherzinsuffizienz oder eine Flüssigkeitsüberladung kennzeichnet und die Flüssigkeitszufuhr reduziert werden sollte. Gelegentlich kann man jedoch beobachten, daß der ZVD bei Schwerkranken extrem variiert und kaum mit dem Flüssigkeitsbedarf des Patienten korreliert. Patienten mit Sepsis, respiratorischer Insuffizienz oder mit kardialer Vorschädigung und einem ZVD über 15–20 cm H_2O können einen relativ niedrigen Wedge-Druck haben und auf weitere Flüssigkeitszufuhr mit einer verbesserten myokardialen Leistung reagieren.

In den letzten Jahren wurde daher die Verwendung des ZVD als Parameter für das intravaskuläre Volumen zunehmend kritischer bewertet: Zwar ist die Messung des ZVD eine genaue Methode zur Abschätzung des rechtsventrikulären Füllungsdrucks und von großer Bedeutung für die Beurteilung der Rechtsherzfunktion unter verschiedenen Volumenbelastungen, einer Beurteilung der Füllung des linken Herzens aber sind aus pathophysiologischen Gründen erhebliche Grenzen gesetzt.

Nachfolgend werden einige Krankheitsbilder genannt, bei denen keine Korrelation zwischen ZVD und kapillärem Verschlußdruck (PCWP) besteht:

ZVD < PCWP:	*ZVD > PCWP:*
Linksherzversagen.	Rechtsherzversagen, Cor pulmonale, ARDS, Lungenembolie, COLD.

Wird der ZVD trotz dieser Einschränkung als Parameter der Volumensituation benutzt, ist bei der Messung äußerste Sorgfalt angebracht.

Folgende Fehlermöglichkeiten bestehen:

1. Ungefähr 35–40% aller peripher gelegten Venenkatheter erreichen mit der Katheterspitze nicht die erforderliche Position, können demnach nicht zur Beurteilung des ZVD benutzt werden. Die augenblickliche Literatur und die klinische Erfahrung zeigen, daß die V. jugularis externa und die V. jugularis interna den sichersten, leichtesten und zuverlässigsten Zugang darstellen. Aber auch Jugularis-interna-Katheter können in fehlerhafte Positionen abweichen.
2. Die Anwendung großer Atemvolumina und von PEEP bei mechanischer Ventilation kann den ZVD erhöhen. Dies muß beachtet werden, wenn der Patient während der ZVD-Messung nicht vom Respirator getrennt werden kann.
3. Eine weitere wichtige Fehlerquelle liegt in der Anwendung des Wassermanometers. Obwohl es aufgrund seiner einfachen Technik, seiner leichten Handhabung und Interpretation so beliebt ist, gibt es doch bestimmte Situationen, in denen es den rechtsventrikulären Füllungsdruck mit unzureichender Sicherheit wiedergibt. Die üblichen Bedingungen zur Verwertung eines wassermanometrisch gemessenen ZVD-Wertes sind:
   - Ein frei fließendes System, so daß sich der Wasserspiegel schnell senkt.
   - Der Wasserspiegel muß atemsynchron schwanken.
   - Man sollte in der Lage sein, leicht Blut zu aspirieren.

Diese Bedingungen, die sicherstellen sollen, daß der gemessene Wert den tatsächlichen ZVD wiedergibt, werden oft nicht streng genug beachtet.

Darüber hinaus kann dieses Meßsystem aufgrund seiner Trägheit nur 1 oder 2 Schwingungen/s wiedergeben. Wird der Vorhofdruck jedoch oszilloskopisch dargestellt, erkennt man einen aus verschiedenen Schwingungen unterschiedlicher Frequenz zusammengesetzten Verlauf der ZVD-Kurve, der durch Vorhof- und Kammerkontraktionen sowie durch Atembewegungen generiert wird. Es wurde berechnet, daß für eine glaubhafte Wiedergabe dieser Schwingungen ein System verlangt werden muß, das Änderungsfrequenzen von 20 Hz abbilden kann. Wenn der zentral-venöse Druck erheblich mit dem Herzzyklus variiert, zeigt die Wassersäule des Wassermanometers das Niveau des höchsten Drucks während eines Herzzyklus an. Es gibt 3 Situationen, unter denen die Wiedergabe dann ungenau wird:

- rechtsventrikuläre Lage der Katheterspitze,
- Trikuspidalinsuffizienz,
- hohe a-Wellen.

Doch gerade Patienten, bei denen eine genaue ZVD-Kontrolle erforderlich wäre, haben häufig hohe a-Wellen und funktionelle Trikuspidalinsuffizienzen. Unter diesen Umständen kann das Wassermanometer die Vorlast des rechten Herzens nicht richtig wiedergeben.

Benutzt man zur Messung die Wassersäule, so kann die Kontrolle der Katheterlage nur durch eine Röntgenthoraxaufnahme erfolgen. Die klinische Erfahrung hat gezeigt, daß große Niveauänderungen in der Bewegung des Spiegels normalerweise nicht beobachtet werden, auch dann nicht, wenn der Katheter im rechten Ventrikel liegt.

So zeigt der Vergleich der ZVD-Messung mit Wassermanometern oder Transducern bei schwerkranken Patienten, daß die wassermanometrisch ermittelten Werte gewöhnlich über den mit dem Transducer bestimmten Werten liegen (Abb. 1).

Der ZVD sollte, wenn er genau bestimmt werden muß, mit der gleichen Meßtechnik gemessen werden, wie bei jeder anderen invasiven Druckmessung.

Beim kritisch Kranken und beim Risikopatienten ist die kontinuierliche Registrierung des ZVD anzustreben.

Messung des pulmonal-kapillären Verschlußdrucks (PCWP). Die Bestimmung der Druckcharakteristik des linken Herzens erfolgt entweder direkt, z. B. über einen linksatrialen Katheter im Anschluß an die Herzoperationen, oder indirekt über einen pulmonal-arteriellen Katheter. Mittels eines pulmonal-arteriellen Einschwemmkatheters nach Swan und Ganz kann man auch Einblick in die linksventrikuläre Funktion gewinnen, denn in der Diastole kommt es zu einem Druckausgleich zwischen linkem Ventrikel, linkem Vorhof, Pulmonalvenen und alveolärem Kapillarsystem bis hin zur Pulmonalarterie. Dieses gesamte Gefäßareal kann in der Diastole als eine zusammenhängende Kammer aufgefaßt werden, in der die Drücke in folgender Relation zueinander stehen: Der enddiastolische Druck im linken Ventrikel (pLVED) entspricht dem

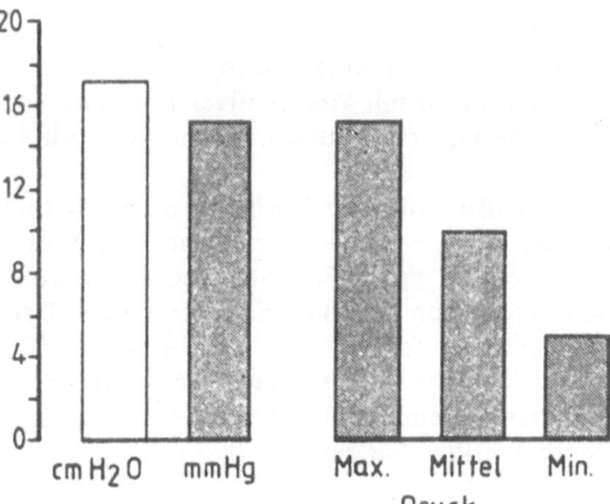

Abb. 1. Differenz der Messung zwischen Wassermanometrie und elektromechanischer Druckumwandlung

Tabelle 1. Normalwerte im Niederdrucksystem

	von–bis [Torr]	im Mittel [Torr]
Rechter Vorhofdruck	1–10	5
Rechter Ventrikeldruck		
Systolisch	15–30	25
Enddiastolisch	0–8	5
Pulmonalarteriendruck		
Systolisch	15–30	23
Diastolisch	5–15	9
Mittlerer	10–20	15
PCWP, POP	5–15	8

mittleren Druck im linken Vorhof (pLA) und dem alveolokapillären Mitteldruck sowie dem diastolischen Pulmonalarteriendruck.

Die Tabelle 1 zeigt die Normalwerte im Niederdrucksystem.

Die Indikationen für den Pulmonaliskatheter sind folgende:

- Patienten mit signifikanten Herzerkrankungen, die sich großen Operationen mit voraussichtlich raschen und großen Änderungen des intravasalen Volumens unterziehen müssen.
- Alle Patienten, bei denen ein Myokardinfarkt weniger als ein halbes Jahr zurückliegt, unabhängig von der Art des operativen Eingriffs.
- Operative Eingriffe, bei denen die Aorta abgeklemmt wird.
- Patienten im persistierenden Schock.
- Patienten mit ARDS.

Die wichtigsten Komplikationen des Pulmonaliskatheters sind:

- katheterinduzierte Infektionen und Thrombosen,
- supraventrikuläre und ventrikuläre Arrhythmien,
- Lungeninfarkt,
- Ruptur der Pulmonalarterie,
- Ballonruptur mit konsekutiver Luftembolie,
- falsche Diagnose aufgrund fehlerhaft erhobener Daten.

Eine Fehlfunktion des Katheters oder des Ballons kann zur Erhebung falscher Daten für den Wedge-Druck führen und derart zu einer unangemessenen Behandlung des Patienten. Derartige Fehlinterpretationen können zumindest teilweise vermieden werden, wenn man beachtet, daß der Wedge-Druck niedriger als der mittlere pulmonalarterielle Druck sein muß und in der Größenordnung des diastolischen pulmonalarteriellen Drucks liegt. Ferner sollte der Verlauf der Wedge-Kurve auf dem Monitor annähernd dem atrialen Druckverlauf entsprechen, d.h. es sollten a- und v-Wellen deutlich erkennbar sein.

Herzzeitvolumen. Für die Beurteilung der Herzfunktion ist nicht nur die Kenntnis der Vorlast von Bedeutung, sondern auch die Bestimmung des Herzzeitvolumens. Das Herzzeitvolumen wird entweder mit Hilfe der Thermodilutionsmethode oder nach dem Fick-Prinzip ermittelt.

Während der Anästhesie kritisch kranker Patienten müssen Veränderungen des Herzzeitvolumens immer in Relation zum Sauerstoffbedarf des Körpers gesehen werden. Nicht das HZV an sich ist ausschlaggebend, sondern die Relation zwischen Sauerstoffbedarf der Organe und dem Sauerstoffangebot an die Organe. Ein erniedrigtes Herzzeitvolumen führt nicht automatisch zur Gewebshypoxie. Wenn das HZV sinkt, ohne daß ein relevantes Sauerstoffdefizit entsteht, dann bleiben Sauerstoffpartialdruck und Sauerstoffsättigung des gemischt-venösen Blutes normal. Daher ist der Sauerstoffgehalt des gemischt-venösen Blutes das entscheidende Kriterium, wenn es zu entscheiden gilt, ob das Herzzeitvolumen angehoben werden muß oder nicht. Denn man muß bedenken, daß jede „unnötige" Erhöhung der Auswurfleistung des Herzens eine Zunahme des myokardialen Sauerstoffverbrauchs bedeutet, was bei koronarstenotischen Patienten vermieden werden soll.

Funktionskurve des Ventrikels. Die Kontraktilität des Herzens kann nicht direkt gemessen werden. Sie läßt sich anhand verschiedener Parameter abschätzen. Eine klinisch gebräuchliche Methode ist die Erstellung einer Starling-Kurve.

Die Starling-Kurve ist eine graphische Darstellung des Basismechanismus des Herzens. Wenn das enddiastolische Volumen zunimmt, nimmt auch das Auswurfvolumen zu, bis ein Optimum erreicht wird, das von der jeweiligen Herzfunktion abhängig ist. In der Praxis ergibt sich die Starling-Kurve, indem man den pulmonal-kapillären Verschlußdruck durch Volumenzufuhr schrittweise um 2–3 Torr ändert und das jeweilige Herzzeitvolumen bestimmt. Die so gewonnenen Werte werden in ein Diagramm eingetragen, auf dessen Abszisse der enddiastolische linksventrikuläre Druck, gemessen als pulmonal-kapillärer Verschlußdruck („Pulmonary capillary wedge pressure", PCWP), und auf dessen Ordinate das Herzzeitvolumen bzw. der Herzindex oder Schlagindex stehen.

Ein Diagramm, in dem der *Herzindex* gegenüber dem Wedge-Druck eingetragen wird, kann aber in der Aussage irreführend sein, da dieser Parameter bei schlechter myokardialer Leistung, also bei erheblich erniedrigtem Schlagvolumen, aufgrund einer reflektorischen Herzfrequenzsteigerung noch im Normbereich liegen kann. Ein besserer Parameter ist der *Schlagindex,* da er die auf die Körperoberfläche bezogene Leistung des linken Herzens bei einem Herzschlag beschreibt.

Die ventrikuläre Funktionskurve eines Herzens mit verringerter Kontraktilität ist nach unten verlagert und liegt rechts von der normalen Funktionskurve; bei gesteigerter Kontraktilität ist diese Kurve nach oben verlagert und liegt links von der normalen Funktionskurve (Abb. 2).

Für jeden Patienten gilt, daß die Funktion des linken Ventrikels in einem spezifischen, relativ engen Bereich des pulmonal-kapillären Verschlußdrucks am besten ist. Dieser „optimale Verschlußdruckbereich" sollte bei kritisch kranken Patienten bestimmt werden, da er häufig unterhalb der Normalwerte liegt. Der optimale Verschlußdruck liegt in einem relativ schmalen Druckbereich nahe dem oberen Ende der Kurve. In diesem Bereich ist die Herzfunktion am besten.

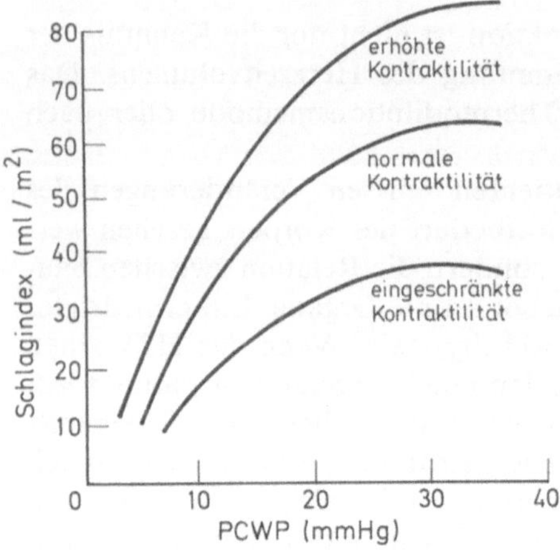

Abb. 2. Darstellung der Herzleistungsreserve durch die Frank-Starling-Kurve. Der Schlagindex ist das auf die Körperoberfläche bezogene Schlagvolumen des Herzens, der pulmonal-kapilläre Verschlußdruck *(PCWP)* das indirekte Maß für den enddiastolischen Druck des linken Ventrikels

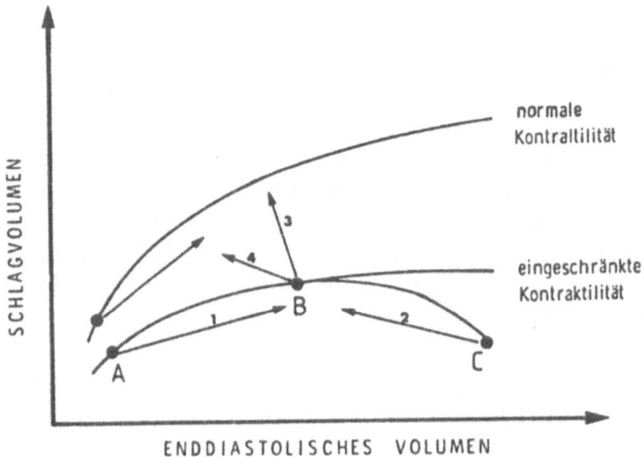

Abb. 3. Möglichkeiten therapeutischer Beeinflussung des Schlagindex; Anhebung der Vorlast (Volumengabe), Senkung der Vorlast (Venodilatanzien), Senkung der Nachlast (Vasodilatanzien) und Verbesserung der myokardialen Kontraktilität (positiv-inotrope Pharmaka). (Modifiziert nach Rosenthal [10])

Die Bestimmung der Starling-Kurve ermöglicht auch ein gezieltes therapeutisches Vorgehen (Abb. 3).

Die Patienten bei Punkt A sind hypovolämisch. Zur Optimierung des Preloads und zur Anhebung des Schlagvolumens ist daher eine Volumensubstitution notwendig. Punkt C zeigt dagegen einen Patienten mit Hypervolämie. Hier sollte der Preload herabgesetzt werden, entweder mit Diuretika (Furosemid) oder Venendilatatoren (Furosemid, Nitroglyzerin).

Wenn ein optimaler Preload erreicht ist (Punkt B), muß unter Umständen zur Steigerung des Schlagvolumens die Myokardkontraktilität durch inotrope Substanzen (Adrenalin, Dopamin, Dobutamin oder Herzglykoside) erhöht sowie bei gesteigertem systemischen Gefäßwiderstand der Afterload durch Vasodilatatoren wie Nitroglyzerin und Natriumnitroprussid herabgesetzt werden. Häufig reicht aber allein die Optimierung des Preloads zur Verbesserung der hämodynamischen Situation aus.

Die Höhe des Preloads ist vom intravaskulären und nicht vom Gesamtflüssigkeitsvolumen abhängig. Wenn der Preload erniedrigt ist und gleichzeitig eine Ödembildung infolge eines erhöhten extrazellulären Volumens vorliegt, kann die zusätzliche Gabe von Flüssigkeit notwendig sein, auch wenn dieses Vorgehen scheinbar im Widerspruch zu dem klinischen Bild der Überwässerung steht. Denn wenn es nicht gelingt, ein ausreichendes intravaskuläres Volumen zur Sicherstellung eines optimalen Preloads zur Verfügung zu stellen, dann kommt es durch die entstehende inadäquate Gewebsperfusion nicht selten zum prärenalen Nierenversagen.

Die mit Hilfe des Swan-Ganz-Katheters direkt gewonnenen oder indirekt errechneten Parameter gestatten Einblick in die Hämodynamik des großen und kleinen Kreislaufs. Sie sind Voraussetzung für ein rasches Umsetzen in der Therapie und somit von unschätzbarem Wert - immer dort, wo dieses Vorgehen zur klinischen Routine geworden ist und die Ärzte über tägliche Erfahrung verfügen. Dieses Vorgehen benötigt jedoch einen besonderen technischen und apparativen Aufwand, setzt spezielles Wissen in Pathophysiologie und Klinik voraus und erfordert langfristige Erfahrung, will man nicht Gefahr laufen, in technische Fallen zu stolpern, die dann Quelle von Irrtümern werden, einen unnötigen Zeitaufwand bei dringlicher Versorgung in Kauf zu nehmen oder gar zu Mißdeutungen der Ergebnisse zu gelangen. Deshalb ist anzuraten, Risikopatienten, bei denen eine Indikation zur Überwachung mit dem Swan-Ganz-Katheter in der perioperativen Phase gegeben ist, in Zentren zu verlegen, wenn am kleinen Krankenhaus die Voraussetzungen fehlen oder es an der notwendigen Erfahrung mangelt. Was bei den operativen Fachgebieten Usus geworden ist, sollte dem Anästhesisten aus vielleicht falsch verstandenem Ehrgeiz nicht fremd sein.

Urinproduktion

Die stündliche Urinproduktion ist ein weiterer Parameter zur Beurteilung der Herz-Kreislauf-Funktion. Eine ungenügende Urinproduktion während der Narkose läßt aber nicht in jedem Fall auf eine ungenügende renale Perfusion schließen. Intraoperative Oligurie kann ebenso die Folge einer gesteigerten ADH-Sekretion sein.

Klinik

Bei all den Vorteilen, die die erwähnten Techniken dem Erfahrenen bei der anästhesiologischen Führung eines Risikopatienten bieten, bleiben klinische Inspektion und Untersuchung des Patienten die unverzichtbare Basis der hämodynamischen Überwachung.

Respiratorisches Monitoring

Überwachung der Atemtechnik

Beim spontan atmenden Patienten kann durch den Einsatz von Respirationsmonitoren, welche mittels Thoraximpedanz die Atemfrequenz und halbquantitativ auch die Atemtiefe registrieren, die Vigilanz des Anästhesisten bei Benutzung der Brady- bzw. Tachypnoealarme technisch unterstützt werden. Beim beatmeten Patienten müssen ohnehin Beatmungsfrequenz, Atemminutenvolumen und Beatmungsdrücke überwacht werden. Der akustische Diskonnektionsalarm ist gerade bei der Narkose eines Risikopatienten eine Conditio sine qua non, da der Anästhesist seine Aufmerksamkeit auf eine Vielzahl von Beschäftigungen verteilen muß. In derartigen Situationen kann auch die technische Registrierung von Thoraxcompliance und Atemwegwiderstand sinnvoll sein. Ansonsten ist in Zweifelsfällen die manuelle Beatmung und das damit einhergehende „Gefühl" des Anästhesisten „für die Lunge" eine nicht zu verkennende Sicherung.

Arterielle Blutgase

Das sicherste Indiz für eine adäquate Atmung bzw. Beatmung ist eine normale arterielle Blutgasanalyse, die den pO_2, pCO_2 und pH sowie die Standardbikarbonatkonzentration und die Sauerstoffsättigung umfassen sollte.

Mit diesen Daten kann beurteilt werden, ob die äußere Atmung adäquat ist, d.h. ob Sauerstoffaufnahme aus der Lunge bzw. CO_2-Abgabe an die Lunge den metabolischen Erfordernissen entspricht. Darüber hinaus spiegeln pH, Standardbikarbonat und pCO_2 den Säure-Basen-Haushalt wider und ermöglichen es, metabolische und respiratorische Störungen zu differenzieren.

Unter Verwendung von Sauerstoffpartialdruck, Sauerstoffsättigung und Hämoglobingehalt kann ferner der Sauerstoffgehalt des arteriellen Blutes (C_aO_2) errechnet werden:

$$C_aO_2 = (0{,}0031 \cdot p_aO_2) + Hb \cdot S_aO_2 \cdot 1{,}34$$

Diese Formel spiegelt wider, daß Sauerstoff sowohl in physikalisch gelöster Form als auch in der Hämoglobinbindung transportiert wird. Der Anteil des physikalisch gelösten Sauerstoffs wird durch Multiplikation des pO_2 mit dem Löslichkeitskoeffizienten (0,0031 ml/Torr) bestimmt. Die Menge des an Hämoglobin gebundenen Sauerstoffs wird errechnet, indem das Produkt aus Hämoglobingehalt und Sättigung des Hämoglobins mit einem Faktor multipliziert wird, der angibt, wieviel ml O_2 von 1 g Hämoglobin gebunden werden. Die Angaben über die Größe dieses Faktors bewegen sich zwischen 1,34 und 1,38 ml/g (wobei 1,38 die theoretisch maximale Sauerstoffbindungskapazität des Hämoglobins ist und 1,34, die im deutschen Sprachraum gebräuchliche sog. Hüfnersche Zahl, den tatsächlichen physiologischen Verhältnissen näherkommt).

Tabelle 2. Häufigste Ursachen einer Änderung des gemischt-venösen Sauerstoffgehalts ($S_{\bar{v}}O_2$)

$S_{\bar{v}}O_2$ [%]	Ursache
>77	Sepsis, Links-rechts-Shunt Hypothermie exzessive inotrope Substanzen Entnahme von pulmonalem Kapillarblut
68–77	Normalbereich
75	Normalwert
<60	Herzinsuffizienz

Gemischt-venöse Blutgase

Ebenso wertvoll wie die arterielle Blutgasanalyse ist die gemischt-venöse Blutgasanalyse. Der Sauerstoffpartikaldruck ($p_{\bar{v}}$–O_2), die Sauerstoffsättigung ($S_{\bar{v}}$–O_2) und der Sauerstoffgehalt ($C_{\bar{v}}$–O_2) des gemischt-venösen Blutes sind sowohl von der Sauerstofftransportkapazität als auch vom Sauerstoffverbrauch (den metabolischen Erfordernissen) des Organismus abhängig. Dabei wird mit dem Begriff Sauerstofftransportkapazität das tatsächliche Sauerstoffangebot an den Organismus bezeichnet. Sie ist das Produkt aus dem Sauerstoffgehalt von 100 ml arteriellem Blut (C_aO_2) und dem HZV in Liter, multipliziert mit dem Korrekturfaktor 10.

$$O_2TrKap = C_aO_2 \cdot HZV \cdot 10$$

Eine Verminderung des Herzzeitvolumens führt bei unverändertem Sauerstoffverbrauch zu einer verstärkten peripheren Sauerstoffausschöpfung, was zu einem Abfall des gemischt-venösen Sauerstoffgehalts ($p_{\bar{v}}$–O_2, $S_{\bar{v}}$–O_2, $C_{\bar{v}}$–O_2) führt.

Tabelle 2 gibt eine Übersicht über die häufigsten Ursachen einer Änderung des gemischt-venösen Sauerstoffgehalts.

Ein gemischt-venöser Sättigungswert unter 60% weist gewöhnlich auf eine kardiale Dekompensation hin. Andere Ursachen sind: Anämie, niedriges HZV, arterielle Hypoxie und erhöhter O_2-Verbrauch.

Eine gemischt-venöse Sauerstoffsättigung über 60% ist unter allen Umständen anzustreben, ein Wert von $p_{\bar{v}}$–O_2 <40 mmHg ist gefährlich.

Die Abb. 4 zeigt die Beziehung zwischen arteriellem Sauerstoffpartialdruck und Herzzeitvolumen bei verschiedenen Werten für die venöse Beimischung zum arteriellen Blut. Dabei ist zu erkennen, daß der p_aO_2 stärker durch Veränderungen der venösen Beimischung („venous admixture") als durch Veränderungen des Herzzeitvolumens beeinflußt wird. Im Gegensatz dazu wird der gemischt-venöse pO_2 stärker durch Veränderungen des Herzzeitvolumens als durch Veränderungen der venösen Beimischung zum arteriellen Blut verändert (Abb. 5).

Man kann also sagen, daß der p_aO_2 der sensiblere Parameter für Änderungen der Lungenfunktion ist, während der $p_{\bar{v}}$–O_2 der sensiblere Parameter für Änderungen der Herzfunktion ist (Abb. 6).

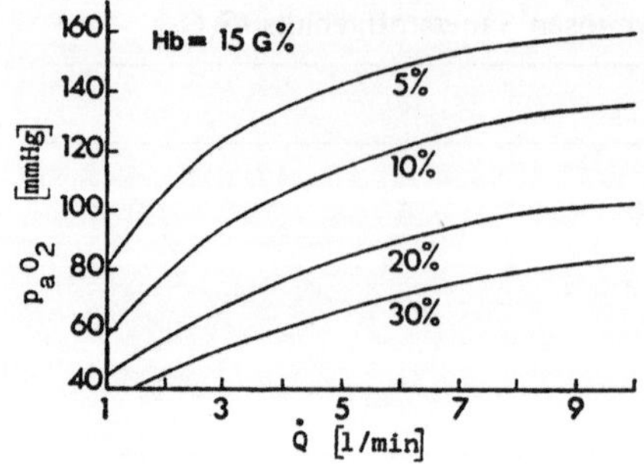

Abb. 4. Beziehung zwischen arteriellem Sauerstoffpartialdruck und Herzzeitvolumen *($\dot{Q}$)* bei verschiedenen Werten für die venöse Beimischung zum arteriellen Blut. (Aus Kelman [8])

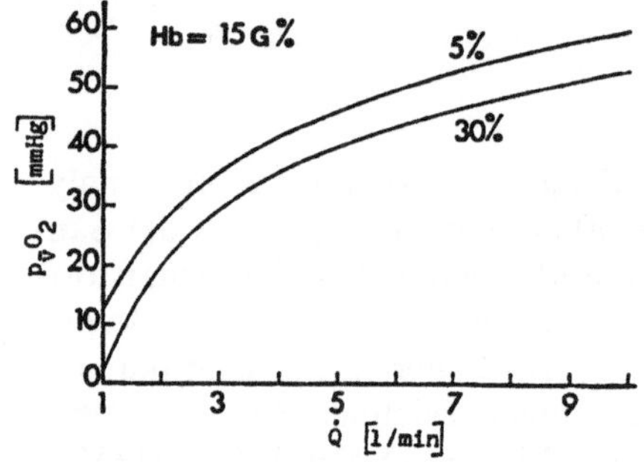

Abb. 5. Beziehung zwischen gemischt-venösem Sauerstoffpartialdruck und Herzzeitvolumen bei verschiedenen Werten für die venöse Beimischung zum arteriellen Blut. (Aus Kelman [8])

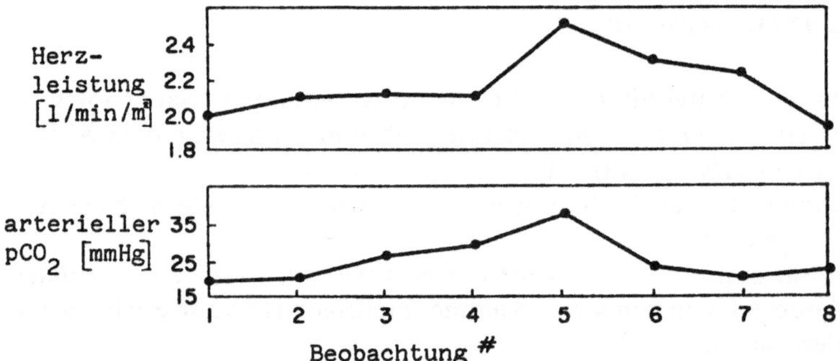

Abb. 6. Beziehung zwischen Herzzeitvolumen und dem arteriellen p_aCO_2. [Nach Theye et al. Anaesthesiology 1966]

Entnahme des gemischt-venösen Blutes: Es erscheint wichtig, darauf hinzuweisen, daß man auf die klinische Aussagekraft der gemischt-venösen Blutgasanalyse nicht unbedingt verzichten muß, wenn der Patient keinen pulmonal-arteriellen Katheter hat. Zwar wird gemischt-venöses Blut üblicherweise über das distale Lumen eines Swan-Ganz-Katheters aus der Pulmonalarterie gewonnen, jedoch kann in der klinischen Praxis die pulmonal-arterielle Blutprobe durch eine zentral-venöse Blutprobe ersetzt werden, wenn die Katheterspitze des zentral-venösen Katheters exakt am Übergang der oberen Hohlvene zum rechten Vorhof plaziert ist. Eine derart exakte Plazierung ist mittels der

EKG-Ableitung über den mit Kochsalzlösung gefüllten Katheter leicht möglich. Unter dieser Voraussetzung ist eine hohe Übereinstimmung der aus pulmonal-arteriellem Blut mit den aus zentral-venösem Blut ermittelten Werten zu erwarten und für klinische Aussagen und therapeutische Konsequenzen nutzbar.

Kapnometrie

Bei vielen Risikopatienten kommt es während der Anästhesie u. a. darauf an, eine Hyper- bzw. Hypoventilation zu vermeiden. Da sich aber die CO_2-Produktion während der Narkose in Abhängigkeit von verschiedenen Faktoren rasch ändern kann, kommt es darauf an, den p_aCO_2 möglichst kontinuierlich zu überwachen. Blutgasanalysen können aber nur intermittierend entnommen werden.

Eine klinisch praktikable Möglichkeit zur Ventilationsüberwachung stellt die kontinuierliche Darstellung des endexspiratorischen Kohlendioxidgehalts ($ETCO_2$) dar. Gewöhnlich korreliert dieser gut mit dem arteriellen pCO_2.

Im folgenden werden einige Beispiele für die Bedeutung der Kapnometrie angeführt:

Der Abfall des HZV nach Narkoseeinleitung und Beginn der kontrollierten Überdruckbeatmung wurde - abgesehen von der negativ inotropen Wirkung einiger Anästhetika - bisher hauptsächlich auf die erhöhten intrathorakalen Drücke und den damit einhergehenden Abfall des venösen Rückstroms zum Herzen zurückgeführt. Dies mag für hohe Atemwegdrücke über 20 mbar zutreffen. In den meisten Fällen wird der Abfall des HZV jedoch durch eine Hyperventilation verursacht.

Der koronare Blutfluß wird durch Hyperventilation ebenfalls ungünstig beeinflußt.

Auch der zerebrale Blutfluß sinkt bei Hyperventilation mit Abfall des p_aCO_2. Dieses Prinzip wird bei Patienten mit Schädel-Hirn-Trauma therapeutisch genutzt, um den ICP möglichst niedrig zu halten.

Die hyperventilationsbedingte respiratorische Alkalose bewirkt eine Linksverschiebung der Sauerstoffdissoziationskurve des Hämoglobins. Entsprechend nimmt die Sauerstoffabgabe an das Gewebe ab.

Weitere Beispiele für den klinischen Nutzen der Kapnometrie sind: Beatmung von Patienten mit chronisch obstruktiver Emphysembronchitis, bei denen die Ventilation entsprechend dem präoperativen p_aCO_2 eingestellt werden sollte. Das gleiche trifft auch für die Patienten zu, die sich einer Operation an der A. carotis in ihrem extrakraniellen Verlauf unterziehen müssen.

Klinik

Hier gilt das gleiche wie beim hämodynamischen Monitoring: Klinische Inspektion und Untersuchung des Patienten bilden neben den o. g. Techniken die unverzichtbare Basis der Überwachung des Gasaustauschs.

Übrige Überwachungsparameter

Temperatur

Hypo- und Hyperthermie gefährden den Patienten intra- und postoperativ. Zur Temperaturüberwachung stehen verschiedene Sensoren zur Verfügung, die sowohl die Überwachung der zentralen als auch der peripheren Körpertemperatur ermöglichen. Dabei kommt der Überwachung der peripheren Körpertemperatur mit Oberflächenelektroden insofern besondere Bedeutung zu, als dieser Parameter ein sensiblerer Indikator für Volumenmangel ist, als es Blutdruck, Herzfrequenz und ZVD sind, vorausgesetzt, daß die normalen Kompensationsmöglichkeiten bei Volumenmangel nicht beeinträchtigt sind (Zentralisierung).

Laborparameter

Die Kontrolle von Hämoglobin, Hämatokrit, der Elektrolyte, des Blutzuckers und der Gerinnungsparameter sowie der arteriellen und gegebenenfalls der gemischt-(zentral-)-venösen Blutgase stellen Routineuntersuchungen während der Anästhesie kritisch kranker Patienten dar.

Überwachung der neuromuskulären Funktion

Bei Patienten mit chronischer Emphysembronchitis, Asthma u. a. hypersekretorischen und dyskinetischen Zuständen ist die kontinuierliche Überwachung der neuromuskulären Funktion mit Hilfe eines Nervenstimulators äußerst wichtig, wenn Muskelrelaxanzien eingesetzt werden. Damit kann die Dosierung der Relaxanzien titriert werden, so daß eine Antagonisierung mit Cholinesterasehemmern vermieden werden kann.

Zusammenfassung

Die zunehmende „Sophistikation“ von elektronischem Monitoring hat bei allen unbestreitbaren Vorteilen aber auch den zweifelsfreien Nachteil, den unmittelbaren, direkten Kontakt zum Patienten zu erschweren und zu distanzieren. Deshalb gilt es daran zu erinnern, wie wichtig und aussagekräftig häufige Beobachtungen und Prüfungen durch direkten Kontakt zwischen Anästhesisten und Patienten sind.

Eine erfahrene Anästhesieschwester kann hier von großem Nutzen sein. Dies haben Ronald Holliday u. Peter Doris folgendermaßen ausgedrückt:

> „The key to success rests with the personnel caring for the patient more than the equipment. The intensive care nurse is an indispensable component to the system ... she remains the complete monitor.“

Die konventionelle Überwachung beinhaltet:

- Blutdruck mit Sphygmomanometer,
- Herzfrequenz und -rhythmus, Herztöne
- Körpertemperatur,
- Hautfarbe, - turgor und -beschaffenheit (trocken/feucht),
- Urinausscheidung.

Die Empfehlung, ob das Monitoring darüber hinaus zu erweitern ist oder nicht, hängt 1. vom individuellen Zustand des Patienten und erst 2. von der beabsichtigten Operation ab. Hat der Patient Zeichen von schwerer Herzinsuffizienz und kardiovaskulärer Instabilität, ist invasives Monitoring angezeigt, und zwar vor Einleitung der Anästhesie. So kann bei entsprechender kardiovaskulärer Vorschädigung das Erheben eines vollständigen hämodynamisch-respiratorischen Profils nach Legen eines Swan-Ganz-Katheters indiziert sein, sogar z. B. für die Anästhesie bei einer Uretersteinoperation oder einer Cholezystektomie.

Literatur

1. Aken van H, Baum J, Lawin P (1982) Präoperative Bestimmung der Starling-Kurve bei kritisch Kranken. Dtsch Med Wochenschr 107:735–740
2. Armstrong PW, Baigue RS (1980) Hemodynamic monitoring in the critically ill. Harper Row, New York
3. Brandl M, Pasch T, Kamp HD, Haertl L (1981) Comparative study on the calculation of intrapulmonary right-to-left shunt using central venous and mixed venous blood. Crit Care Med 9:272
4. Gravenstein JS, Paulus DA: Monitoring practice in clinical anesthesia. Lippincott, Philadelphia Toronto
5. Hughes R, Magovern G (1959) The relationship between right atrial pressure and blood volume. Arch Surg 79:238
6. Jesch F, Peter K (1983) Hämodynamisches Monitoring. Anästhesiologie und Intensivmedizin, Bd 156. Springer, Berlin Heidelberg New York
7. Kaplan J (1979) Hemodynamic monitoring. In: Kaplan JA (ed) Cardiac anesthesia. Grune & Stratton, New York
8. Kelman GR, Nunn JF, Prys-Roberts C et al. (1967) The influence of cardiac output on arterial oxygenation. A theoretical study. Br J Anaesth 39:450
9. Prys-Roberts C (1980) Measurement of cardiac output and regional blood flow. In: Prys-Roberts C (ed) The circulation in anaesthesia: Applied physiology and pharmacology. Blackwell, Oxford
10. Rosenthal MH (1982) Physiologic approach to the management of shock. Annual Refresher Course Lecture. ASA, p 236
11. Simon J (1984) Das Monitoring des Risikopatienten. Anästhesiologie und Intensivmedizin. Springer, Berlin Heidelberg New York Tokyo, S 379–385

Diskussion

Um eine komprimierte Darstellung der Diskussion zu ermöglichen, ist zu jeder vom Moderator oder vom Auditorium gestellten Frage eine zusammengefaßte Antwort wiedergegeben, welche die Aussagen aller an der Diskussion Beteiligten enthält.

Es diskutierten: W. Dick (Mainz), K. van Ackern (München), R. Dennhardt (Berlin), A. Doenicke (München), P. Lawin (Münster), K. A. Lehmann (Aachen), H. C. Niesel (Ludwigshafen), J. Tarnow (Berlin).

Der respiratorische Risikopatient

Frage: Gibt es Untersuchungen darüber, ob die Regionalanästhesie generell oder in speziellen Fällen der Allgemeinanästhesie überlegen ist oder umgekehrt?

Antwort: Es gibt keine aussagefähigen, kontrollierten Studien darüber, daß eines der beiden Verfahren *generell* überlegen ist. Selbst in großen Untersuchungen ist höchstens ein Trend zugunsten der Regionalanästhesie zu erkennen. Das ist dadurch zu erklären, daß wir in der Regel weder Blind- noch Doppelblindstudien zu diesem Thema durchführen können.

Beim respiratorischen Risikopatienten ist eine periphere Regionalanästhesie (z. B. ein Sattelblock) natürlich anders einzuschätzen als eine hohe rückenmarknahe Leitungsanästhesie. Wenn es auch keine kontrollierten Studien über die Vorteile einer Regionalanästhesie gegenüber einer Allgemeinanästhesie gibt, so können wir doch Vorteile der peripheren Regionalanästhesie für bestimmte Situationen nutzen (z. B. bei urologischen und proktologischen Eingriffen und bei Operationen an den unteren Extremitäten). Daraus kann man keine generellen Empfehlungen ableiten. Unter entsprechenden Umständen kann auch bei diesen Patienten eine Allgemeinanästhesie für einen peripheren Eingriff durchgeführt werden. Mit anderen Worten, es ist *keine Kontraindikation,* bei einem respiratorischen Risikopatienten mit Schenkelhalsfraktur eine Allgemeinanästhesie durchzuführen.

Frage: Welche Prämedikation ist für den respiratorischen Risikopatienten zu empfehlen?

Antwort: Die Prämedikation dient vorrangig dazu, eine Anxiolyse zu erzielen. Der Patient sollte dabei so wenig wie möglich sediert sein, damit er kooperativ bleibt. Hier eignet sich ein vorwiegend anxiolytisch wirkendes Benzodiazepin am besten.

Besteht eine Indikation dafür, beim respiratorischen Risikopatienten, z. B. wegen präoperativer Schmerzen, ein Analgetikum einzusetzen, so sollte man dieses besser nicht mit einem Benzodiazepin kombinieren. Man kann Morphin oder Buprenorphin, die selbst eine anxiolytische Komponente aufweisen, isoliert einsetzen. Die Kombination von Benzodiazepinen mit Opiaten ist wegen der verstärkten Atemdepression potentiell riskant.

Frage: Die Kombination von einem schwachen (sedierenden) Neuroleptikum (z. B. Promethazin) mit einem Opiat (Pethidin, Piritramid) zur Prämedikation ist sehr beliebt. Hat dieses Verfahren noch einen Sinn?

Antwort: Befürworter dieser Kombination argumentieren, daß sie vom Patienten als sehr angenehm empfunden wird. Gleichzeitig bewirkt sie eine Basisanalgesie für Inhalationsnarkosen. Bei Patienten mit präoperativen Schmerzen (z. B. akutes Abdomen, Frakturen, Bandscheibenprolaps) erleichtert sie Transport und Lagerung. Darüber hinaus ist Promethazin ein Antihistaminikum (H_1-Antagonist).

Man sollte aber auch bedenken, daß eine Basisanalgesie zur Inhalationsnarkose frühestens zur Intubation benötigt wird. Dazu sollte gerade beim respiratorischen Risikopatienten ein kurzwirkendes Analgetikum vor der Einleitung i. v. gegeben werden, so daß keine Gefahr des postoperativen Überhangs besteht.

Wenn man ein Antihistaminikum braucht, so sollte man besser H_1- und H_2-Antagonisten gezielt einsetzen.

Frage: Wann soll man H_1- und H_2-Antagonisten in der Prämedikation verwenden?

Antwort: Bei Patienten mit allergischem Asthma bronchiale ist eine Prämedikation mit H_1- und H_2-Blockern zu empfehlen. Wir wissen zwar, daß Histamin nicht der alleinige Auslöser eines Asthmaanfalls ist, Leukotriene und Prostaglandine spielen eine wesentliche Rolle. Die Wirkung dieser Mediatoren wird aber durch eine Histaminfreisetzung verstärkt, weshalb eine H_1- und H_2-Blockade in jedem Fall sinnvoll ist. Folgendes Schema hat sich bewährt:

Dimetinden (Fenistil) 0,1 mg/kg und Cimetidin (Tagamet) 5 mg/kg, beides 10 min vor Anästhesiebeginn langsam i. v. (Injektionszeit ca. 2 min).

Man kann als H_1-Antagonist natürlich auch Promethazin oder Clemastin und als H_2-Antagonist Ranitidin geben. Das obige Schema ist aber am besten untersucht.

Wichtiger als die Prämedikation ist für Patienten mit einer Asthmaanamnese, daß sie ihre Basismedikation in der perioperativen Phase erhalten (Phosphodiesterasehemmer, β_2-Agonisten) und daß an eine Kortisolsubstitution gedacht wird, wenn sie mit Glukokortikoiden vorbehandelt wurden.

Frage: Welche Form der Prämedikation sollte bevorzugt werden, die orale oder die parenterale? (Anmerkung: Die Frage wurde zwar für den respiratorischen Risikopatienten gestellt, die Diskussion beschränkte sich aber nicht darauf, sondern bezog das allgemeine Problem der oralen Prämedikation mit ein.)

Antwort: Die orale Prämedikation ist in der Kinderanästhesie inzwischen weitgehend akzeptiert. In England werden Benzodiazepine seit 10–15 Jahren zur oralen Prämedikation eingesetzt. Für den respiratorischen Risikopatienten sind 1–2 mg Flunitrazepam, 45 min vor Anästhesiebeginn oral gegeben, eine gute Prämedikation (auf die Verstärkung der Atemdepression durch einen postoperativen Opiatüberhang wurde schon hingewiesen). Wir müssen uns aber darüber im klaren sein, daß mit solchen Empfehlungen das Prinzip der „absoluten Nüchternheit" vor einer Narkose durchbrochen wird. Wir müssen akzeptieren, daß die orale Prämedikation, mit einem Schluck Wasser eingenommen, den Forderungen nach einem nüchternen Patienten nicht widerspricht, ebensowenig wie die Einnahme eines anderen Medikaments mit einem Schluck Flüssigkeit. Medizinisch durchaus begründet, hat es sich mancherorts schon eingebürgert, daß auch β-Rezeptorenblocker, Kalziumantagonisten und Antihypertensiva am Morgen des Operationstags oral eingenommen werden.

Für die orale Prämedikation kann angeführt werden, daß sich das Aspirationsrisiko nicht erhöht. Es liegen Befunde vor, wonach die Magensaftazidität bei oraler Gabe von Morphin und Benzodiazepinen geringer ist als bei parenteraler Gabe der gleichen Substanzen. Eine Lösung des Problems könnten sublingual resorbierbare Tabletten oder Dragees sein, deren Wirkung in vertretbarer Zeit eintritt. Die orale Prämedikation ist eine Alternative zur jetzigen Praxis, ohne daß sie ausdrücklich empfohlen oder gar gefordert wird. Derjenige, der sie durchführt, handelt keinesfalls regelwidrig, ebensowenig wie derjenige, der sie ablehnt.

Frage: Wann ist die Regionalanästhesie beim respiratorischen Risikopatienten sinnvoll?

Antwort: Sie ist dann sinnvoll, wenn die Operation in peripherer Leitungsanästhesie durchgeführt werden kann oder in einer rückenmarknahen Leitungsanästhesie, deren Obergrenze Th_8 nicht überschreitet. Die hohe Periduralanästhesie, ggf. in Kombination mit einer Allgemeinanästhesie, bedarf einer speziellen Indikationsstellung. Bei der supraklavikulären Plexusblockade nach Kulenkampff und der interskalenären Plexusblockade nach Winnie kann es zu Phrenikus- und Rekurrensblockade kommen. Deshalb sollten diese Verfahren beim respiratorischen Risikopatienten eher vermieden werden. Die einseitige Interkostalblockade ist in der Hand des Erfahrenen risikoarm und eignet sich gut zur intra- und postoperativen Analgesie (z. B. nach Cholezystektomie). Der Unerfahrene sollte sie allerdings beim respiratorischen Risikopatienten nicht einsetzen.

Frage: Welche Art der rückenmarksnahen Leitungsanästhesie sollte man beim respiratorischen Risikopatienten bevorzugen?

Antwort: Beim Eingriff an der unteren Körperhälfte bietet sich die Spinalanästhesie an. Sie ist gegenüber der Single-shot-Periduralanästhesie (nicht aber im Vergleich zur Katheterperiduralanästhesie) das sicherere Verfahren, was Wirkungseintritt und Ausdehnung nach kranial anbetrifft. Für Eingriffe im Anogenitalbereich ist der Sattelblock besonders geeignet. Bei Eingriffen am Unterbauch und im kleinen Becken sind Spinalanästhesie und Periduralanästhesie gleichwertig, die segmentale PDA hat sogar Vorteile. Sie ermöglicht eine postoperative Analgesie bei geringer Beeinträchtigung der Mobilisation. Es sollte die Kathetertechnik gewählt werden, damit durch Titrieren die Ausbreitung nach kranial begrenzt werden kann. Eine kontinuierliche Spinalanästhesie mit subarachnoidalem Katheter wird wegen der Möglichkeit gravierender Nebenwirkungen abgelehnt.

Frage: Wie überwacht man einen respiratorischen Risikopatienten in Regionalanästhesie?

Antwort: Das wichtigste ist die Anwesenheit des Anästhesisten. Der Wortkontakt mit dem Patienten erlaubt die Kontrolle des Bewußtseins. Blutdruck, Herzfrequenz und

Pulsfrequenz werden wie bei der Allgemeinanästhesie überwacht und protokolliert. Ein EKG-Monitor ist auch für dieses Anästhesieverfahren eine Conditio sine qua non. Kontrollen der arteriellen Blutgase sind wünschenswert.

Frage: Wann soll man Patienten in Regionalanästhesie sedieren und wann nicht?

Antwort: Die routinemäßige Gabe eines sedierenden Medikaments beim respiratorischen Risikopatienten in Regionalanästhesie ist nicht erforderlich. Wir möchten erreichen, daß der Patient keine Angst hat und kooperativ bleibt. Hierzu eignet sich der direkte Kontakt mit dem Anästhesisten bei vielen Patienten besser als jedes Medikament. Andere Patienten empfinden es als angenehmer, wenn sie weite Teile des Eingriffs verschlafen, besonders wenn der Eingriff länger dauert. Hier können Benzodiazepine in geringer Dosierung eingesetzt werden.

Dosierungsempfehlungen:

Midazolam (Dormicum) 2,5 mg fraktioniert beim Normalgewichtigen i.v., Dikaliumchlorazepat (Tranxilium) 0,3–0,5 mg/kg i.v., Lormetazepam (Noctamid) 0,2–1 mg i.v.

Bei Diazepam und Flunitrazepam ist die lange Wirkungsdauer zu berücksichtigen.

Die Interferenz zwischen Benzodiazepinen (die Freisetzung von Bupivacain aus der Eiweißbindung ist für Diazepam nachgewiesen, für andere Benzodiazepine ist sie denkbar) kann klinisch relevant sein. Der Anteil des freien Bupivacains nimmt bei üblicher Dosierung von Diazepam um ca. 30% zu. Dies kann bei Grenzkonzentrationen des Bupivacains zu toxischen Nebenwirkungen führen. Gesicherte Daten liegen dazu allerdings nicht vor.

Bei älteren respiratorischen Risikopatienten kann durch Sedierung eine Atemdepression mit kritischer Hypoxämie entstehen. Dadurch werden die Vorteile einer Regionalanästhesie aufgehoben.

Frage: Ist es sinnvoll, einem respiratorischen Risikopatienten in Regionalanästhesie routinemäßig Sauerstoff über eine Nasensonde zuzuführen?

Antwort: Bei Patienten mit respiratorischer Globalinsuffizienz, deren Atemantrieb durch den Sauerstoffpartialdruck über eine Hypoxie gesteuert wird (was sehr selten zu beobachten ist), sollte man keinen Sauerstoff zuführen. Sie könnten dadurch eine Atemdepression mit weiterer Erhöhung des pCO_2 erleiden. Bei allen anderen Patienten ist eine Sauerstoffzufuhr zu empfehlen.

Frage: Gibt es besondere Prinzipien für Narkoseeinleitung und -führung beim Asthmatiker?

Antwort: Zur Narkoseeinleitung beim Asthmatiker sind Ketamin und Etomidat geeignet. Ketamin kann zwar den pulmonal-arteriellen Mitteldruck erhöhen, dem kann aber durch gleichzeitige Anwendung eines Benzodiazepins entgegengewirkt werden. Der klinische Stellenwert der Nebennierenrindendepression durch Etomidat ist ungeklärt. Der Anwendung von Fentanyl oder einer Neuroleptanalgesie zur Narkose beim Asthmatiker steht nichts entgegen. Ausschlaggebend ist eine ausreichende Narkosetiefe bei der Intubation.

Wendet man Morphin zur Narkose beim Asthmatiker an, empfiehlt sich eine Vorbehandlung mit H_1- und H_2-Antagonisten.

Bei der Durchführung einer Inhalationsanästhesie führen Enfluran und Isofluran bei Basismedikation mit Theophyllinderivaten weniger häufig zu Herzrhythmusstörungen als Halothan. Halothan dagegen reizt die Schleimhäute weniger als Isofluran und hat ausgeprägtere broncholytische Eigenschaften als die beiden anderen. Vom praktischen Standpunkt aus gesehen, gibt es allerdings keinen Unterschied zwischen diesen 3 Substanzen, die gleichermaßen für die Durchführung einer Inhalationsanästhesie beim Asthmatiker geeignet sind. Bei den Muskelrelaxanzien wird man Vecuronium und Pancuronium bevorzugen. Eine Antagonisierung mit Prostigmin oder Pyridostigmin sollte, wann immer möglich, vermieden werden (Erhöhung des Parasympathikotonus, Wegbereitung eines Asthmaanfalls, Steigerung der tracheobronchialen Sekretion).

Frage: Gibt es beim respiratorischen Risikopatienten Indikationen für die Kombination aus Peridural- und Allgemeinanästhesie?

Antwort: Ein spezieller Vorteil dieser Kombination besteht darin, daß durch ein Lokalanästhetikum in niedriger Konzentration, in Verbindung mit Lachgas auch bei Oberbaucheingriffen eine gute Analgesie erzeugt wird. Eine ausreichende Narkosetiefe läßt sich mit geringeren Mengen an Inhalationsanästhetika oder den Substanzen der Neuroleptanalgesie erreichen, als ohne Kombination mit der PDA. Man kann damit auch beim Asthmatiker die Allgemeinanästhesie „flacher" halten, vorausgesetzt, man führt eine Oberflächenanästhesie des Kehlkopfs zur Intubation durch. Die Fortführung der PDA zur postoperativen Analgesie ist ebenfalls sinnvoll. Es besteht aber die Gefahr, durch hohe Sympathikusblockade mit Überwiegen des Vagotonus einem Asthmaanfall Vorschub zu leisten. Bei Oberbaucheingriffen ist somit Vorsicht geboten.

Der kardiozirkulatorische Risikopatient

Frage: Gibt es gesicherte Studien darüber, ob bestimmte Regional- oder Allgemeinanästhesieverfahren Vor- oder Nachteile beim kardiovaskulären Risikopatienten haben?

Antwort: Man muß sicher unterscheiden, ob es sich um einen Patienten mit koronarer Herzerkrankung (ohne Myokardinsuffizienz) oder um einen Patienten mit Herzmuskelinsuffizienz handelt. Dabei sind Patienten mit myokardialer Insuffizienz für den Anästhesisten viel kritischer zu beurteilen als Patienten mit koronarer Herzerkrankung. Die Dämpfung des sympathischen Antriebs durch eine hohe Periduralanästhesie kann beim Koronarkranken sinnvoll in das Gesamtkonzept der Anästhesie miteinbezogen werden, bei Herzmuskelinsuffizienz (hoher Sympathikotonus als notwendiger Antrieb) kann eine Sympathikolyse zu schwerwiegenden Komplikationen führen. Allgemein gibt es aber auch hier wiederum keine beweisenden Studien über Vor- und Nachteile eines bestimmten Verfahrens. Es gilt hier ebenfalls das, was für den respiratorischen Risikopatienten gesagt wurde. Periphere Leitungsanästhesien und rückenmarksnahe Regionalanästhesien, deren Obergrenze Th_8 nicht überschreiten, können bei Herzmuskelinsuffizienz vorteilhaft eingesetzt werden und haben vermutlich Vorteile gegenüber einer Allgemeinanästhesie.

Frage: Man hört immer die Meinung, besonders häufig von Internisten, daß ein Patient für eine Regionalanästhesie ausreichend vorbereitet ist, nicht aber für eine Allgemeinanästhesie. Ist eine solche Behauptung haltbar?

Antwort: Wir sollten unsere Vorbereitungen nicht davon abhängig machen, in welchem Anästhesieverfahren ein Patient operiert wird. Wenn ein Internist empfiehlt, bei einem Patienten mit nicht rekompensierter Herzinsuffizienz eine Regionalanästhesie durchzuführen, im Falle einer Allgemeinanästhesie müsse der Patient jedoch noch vorbereitet werden (Diuretika, Vasodilatanzien), so überschreitet er zum einen seine Fachgebietskompetenzen, zum anderen gilt das Prinzip, entweder der Zustand des Patienten ist noch zu verbessern, dann muß man die entsprechenden Maßnahmen vor einem Wahleingriff durchführen, oder die therapeutischen Möglichkeiten sind ausgeschöpft. Ausschließlich der Anästhesist ist für die Auswahl des Anästhesieverfahrens zuständig.

Frage: Welche Prämedikation ist bei Patienten mit koronarer Herzerkrankung, Herzinsuffizienz oder Hypertonie sinnvoll?

Antwort: Die Nebenwirkungen einer Prämedikation auf den Kreislauf sind in der Regel nicht relevant. Patienten mit koronarer Herzerkrankung und/oder Hypertonie sollten gut (d.h. ausreichend, keine Dosisreduktion) prämediziert sein. Ein anxiolytisch wirkendes Benzodiazepin sollte eher großzügig dosiert werden. Auf ein Analgetikum sollte, sofern es nicht indiziert ist, verzichtet werden. Atropin sollte nicht routinemäßig eingesetzt werden, da bei einem koronarkranken Patienten eine niedrige Herzfrequenz von Vorteil ist. Um eine Salivationshemmung zu erreichen, kann man Scopolamin oder Glycopyrrolat wählen.

Frage: Ist beim kardiozirkulatorischen Risikopatienten ein erweitertes Monitoring notwendig?

Antwort: Dies muß für den Einzelfall entschieden werden, da es den allgemeinen „kardiozirkulatorischen Risikopatienten" nicht gibt. Bei vielen dieser Patienten wird man mit einem Standardmonitoring auskommen (klinische Überwachung, Blutdruckmessung mit der Maschette, kontinuierliche Pulskontrolle, EKG). Bei koronaren Risikopatienten wird die V_5-Ableitung als erste erweiterte Maßnahme empfohlen, um myokardiale Ischämien zu erkennen. Die Messung des zentralvenösen Drucks ist zur Beurteilung einer Rechtsherzinsuffizienz und eines Volumenmangels sinnvoll, über die Funktion des linken Ventrikels erlaubt sie aber keine Aussage. Darüber hinaus kann Blut aus einem zentralvenösen Katheter zur Messung der Sauerstoffsättigung entnommen werden. Die Sauerstoffsättigung des aus dem zentral-venösen Katheter entnommenen Blutes korreliert für klinische Zwecke gut mit den Werten des aus der A. pulmonalis entnommenen gemischt-venösen Blutes. Für wissenschaftliche Zwecke genügt die Bestimmung der zentral-venösen Sauerstoffsättigung jedoch nicht.

Entschließt man sich zu einem invasiven Monitoring (blutige, arterielle Druckmessung, Pulmonalarterienkatheter), so sind die damit gewonnenen Werte schon für die Narkoseeinleitung von Vorteil (bessere Beurteilbarkeit der Ausgangssituation und Korrekturmöglichkeiten). Das psychische Trauma von Arterienpunktion oder Einschwemmung des Pulmonalarterienkatheters kann durch Anxiolyse, Lokalanästhesie und v.a. durch eine entsprechende Aufklärung minimiert werden. Besonders bei Patienten mit Myokardinsuffizienz sollte das invasive Monitoring vor Narkoseeinleitung einsetzen, um Wirkungen der Anästhetika und Adjuvanzien auf die Herz-Kreislauf-Funktion besser überwachen und die Medikamente entsprechend dosieren zu können. Bei Patienten mit koronarer Herzerkrankung kann das invasive Monitoring später erfolgen.

Frage: Bei welchen kardialen Vorerkrankungen ist eine Dosisreduktion von Medikamenten, die zur Anästhesie benutzt werden, notwendig und bei welchen nicht?

Antwort: Auch hier unterscheiden wir wieder zwischen Patienten mit koronarer Herzerkrankung (ohne Herzinsuffizienz) einerseits und solchen mit Myokardinsuffizienz andererseits. Bei Patienten mit koronarer Herzerkrankung muß eine Steigerung des Sympathikotonus wegen des erhöhten Sauerstoffbedarfs vermieden werden. Sedierung, Analgesie und Anästhesie müssen in diesen Fällen ausreichend sein, um eine sympathoadrenerge Reaktion auf Schmerzreize zu vermeiden.

Bei Patienten mit Herzmuskelinsuffizienz sollte man von allen Anästhetika so viel wie nötig und so wenig wie möglich geben. Dies gilt für Regional- und Allgemeinanästhesie gleichermaßen. Ein frühzeitiges invasives Monitoring erlaubt es, die Anästhesie besser zu titrieren. Muß die Anästhesie vertieft werden, kann man bei Bedarf kreislaufstimulierende Pharmaka einsetzen.

Frage: Welche Medikamente sind geeignet, um eine Allgemeinanästhesie beim kardiovaskulären Risikopatienten einzuleiten und zu unterhalten?

Antwort: Das Ziel ist es, relevante Blutdruck- und Pulsanstiege sowie -abfälle während der Narkose zu vermeiden. Ist ein Patient mit einem stark wirkenden Analgetikum prämediziert, kann durch jedes Einleitungshypnotikum ein Blutdruckabfall provoziert werden. Ist der Patient dagegen nur mit einem anxiolytisch wirkenden Benzodiazepin prämediziert, kann die Narkose mit Barbituraten (auch Thiopental) oder Etomidat eingeleitet werden. Entscheidend ist die langsame, titrierende Injektion. In bezug auf seine Auswirkungen auf die Herzfunktion gibt es keine sachliche Rechtfertigung für oder gegen ein Medikament, wie dies von Gutachtern manchmal getan wird. Dies gilt auch für Analgetika. Ausschlaggebend für die Dosierung ist eine ausreichende Analgesie zum Zeitpunkt der Intubation, um Puls- und Blutdruckanstiege zu vermeiden. Die Kombination von Fentanyl mit einem Benzodiazepin (Diazepam, Flunitrazepam, Midazolam u. a.) erlaubt eine schonende und ausreichend tiefe Narkoseeinleitung. Neben Fentanyl sind auch Piritramid und Alfentanil gut geeignet.

Für die Durchführung einer Inhalationsanästhesie beim koronaren Risikopatienten bieten sich Halothan, Enfluran und Isofluran gleichermaßen an. Sie senken Blutdruck und Myokardkontraktilität dosisabhängig. Ob der von Reiz postulierte koronare Steal-Effekt durch Isofluran klinisch relevant ist, kann noch nicht endgültig beantwortet werden. Nach dem derzeitigen Kenntnisstand sind Unterschiede zwischen den Inhalationsanästhetika (Halothan, Enfluran und Isofluran) nicht so gravierend, daß man für den Patienten mit koronarer Herzerkrankung Präferenz oder Kontraindikation einer Substanz herausarbeiten könnte.

Lachgas sollte bei Patienten mit lange bestehender Mitralstenose und pulmonaler Hypertension vermieden werden, da es den Widerstand im Lungengefäßsystem zusätzlich steigern kann. In allen anderen Fällen ist gegen Lachgas beim kardiovaskulären

Risikopatienten wenig einzuwenden, es ist aber zu bedenken, daß es die kreislaufdepressorischen Wirkungen anderer Medikamente verstärkt.

Von den Muskelrelaxanzien gelten Pancuronium und Vecuronium als Medikamente der ersten Wahl. Die Indikation für ihre Anwendung wird durch ihre Wirkdauer bestimmt.

Gegen die Verwendung von DHB zur Neuroleptanalgesie gibt es aus hämodynamischen Gründen keine Kontraindikationen.

Frage: Ist für die Durchführung von Regionalanästhesien beim kardiovaskulären Risikopatienten die erhaltene Vigilanz hämodynamisch von Vorteil? Kann man sich mit einem geringeren Überwachungsaufwand zufriedengeben?

Antwort: Man muß auch beim wachen Patienten das gleiche Monitoring durchführen wie in Allgemeinanästhesie. Die psychische Belastung des wachen Patienten unter Regionalanästhesie muß berücksichtigt werden. Die Steigerung des Sympathikotonus beim ängstlichen Patienten mit koronarer Herzerkrankung ist schädlich. Diese Patienten sollten eher sediert werden als respiratorische Risikopatienten.

Frage: Kann eine rückenmarksnahe Leitungsanästhesie bei Patienten mit Thromboembolieprophylaxe unter niedrig dosiertem Heparin (2- bis 3mal 5000 E. s.c.) durchgeführt werden? Welche allgemeine Rolle spielt hier die Blutgerinnung?

Antwort: Ein Patient, der unter Heparin steht (Low-dose), kann eine rückenmarksnahe Leitungsanästhesie bekommen, wenn nach der letzten subkutanen Injektion des Heparins weniger als 1–2 oder mindestens 4–5 h vergangen sind (die Spitzen der Blutkonzentration werden nach ca. 2–3 h beobachtet). Am günstigsten ist es, wenn das Anlegen der Peridural- oder Spinalanästhesie 1–2 h vor der nächsten Heparininjektion erfolgt. Bei Kathetertechniken hat man es besonders leicht, den günstigsten Zeitpunkt zwischen 2 Heparininjektionen für das Anlegen des Periduralkatheters zu wählen.

Alle übrigen Gerinnungswerte müssen normal sein. Für eine Peridural- und Spinalanästhesie muß der Quick-Wert über 50% liegen. Dem Heparin wird häufig DHE (Dihydroergotamin) zugesetzt. Außerdem wird dieses Medikament zur Vermeidung und Therapie von Blutdruckabfällen bei rückenmarksnahen Leitungsanästhesien unter der Vorstellung empfohlen, daß DHE Blut aus der Muskulatur durch Vasokonstriktion mobilisiert. Beim koronarkranken Patienten darf DHE nicht angewendet werden (Koronarspasmus), das gleiche gilt auch für POR 8.

Der metabolische Risikopatient

Zu diesem Thema wurde aus Zeitgründen nur die Frage diskutiert, welchen Stellenwert die Suppression der Nebennierenrinde durch Etomidat habe.

Diese Frage konnte aber nicht endgültig beantwortet werden. Auch nach einmaliger Anwendung blockiert Etomidat die Kortisolproduktion in der Nebennierenrinde über Stunden. Andererseits ist Etomidat ein bewährtes Einleitungshypnotikum beim respiratorischen und kardiovaskulären Risikopatienten. Die Diskussionsteilnehmer waren der Meinung, daß seiner Anwendung nichts Konkretes entgegenstehe.

III Überwachung, Diagnostik und Therapie in der ersten postoperativen Phase

Postoperative Risikoanalyse und Bewertung

E. Rügheimer

Jeder 5. Patient hat nach statistischen Untersuchungen von Farman [11] und Eltringham [9] Probleme in der Aufwachphase.

Nach dem Bericht des Baltimore Anesthesia Study Committee [30] sind Narkoseausleitung, Transport und Aufenthalt im Aufwachraum sogar mit einem Anteil von 27% an dem untersuchten Kollektiv anästhesiebedingter Todesfälle belastet (Tabelle 1). Diese hohe Letalität in der ersten postoperativen Phase signalisiert höchste Gefahr für Leib und Leben unserer Patienten und erzwingt besondere Beachtung.

Auswirkungen präoperativer Risikofaktoren

Nebenerkrankungen erhöhen das Anästhesierisiko ganz erheblich. Link [21] konnte belegen, daß das Anästhesierisiko bei Patienten ohne Nebenerkrankungen unter 1:50000 liegt, bei 2 Nebenerkrankungen auf 1:14000 ansteigt und mit 4 oder mehr Nebenerkrankungen in der Größenordnung von 1:700 zu suchen ist. Ihre Einbeziehung in die Betrachtung und Wertung der ersten postoperativen Phase ist daher unerläßlich. Präoperative Risikofaktoren können mit verschiedenen Bewertungsschemata klassifiziert werden, so z. B. mit der Risikoeinteilung von Saklad in der von der ASA kodifizierten Form (zitiert nach 22) oder mit Risikochecklisten, z. B. der von Lutz [22]

Tabelle 1. Zeitliche Verteilung anästhesiebedingter Todesfälle bei 1024 postoperativen Todesfällen. (Aus Phillips et al. [30])

	Todesfälle				
	Nicht anästhesiebedingt		Anästhesiebedingt		
Zeitpunkt des Todes	n	[%]	n	[%]	
Bei Einleitung	7	0,9	8	4,1	
Während der Operation	107	13,0	39	19,9	
Bei Ausleitung	39	4,7	24	12,2	} 27
Auf dem Transport	3	0,4	1	0,5	} 27
Im Aufwachraum	172	20,7	28	14,3	} 27
Auf Station	443	53,5	95	48,5	
Nicht bekannt	56	6,8	1	0,5	
Total	828	100,00	196	100,00	

oder der daraus weiterentwickelten Risikocheckliste von Peter [29]. In diesem Zusammenhang sollte vielleicht nochmals erwähnt werden, daß solche Erhebungen nur dann von Wert sind, wenn sie rechtzeitig eine optimierende Therapie veranlassen.

Postoperative Gefährdung durch die Operation

Die postoperative Gefährdung durch die Operation ergibt sich aus verschiedenen Faktoren. Einen Versuch, diese Faktoren zu erfassen und zu werten, zeigt die Tabelle 2. Hier wird in 3 Schweregrade unterschieden, ähnlich wie dies Greenburg u. Peskin [14] vorgeschlagen haben. Einige Parameter lassen sich verhältnismäßig exakt bestimmen: Die Lokalisation des Traumas, Art, Umfang und Dauer der Operation und ob die Operation geplant war oder als Notoperation ausgeführt werden mußte. Weitaus mehr Schwierigkeiten bereitet die Abschätzung des intraoperativen Blutverlusts, die graduelle Einschätzung eines Schockzustands oder einer Sepsis.

Gleichwohl erlaubt die Anwendung eines Traumascores, wie beispielsweise das von Tscherne, dem das Alter des Patienten, das Verletzungsspektrum und der Horovitz-Quotient, d.h. das Verhältnis aus p_aO_2 zu F_IO_2, zugrunde liegt, nach Aussagen der Autoren eine korrekte Vorhersage in 92% der Fälle [25]. Ähnliches gilt für den sog. Sepsisscore (Tabelle 3) von Stevens [38]. Hier werden Messungen 7 verschiedener Organsysteme korreliert und gewichtet. Mag sein, daß dies dem einen oder anderen unzulänglich erscheint, aber diese Scores haben zumindest den Vorteil, daß die Messung der genannten Werte erzwungen und bei der Bewertung Gleiches mit Gleichem verglichen wird.

Auch die intraoperative Auskühlung durch die Öffnung der Körperhöhlen und der Blut- bzw. Flüssigkeitsersatz mit ungewärmten Blutkonserven bzw. Infusionslösungen können risikoträchtig in die postoperative Phase hineinwirken. Die Auskühlung, die

Tabelle 2. Analyse und Bewertung des Patientenrisikos in der ersten postoperativen Phase. (Nach Greenburg und Peskin [14])

	Schweregrad		
	I	II	III
Verletzung	lokales Trauma	Trauma mit Einschränkung einer Organfunktion	Multitrauma
Operation	peripher	organbezogen	2-Höhlen-Eingriff sowie Herz- und Neurochirurgie
Operation	geplant	dringlich	Notoperation
Operationsdauer	<2 h	2–3 h	>3 h
Blutverlust	<500 ml	500–2000 ml	>2000 ml
Volumensituation	stabiler Kreislauf	kompensierter Schock	dekompensierter Schock
Verdacht auf Sepsis			>50%
Parenterale Ernährung	∅	≤7 Tage	>7 Tage
Lagerung, Auskühlung			

Tabelle 3. Sepsisscore[1]. (Nach Stevens [38])

Organsystem / Dysfunktionsgrad	1	2	3	4	5
Lunge	O_2 mit Maske	intubiert, kein PEEP	PEEP, 0–10%	PEEP > 10% pO_2 > 50 mmHg	maximaler PEEP pO_2 < 50 mmHg
Niere	Kreatinin 1,5–2,5 mg%	Kreatinin 2,6–3,5 mg%	Kreatinin > 3,6 mg% ausreichende Urinproduktion	Kreatinin > 3,6 mg% Urinproduktion 20–50 ml/h	Kreatinin > 3,6 mg% Urinproduktion 20 ml/h
Gerinnung	Ekchymosen; PT, PTT und Thrombozyten normal	PTT 45–65 s; PT 12–14 s;	Thrombozyten 20000–100000/nl PTT 50 s, PT 14 s	Thrombozyten 20000/nl PT und PTT verlängert	Fibrinogenspaltprodukte und Euglobulin vermehrt; Blutung
Kardiovaskuläres System	Leichte Hypotension	Livide, mäßige Hypotension	Vasopressoren in mittleren Dosen	Vasopressoren in hohen Dosen	ausgeprägter Blutdruckabfall trotz Vasopressoren
Leber	LDH und SGOT erhöht; Bilirubin	Bilirubin 1,5–2,5 mg%	Bilirubin 2,6–4 mg%	Bilirubin 4,9–8 mg%	Präkoma, Bilirubin > 8 mg%
Gastrointestinaltrakt	schwach ausgeprägter Ileus	mäßig ausgeprägter Ileus	schwerer Ileus	Blutung infolge erosiver Gastritis	Mesenterialvenenthrombose
Bewußtseinslage	getrübt	desorientiert	ungerichtete Reaktionen	hyporeaktiv	Koma

meist erheblich größer ist als man meint, führt zur Verzögerung des Medikamentenabbaus und wird in ihrer Wirksamkeit allgemein unterschätzt. Lagerungsbedingt schließlich kann es zu Verteilungsstörungen in der Lunge kommen und den Kristallisationspunkt für Mikroatelektasen bedeuten [3].

Die hier genannten Parameter und Klassifikationskriterien sind sicher ein wertvoller Versuch, das Ausmaß der postoperativen Gefährdung durch die Operation zu objektivieren. Aber unser Problem ist, daß die Größen, die im Kalkül der postoperativen Gefährdung die größte Rolle spielen, nämlich Können und Geschicklichkeit des Chirurgen, schwer quantifizierbar sind.

Gefährdung durch die Anästhesie

Für den Anästhesisten stehen in der postoperativen Phase selbstverständlich die Auswirkungen der Narkose und der Verfahren der Regionalanästhesie im Zentrum der Betrachtung. Um es vorwegzunehmen: Klare Aussagen über die Abhängigkeit postoperativer Komplikationen vom Narkoseverfahren gibt es bisher nicht, wohl aber viele Meinungen, die sich z.T. diametral entgegenstehen und viel Verwirrung stiften; manchmal unheilvolle Verwirrung, nämlich immer dann, wenn Narkosemethoden anhand statistisch irrelevanter Zahlen mit bekennerischem Fanatismus vertreten werden; oft aber auch nützliche Verwirrung, wenn die Meinungen Widerspruch auslösen und klinische Forschungen anregen.

Nochmals soll die hervorragende Arbeit von Link [21] herangezogen werden. Er steht bei Auswertung von insgesamt 118514 Anästhesien nicht im Verdacht, seine Aussagen anhand zu kleiner Patientenkollektive erarbeitet zu haben: Zieht man den Herzstillstand als wohl bedeutsamsten Parameter negativer Anästhesiewirkungen zum Vergleich verschiedener Narkoseverfahren heran, so ergibt sich, daß Herzstillstände während Neuroleptanästhesie häufiger auftraten als bei Halothannarkosen. Dennoch wäre es falsch, die Neuroleptanästhesie als gefährliches Verfahren zu sehen, denn, wie Link selbst kommentiert, kommt in diesen Zahlen allenfalls zum Ausdruck, daß die Neuroleptanalgesie gerade bei Patienten mit hohem Risiko bevorzugt wurde, während bei Patienten mit weniger Nebenerkrankungen, z.B. ambulanten Patienten und Kindern, sowie generell bei Patienten, die sich kleineren Eingriffen unterziehen mußten, häufiger die Halothannarkose zur Anwendung kam.

Die Gefährdung der Patienten in der ersten postoperativen Phase wird am besten durch einige geläufige Schlagworte ausgedrückt: „Fentanylrebound", „Silent death", „Rekurarisierung" u.a. Diese Wortschöpfungen haben weniger eine wissenschaftlich exakt definierte Ursache zum Inhalt, sondern wollen mehr darauf hinweisen, daß es in der klinischen Praxis immer wieder passiert, daß die erwartete Wirkungsabnahme zugeführter Pharmaka ausbleibt und unvorhergesehene Rückfälle aus dem Wachzustand in die Narkose oder in die Muskelerschlaffung vorkommen. Einsichten in die Pharmakokinetik der verwendeten Mittel haben uns solche Vorkommnisse verständlicher und plausibler werden lassen. Leider ist es bisher aber nicht gelungen, aus diesen Daten einen meßbaren Parameter für die individuelle postoperative Gefährdung des Patienten zu gewinnen. Die Gefährdung ist daher im Einzelfall weder vorhersehbar noch immer vermeidbar. Während beispielsweise bei den Hypnotika eine direkte Beziehung zwischen Konzentrationsverlauf und Effekt besteht, d.h. daß der Effekt mit dem Blutspiegel korreliert, stehen bei den Analgetika die ermittelten Blutwerte nur in sehr lokkerem Zusammenhang mit dem dynamischen Verhalten des Pharmakons am eigentlichen Wirkort im Zentralnervensystem. Zu ein und demselben Effekt kann eine weite Spanne von Blutspiegeln gehören und umgekehrt zu einem Blutspiegel eine weite Spanne von Effekten. Ursächlich dafür ist die Hysterese zwischen Pharmakonkonzentrations- und Wirkortkonzentrationsverlauf, die sich bisher einer gesetzmäßigen Beschreibung entzogen hat [36].

Pharmakonwirkung und Pharmakokinetisches Profil

Die Wirkung eines Pharmakons ist also in seinem pharmakokinetischen Profil zu suchen. Für praktische Belange sind die pharmakokinetischen Parameter der Halbwertszeit, der Elimination, des Verteilungsvolumens und der totalen Plasmaclearance einer Substanz entscheidend. Die isolierte Betrachtung als High-clearance- oder Low-clearance-Substanz würde dagegen in die Irre führen.

Während die biologische Halbwertszeit bei Thiopental der niedrigen Clearance entspricht und bei Etomidat der hohen, so verhält sich die biologische Halbwertszeit bei Alfentanil und Fentanyl genau umgekehrt zur jeweiligen Clearance. Ursächlich für dieses reziproke Verhältnis ist das um den Faktor 10 höhere Verteilungsvolumen von Fentanyl.

Noch eine andere Erkenntnis aus der Pharmakokinetik ist für den klinisch tätigen Anästhesisten von praktischem Wert, nämlich die Folgen einer Einmal- bzw. Mehrfachinjektion. Angenommen, wir könnten den Konzentrationsgang eines Pharmakons in 3 Kompartimenten messen, dann wären die in Abb. 1 dargestellten hypothetischen Konzentrationsverläufe vorstellbar [4]. Nach einmaliger Injektion wird das Pharmakon während der Eliminationsphase verstoffwechselt und ausgeschieden. Die Entleerung des Speicherkompartiments bedingt einen erneuten Konzentrationsanstieg im Plasma und am Wirkort, nur sind diese sekundären Konzentrationsspitzen ohne klinische Relevanz. Im Gegensatz dazu führt die Speicherentleerung bei der in der Narkosepraxis üblichen Mehrfachinjektion in der Eliminationsphase aufgrund der hohen Speicherauffüllung und der hohen Plasma- und Wirkortkonzentration zum Auftreten einer weiteren Konzentrationsspitze, die bei allen Pharmaka, die in wirksamer Konzentration eine Atemdepression auslösen können, eine mögliche Gefahr darstellt.

Die Rückverteilungsvorgänge haben sich bisher noch nicht entgültig analysieren lassen. Diskutiert werden v.a. Rezirkulationsvorgänge im Magen-Darm-Trakt, die sog. gastroenterosystemische Rezirkulation und Änderungen des Säure-Basen-Gleichgewichts, die eine forcierte Umverteilung aus dem Speicherkompartiment begünstigen könnten [16]. Tierexperimentelle Untersuchungen scheinen dies zu bestätigen.

Injiziert man Mäusen radioaktives Nikotin - eine Base mit pK_a-Werten von 3 und 8 -, so kann man mit Hilfe von autoradiographischen Methoden feststellen, daß das injizierte Nikotin innerhalb weniger Minuten besonders hohe Konzentrationen im Gehirn und den Nebennieren erreicht und daß danach eine zunehmende Anreicherung in Leber und Niere, bedingt durch die Elimination, aber auch im Magen, der als Speicher fungiert, stattfindet. Da nur ein geringer Teil des in den Magen sequestrierten Nikotins eliminiert wird, muß davon ausgegangen werden, daß der größere Teil des in das saure Milieu des Magens sequestrierten Nikotins im alkalischen Milieu des Dünndarms wie-

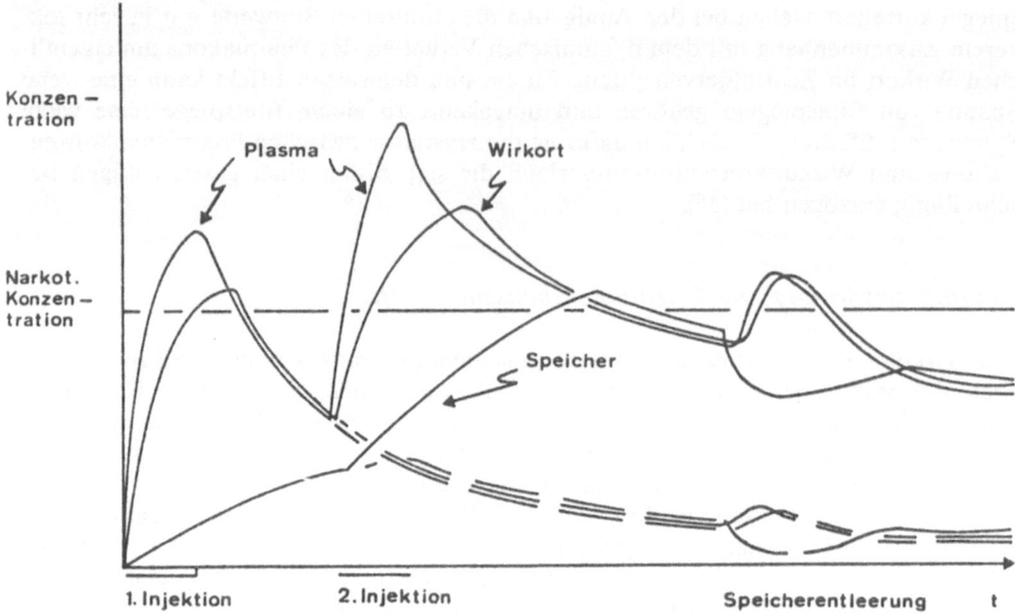

Abb. 1. Hypothetische Konzentrationsverläufe eines Analgetikums im Plasma, am Wirkort und im Speicherkompartiment nach Einfach- bzw. Mehrfachinjektion. (Aus Brune [4])

der resorbiert wird. Mit anderen Worten: Der Speicher „Intenstinaltrakt" wird entleert, und irgendwann muß es zu einem zweiten Anstieg der Nikotinkonzentration im Plasma und am Wirkort kommen [4].

Anderen Gesetzmäßigkeiten folgt die Kinetik von Säuren. Injiziert man Mäusen Phenobarbital und verfolgt autoradiographisch die Verteilung dieses Barbiturates, so findet man 30 min nach Injektion, daß diese nur geringgradig an Makromoleküle gebundene Säure im wesentlichen im extrazellulären Wasserraum verteilt ist. Die Ursache dafür ist der höhere Ionisationsgrad dieser Säure im alkalischen Extrazellulärraum im Vergleich zu dem relativ sauren intrazellulären pH. Tritt nun eine Azidose ein, so geht der Ionisationsgrad von Phenobarbital im extrazellulären Bereich zurück, und die Konzentration von Phenobarbital, z. B. im Plasma, fällt ab. Gleichzeitig steigt die intrazelluläre Konzentration an, und die hypnotische bzw. narkotische Wirkung des Phenobarbitals nimmt zu. Aufgrund dieser Umverteilungsvorgänge kommt es zu einer Wirkungsverstärkung trotz einer Verminderung der Plasmakonzentration [4].

Aufwachphase nach Neuroleptanästhesie

Betrachten wir nun die Besonderheiten der Aufwachphase nach einer Anästhesie mit Opioiden, besonders mit Fentanyl, so handelt es sich bei den postoperativen Atemstörungen nach Neuroleptanästhesie weniger um eine fentanylspezifische Kinetik, sondern mehr um die kinetischen Probleme, die nach Mehrfachinjektionen auftreten. Opioidspezifisch ist lediglich, daß nicht wie nach einer Inhalationsnarkose der Wachheitsgrad zur Beurteilung der Gefahr einer Atemdepression im Vordergrund steht, sondern mehr die analgetische Restwirkung, die sehr viel enger mit der Atemdepression korreliert. Das mag letztlich daran liegen, daß die Opioidrezeptoren in den alten nervalen Strukturen lokalisiert sind, während die Inhalationsnarkotika auf Kortex und Hirnstamm wirken. Dieser Feststellung entspricht auch unsere eigene klinische Erfahrung. Wir haben für die Jahre 1976–1983 retrospektiv die möglicherweise opioidbedingten Zwischenfälle nach Neuroleptanästhesien bei einem Kollektiv von 26000 Patienten untersucht [16]. In diesem Zeitabschnitt benötigten 53 Patienten entweder einen Opioidantagonisten oder ein Atemanaleptikum. Bei 42 weiteren Patienten verzeichneten wir einen Atemstillstand, der eine Maskenbeatmung bzw. Intubation notwendig machte.

Eine Detailanalyse dieser Zwischenfälle ist hier nicht möglich, sondern es können nur einige vorsichtige Schlüsse aus dieser Studie wiedergegeben werden: Atemstörungen nach Neuroleptanästhesien traten bevorzugt bei überdurchschnittlich hohen Fentanyldosierungen auf (Abb. 2). In der weit überwiegenden Mehrzahl ereigneten sie sich in den ersten 30 min nach Narkoseende. Dies spricht nach unserer Ansicht zusammen mit der Beobachtung, daß offensichtlich kein Zusammenhang mit dem Zeitpunkt der letzten Fentanylapplikation besteht und daß kaum klinisch manifeste Atemdepressionen nach durchschnittlichen oder unterdurchschnittlichen Fentanyldosierungen auf-

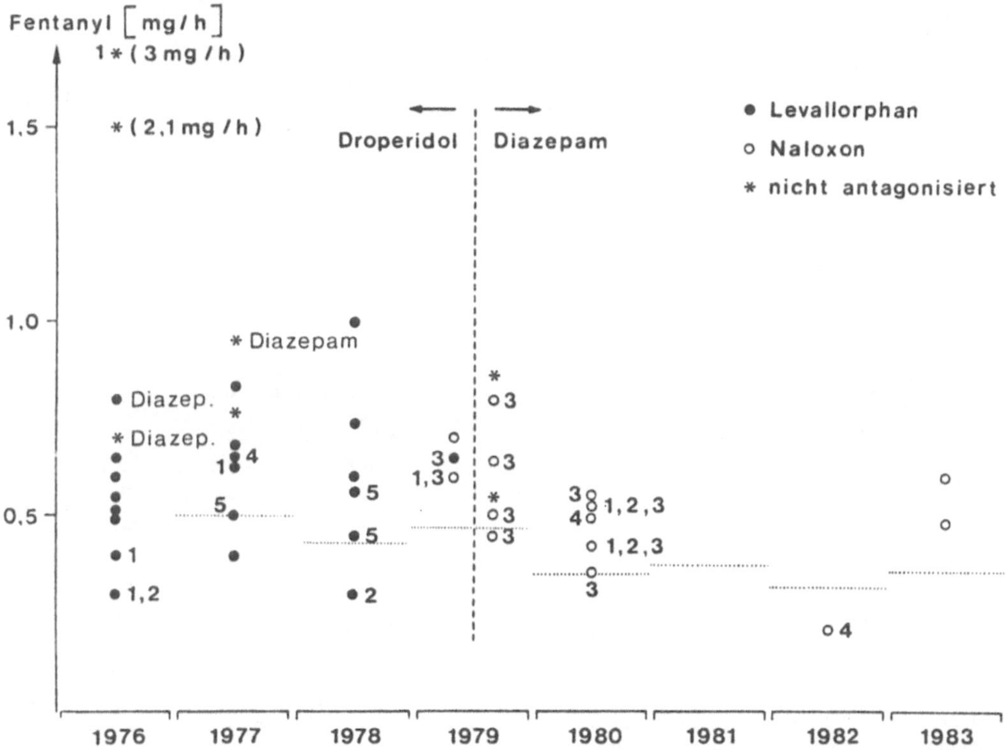

Abb. 2. Gesamtfentanyldosis von 42 Patienten mit einem postoperativen Atemstillstand. (Aus Kamp [16])

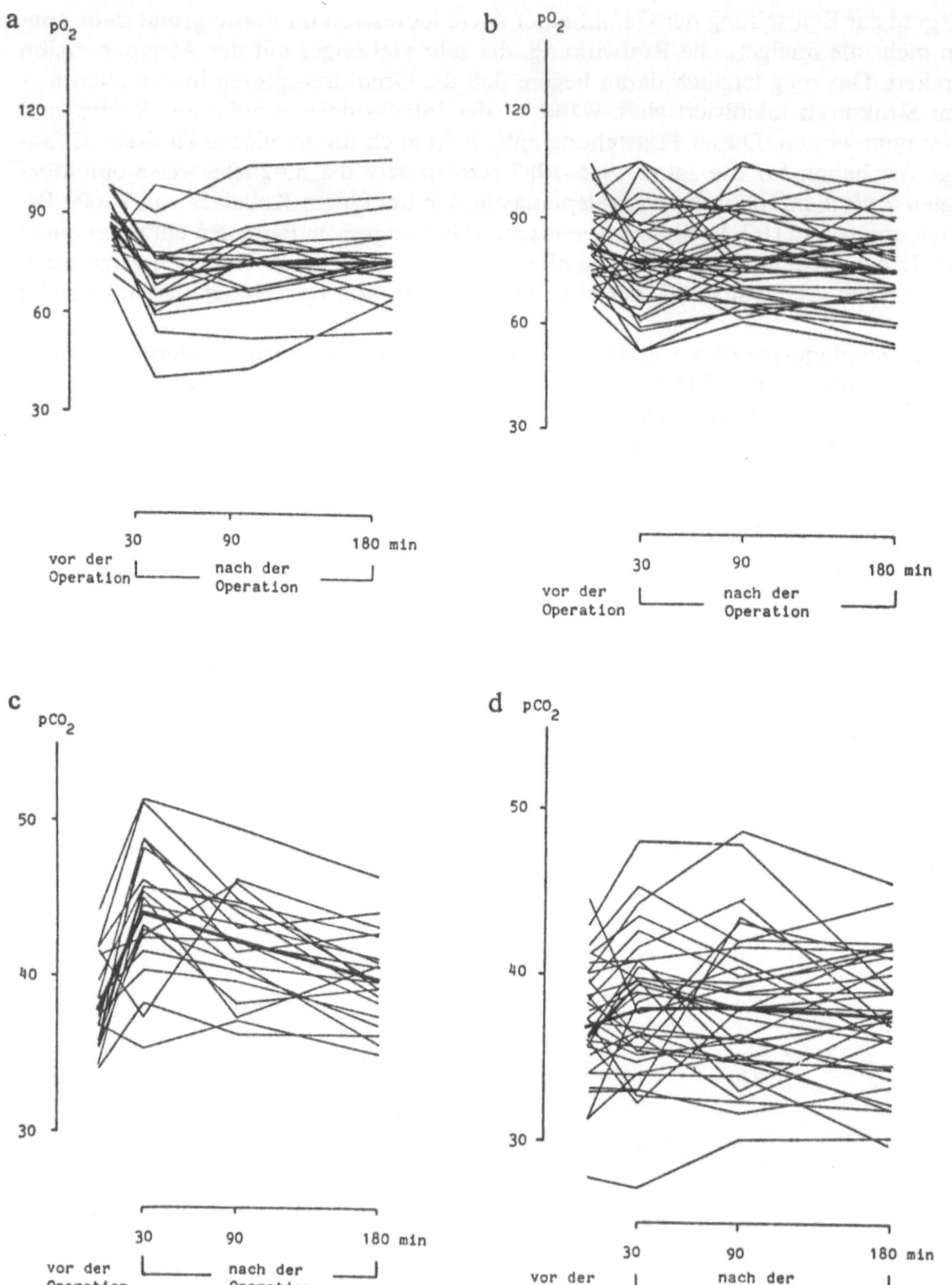

Abb. 3a–d. Das Verhalten von pO_2 und pCO_2 nach **a, c** Diazepam-Fentanyl- und **b, d** Diazepam-Alfentanil-Narkosen. (Aus Kamp u. Naujoks [17])

traten, eher für eine relative Überdosierung als für fentanylspezifische Mechanismen (s. auch Beitrag Stoeckel: Klinische Pharmakologie der Ausleitungs- und Aufwachphase).

Die therapeutische Breite von Fentanyl scheint eine häufig gedankenlos schematische Dosierpraxis zu begünstigen. Hinzu kommt, daß intraoperative Pulsfrequenz- und Blutdruckanstiege vielfach mit Nachinjektionen von Fentanyl beantwortet werden. Wir halten es jedoch für widersinnig, eine unter NLA auftretende hypertone Reaktion mit dem gleichen Pharmakon bekämpfen bzw. verhindern zu wollen. Hier sind wir mit Norlander [24] der Ansicht, daß zur Vermeidung sympathikoadrenerger Reaktionen besser beispielsweise mit Ethrane in einer Konzentration von 0,2–0,5 Vol-% supplementiert werden sollte. Das wäre auch für die Aufwachphase bedeutsam, denn dadurch wird eine erhebliche Reduzierung der Gesamtfentanyldosis erreicht.

Unter dem Aspekt Atemdepression, dem Kardinalproblem der Aufwachphase nach Opioidanästhesie, könnte die Anwendung von Alfentanil – zumindest für die letzte Stunde der Operationszeit – Vorteile bieten. Nach Untersuchungen vom Kamp [17], der das postoperative Verhalten von pO_2 und pCO_2 nach Diazepam-Fentanyl- und Diazepam-Alfentanil-Narkosen verglichen hat, zeigen beide Parameter im Durchschnitt nach Fentanyl eine deutliche postoperative Absenkung bzw. Erhöhung, während dies nach Alfentanil kaum der Fall ist (Abb. 3a–d)

Aufwachphase nach Inhalationsanästhetika

Den entscheidenden Anteil an der Ausscheidung der flüchtigen Anästhetika haben die alveoläre Ventilation, der Löslichkeitskoeffizient und das HZV. Die alveoläre Ventilation bestimmt die Kapazität des Abtransports eines Anästhetikums, der Löslichkeitskoeffizient die Menge des im Gewebe gelösten Anästhetikums und damit seine Konzentration. Schlecht lösliche Anästhetika verlassen das Gewebe schnell, weil der Gewebe- und Kapillarblutpartialdruckgradient hoch ist. Gut lösliche Anästhetika folgen nur träge nach, da die entsprechenden Gradienten gering sind. Letztlich wird der Output vom HZV entscheidend mitbestimmt. Eine Zunahme des HZV erniedrigt die Clearance des Anästhetikums, eine Abnahme des HZV erhöht sie und somit die Ausscheidung des Mittels. Es gilt der Satz: Je länger die Narkosedauer, desto länger die Aufwachphase [7, 20].

Eine Besonderheit der Ausleitungsphase einer Lachgasanästhesie ist die sog. Diffusionshypoxie, die erstmals von Fink beschrieben wurde [39]. Bei abruptem Übergang auf reine Luftatmung diffundiert N_2O sofort in großen Mengen aus dem Blut in die Alveolen. Die Einwärtsdiffusion des Luftstickstoffs von den Alveolen ins Blut erfolgt langsamer als die Auswärtsdiffusion des Lachgases, da sich Stickstoff 35mal schlechter im Blut löst. Dadurch wird der Luftsauerstoff in den Alveolen unter einen Anteil von 21% verdünnt. Eine Hypoxie ist die Folge. Man kann dieses Problem vermeiden, indem man die Patienten am Ende einer Lachgasanästhesie für einige Minuten mit reinem Sauerstoff beatmet.

Nachwirkungen der Regionalanästhesie

Auch nach einer Lokal- bzw. Regionalanästhesie ist unter bestimmten Umständen mit einer erhöhten Komplikationswahrscheinlichkeit zu rechnen [23]: Bei dem durch Herzinsuffizienz verminderten Verteilungsvolumen durch autoregulatorische Blutumverteilung zugunsten von Herz und Gehirn kann eine erhöhte Wirksamkeit und eine verlängerte Halbwertszeit resultieren.

Leberinsuffizienz begünstigt eine verzögerte Clearance. Niereninsuffizienz kann bei Urämikern aufgrund anämiebedingter Hyperzirkulation zu einer verkürzten Halbwertszeit der Säureamide führen, wenn nicht gleichzeitig ein vorhandener Leberschaden die Clearance verzögert. Eiweißmangel und Kachexie führen zu verminderter Proteinbindung und erhöhen die Gefahr von Toxizität und unberechenbarer Wirkungsverlängerung.

Dekompensierte Störungen im Säure-Basen-Haushalt erniedrigen die Intoxikationsschwelle im Zentralnervensystem. Eine Hypoxie verzögert über eine drastische Abnahme der Leberperfusion wahrscheinlich den Abbau von Lokalanästhetika.

Die Kombination Lidocain-Noradrenalin verlängert über eine Abnahme der Leberdurchblutung die Wirkzeit des Lokalanästhetikums. Isoproterenol und Ephedrin bewirken bei systemischer Verabreichung das Gegenteil. Procain verlängert die Wirkzeit von Succinylcholin, da Pseudocholinesterase zum Abbau beider Pharmaka benötigt wird. Organische Phosphorverbindungen blockieren fast vollständig die Pseudocholinesterase. Die Kombination von Lokalanästhetika und β-Blockern führt zur Steigerung der negativen Inotropie und zu verminderter Lokalanästhetikaclearance. Eine postoperative Überwachung ist also nach Regionalanästhesie genauso indiziert wie nach Allgemeinanästhesie.

Nachwirkungen der Narkosebeatmung

Auch die unphysiologische Atemmechanik während der Narkosebeatmung hat einige typische Effekte auf die Lungenfunktion, die man zumindest in die Gesamtbetrachtung der Aufwachphase einbeziehen muß.

So führt die Beatmung zu einer Reduktion von FRC und Compliance, einer Erhöhung der alveolo-arteriellen O_2-Druckdifferenz ($D_{Aa}O_2$) und zu einer Zunahme der alveolären Komponente des respiratorischen Totraums. Als Ursache der abnehmenden FRC wird ein Zwerchfellhochstand in Flachlage vermutet. Die Zunahme der $D_{Aa}O_2$ kann durch intrapulmonalen Shunt, Ausbildung von Arealen mit sehr niedrigem Belüftung-Durchblutung-Verhältnis oder durch eine Kombination aus beiden verursacht sein [12, 33].

Durch unterschiedliche Zeitkonstanten einzelner Alveolarbezirke kann es zu ungleichmäßiger Gasverteilung mit mechanischer Überblähung und pulmonaler Minderdurchblutung kommen und somit zu einer Störung der Surfactantsynthese. Die erhöhte Oberflächenspannung läßt die betroffenen Alveolen kollabieren. Es entstehen Mikroatelektasen, die zunächst diffus auftreten und den Rechts-links-Shunt zusätzlich erhöhen.

Hohe Atemwegdrücke können als sog. Barotrauma zu Veränderungen in der Lungenstruktur Anlaß sein.

Hyperventilation bedingt eine respiratorische Alkalose mit den bekannten Folgen, z. B. erhöhte O_2-Bindung, zerebrale Vasokonstriktion, Verringerung der Herzauswurfleistung usw. [2].

Induzierte Hypotension

Im Anschluß an eine pharmakologisch induzierte Hypotension steigt der Blutdruck nicht selten überschießend auf Werte über das Ausgangsniveau an. Diese Tendenz ist mit Natriumnitroprussid stärker ausgeprägt als mit Nitroglyzerin. Nicht ganz zutreffend wird diese posthypotensielle Hypertension als Rebound-Hypertension bezeichnet. Ihre klinische Bedeutung liegt in der Gefahr der Nachblutung, in der direkten Schädigung des Gehirns während der Phase eingeschränkter oder aufgehobener Autoregulation und im Anstieg der myokardialen Nachlast. Ursache ist eine durch die Vasodilatation ausgelöste kompensatorische Ausschüttung von Katecholaminen und Renin [28]. Eine plötzliche Hypertension in der Aufwachphase verlangt deshalb ebenso nach einer sofortigen Therapie wie ein diskreter Volumenmangel mit Hypotension. Ein rascher Lagewechsel des Patienten ist aus den gleichen Gründen zu vermeiden.

Hypothermie und Hyperthermie

Nach Einsatz einer künstlichen Hypothermie verlassen die Patienten den Operationssaal frühestens nach Wiedererlangen des Bewußtseins oder einer Wiederaufwärmung auf 35 °C [2]. Bereits bei der intraoperativen Auskühlung wurde darauf hingewiesen, daß eine fortbestehende Hypothermie im Extremfall zu Atemdepression, peripherer Vasokonstriktion sowie verzögertem Abbau nicht depolarisierender Muskelrelaxanzien führen kann.

Dies gilt wegen des ungünstigen Verhältnisses von Körperoberfläche zu Körpervolumen insbesondere für Säuglinge und kleine Kinder. Von daher zielt die Forderung nach postoperativer Umlagerung des Patienten in ein vorgewärmtes Bett nicht nur auf eine Erhöhung des Komforts - auch dies wäre bereits eine stichhaltige Begründung für diese Maßnahme -, sondern in erster Linie auf eine Reduktion der aus der Hypothermie folgenden Risiken.

Eine leichte Erhöhung der postoperativen Temperatur auf Werte unter 39 °C ohne weitere Symptome stellt per se noch kein Problem dar, jedoch sollte die Ursache gesucht werden, um eine eventuelle Therapie sofort einleiten zu können. Dies kann eine Infektion sein, eine reduzierte Wärmeabgabe, Pyrogene in Bluttransfusionen oder eine maligne Hyperpyrexie [10].

Da eine maligne Hyperthermie insbesondere bei Kindern mit einer Latenz von 30–45 min auftreten kann, verdient ein Temperaturanstieg in der ersten postoperativen Phase immer Beachtung.

Übelkeit und Erbrechen

Erbrechen tritt vermehrt nach länger dauernder Anästhesie, nach Opiatprämedikation, nach Hypoxie oder Hypotension, nach intraabdominellen Eingriffen und bei starken Schmerzen auf. Frauen sind häufiger betroffen als Männer [10]. Wegen der gravierenden Folgen einer möglichen Aspiration verdienen postoperative Übelkeit und Erbrechen nach wie vor höchste Aufmerksamkeit.

Überwachung in der ersten postoperativen Phase

Im Vordergrund der Überwachung in der ersten postoperativen Phase steht die Kontinuität der Überwachung. Dazu ist eine ständig anwesende Schwester nötig zur kontinuierlichen Beobachtung des Patienten mit Auge und Ohr. Aber es müssen auch apparative und laborchemische Methoden zur Verfügung stehen, um Störungen der Organfunktionen rechtzeitig zu erfassen. Das Monitoring richtet sich immer danach, ob man es mit einem sog. gesunden Patienten oder mit einem Risikopatienten zu tun hat. Wir unterscheiden deshalb zwischen einem Basismonitoring für alle Patienten und einem differenzierten Monitoring für Risikopatienten (vgl. [14]).

Anästhetikanachwirkung

Seit Anästhetika verwendet werden, besteht der Wunsch, ihre Wirkung zu messen. Etwas resignierend möchte man meinen, daß wir nicht viel weiter als zur Quantifizierung der Anästhesiewirkung durch Klassifikation von Beobachtungen, wie z. B. mit dem Guedel-Schema für die Äthernarkose, gekommen sind. (Jedenfalls ist mir bis heute keine sichere Methode zur Erfassung der Anästhesienachwirkung bekannt.) Das ist sicher nicht mangelndes Bemühen, sondern es ist bisher nicht gelungen, aus pharmakokinetischen Daten einen Parameter zur direkten Beurteilung der Narkosetiefe zu gewinnen. Dies gilt auch - cum grano salis - für den Einsatz des EEG und die Registrierung evozierter Potentiale. Schwilden et al. [36] haben kürzlich in Erlangen eine Möglichkeit vorgestellt, das EEG als indirekte Methode zur Quantifizierung der Analgesie zu verwenden.

Die Problematik bei der Interpretation von EEG-Ableitungen und von Ableitungen evozierter Potentiale wird an 2 eigenen Befunden deutlich, die wir bei kortikaler Ableitung von SEP nach elektrischer Reizung am N. medianus des Handgelenks mit dem Averager gewonnen haben.

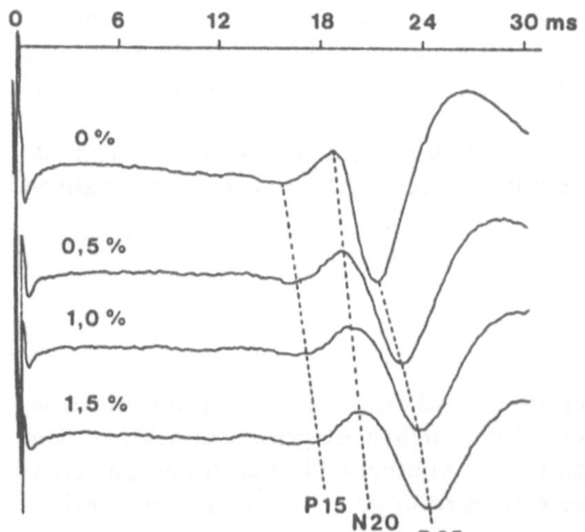

Abb. 4. Kortikale Ableitung von SEP bei Enfluranansthesie. (*P 15* Thalamus; *N 20, P 25* kortikaler Primärkomplex, SEP nach Medianusreizung)

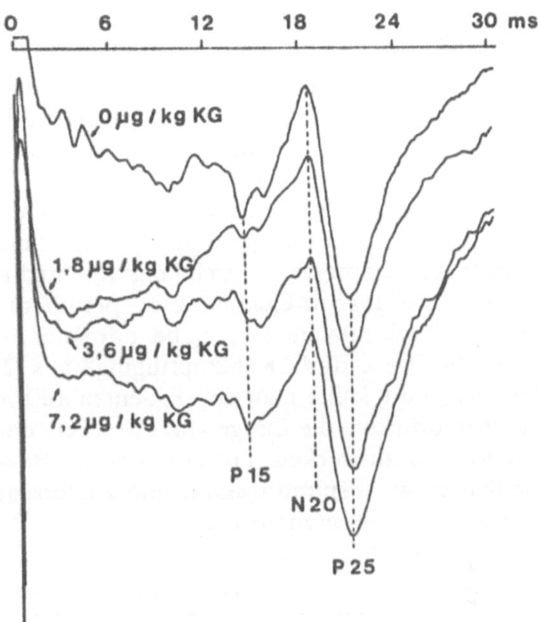

Abb. 5. Kortikale Ableitung von SEP bei Opioidanästhesie mit Fentanyl

Während es bei Enflurananästhesie (Abb. 4) in Abhängigkeit von der Konzentration zu einer progressiven Veränderung der Laufzeit und einer Verminderung der Amplitude des Signals kommt, ist bei einer Neuroleptanästhesie mit Fentanyl (Abb. 5) die Fentanylmenge ohne jeglichen Einfluß auf Laufzeit oder Amplitude des Signals. Eine Differenzierung der Narkosetiefe ist damit nicht möglich.

Nach den Untersuchungen von Pichlmayr [31] u.a. Arbeitsgruppen [13, 15] zeigen sich je nach vorangegangener Narkoseart in der quantitativen Auswertung postoperativer EEG-Befunde Unterschiede. Während die mit Halothan narkotisierten Patienten ab der 45. min nach Extubation einen annähernd im Normbereich liegenden Quotienten und entsprechenden klinischen Wachheitsgrad aufweisen, zeigen die Patienten nach Neuroleptanalgesie ein deutlich unter der Norm liegendes Niveau, das bis zum Ende der 4. postoperativen Stunde keine Tendenz zur Rückkehr normaler Werte erkennen läßt. Die aus dem EEG ersichtlichen Vigilanzeinschränkungen lassen sich im wesentlichen mit der klinischen Beurteilung und den Ergebnissen der psychologischen Leistungstests korrelieren, sind aber sensibler und zeigen zerebrale Funktionseinschränkungen länger an. Aber auch über das EEG ist bisher kein Alarm auslösbar, der signalisiert, daß der Patient durch seine verminderte Vigilanz gefährdet ist.

Eine Zeitlang glaubte man, mit dem MAC-Konzept einen Schlüssel zur exakten Steuerung der Inhalationsanästhesie gefunden zu haben. Wenn man aber die sorgfältigen klinischen Untersuchungen von Dudziak [8] liest, dann steht zu befürchten, daß auch das MAC-Konzept von geringem praktischen Wert für die Beurteilung der Aufwachphase ist (s. Beitrag Dudziak: Inhalationsnarkotika in der Aufwachphase).

Restrelaxation

Muskelrelaxanzien gehören heute wie Anästhetika zum selbstverständlichen Bestandteil jeder länger dauernden Narkose. Es ist deshalb zwingend geboten, gerade auch die Auswirkungen dieser hochpotenten Pharmaka in der postoperativen Phase zu berücksichtigen.

Immer wieder bereitet es Schwierigkeiten, differentialdiagnostisch zwischen zentraler Atemdepression und peripherer Atemlähmung zu unterscheiden. Klinisch ist eine zentrale Atemdepression durch langsame und relativ tiefe Atmung ohne endinspiratorische Pause gekennzeichnet. Eine periphere Atemlähmung zeichnet sich dagegen durch stoßweise flache Atmung bei normaler Frequenz, eine inspiratorische und exspiratorische Pause und „Kehlkopftuging" aus [2]. Besteht weiterhin Verdacht auf eine Restrelaxation, sollte man den Patienten auffordern, die Augen wieder zu öffnen, die Hand zu drücken, die Zunge vorzustrecken, den Kopf mindestens 5 s anzuheben oder den Arm auszustrecken. Für eine bessere Beurteilung der Atemfunktion eignen sich Vitalkapazität, Inspirationskraft und Atemfrequenz. Wenn alle diese Kriterien erfüllt sind, kann die spontane Atemtätigkeit in der Regel als klinisch ausreichend angesehen und der Patient extubiert werden [35].

---

1. *Basismonitoring*
   Klinische Funktionsprüfung: Augen öffnen, Hand drücken, Zunge vorstrecken, Kopf 5 s anheben.
   Vitalkapazität = 10–15 ml/kg KG
   Inspirationskraft = -25 cm H_2O
   Atemfrequenz = 25 min^{-1}
2. *Differenziertes Monitoring*
   Relaxometrie: Mechanomyographie, Elektromyographie

Bleiben Zweifel, so ist der Einsatz relaxometrischer Methoden zu fordern. In der Narkosepraxis wird gewöhnlich der N. ulnaris für die elektrische Stimulation benutzt und das Kontraktionsverhalten einer oder aller Handmuskeln beobachtet. Die z. Z. am häufigsten benutzte Reizform ist der Viererstimulus, der sog. Train-of-four-stimulus. Er hat den Vorteil, daß kein Kontrollwert benötigt wird, er kaum schmerzhaft ist und auch bei wachen Patienten angewendet werden kann. Für die eigentliche Messung gibt es 2 Methoden: Das Elektromechanogramm, das neben der neuromuskulären Transmission auch die Muskelkraft mißt, und die elektromyographische Methode, die sich für die klinische Praxis als überlegen erwiesen hat, da zu ihrer Anwendung keine Immobilisierung des Arms und der Hand notwendig ist [5].

Atmung [3]

Neben den klinischen Zeichen der postoperativen Ateminsuffizienz, die eine hohe Diagnosespezifität aufweisen, verwenden wir zur Überwachung Geräte, bei denen über die EKG-Elektroden mit Hilfe der Thoraximpedanz eine gleichzeitige Registrierung der Atemfrequenz vorgenommen werden kann.

Basismonitoring	*Methoden*
Atemfrequenz Atemzugvolumen Atemminutenvolumen Vitalkapazität	Turbinenvolumeter (z. B. Wright)
arterielle Blutgase pH, BE, HCO_3^- arterieller O_2-Gehalt arterielle O_2-Sättigung	Standard-BGA-Geräte

In Verbindung mit der Überwachung des transkutanen pCO_2 ist diese Methode feinfühlig genug, um eine alveoläre Hypoventilation rechtzeitig zu erkennen, und sie kann uns so manche Blutgasanalyse ersparen. Bei Verdacht auf eine Hypoxie ist die Blutgasanalyse jedoch unerläßlich, wobei mit Ausnahme von schwersten Schockzuständen eine kapilläre die arteriell gewonnene Blutgasanalyse sicherlich ersetzen kann. Die fortlaufende Überwachung des transkutanen pO_2 ist bei Erwachsenen als zu störanfällig abzulehnen.

In nachfolgender Übersicht sind die Methoden für ein differenziertes Monitoring von Atemmechanik, Gasaustausch und Sauerstofftransport aufgelistet, deren Einsatz je nach Risikoniveau indiziert ist.

Differenziertes Monitoring	*Methoden*
Atemarbeit Respiratorcompliance Shuntanteil alveoloarterieller Gradient respiratorischer Index	Berechnung
gemischtvenöser O_2-Gehalt arteriovenöse O_2-Differenz O_2-Ausschöpfung O_2-Verfügbarkeit p_{50} arteriell p_{50} gemischt-venös	BGA-Geräte
O_2-Verbrauch	z. B. Pneumotest (Jaeger)
Laktat im Blut	Laktatanalyzer (Boehringer)
2,3 DPG, RBC	

Wie aus der Auflistung der dazugehörigen Methoden zu ersehen ist, sind gegenüber dem Basismonitoring nur wenige zusätzliche Geräte erforderlich. Die Analysatoren arbeiten weitgehend vollautomatisch und sind durch geschultes Personal sicher zu bedienen.

Herz-Kreislauf-System [27]

Zum Basismonitoring der Herz- und Kreislauffunktion gehört zunächst einmal die klinische Beurteilung von Temperatur und Farbe der Haut, des Gesichts und der Extremitäten sowie der sichtbaren Schleimhäute. Auch die Prüfung des Bewußtseinszu-

Tabelle 4. Apparatives Basismonitoring der Herz-Kreislauf-Funktion

Parameter	Methoden
Arterieller Druck (indirekt)	Manschette (manuell oder automatisch) Fingerservoplethysmographie
EKG	EKG-Monitor
Peripherer Puls	Palpatorisch, Fingerpulsregistrierung
ZVD	Manometer (direkt)
Herzfrequenz	Aus EKG
Pulsfrequenz	Aus peripherem arteriellen Puls
Pulsdefizit	Aus EKG und Puls
Druckfrequenzprodukt (RPP)	Aus Druck und Frequenz
VES/min Arrhythmiediagnostik	Aus EKG-Streifen bzw. -Analysator (automatisch)

stands, der Motorik und der Pupillen liefert Hinweise auf den Kreislaufzustand. Bei Unruhe des Patienten muß eine Hypoxie ausgeschlossen werden, v.a. bei Vorliegen einer Herzinsuffizienz.

Zum apparativen Basismonitoring (Tabelle 4) gehört die indirekte Messung des arteriellen Drucks, des peripheren Pulses und das EKG. Herzfrequenz, Pulsfrequenz, Pulsdefizit und Druckfrequenzprodukt können daraus errechnet werden.

Wir halten viel von solchen Quotienten, wie dem Druckfrequenzprodukt oder dem Schockindex, weil sie zumindest auf funktionelle Zusammenhänge, wie z.B. Herzfrequenz und Sauerstoffverbrauch, hinweisen.

Bei koronarer Herzkrankheit wird möglichst die bereits für das intraoperative Monitoring gewählte Ableitung V_5 beibehalten, weil sie die sichersten Hinweise auf eine Ischämie der linken Koronararterie liefert. Bei Verdacht auf pathologische EKG-Muster ist ein vollständiges Ableitprogramm zu registrieren.

Blut- und Sekretverluste aus den Operationswunden, aus Saugungen, Drainagen und Sonden müssen engmaschig überprüft und protokolliert werden, damit eine Hypovolämie schon frühzeitig erkannt und behandelt werden kann. Liegt ein Blasenkatheter (Tabelle 5), ist die Urinausscheidung stündlich zu messen. Andernfalls ist bei Blutdruckabfall, beginnendem Schock oder Notwendigkeit einer diuretischen Medikation die Indikation für einen Blasenkatheter großzügig zu stellen.

Der Schockindex kann eine orientierende Hilfe zur Beurteilung der Volumensituation geben, wenngleich der diagnostische Informationswert durch die Ätiologie des Blutverlusts, das Alter und die präoperative Kreislaufsituation des Patienten eingeschränkt sein kann [19]. Eine bessere Beurteilungsmöglichkeit der aktuellen Volumensituation gestattet die wiederholte Messung des zentralen Venendrucks (s. dazu auch Beitrag Bergmann: Blutverlust, Blutersatz, Gerinnungsstörungen). Aus unserer Sicht kann die ZVD-Messung heute durchaus zum Basismonitoring für Risikopatienten gerechnet werden. Immerhin haben an unserem Institut 22% der im Jahre 1982 operierten Patienten, also jeder fünfte Patient, einen Kavakatheter erhalten. Wenn ohnehin ein Katheter liegt, so ist der Gedanke verführerisch, in den Katheter einen Lichtleiter zu integrieren. Damit wäre die kontinuierliche Überwachung der zentralvenösen Sauerstoffsättigung möglich. Sie reflektiert das Funktionieren von Atmung und Kreislauf. Ein Wert unter 65% signalisiert ein Sauerstoffdefizit. Ein Wert unter 60% scheint pro-

Tabelle 5. Differenziertes Monitoring der Herz-Kreislauf-Funktion

Parameter	Methoden
Urinproduktion ($\dot{V}_u$)	Blasenkatheter
Arterieller Druck (direkt)	Manometer und arterielle Kanüle
Pulmonalarteriendruck	Swan-Ganz-Katheter
PCWP	Swan-Ganz-Katheter
Druck im linken Vorhof	Manometer, Katheter
HZV	Swan-Ganz-Katheter, Indikatordilution, Fick, indirekt aus Dopplerkardiographie
Schlagvolumen	Dopplerkardiographie aus HZV und Herzfrequenz, Pulskonturverfahren, Impedanzkardiographie
Ventrikeldurchmesser Ventrikelwandbewegung	Echokardiographie
S_VO_2	Spezieller Pulmonalkatheter
$\dot{V}_{O_2}$	Aus $D_{IE}O_2$ und V_T
Blutvolumen	Indikatormethoden
Zentrales Blutvolumen	Indikatormethoden; Impedanzmessung (thorakal)
Herzindex, SV-Index TSR, TPR LVSWI, RVSWI	Aus Swan-Ganz-Daten
Systolische Zeitintervalle (STI)	Aus EKG, PKG und Karotispuls oder Echokardiographie
Auswurffraktion (EF)	Aus Echokardiographie; auch nuklearmedizinisch
$D_{a\bar{v}}O_2$	Aus arterieller und gemischt-venöser Blutgasanalyse

gnostische Signifikanz in bezug auf Schock, ventrikuläre Arrhythmien, respiratorische Dysfunktion und Nierenversagen zu besitzen. Die kontinuierlich gemessene zentralvenöse Sauerstoffsättigung liefert zudem einen zuverlässigen Näherungswert für das HZV. Das ist nicht nur eine Zukunftsvision. Krauss et al. [18] haben mit der kontinuierlichen Messung der zentralvenösen O_2-Sättigung bereits gute praktische Erfahrungen.

Der Blutdruck wird heute vielfach mit automatisch arbeitenden Geräten gemessen, deren Vorzug darin liegt, daß die Messung ohne direkte Belastung des Personals in kurzen Abständen erfolgt, wobei die Herzfrequenz mitbestimmt wird. Bedienbarkeit und Zuverlässigkeit der modernen Geräte sind gut, aber die Messung erfolgt diskontinuierlich. Eine hervorragende kontinuierliche unblutige indirekte arterielle Druckmessung scheint sich mit der Fingerservoplethysmographie [32] anzubahnen. Alle bisherigen Vergleiche mit intraarteriellen Messungen ergaben einen hohen Grad an Übereinstimmung. Die Fingerblutdruckmessung ist nach den bisherigen Erfahrungen bis zu 8 h an einem Finger möglich.

Als weitere zukunftsträchtige Methode für eine nichtinvasive kontinuierliche Überwachung der Herzfunktion scheint sich die transösophageale Echokardiographie [34] anzubieten. Die Vorteile des Verfahrens liegen auf der Hand: Als bisher einziges Überwachungsverfahren erlaubt es, die mechanische Funktion des Herzens kontinuierlich in Echtzeit zu verfolgen, ohne daß der Chirurg in seinem Operationsfeld behindert wird. So können abnorme Füllungszustände oder segmentale Wandbewegungsstörungen bei kardialen Risikopatienten direkt sichtbar gemacht werden. Man arbeitet gegenwärtig an einer technischen Weiterentwicklung, die auch quantitative linksventrikuläre globale und regionale Funktionsanalysen ermöglichen würde.

Tabelle 6. Basismonitoring und differenziertes Monitoring der Leber- und Stoffwechselfunktionen

Basismonitoring	Differenziertes Monitoring
Stoffwechselfunktionen	
Kerntemperatur	Serumlaktat
24-h-Bilanz	Kalorienzufuhr
Blutglukose	Stickstoffbilanz
	Kaliumbilanz
	Serumalbumin
	freie Fettsäuren
	Sauerstoffverbrauch
Leberfunktion	
SGPT/SGOT	Bilirubin
	alkalische Phosphatase
	Serumeiweiß
	Serumamylase/-lipase

Schwere Komplikationen von seiten des Herzens und des Kreislaufs zwingen selbstverständlich zu einer invasiven und umfassenden Diagnostik, v. a. zum Einsatz eines Pulmonaliskatheters (vgl. Teil 2: Anästhesieverfahren und Monitoring, Lawin: Intraoperatives Monitoring).

Stoffwechselparameter

Die Stoffwechselfunktionen des Körpers sind von einer adäquaten Sauerstoffversorgung abhängig. Bei relativem Sauerstoffmangel kommt es aufgrund anaerober Stoffwechselvorgänge zu einer Anreicherung von Milchsäure, wodurch eine metabolische Azidose hervorgerufen wird. Als signifikanter Parameter für den metabolischen Zustand im Schock hat sich das Serumlaktat erwiesen [14]. Häufigere bzw. kontinuierliche Temperaturbestimmungen sind bei augeprägter Hypo- bzw. Hyperthermie erforderlich. Ein differenziertes Monitoring von Stoffwechselparametern (Tabelle 6) ist für Patienten mit präoperativ bestehendem Diabetes mellitus, mit einer Hyperthyreose, einem Hyperparathyreodismus, einer Nebennierenrindeninsuffizienz oder einer Nebennierenrindenüberfunktion angezeigt [37].

Nierenfunktion sowie Wasser und Elektrolyte

Entscheidender Parameter für die Überwachung der Nierenfunktion ist die Dokumentation der Urinproduktion. Sie sollte stündlich überprüft werden. Bei Verdacht auf eine gestörte Nierenfunktion sind die in Tabelle 7 genannten Urin- und Blutuntersuchungen durchzuführen. Bei einem sich anbahnenden Nierenversagen ist eine hohe Urinosmolalität ein relativ sicheres Zeichen einer prärenalen Ursache. Bei einem renalen Nierenversagen nähert sich die Urinosmolalität der Plasmaosmolalität. Ein Anstieg der harnpflichtigen Substanzen im Plasma ist immer ein Warnzeichen.

Tabelle 7. Basismonitoring und differenziertes Monitoring der Nierenfunktion, des Wassers und der Elektrolyte

Basismonitoring	Differenziertes Monitoring
Nierenfunktion	
Urinproduktion (24 h)	spezifisches Gewicht
Urinproduktion Trend/h	Osmolalität
	Blutharnstoffstickstoff
	Kreatinin
	Elektrolyte im Urin
	Free-water-clearance
	Kreatininclearance
Wasser und Elektrolyte	
Drainagen	Serumelektrolyte (Cl^-, HCO_3^-, Mg^{2+}, Ca^{2+}, Phosphat)
Serumelektrolyte (Na, K)	Erythrozytenvolumen
Serumglukose	Ionenbilanz

Elektrolytverluste signalisieren stets einen entsprechenden Wasserverlust. Am einfachsten sind heute Natrium und Kalium mit einem vollautomatischen Natrium-Kalium-Analyzer zu untersuchen. Es ist selbstverständlich, daß postoperativ der Flüssigkeitsverlust in Drainagen sorgfältig überwacht und protokolliert wird.

Besonderheiten der Überwachung bei Säuglingen und Kleinkindern

Wegen des in der postoperativen Phase gegenüber dem Durchschnitt erhöhten Risikos bei Säuglingen und Kleinkindern sind bei der Überwachung einige Besonderheiten zu beachten.

Bei ehemaligen Frühgeborenen unter 40 Wochen sollte wegen des hohen Apnoerisikos von 20–39% in den ersten 3 Monaten möglichst keine Operation angesetzt werden. Auf keinen Fall darf ambulant operiert werden, sondern diese Patienten müssen postoperativ 24 h stationär überwacht werden, davon 18 h möglichst intensiv, beispielsweise mit einem Apnoemonitor.

Bei Auftreten eines subglottischen Ödems durch Anwendung eines zu großen Tubus und/oder langer Intubationszeiten sind Kaltvernebler, evtl. Sauerstoffzusatz, die Fortführung der Infusionstherapie für 6–12 h sowie der Einsatz einer Epinephrin-Aerosol-Inhalation angezeigt.

Hält eine postoperative Bewußtseinsstörung bei Kindern länger an, sind unbedingt pH, pO_2, pCO_2, Blutzucker und Natrium zu bestimmen. So kann beispielsweise eine respiratorische oder metabolische Azidose den Effekt der Antagonisierung von Relaxanzien verhindern. Eine Azidose muß daher sofort korrigiert werden.

Forensische Überlegungen

In der ersten postoperativen Phase wird im Grunde jeder Patient zum Risikopatienten auf Zeit und bedarf daher einer intensiven Überwachung durch qualifiziertes Personal mit entsprechenden Methoden. Dies gilt selbstverständlich in besonderem Maße für

Risikopatienten, beispielsweise mit Störungen der Atemmechanik und des Gasaustauschs, mit Blutverlust, Schock, Obesitas oder Diabetes. In der klinischen Praxis ist es daher üblich geworden, frischoperierte Patienten nicht sofort nach Ausleitung der Anästhesie wieder auf die Pflegestation zurückzubringen, sondern in einer Aufwacheinheit solange zu überwachen, bis sie nicht nur aus der Narkose erwacht sind, sondern bis alle Narkosewirkungen und mögliche Interaktionen sicher abgeklungen sind.

Eine solche Neuorientierung, die nicht nur die Aufwachphase, sondern auch die kritische erste postoperative Phase umfaßt, beinhaltet, daß der Patient nicht nur überwacht wird, sondern eine zielgerichtete Therapie erfährt; d.h. es muß unser Ziel sein, die Patienten nicht nur wach auf die Pflegestation zu bringen, sondern sie mit optimierten und stabilisierten Vitalfunktionen zurückzuverlegen. Die weiterführenden diagnostischen und therapeutischen Erfordernisse sollten schriftlich fixiert und dem Patienten mitgegeben werden.

Wer so nachdrücklich eine Aufwacheinheit fordert, könnte in den Verdacht geraten, er habe sie nötig. Ich weiß das, aber ich möchte warnen, denn wenn in der postoperativen Phase auf der Station doch etwas passiert, dann gibt es allergrößte Schwierigkeiten, was jeder weiß, der als Gutachter an einem Zwischenfallverfahren beteiligt gewesen ist. Wir glauben zwar in Übereinstimmung mit Opderbecke [26], das Problem dahingehend gelöst zu haben, daß, vorausgesetzt der Patient ist unter Hinweis auf mögliche Risiken an einen Arzt der allgemeinen Pflegestation übergeben worden, der stationsführende Arzt mit der Übernahme des Patienten auch voll für diesen Patienten verantwortlich wird, aber die Gerichte teilen diese Rechtsauffassung durchaus nicht immer. Wenn als Ursache für die Komplikation möglicherweise eine Narkosenachwirkung eine Rolle spielt, dann wird häufig versucht, den Anästhesisten trotzdem verantwortlich zu machen. Ihm wird - ohne Rücksicht auf den Klinikalltag - vorgehalten, daß er nicht mit der nächsten Narkose gewartet habe, bis der ausgeleitete Patient sicher wach gewesen sei.

Im Interesse der Sicherheit der Patienten in der operativen Medizin sind deshalb DGAI und Deutsches Krankenhausinstitut in einer gemeinsamen Stellungnahme mit Grundsätzen für die Organisation und Einrichtung von Aufwacheinheiten in Krankenhäusern vor 2 Jahren erneut mit allem Nachdruck an die Gesundheitsbehörden und die Krankenhausträger herangetreten [6]. Aber diese Grundsätze sind noch lange nicht realisiert. Bei der bekanntermaßen verlängerten Reaktionszeit der angesprochenen Institutionen kann nur jedem Anästhesisten geraten werden, solange immer wieder bei seinem Krankenhausträger vorstellig zu werden, bis bestehende Mißstände behoben sind. Die Operateure müßten eigentlich aufgrund der dargestellten rechtlichen Gesichtspunkte ein natürliches Interesse daran haben, unsere Forderungen aktiv zu unterstützen.

Literatur

1. Ahnefeld FW, Bergmann H, Burri C, Dick W, Halmágyi M, Hossli G, Rügheimer E (Hrsg) (1982) Aufwachraum - Aufwachphase. Eine anästhesiologische Aufgabe. Springer, Berlin Heidelberg New York (Klinische Anästhesiologie und Intensivtherapie, Bd 24)
2. Atkinson RS, Rushman GB, Lee JA (1984) A synopsis of anaesthesia. Wright, Bristol
3. Brandl M (1982) Ursachen, Diagnostik und Therapie der postoperativen Ateminsuffizienz. In: Ahnefeld FW et al. (Hrsg) Aufwachraum - Aufwachphase. Eine anästhesiologische Aufgabe. Springer, Berlin Heidelberg New York (Klinische Anästhesiologie und Intensivtherapie, Bd 24, S 150-168)

4. Brune K (1982) Verteilungsvorgänge in der Aufwachphase. In: Ahnefeld FW et al. (Hrsg) Aufwachraum - Aufwachphase. Eine anästhesiologische Aufgabe. Springer, Berlin Heidelberg New York (Klinische Anästhesiologie und Intensivtherapie, Bd 24, S 7-14)
5. Crul JF (1980) Erfassung und Registrierung der Impulsübertragung und ihrer Beeinflussung. In: Ahnefeld FW, Bergmann H, Burri C, Dick W, Halmágyi M, Hossli G, Rügheimer E (Hrsg) Muskelrelaxanzien. Springer, Berlin Heidelberg New York (Klinische Anästhesiologie und Intensivtherapie, Bd 22, S 51-66)
6. Deutsches Krankenhausinstitut, Institut für Krankenhausbau an der Technischen Universität Berlin, Deutsche Gesellschaft für Anästhesiologie und Intensivmedizin (1982) Grundsätze für die Organisation und Einrichtung von Aufwacheinheiten in Krankenhäusern. Anästh. Intensivmed. 23:373-375
7. Dudziak R (1982) Lehrbuch der Anästhesiologie. Schattauer, Stuttgart New York
8. Dudziak R (1985) Der praktische Wert des MAC-Konzepts für die Steuerung der Inhalationsanästhesie. In: Rügheimer E, Pasch T (Hrsg) Notwendiges und nützliches Messen in Anästhesie und Intensivmedizin. Springer, Berlin Heidelberg New York Tokyo, S 403-410
9. Eltrigham RJ, Coates MB, Hudson RBS (1978) Observations on 10000 patients in the immediate postoperative period. Resuscitation 6:45-52
10. Eltrigham RJ, Durkin M, Andrewes S (1983) Postanaesthetic recovery. A practical approach. Springer, Berlin Heidelberg New York Tokyo
11. Farman JV (1979) Do we need recovery rooms? J R Soc Med 72:270-273
12. Finsterer U (1983) Lungenfunktion unter Narkose. Anästh Intensivmed 24:277-287
13. Grabow L (1981) Hirnfunktion unter dem Einfluß der Allgemeinen Anästhesie. Fischer, Stuttgart New York
14. Greenburg AG, Peskin GW (1978) Monitoring in the recovery room and surgical intensive care unit. In: Saidman LJ, Ty Smith N (eds) Monitoring in anaesthesia. Wiley, New York Chichester Brisbane Toronto, pp 221-246
15. Grundy BL (1983) Intraoperative monitoring of sensory-evoked potentials. Anesthesiology 58:72-87
16. Kamp HD (1985) Das Risiko der postoperativen Atemdepression nach der Neuroleptanästhesie. Habilitationsschrift, Med Fak Universität Erlangen
17. Kamp HD, Naujoks B (im Druck) Alfentanil-Dosisfindung und postoperative Atmung im Rahmen der Benzodiazepinanalgesie für längerdauernde Eingriffe. In: Zindler M, Hartung G (Hrsg) Alfentanil - Ein neues intravenöses Opioid. Urban & Schwarzenberg, München Wien Baltimore
18. Krauss XH, Verdouw PD, Hugenholtz PG, Neubert J, Bos E (1976) Kontinuierliche Überwachung der zentralvenösen Sauerstoffsättigung mittels fiberoptischem Katheter; ein wichtiger Indikator bei respiratorischem Versagen. In: Zindler M, Purschke R (Hrsg) Neue kontinuierliche Methoden zur Überwachung der Herz-Kreislauf-Funktion. Thieme, Stuttgart (Schriftenreihe Intensivmedizin, Notfallmedizin, Anästhesiologie, Bd 1, S 29-51)
19. Landauer B, Kolb E (1976) Problematik der klinischen Erstversorgung Polytraumatisierter. Intensivbehandlung 1:13-25
20. Lazarus G (1980) Physikalische und pharmakokinetische Grundlagen der Narkoseführung mit Inhalationsanästhetika. In: Weis KH (Hrsg) Narkosepraxis. Hoechst, Frankfurt, S 119-151
21. Link J (1984) Anästhesie-Komplikationen, insbesondere Herzstillstände und Todesfälle - eine EDV-gestützte Untersuchung von 118514 Anästhesien aus den Jahren 1973-1980. Habilitationsschrift, Med Fak FU Berlin
22. Lutz H (1981) Präoperative Diagnostik und operatives Risiko. In: Haid B, Mitterschiffthaler G (Hrsg) Zentraleuropäischer Anästhesiekongreß, Bd 1. Springer, Berlin Heidelberg New York (Anaesthesiologie und Intensivmedizin, Bd 139, S 4-13)
23. Niemer M, Nemes CS (1982) Auswirkungen der Lokalanästhesie auf die direkte postoperative Phase. In: Ahnefeld FW et al. (Hrsg) Aufwachraum - Aufwachphase. Eine anästhesiologische Aufgabe. Springer, Berlin Heidelberg New York (Klinische Anästhesiologie und Intensivtherapie, Bd 24, S 94-104)
24. Norlander O (1982) „Balanced anaesthesia" als Alternative. In: Peter K, Jesch F (Hrsg) Inhalationsanästhesie heute und morgen. Springer, Berlin Heidelberg New York (Anaesthesiologie und Intensivmedizin, Bd 149, S 261-265)

25. Oestern HJ, Sturm J, Lobenhoffer HP, Nerlich M, Schiemann M, Tscherne H (1983) Möglichkeiten zur Klassifizierung von Verletzungen beim Polytraumatisierten. In: Schreiber HW (Hrsg) Chirurgisches Forum '83 f. experim. u. klinische Forschung. Springer, Berlin Heidelberg New York Tokyo, S 195–199
26. Opderbecke HW (1982) Probleme der ärztlichen Verantwortlichkeit in der frühen postoperativen Phase. In: Ahnefeld FW et al. (Hrsg) Aufwachraum - Aufwachphase. Eine anästhesiologische Aufgabe. Springer, Berlin Heidelberg New York (Klinische Anästhesiologie und Intensivtherapie, Bd 24, S 281–285)
27. Pasch T (1982) Ursachen, Erkennung und Behandlung von Störungen nach Anästhesie und Operation: Herz-Kreislauf. In: Ahnefeld FW et al. (Hrsg) Aufwachraum - Aufwachphase. Eine anästhesiologische Aufgabe. Springer, Berlin Heidelberg New York (Klinische Anästhesiologie und Intensivtherapie, Bd 24, S 167–180)
28. Pasch T (1983) Möglichkeiten und Grenzen der intraoperativen kontrollierten Hypotension. Anästh Intensivmed 24:399–407
29. Peter K, Unertl K, Henrich G, Mai N, Brunner F (1980) Das Anästhesierisiko. Anästh Intensivmed 21:240–248
30. Phillips OC, Frazier TM, Graff TD, De Kornfeld TJ (1960) The Baltimore Anesthesia Study Committee review of 1024 postoperative deaths. JAMA 174:2015–2019
31. Pichlmayr I, Lips U, Künkel H (1983) Das Elektroenzephalogramm in der Anästhesie. Grundlagen, Anwendungsbereiche, Beispiele. Springer, Berlin Heidelberg New York Tokyo
32. Pohl U, Wesseling KH, Petersen E, Bassenge E (1985) Kontinuierliche, nichtinvasive Blutdrucküberwachung durch Servo-Manometrie am Finger. In: Rügheimer E, Pasch T(Hrsg) Notwendiges und nützliches Messen in Anästhesie und Intensivmedizin. Springer, Berlin Heidelberg New York Tokyo, S 221–227
33. Rehder K (1979) Anesthesia and the respiratory system. Can Anaesth Soc J 26:451–462
34. Schlüter M, Thier W, Hinrichs A, Kremer P, Siglow V, Hanrath P (1984) Klinischer Einsatz der transösophagealen Echokardiographie. Dtsch Med Wochenschr 109:722–727
35. Schuh FT (1982) Die Pharmakologie von Muskelrelaxanzien im Hinblick auf die Aufwachphase. In: Ahnefeld FW et al. (Hrsg) Aufwachraum - Aufwachphase. Eine anästhesiologische Aufgabe. Springer, Berlin Heidelberg New York (Klinische Anaesthesiologie und Intensivtherapie, Bd 24, S 78–93)
36. Schwilden H, Stoeckel H, Schüttler J, Lauven PM (1985) Möglichkeiten zur Quantifizierung der Wirkung intravenöser Anästhetika. In: Rügheimer E, Pasch T (Hrsg) Notwendiges und nützliches Messen in Anästhesie und Intensivmedizin. Springer, Berlin Heidelberg New York Tokyo, S 393–402
37. Seeling W, Falk H, Grünert A (1982) Ursachen, Erkennung und Behandlung von Störungen des Stoffwechsels, Wasser-Elektrolyt- und Säuren-Basen-Haushaltes nach Anästhesie und Operation. In: Ahnefeld FW et al. (Hrsg) Aufwachraum - Aufwachphase. Eine anästhesiologische Aufgabe. Springer, Berlin Heidelberg New York (Klinische Anaesthesiologie und Intensivtherapie, Bd 24, S 181–206)
38. Stevens LE (1983) Gauging the severity of surgical sepsis. Arch Surg 118:1190–1192
39. Weis KH (1980) Lachgas. In: Weis KH (Hrsg) Narkosepraxis. Hoechst, Frankfurt, S 7–30

Postoperative Störungen und ihre Behandlung

H. Laubenthal, U. Finsterer, K. Unertl, W. Weber und K. Peter

Als Folge von Operation und Anästhesie können beim Patienten vielfältige Funktionsbeeinträchtigungen lebenswichtiger Organe auftreten, die möglicherweise das Leben des Patienten gefährden. Diese Organeinschränkungen sind hier unter dem Begriff „postoperative Störungen" zusammengefaßt. Versucht man, eine Aufteilung dieser Störungen nach ihren Ursachen vorzunehmen, scheint die folgende Gliederung durchaus sinnvoll:

1. Vorerkrankungen,
2. Anästhesie,
3. Operation,
4. Kombination aus 1., 2. und 3.

Gleichzeitig zeigt sich die Schwierigkeit einer solchen Aufteilung, da im Individualfall oft mehrere nicht voneinander zu trennende Ursachen die Organfunktionen beeinträchtigen. Trotz dieser Schwierigkeiten wurde der Versuch unternommen, eine Auflistung wichtiger postoperativer Organstörungen, geordnet nach ihren möglichen Hauptursachen, vorzunehmen.

Postoperative Störungen hervorgerufen durch:

1. *Vorerkrankungen:* Herzinsuffizienz, koronare Herzerkrankung, Herzinfarkt, Hypertonie, Arrhythmie, Ventilationsstörungen (obstruktiv, restriktiv), Porphyrien;
   Obesitas, Diabetes mellitus, Niereninsuffizienz, Hyperthyreose, Phäochromozytom, NNR-Insuffizienz, Myasthenia gravis, Sepsis usw.
2. *Anästhesie:* Respiratorische Insuffizienz (Anästhetika, Muskelrelaxanzien), Aspiration, Komplikationen nach ZVK, Tracheaobstruktion nach Intubation, Volumenimbalance, anticholinerges Syndrom;
   Transfusionsreaktionen, anaphylaktoide/anaphylaktische Reaktionen auf Kolloide/Anästhetika, ADH-Erhöhung, maligne Hyperthermie, postoperatives Erbrechen, Komplikationen nach Regionalanästhesie.
3. *Operation:* Nachblutungen, hämorrhagischer Schock, TUR-Syndrom, neurologische Störungen (Gefäßoperation, neurochirurgische Operation), Hirndruckerhöhung, Schmerz, Gerinnungsstörungen.
4. *Kombinationseffekte aus Vorerkrankungen, Anästhesie und Operation:* Respiratorische Störungen, Herz-Kreislauf-Störungen, Temperaturdysregulation, neurologische Störungen bei Gefäßoperation, Wasser-Elektrolyt-Imbalancen.

Zur Häufigkeit postoperativer Störungen sind für einzelne Organfunktionen – Myokardinfarkt, postoperative Hypertonie, gestörte Lungenfunktion – wiederholt Berichte und Untersuchungen erschienen [8, 11, 46, 55, 57, 58], aber für die Häufigkeit dieser Störungen insgesamt fehlen bislang verläßliche Angaben. Andererseits ist davon auszugehen, daß die weit überwiegende Zahl aller Patienten nach Operation und Anästhesie zumindest eine dieser Störungen aufweist, wie die Belegung unserer Aufwachräume und die dort erfolgende Behandlung postoperativer Störungen erweist. Eine Diskussion von Symptomatik und Therapie auch nur der wichtigsten Organstörungen kann wegen deren Vielzahl nicht einmal annähernd erfolgen.

Es sollen daher nur 4 aus anästhesiologischer Sicht besonders wichtig erscheinende postoperative Störungen herausgegriffen und näher besprochen werden:

- respiratorische Störungen,
- das Aspirationssyndrom,
- das perioperative Risiko des Myokardinfarkts und
- das Einschwemmsyndrom bei transurethraler Prostataresektion.

Respiratorische Störungen

Nach Allgemeinanästhesie und Operation läßt sich bei praktisch allen Patienten eine mehr oder weniger deutliche Hypoxämie registrieren [8, 12], d. h. der Sauerstoffpartialdruck im arteriellen Blut (p_aO_2) ist unter den altersentsprechenden Normwert bzw. unter den Wert vor Operation und Anästhesie abgesunken. Der pO_2 im arteriellen Blut beträgt bei Spontanatmung von Umgebungsluft in Meereshöhe in Abhängigkeit vom Lebensalter etwa [38]:

$$p_aO_2 \approx 100-(0{,}3 \cdot \text{Alter in Jahren})\ [\text{mm Hg}]$$

Als Leitsyndrom einer pulmonalen Störung läßt sich postoperativ bzw. postnarkotisch diese Hypoxämie im arteriellen Blut je nach Dauer und Lokalisation des operativen Eingriffs bis zu 2 Wochen und länger nachweisen (Tabelle 1).

Bei Patienten, bei denen diese Hypoxämie als Folge einer Anästhesie auftritt, finden sich regelhaft folgende Änderungen der Lungenvolumina bzw. Lungenfunktion [12, 41]:

Tabelle 1. Einfluß von Dauer und Lokalisation des operativen Eingriffs auf die postoperative Hypoxämie. (Nach Don [8])

Operation	Hypoxämiedauer	Autor
Extremitätenoperation bis 22 min	Unbedeutend	Marshall u. Millar [37]
Extremitätenoperation 45–120 min	Bis 24 h	Nunn u. Payne [42] Diament u. Palmer [7]
Unterbauchoperation	Bis mehr als 24 h	Diament u. Palmer [7]
Oberbauchoperation	Bis 7 Tage	Diament u. Palmer [7] Knudsen [33] Siler et al. [53]
Thoraxoperation	10–15 Tage und mehr	Knudsen [33]

- Abnahme der funktionellen Residualkapazität (FRC),
- Anstieg der alveolo-arteriellen Sauerstoffdruckdifferenz ($D_{Aa}O_2$) und
- Zunahme des alveolären Teils des respiratorischen Totraums (VD_{alv}) (wird im folgenden nicht weiter erörtert).

Abnahme der funktionellen Residualkapazität (FRC)

Als Ursache der verminderten FRC nach Anästhesie sind 5 Mechanismen hauptsächlich vermutet und untersucht worden (s. Abb. 1, nach [24, 47]):

1. Ein primärer Verschluß terminaler Luftwege und eine dadurch bedingte Sequestrierung von Alveolargas („Gas-trapping") konnte bislang als entscheidende Ursache einer verminderten FRC nach Narkose ausgeschlossen werden [12, 20, 61].
2. Eine Tonusabnahme der auxiliären Atemmuskulatur mit konsekutivem Einwärtssinken der Thoraxwand ließ sich bislang ebenfalls nicht nachweisen [12, 20].
3. Eine im Vergleich zum Wachzustand überproportionale Verschiebung der wirbelsäulennahen Anteile des Zwerchfells zum Kopf hin ließ sich zwar in Rückenlage und Allgemeinanästhesie zeigen [13]; beim sitzenden Patienten in Allgemeinanästhesie fanden sich jedoch weder diese deutliche Zwerchfellverlagerung noch wesentliche Verminderungen der FRC oder der dynamischen Lungencompliance (Retraktionskraft der Lunge) [48].
4. Eine Zunahme der Retraktionskraft der Lunge mit typischer Abnahme der Volumendehnbarkeit der Lunge (Compliance der Lunge, C_L) unter Narkose ist durch viele Untersuchungen nachgewiesen [17, 49, 61]. Eine Ursache der angestiegenen Retraktionskraft der Lunge könnte die Atmung bei erniedrigten Lungenvolumina sein [51]. Dies scheint aber noch nicht ausreichend gesichert; v.a. beim sitzenden narkotisierten Patienten ist die Zunahme der Retraktionskraft und die Abnahme der Compliance der Lunge bislang nicht erwiesen [48]. So fanden Heneghan et al. [23] erst kürzlich, daß während der Anästhesie das exspiratorische Reservevolumen

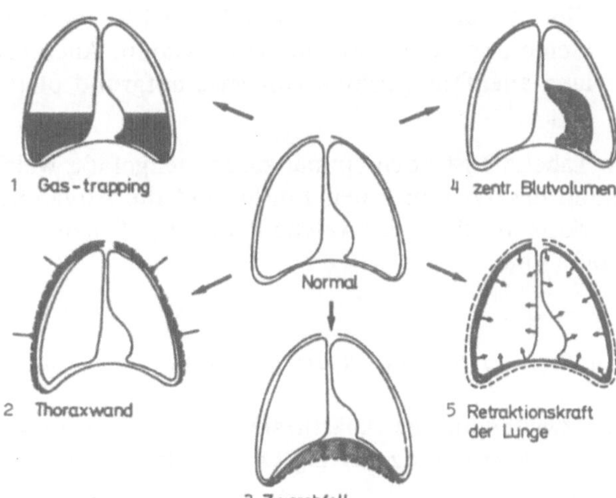

Abb. 1. Abnahme der FRC unter Narkose; bislang untersuchte mögliche Ursachen. (Nach [24] und [47])

Tabelle 2. Faktoren, die die Reduktion der FRC während einer Anästhesie beeinflussen. ([a] kein oder geringer Einfluß)

Faktor	Einfluß	Autoren
Alter des Patienten	Ja	Hewlett et al. [24, 25] Don et al. [9]
Gewicht des Patienten	Ja	Hewlett et al. [24, 25] Don et al. [9]
Körperposition	Ja	Shah et al. [52] Rehder et al. [48]
O_2-Anteil, Inspirationsluft	Nein[a]	Hewlett et al. [24, 25] Don et al. [9]
Dauer der Anästhesie	Nein[a]	Hewlett et al. [24, 25] Don et al. [9]
Technik der Anästhesie	Nein[a]	Don et el. [9]
Pharmaka, Anästhesieeinleitung, Muskelrelaxanzien	Nein[a]	Don et al. [9] Hewlett et al. [24, 25] Rehder [47]
Intermittierendes Blähen während der Anästhesie	Nein[a]	

(ERV), das normalerweise gut mit der FRC korreliert, in Horizontallage gegenüber Oberkörperschräglage deutlich reduziert und im Vergleich zur Horizontallage im Wachzustand immerhin meßbar reduziert ist. Es wurde also bestätigt, daß die Narkose zusätzlich zur Horizontallage einen additiven Effekt bei der Reduktion der Reserve- bzw. Residualvolumina der Lunge ausübt. Hingegen konnte bei denselben Untersuchungen die bei Horizontallage und Anästhesie deutlich erhöhte $D_{Aa}O_2$ durch den Lagewechsel zur Oberkörperschräglage nicht reduziert und damit eine Verbesserung des O_2-Austauschs nicht erzielt werden. Beim anästhesierten Patienten kann demnach durch eine Oberkörperschräglage gegenüber der Horizontallage die FRC zwar deutlich erhöht, die $D_{Aa}O_2$ aber nicht verbessert werden. Daraus ist zu schließen, daß eine während der Narkose verminderte FRC zumindest nicht die alleinige Ursache der gleichzeitig erhöhten $D_{Aa}O_2$ ist.

5. Eine Zunahme des intrathorakalen Blutvolumens unter Narkose würde eine Verkleinerung der Atemvolumina erklären. Auch für diesen Mechanismus gibt es bislang allenfalls positive Hinweise aufgrund plethysmographischer Untersuchungen [21].

In Tabelle 2 ist noch einmal zusammengefaßt, welche Faktoren nach dem derzeitigen Stand des Wissens einen Einfluß auf die Abnahme der FRC während und nach der Narkose ausüben und welche Parameter dies offensichtlich nicht oder nur in geringem Maße tun.

Anstieg der alveolo-arteriellen Sauerstoffdruckdifferenz

Als zweiter infolge Anästhesie regelmäßig veränderter pulmonaler Parameter findet sich eine Erhöhung der $D_{Aa}O_2$. Für diese Funktionsstörung gibt es 3 mögliche Ursachen:

1. eine Diffusionsstörung für O_2,
2. ein erniedrigtes Ventilations-Perfusions-Verhältnis in der Lunge ($\dot{V}_A/\dot{Q}$),
3. ein echter venoarterieller intrapulmonaler Shunt ($\dot{V}_A/\dot{Q}$ = O).

Zu 1.: Eine generelle Diffusionsstörung für Sauerstoff bei Allgemeinanästhesie ist nach heutiger Kenntnis offensichtlich nicht von klinischer Bedeutung [1].

Zu 2. und 3.: Hingegen fand sich in vielen Studien bei Patienten unter Anästhesie eine Zunahme von Lungenarealen mit im Vergleich zur Norm erniedrigtem Ventilations-Perfusions-Verhältnis ($\dot{V}_A/\dot{Q}$ < 0,8) bzw. mit völlig fehlender Ventilation, d.h. mit intrapulmonalem venoarteriellen Rechts-links-Shunt ($\dot{V}_A/\dot{Q}$ = O) [2, 22, 25, 36, 42, 45].

Eine Erklärung für die relative und absolute Abnahme der Ventilation in Teilbereichen der Lunge unter Narkose mit konsekutiver Hypoxämie glaubt man seit Anfang der 70er Jahre in einem unter diesen Bedingungen veränderten Verhältnis von FRC zur Closing capacity (CC) gefunden zu haben.

Als Closing capacity wird das Luftvolumen bezeichnet, das nach Inspiration und im Verlauf einer normalen oder maximalen Exspiration zu dem Zeitpunkt noch in der Lunge vorhanden ist, an dem erstmals ein Verschluß terminaler Luftwege, das sog. Airway closure, beginnt. Die Closing capacity ist normalerweise beim sitzenden Menschen unter 65 Jahren kleiner als die FRC, so daß während eines normalen Atemzyklus kein Airway closure und damit keine dadurch bedingte $\dot{V}_A/\dot{Q}$-Störung auftritt. Im Liegen ändert sich die CC in der Regel nicht wesentlich, die FRC nimmt jedoch deutlich ab und unterschreitet beim Menschen ab ca. 45 Jahren in dieser Körperhaltung die CC. Es treten dann also bereits bei normaler Atmung Airway closure, $\dot{V}_A/\dot{Q}$-Reduzierung und damit Beeinträchtigung des pulmonalen Gasaustauschs auf.

Als Ursache der gestörten Lungenfunktion unter Narkose nahm man daher eine durch vermehrtes Airway closure bedingte $\dot{V}_A/\dot{Q}$-Störung an, hervorgerufen durch eine die CC unterschreitende FRC. Diese Theorie wurde durch die Ergebnisse mehrerer Studien gestützt [14, 18, 19, 41, 50].

Im Gegensatz dazu fanden Juno et al. [29] bei anästhesierten Patienten nicht nur die FRC, sondern auch die CC vermindert, so daß hier kein vermehrtes Airway closure die Erklärung für einen gestörten pulmonalen Gasaustausch sein konnte. Heneghan et al. [23] konnten zwar durch Aufrichten des Oberkörpers der narkotisierten Patienten die verminderte FRC wieder normalisieren, hingegen erzielten sie damit keine Reduzierung der deutlich erhöhten $D_{Aa}O_2$.

Faßt man die vorstehend angeführten Untersuchungen zusammen, so gibt es z.Z. gute Gründe für die Annahme, daß vermehrtes Airway closure eine der wesentlichen Ursachen der während und nach Anästhesien häufig beobachteten arteriellen Hypoxämie ist.

Möglicherweise wird diese passagere Lungenfunktionsstörung aber auch durch einen weiteren Pathomechanismus unterstützt, der in letzter Zeit zunehmend diskutiert wird. Neuere Untersuchungen zeigen, daß die hypoxische pulmonale Vasokonstriktion (HPV) über das Glomus caroticum erfolgen kann [23, 34]. Knill et al. [32] und Davies et al. [6] fanden wiederum, daß Anästhetika die Aktivität des Glomus caroticum unterdrücken können. Aus diesen Untersuchungen ergibt sich, daß durch Anästhetika offensichtlich die HPV teilweise oder ganz aufgehoben werden kann, wodurch folgerichtig eine Störung des Ventilations-Perfusions-Verhältnisses und ein Anstieg der $D_{Aa}O_2$ bewirkt wird. Sollte diese Theorie bestätigt werden können, dann wäre in weiteren Untersuchungen zu klären, ob anhand dieses Mechanismus auch eine Erklärung für die viele Tage anhaltende postoperative Hypoxämie gefunden werden kann, da die Wirkungen von Opiaten - selbst nach einmaliger Gabe - bis zu 10 Tagen nachgewiesen wurden [40].

Die Therapie postnarkotischer arterieller Hypoxämien hängt weitgehend von den Faktoren ab, die zu ihrer Auslösung beigetragen haben:

---

1. Nachwirkung von Anästhetika/Analgetika:
   - volatile Anästhetika,
   - Opiate;
2. Nachwirkung von Muskelrelaxanzien;
3. zwerchfell- bzw. thoraxnahe Operation;
4. lange Operationsdauer;
5. Flüssigkeitsimbalancen.

Die Restwirkungen volatiler Anästhetika äußern sich nach Ende einer Narkose beim spontan atmenden Patienten in einer Reduzierung der Atemhubvolumina bei erhöhter Atemfrequenz und daraus folgend v. a. in einer arteriellen Hyperkapnie und in geringerem Maße auch in einer arteriellen Hypoxie. Nach 30–60 min sollten diese Nebenwirkungen keine Bedeutung mehr haben, sofern nicht andere Faktoren die Spontanatmung oder die Lungenfunktion behindern [10]. Eine O_2-Insufflation ist für den genannten Zeitraum ausreichend. Es sei daran erinnert, daß mit dieser Methode auch bei höchstem Sauerstoffzufluß (z. B. 15 l/min) selten eine inspiratorische Sauerstoffkonzentration deutlich über 50% erreicht wird.

Hyperkapnie und Hypoxie sind ebenfalls die Folge parenteral applizierter Opiate bei Patienten mit Spontanatmung; im Gegensatz zu volatilen Anästhetika resultiert die zentrale Atemdämpfung dieser Medikamente jedoch in einer deutlichen Abnahme der Atemfrequenz ohne wesentlich verminderte Atemhubvolumina. Diese atemdepressorischen Effekte - evtl. verstärkt durch Tranquilizer [30] oder volatile Anästhetika [35] - überdauern die der volatilen Anästhetika wesentlich (s. o.) [10, 30, 35]. Bei klinisch deutlicher Atemdepression postoperativ muß daher die Antagonisierung der Opiate durch Naloxon in titrierten Dosen unter zusätzlicher Insufflation von Sauerstoff erfolgen, wenn eine maschinelle Beatmung vermieden werden soll. Da die Wirkung der Opioide die von Naloxon grundsätzlich wesentlich überdauert, ist eine kontinuierliche Überwachung der Patienten über Stunden unabdingbar. Naloxon ist zwar weitgehend frei von unerwünschten Nebenwirkungen, jedoch sollten gerade deshalb seltene Komplikationen hier kurz erwähnt werden: Auch nach geringen Dosen wurden hypertone Reaktionen festgestellt [15]; auch bei jungen Patienten ohne kardiopulmonale Anamnese kann in seltenen Fällen ein Lungenödem nach geringen Dosen Naloxon (z. B. 0,1 mg i. v.) resultieren [44].

Zur Stimulierung des Atemantriebs auch bei nicht opioidbedingter Atemdepression sind neuere Analeptika, wie Almitrin und Doxapram, mit guter Verträglichkeit und ausreichender therapeutischer Breite im klinischen Gebrauch. Eindeutige Indikationen für diese Substanzen fehlen bislang, zur Aufhebung der opiatbedingten Atemde-

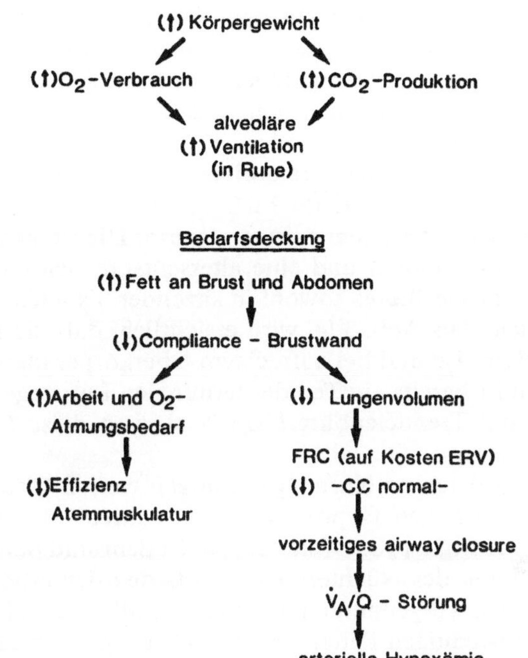

Abb. 2. Ursachen pulmonaler Insuffizienz bei Obesitas. (Nach [4])

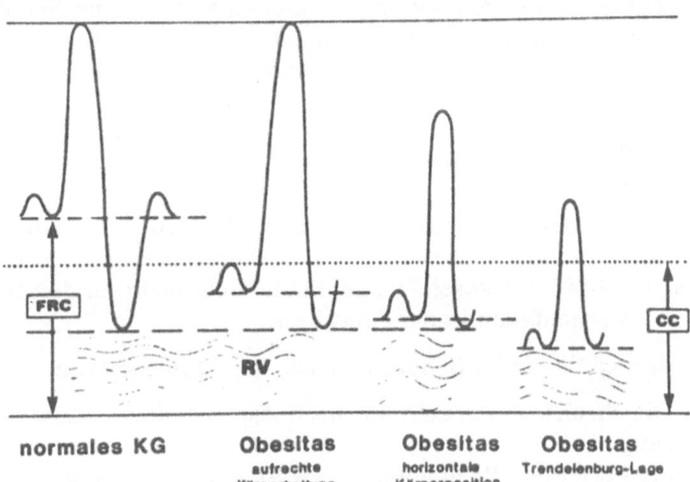

Abb. 3. Lungenvolumina bei Obesitas (Nach [4])

pression zeigen diese Substanzen bislang keine Überlegenheit gegenüber Naloxon [15].

Ob zur Besserung einer postoperativen Hypoxämie die Anwendung von CPAP („Continuous positive airway pressure“) über Tubus, Gesichtsmaske oder Mundstück die Lungenfunktion eindeutig positiv beeinflußt, muß bislang offenbleiben [3, 56].

Besondere Beachtung verdient der Patient mit Obesitas, der Fettsüchtige, im Hinblick auf seine prä- wie postoperative Lungenfunktion. Sauerstoffbedarf und Kohlendioxidproduktion sind gegenüber einem Normalgewichtigen erhöht, durch das Fettgewebe sind aber Lungenvolumen und Compliance der Brustwand zusätzlich erniedrigt (s. Abb. 2) [4]: Für einen den Bedarf deckenden Gasaustausch ist also eine erhöhte alveoläre Ventilation erforderlich, die wegen der erschwerten Atemarbeit nochmals verstärkt werden muß. Erniedrigtes Lungenvolumen, reduzierte Compliance der Thoraxwand und verminderte FRC führen natürlicherweise auch bei normaler Closing capacity zu vorzeitigem Airway closure: Die Folgen sind ein erniedrigter Ventilations-Perfusions-Quotient und eine altersentsprechend zu niedrige Oxygenierung des pulmonalvenösen Blutes sowohl in sitzender als auch in liegender Position des Obesitaspatienten. Aus Abb. 3 [4] wird ersichtlich, daß die FRC des Obesitaspatienten bereits normalerweise und bei aufrechtem Oberkörper kleiner ist als die CC, d.h. im Normalzustand ist bereits ein Teil der terminalen Luftwege verschlossen. Liegende Körperposition und Trendelenburg-Lage verstärken diese Gasaustauschstörung in der Lunge erheblich.

Im Vergleich zu Normalgewichtigen weisen Obesitaspatienten neben einer präoperativen arteriellen Hypoxämie auch während der ersten postoperativen Tage signifikant erniedrigte p_aO_2-Werte auf [4]. Zudem sind bei diesen Patienten sowohl Volumina wie Azidität des Nüchternmagensafts deutlich erhöht [4].

Aus den vorgenannten Befunden ergibt sich als wichtigste Schlußfolgerung, daß beim fettsüchtigen Patienten der Sicherung einer ausreichenden Lungenfunktion erste Priorität einzuräumen ist. Einer Allgemeinanästhesie mit Intubation ist daher bei diesen Patienten großzügig der Vorzug zu geben, z.B. auch als Sicherung gegen die erhöhte Gefahr der Aspiration. Intraoperativ sollte eine Magensonde zumindest passager eine Drainage des Magensafts ermöglichen. Postoperativ ist die Oberkörperhochlagerung zur Erhöhung der Lungenvolumina, v.a. der FRC, unbedingt anzustreben.

Das Aspirationssyndrom

Die Aspiration von Mageninhalt im Verlauf einer Anästhesie ist als sehr schwerwiegende Komplikation bestens bekannt. Dieses Ereignis zählt jedoch bei einer Letalität von 1:100000 Narkosen [16, 26] heute nicht mehr zu den häufigsten oder gefährlichsten Zwischenfällen in der Anästhesie.

In der Klinik sind 3 Syndrome nach Aspiration relevant:

1. Die chemische Pneumonitis nach Aspiration von Säuren, Alkohol oder auch Antazida,
2. die bakterielle Pneumonie durch Aspiration pathogener Bakterien,
3. die Atemwegsobstruktion durch Aspiration von inerten Flüssigkeiten oder Feststoffen.

Eine Aspiration kleiner Mengen von Rachensekret oder Magensaft läßt sich bei gewissenhafter Nachforschung sehr oft auch bei gesunden Menschen feststellen. Nur selten kommt es dabei zu klinisch faßbaren Erkrankungen, abhängig von Menge, Toxizität oder Pathogenität des Aspirats und dem Allgemeinzustand des Patienten. In den in

Tabelle 3. Häufigkeit stiller Aspiration

Untersuchte Individuen	Häufigkeit [%]	Autoren
Tracheotomierte Patienten, Geblockte Kanüle	70	Cameron et al. [5]
Intubierte Patienten	40	Spray et al. [54]
Freiwillige, schlafend	50	Huxley et al. [28]
Bewußtseinsgetrübte Patienten	70	Huxley et al. [28]

Tabelle 3 aufgeführten Untersuchungen mit stiller Aspiration fanden sich nie klinisch bedeutsame Folgeerkrankungen [5, 28, 54].

Toxische Reaktionen des Bronchial- und Lungengewebes durch die Säure des aspirierten Magensafts werden wahrscheinlich, wenn der pH-Wert unter 2,4 und die Menge des aspirierten Magensafts über 25 ml beim Erwachsenem liegen. Die aspirierte Säure wird bereits innerhalb weniger Minuten durch die Schleimhäute neutralisiert, ein Herausspülen der Säure aus dem Bronchialbaum ist also generell nicht möglich. Das klinische Bild bei Säureaspiration kann wie folgt kurz skizziert werden: Die Symptome können einem akuten Bronchialasthma ähneln; auskultatorisch stehen Giemen und feuchte Rasselgeräusche im Vordergrund. Im Thoraxröntgenbild zeigen sich teils homogene, teils fleckenförmige Verdichtungen.

Zur Therapie der Säureaspiration [59] ist die schnelle Sicherung und Normalisierung des pulmonalen Gasaustauschs durch Sauerstoffzufuhr mit oder ohne Intubation oder Beatmung absolut vordringlich. Die Bronchoskopie ist indiziert bei Aspiration größerer oder fester Partikel. Eine zumindest relative intravasale Hypovolämie ist ein typischer Befund nach Säureaspiration; die Volumensubstitution mit kolloidalen und kristalloiden Lösungen steht somit als wichtige Maßnahme ebenfalls im Vordergrund.

Eindeutigkeit und Dringlichkeit der Indikation von unterstützenden Maßnahmen, wie z. B. Bronchodilatatoren, Bronchiallavage, Steroide, Antibiotika, sind umstritten.

Die Gabe von Bronchodilatatoren nützt möglicherweise bei ausgeprägter Spastik.

Eine Bronchiallavage scheint meist nicht sinnvoll, da die aspirierte Säure, wie bereits erwähnt, in wenigen Minuten neutralisiert ist. Durch die Instillation zusätzlicher Flüssigkeit wird möglicherweise nur die Obstruktion kleiner Atemwege verschlimmert.

Auch der positive Effekt parenteral applizierter Steroide ist nicht generell erwiesen. Obwohl durch diese Pharmaka theoretisch Permeabilitätsstörungen der Kapillarmembran vermindert und Entzündungsreaktionen gehemmt werden können, waren die Ergebnisse in klinischen Vergleichsstudien von Wolfe et al. [62] eher ungünstiger. Möglicherweise sind Heilungsstörungen des geschädigten Lungengewebes und eine höhere Inzidenz von Pneumonien gramnegativer Bakterien die Folge. Es ist also durchaus gerechtfertigt, auf die Steroide zu verzichten. Auf jeden Fall sollte ihre prophylaktische Anwendung auf 24 h begrenzt werden.

Auch die Prophylaxe mit Antibiotika sollte nur mit Zurückhaltung erfolgen. Bislang gibt es keinen Beleg, daß durch diese Prophylaxe die spätere Infektion verhindert wird. Andererseits wird durch diese Maßnahme die Selektion resistenter Erreger ermöglicht und ein trügerisches Sicherheitsgefühl beim behandelnden Arzt erzeugt.

Das perioperative Risiko des Myokardinfarkts

Das mögliche Ereignis eines Myokardinfarkts im Verlauf einer Operation und einer Anästhesie verdient die besondere Aufmerksamkeit des Anästhesisten v. a. aus 2 Gründen:

1. Für einen Patienten ohne Infarktanamnese beträgt das Risiko, perioperativ einen Myokardinfarkt zu erleiden, nach Literaturangaben zwar nur 0,1–0,7% [31, 57, 58]; dieses Risiko steigt jedoch auf ca. 7%, wenn der Patient früher bereits einmal einen Myokardinfarkt erlitten hat [11, 57]. Mit abnehmendem Zeitintervall zwischen Vorinfarkt und geplanter Operation nimmt das Risiko eines Reinfarkts sogar sprunghaft zu und ist z. B. bei einem Intervall von 3 Monaten und kürzer zwischen 33 und 37% anzusetzen [11, 57].
2. Die Letalität des postoperativen Myokardinfarkts ist nach Angaben aus der Literatur mit 54–92% außerordentlich hoch [11, 55, 57, 60].

Die Erfahrungen der letzten Jahrzehnte haben gezeigt, daß in den Operationsstatistiken der Anteil älterer und koronarkranker Patienten ständig im Wachsen begriffen ist [46, 58, 60]. Mit der Gefahr eines Herzinfarkts des Patienten als Folge einer Operation werden also v. a. die Anästhesisten immer häufiger konfrontiert werden.

Unter diesen Aspekten verdienen die Ergebnisse einer Studie von Rao et al. [46] Beachtung, in der untersucht wurde, ob durch intensives und invasives Monitoring perioperativ über unterschiedlich lange Zeiträume die Inzidenz des Myokardinfarkts – hier des Reinfarkts – gesenkt werden kann. Die Studie wurde in 2 Abschnitten durchgeführt, einmal mit retrospektivem und zum anderen mit prospektivem Studienansatz (s. Tabelle 4). Alle Patienten dieser Studie hatten bereits früher einen Myokardinfarkt erlitten.

Im ersten Teil dieser Studie wurden vorhandene klinische Daten retrospektiv ausgewertet. Es fand sich eine ähnliche Reinfarktquote wie bei früheren retrospektiven Studien [57, 58]: 7,7% für alle Patienten insgesamt und 36% Reinfarkte bei den Patienten, deren vorheriger Infarkt nicht länger als 3 Monate zurücklag.

Im prospektiven Teil dieser Studie zeigte sich hingegen eine deutlich geringere, z. T. bis zum 10fachen verminderte Reinfarkthäufigkeit bei den Patienten perioperativ. Der

Tabelle 4. Häufigkeit des myokardialen Reinfarkts perioperativ. (Nach einer Studie von Rao et al. [46])

Studienteile	Patientenzahl	Häufigkeit Reinfarkte [%]				Reinfarkte intraoperativ kreislaufinstabil
		Intervall: Erstinfarkt → Operation			Gesamt	
	n	1–3 Monate	4–6 Monate	Länger als 6 Monate		[%]
1. Retrospektiv (1973–1976)	364	36	26	5	7,7	100
2. Prospektiv (1977–1982)	733	5,7	2,3	<2	1,9	100

wesentliche Anteil an dem verbesserten Behandlungserfolg dieser Patienten ist offensichtlich dem intensiveren und invasiveren perioperativen Monitoring mit entsprechend schneller und aggressiver Behandlung von Kreislaufinstabilitäten zuzuschreiben, das bei den Patienten im prospektiven Teil im Gegensatz zu den Patienten des retrospektiven Teils der Studie durchgeführt wurde. So erfolgte bei den meisten der prospektiv untersuchten Patienten die kontinuierliche blutige Druckmessung über eine arterielle Kanüle, bei allen Patienten mit außergewöhnlicher Kreislaufbelastung oder erheblicher Herzinsuffizienz die Messung der Drücke im kleinen Kreislauf und die Bestimmung der Herzminutenvolumina über einen intrapulmonalen Thermodilutionskatheter. Es zeigte sich auch, daß durch eine zeitliche Verlängerung des invasiven Monitorings und der entsprechend intensiven Behandlung postoperativ von 25 auf 72–96 h nochmals eine Senkung der Reinfarktquote von 3,8 auf 1,4% erzielt werden konnte. Eine Prüfung dieser Zahlen auf statistische Signifikanz ist nicht möglich, da zwischenzeitlich eine Änderung des Prüfprotokolls der Studie erfolgte. Dennoch erscheint, wenn auch mit Einschränkung, der Schluß gerechtfertigt, daß bei gegebener Indikation ein invasives postoperatives Monitoring über Tage hinweg für diesen Risikopatienten als vorteilhaft anzusehen ist.

Aus den Ergebnissen der Studie von Rao et al. [46] sind 3 wichtige Schlußfolgerungen zu ziehen:

1. Bei Patienten mit koronarer Herzerkrankung und Myokardinfarkt in der Anamnese sollte die Indikation zu einem invasiven und intensiven Monitoring intra- und postoperativ (EKG-Überwachung über die Ableitungen V_5 und II, Messung des systemischen Blutdrucks über eine arterielle Kanüle digital und im Kurvenverlauf, Kontrolle der zentralvenösen und evtl. intrapulmonalen Drücke über zentrale bzw. Einschwemmkatheter) weitgehend großzügig gestellt werden.
2. Vor allem intraoperativ muß jegliche Tendenz zu hämodynamischer Instabilität beim Patienten frühestmöglich erkannt und sofort therapiert werden. Insbesondere Hypotensionen sind hier als gefährlich einzustufen: In der Studie von Rao et al. [46] erlitten 9 von 12 Patienten mit intraoperativer Hypotension einen Reinfarkt. Das sind 75% der Patienten mit intraoperativem Blutdruckabfall! Hingegen wurde nach hypertensiver Reaktion während Operation und Narkose nie ein Reinfarkt registriert.
3. Bei allen Patienten mit erhöhtem kardialen Risiko – Myokardinfarkt bis 6 Monate vor der Operation, intraoperative Störungen von Kreislauf und Atmung – sollte das kontinuierliche, intensive Monitoring der Vitalfunktionen möglichst für mehrere Tage fortgesetzt werden.

Das Einschwemmsyndrom bei transurethraler Prostataresektion

Bei der operativen Behandlung des Prostataadenoms bzw. -karzinoms nimmt die transurethrale Resektion (TUR) heute einen hervorragenden Platz ein. Während der Resektion ist eine gute Sicht für den Urologen nur gewährleistet, wenn das Operationsgebiet kontinuierlich mit einer meist hypotonen, elektrolytfreien Flüssigkeit freigespült wird. Die bei uns verwendete Spülflüssigkeit enthält Mannit und Sorbit in einer Konzentration von insgesamt 3,8%, in Gebrauch sind ebenfalls Aminosäurelösungen und destilliertes Wasser. Werden größere Mengen dieser Spülflüssigkeit - 500 bis 2000 ml sind nicht ungewöhnlich - vornehmlich durch eröffnete Venenplexus der Prostata resorbiert, so kann beim Patienten das sog. Low-salt-Syndrom oder auch Einschwemmsyndrom resultieren [27, 39]:

Obwohl sich die Flüssigkeit auch in den extravaskulären Raum verteilt, kommt es zur intravaskulären hypotonen Hypervolämie mit diagnostisch wichtigem Anstieg des zentralvenösen Drucks. Die Elektrolyte und die kolloidal wirksamen Blutbestandteile können extrem verdünnt werden. Sinkt die Konzentration des Serumnatriums unter 120 mval/l, muß mit beginnenden pulmonalen und zerebralen Ödemen gerechnet werden. Störungen der Hirnfunktion sind beim wachen Patienten die ersten auffälligen Symptome: Unruhe, Verwirrtheit, Nausea, Erbrechen, schließlich Bewußtseinsverlust und Krämpfe. Zeichen eines zunehmenden Lungenödems und der Kreislaufüberlastung sind Dyspnoe, Zyanose, Bradykardie und Hypertonie, gefolgt von myokardialer Insuffizienz und Schock.

Zur Prophylaxe bzw. Therapie des Einschwemmsyndroms sind folgende Maßnahmen vorteilhaft bzw. erforderlich:

Präoperative Maßnahmen:
Rückenmarksnahe Leitungsanästhesie; ZVK; Laborwerte, präoperative Kontrollen.
Therapie:
Forcierte Diurese, Na^+-(K^+-)Substitution, O_2-Zufuhr, Vasodilatation, Katecholamine, Hirnödemprophylaxe, Antibiotika.

Bei Auswahl des Anästhesieverfahrens spricht für die Durchführung einer rückenmarksnahen Leitungsanästhesie die Tatsache, daß der dann intraoperativ wache Patient mit Unruhe und Verwirrtheit selbst die ersten Symptome des beginnenden Einschwemmsyndroms äußert. Zudem sprechen manche Erfahrungen dafür [27], daß die Entwicklung einer intravasalen Hypervolämie unter rückenmarksnahen Leitungsanästhesien weniger gravierend und seltener ist als bei Allgemeinanästhesie.

Die präoperative Plazierung eines zentralvenösen Katheters zur Kontrolle des zentralvenösen Blutdrucks wird von uns dringend empfohlen.

Serumelektrolyte, Hämoglobin und Hämatokrit sind unmittelbar präoperativ und intraoperativ wiederholt zu kontrollieren.

Die Therapie des Einschwemmsyndroms erfordert zunächst die Normalisierung und Sicherung der Lungen- und Herzfunktion durch Förderung der Diurese (z. B. Furosemid), Sauerstoffzufuhr und differenzierten Einsatz von positiv inotropen bzw. vasodilatierenden Substanzen. Wichtig ist jedoch gleichzeitig bei generell erniedrigten Serumnatriumwerten die parenterale Zufuhr dieses Elektrolyts nach der angegebenen Formel:

$$Na^+_{Subst}\,[mval] = kg\ KG \cdot 0{,}2 \cdot (Na^+_{Sollwert} - Na^+_{Istwert}\,[mval/l])$$

Nur durch diese Natriumsubstitution mit wiederholten Kontrollen ist eine schnelle Normalisierung der Serumosmolalität und die Beseitigung zerebraler und pulmonaler Störungen möglich.

Die Gabe eines Kortikoids dient zusätzlich der Prophylaxe eines Hirnödems.

Die Einschwemmung von möglicherweise im Harntrakt vorhandenen Bakterien kann zu septischen Reaktionen beim Patienten führen. Präoperativ sollte daher immer ein Urinantibiogramm erstellt werden, damit intra- oder postoperativ, wenn erforderlich, ohne Verzögerung antibiotisch therapiert werden kann.

Mit der Entwicklung eines Einschwemmsyndroms muß auch postoperativ so lange gerechnet werden, wie die Blase zur Beseitigung intravesikaler Blutkoagula gespült wird.

Literatur

1. Bergman NA (1970) Pulmonary diffusing capacity and gas exchange during halothane anesthesia. Anesthesiology 32:317–324
2. Bindslev L, Hedenstierna G, Santesson J, Gottlieb J, Carvallhas A (1981) Ventilation-perfusion distribution during inhalation anaesthesia. Effects of spontaneous breathing, mechanical ventilation and positive end-expiratory pressure. Acta Anaesthesiol Scand 25:360–371
3. Brandl M (1982) Ursachen, Diagnostik und Therapie der postoperativen Ateminsuffizienz. In: Ahnefeld FW, Bergmann H, Burri C, Dick W, Halmagyi M, Hossli G, Rügheimer E (Hrsg) Aufwachraum-Aufwachphase. Eine anästhesiologische Aufgabe. Springer, Berlin Heidelberg New York (Klinische Anästhesiologie und Intensivtherapie Bd 24, S 150)
4. Brown BR Jr. (1982) Anesthesia and the obese patient. In: Brown BR Jr (ed) Contemporary anesthesia practice, vol 5. Davis, Philadelphia
5. Cameron JL, Caldini P, Toung JK (1973) Aspiration pneumonia: Physiologic data following experimental aspiration. Surgery 72:238
6. Davies RO, Edwards Mc IW, Lahiri S (1982) Halothane depresses the response of carotid body chemoreceptors to hypoxia and hypercapnia in the cat. Anesthesiology 57:153–159
7. Diament ML, Palmer KNV (1966) Postoperative changes in gas tensions of arterial blood and in ventilatory function. Lancet II:180
8. Don H (1983) Hypoxemia and hypercapnia during and after anesthesia. In: Orkin FK, Cooperman LH (eds) Complications in anesthesiology. Lippincott, Philadelphia Toronto, p 183
9. Don HF, Wahba M, Cuadrado L (1970) The effects of anesthesia and 100 percent oxygen on the functional residual capacity. Anesthesiology 32:521
10. Dudziak R, Schmidt H (1982) Pharmakokinetik der Aufwachphase: Inhalationsanästhetika. In: Ahnefeld FW, Bergmann H, Burri C, Dick W, Halmagyi M, Hossli G, Rügheimer E (Hrsg) Springer, Berlin Heidelberg New York (Klinische Anästhesiologie und Intensivtherapie, Bd 24, S 33)
11. Eerola M, Eerola R, Kankinen S, Kankinen L (1980) Risk factors in surgical patients with verified preoperative myocardial infarction. Acta Anaestheriol Scand 24:219–223
12. Finsterer U (1983) Lungenfunktion unter Narkose. Anästhesiol Intensivmed 24:277–287
13. Froese AB, Bryan AC (1974) Effects of anesthesia and paralysis on diaphragmatic mechanics in man. Anesthesiology 41:242–255
14. Gilmour I, Burnham M, Craig DB (1976) Closing capacity measurement during general anesthesia. Anesthesiology 45:477–482
15. Grote B (1982) Indikation für zentrale Analeptika und Physostigmin. In: Ahnefeld FW, Bergmann H, Burri C, Dick W, Halmagyi M, Hossli G, Rügheimer E (Hrsg) Aufwachraum-Aufwachphase. Eine anästhesiologische Aufgabe. Springer, Berlin Heidelberg New York (Klinische Anästhesiologie und Intensivtherapie, Bd 24, S 105)
16. Harrison GG (1978) Death attributable to anaesthesia. Br J Anaesth 50:1041–1046
17. Hedenstierna G, McCarthy G (1975) The effect of anesthesia and intermittent positive pressure ventilation with different frequencies on the anatomic and alveolar deadspace. Br J Anaesth 47:847–852
18. Hedenstierna G, Santesson J (1979) Airway closure during anesthesia: A comparison between resident-gas and argon-bolus techniques. J Appl Physiol 47:874–881
19. Hedenstierna G, McCarthy G, Bergström M (1976) Airway closure during mechanical ventilation. Anesthesiology 44:114–123
20. Hedenstierna G, Löfström B, Lundh R (1981) Thoracic gas volume and chest-abdomen dimensions during anesthesia and muscle paralysis. Anesthesiology 55:499–506

21. Hedenstierna G, Johansson H, Linde B (1982) Central blood pooling as an explanation for lowered FRC during anesthesia? Thigh volume measurements by plethysmography. Acta Anaesthesiol Scand 26:633–637
22. Hedenstierna G, Lundh R, Johansson H (1983) Alveolar stability during anaesthesia for reconstructive vascular surgery in the leg. Acta Anaesthesiol Scand 27:26–34
23. Heneghan CPH, Bergman NA, Jones JG (1984) Changes in lung volume and (P_{AO_2}–P_{aO_2}) during anaesthesia. Br J Anaesth 56:437–445
24. Hewlett AM, Hulands GH, Nunn JF, Heath JR (1974) Functional residual capacity during anaesthesia. II. Spontaneous respiration. Br J Anaesth 46:486–494
25. Hewlett AM, Hulands GH, Nunn JF, Milledge JS (1974) Functional residual capacity during anaesthesia. III. Artificial ventilation. Br J Anaesth 46:495–503
26. Hovi-Viander M (1980) Death associated with anaesthesia in Finland. Br J Anaesth 52:483–494
27. Hurlbert BJ, Wingard DW (1979) Water intoxication after 15 minutes of transurethral resection of the prostate. Anesthesiology 50:355–356
28. Huxley EJ, Viroslav J, Gray WR, Pierce AK (1978) Pharyngeal aspiration in normal adults and patients with depressed consciousness. Am J Med 64:564
29. Juno P, Marsh HM, Knopp TJ, Rehder K (1978) Closing capacity in awake and anesthetized-paralyzed man. J Appl Physiol 44:238–244
30. Kamp HD (1982) Opioid - Rebound und Antagonisierung In: Ahnefeld FW, Bergmann H, Burri C, Dick W, Halmagyi M, Hossli G, Rügheimer E (Hrsg) Aufwachraum - Aufwachphase. Eine anästhesiologische Aufgabe. Springer, Berlin Heidelberg New York (Klinische Anästhesiologie und Intensivtherapie, Bd 24, S 63)
31. Knapp RB, Topkins MJ, Artusio JF (1962) The cerebrovascular accident and coronary occlusion in anesthesia. JAMA 182:332–334
32. Knill RL, Gelb AW (1978) Ventilatory response to hypoxia and hypercapnia during halothane sedation and anesthesia in man. Anesthesiology 49:244–251
33. Knudsen J (1970) Duration of hypoxemia after uncomplicated upper abdominal and thoracoabdominal operations. Anaesthesia 25:372
34. Labrid C (1983) Almitrine bismesylate. Pharmacological review. Eur J Respir Dis [Suppl] (in press)
35. Lehmann KA, Daub D (1982) Opioide - das Beispiel Fentanyl. In: Ahnefeld FW, Bergmann H, Burri C, Dick W, Halmagyi M, Hossli G, Rügheimer E (Hrsg) Aufwachraum - Aufwachphase. Eine anästhesiologische Aufgabe. Springer Berlin Heidelberg New York (Klinische Anästhesiologie und Intensivtherapie, Bd 24, S 44)
36. Lundh R, Hedenstierna G (1983) Ventilation-perfusion relationships during anaesthesia and abdominal surgery. Acta Anaesthesiol Scand 27:167–173
37. Marshall BE, Millar RA (1965) Some factors influencing post-operative hypoxaemia. Anaesthesia 20:408–428
38. Marshall BE, Wyche MQ Jr (1972) Hypoxemia during and after anesthesia. Anesthesiology 37:178–209
39. Mebust W, Brady TW, Valk WL (1970) Observations on cardiac output, blood volume, central venous pressure, fluid and electrolyte changes in patients undergoing transurethral prostatectomy. J Urol 103:632–636
40. Norris JV, Don HF (1976) Prolonged depression of respiratory rate following methadone analgesia. Anesthesiology 45:361–362
41. Nunn JF (1980) Anesthesia and the lung. Anesthesiology 52:107–108
42. Nunn JF, Payn JP (1962) Hypoxaemia after general anaesthesia. Lancet II:631
43. Nunn JF, Bergman NA, Coleman AJ (1965) Factors influencing the arterial oxygen tension during anaesthesia with artificial ventilation. Br J Anaesth 37:898–914
44. Prough DS, Roy R, Bumgarner J, Shannon G (1984) Acute pulmonary edema in healthy teenagers following conservative doses of intravenous naloxone. Anesthesiology 60:485–486
45. Prys-Roberts C, Kelman GR, Greenbaum R, Kain ML, Bay J (1968) Hemodynamics and alveolar-arterial PO_2 differences at varying $PaCO_2$ in anesthetized man. J Appl Physiol 25:80–87
46. Rao TLK, Jacobs KH, El-Etr AA (1983) Reinfarction following anesthesia in patients with myocardial infarction. Anesthesiology 59:499–505
47. Rehder K (1979) Anaesthesia and the respiratory system. Can Anaesth Soc J 26:451–462

48. Rehder K, Sittipong R, Sessler AD (1972) The effects of thiopental-meperidine anesthesia with succinylcholine paralysis on functional residual capacity and dynamic lung compliance in normal sitting man. Anesthesiology 37:395–398
49. Rehder K, Sessler AD, Marsh HM (1975) General anesthesia and the lung. Am Rev Resp Dis 112:541–563
50. Rehder K, Marsh HM, Rodarte JR, Hyatt RE (1977) Airway closure. Anesthesiology 47:40–52
51. Schmid ER, Rehder K (1981) General anesthesia and the chest wall. Anesthesiology 55:668–675
52. Shah J, Jones JG, Galvin J, Tomlin PJ (1971) Pulmonary gas exchange during induction of anaesthesia with nitrous oxide in seated subjects. Br J Anaesth 43:1013–1021
53. Siler JN, Rosenberg H, Mull TD, Kaplan JA, Tranes PC, Bardin H, Marshall BE (1974) Hypoxemia after upper abdominal surgery: Comparisons of venous admixture and ventilation/perfusion inequality components, using a digital computer. Ann Surg 179:149–155
54. Spray SB, Zuidema GD, Cameron JL (1976) Aspiration pneumonia: Incidence of aspiration with endotracheal tubes. Am J Surg 131:701
55. Steen PA, Tinker JH, Tarhan S (1978) Myocardial reinfarction after anesthesia and surgery. JAMA 239:2566–2570
56. Suter PM, Demottaz V, Hemmer M (1978) Postoperative Beatmungstechnik nach Herzoperationen. Herz 3:198
57. Tarhan S, Moffit EA, Taylor WF, Guiliam ER (1972) Myocardial infarction after general anesthesia. JAMA 220:1451–1454
58. Topkins MJ, Artusio JF (1964) Myocardial infarction and surgery: A five year study. Anesth Analg 43:716–720
59. Unertl K, Kellermann W, Jensen U, Beyer A (1984) Was ist gesichert, was ist fraglich in der Prophylaxe und der Therapie der Aspirationssyndrome? Beitr Intensiv Notfallmed 2:30
60. Vormittag E, Kohn P, Zekert F, Grabner H (1975) Risikofaktoren des postoperativen Myokardinfarktes. Dtsch Med Wochenschr 100:1365
61. Westbrook PR, Stubb SE, Sessler AD, Rehder K, Hyatt RE (1973) Effects of anesthesia and muscle paralysis on respiratory mechanics in normal man. J Appl Physiol 34:81–86
62. Wolfe JE, Bone RC, Ruth WE (1977) Effects of corticosteroids in the treatment of patients with gastric aspiration. Am J Med 63:719–722

Klinische Pharmakologie der Ausleitungs- und Aufwachphase

H. Stoeckel, H. Schwilden, J. Schüttler und P. M. Lauven

Pharmakologische Aspekte der Ausleitungs- und Aufwachphase – soweit Nachwirkungen der Narkosemittel gemeint sind – beziehen sich auf:

1. Präventive Maßnahmen:
   - Kumulation,
   - Narkosetiefe,
   - Pharmakakombinationen;
2. Therapeutische Maßnahmen:
   - Antagonisten: Opioide, Muskelrelaxanzien, Benzodiazepine, ZAS: Physostigmin;
   - Substitution: Serumcholinesterase.

Präventive Maßnahmen

Sehen wir zunächst von dem therapeutischen Einsatz von Antagonisten ab, so ist im Gegensatz zu der vorausgehenden Phase der Aufrechterhaltung der Narkose die Ausleitungs- und Aufwachphase ein (passives) Geschehen, das durch die Nachwirkungen der Narkosemittel wesentlich bestimmt wird.

Diese Nachwirkungen werden sowohl in ihrem zeitlichen Verlauf als auch in ihrer Qualität durch 3 Phänomene beeinflußt:

1. durch die Kumulation,
2. durch die vorausgegangene Narkosetiefe und
3. durch die gewählte Pharmakakombination für die Narkoseführung, die zu Interaktionen führen kann.

Alle 3 Begriffe sind bei geeigneter Handhabung Präventivmaßnahmen zur Verkürzung der Nachwirkzeiten von Narkosemitteln. Diese präventiven Maßnahmen können den therapeutischen Maßnahmen gegenübergestellt werden, die hauptsächlich die Antagonistentherapie betreffen.

Die Kumulation – als 1. Phänomen – kann durch 2 Mechanismen zu einer verlängerten Aufwachphase führen: einmal durch lange Narkosezeiten und zum anderen durch eine ungeeignete Dosierung des Medikaments, die seiner Pharmakokinetik nicht Rechnung trägt. Die Narkosetiefe beeinflußt die Aufwachphase bekanntlich dadurch, daß je tiefer die erforderliche Narkose war, um so prolongierter die Aufwachzeiten sein werden – auch ohne unerwünschte Kumulation, wenn nicht die Dosierung reduziert wird. Die Tatsache, daß in der Regel für die Narkose Pharmakakombinationen

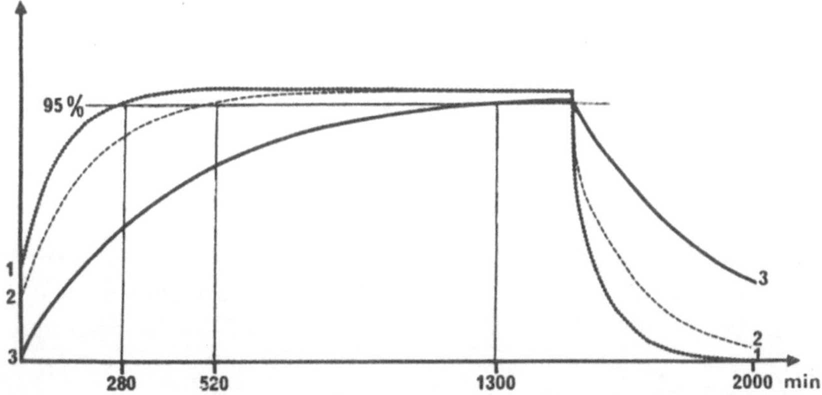

Abb. 1. Zeiten für das Erreichen eines 95%igen Gleichgewichts bei 3 verschiedenen Medikamenten. Modellkurven für Etomidat *1*, Tramadol *2* und Fentanyl *3*

verwandt werden, führt zu der Möglichkeit von Interaktionen, die zu verlängerten Nachwirkungen führen.

Die Kumulation kann unter 2 Aspekten betrachtet werden: einmal die unvermeidliche Zunahme der Gesamtpharmakonmenge im Körper mit zunehmender Applikationsdauer, bis der Steady state, d.h. das Gleichgewicht zwischen Zufuhr und Elimination, erreicht worden ist.

Die Abb. 1 zeigt für 3 verschiedene Medikamente die Zeiten zur Erreichung eines 95%igen Gleichgewichts, die offensichtlich stark von den Eigenschaften des Pharmakons selbst abhängen, und zwar von den pharmakokinetischen Eigenschaften [7]. 2 prinzipielle Dinge lassen sich aus diesen Modellkurven für Etomidat (1), Fentanyl (3) und Tramadol (2) ableiten:

1. Jedes dieser Medikamente *muß* bis zum Erreichen seines Steady state kumulieren.
2. In dem gleichen Maße, wie die Zeiten zur Erreichung dieses Steady state variieren, ändern sich auch die Abfallzeiten nach Beendigung der Dosierung - also nach Narkoseende.

Die häufig mit dem Begriff Kumulation assoziierte negative Vorstellung beruht in der Regel auf einer inadäquaten Berücksichtigung der Pharmakokinetik der Medikamente bei der Dosierung.

Die Abb. 2 beschreibt die Gefahr der initialen Unterdosierung und späteren Überdosierung, die mit der Kumulation eines Medikaments verbunden sein kann. Betrachtet man die obere horizontale Linie als den therapeutisch erwünschten Blutspiegel, so führt die hohe Applikationsrate, die der oberen Kurve zugrunde liegt, zwar relativ schnell zum Erreichen des therapeutischen Spiegels, in der Folgezeit entstehen jedoch sehr hohe Konzentrationen, *unnötig* hohe Konzentrationen, die zu erheblich verlängerten Aufwachzeiten führen können [6].

Wählt man auf der anderen Seite pro Zeiteinheit eine niedrige Dosis, so ist die Zeit zur Erreichung des therapeutischen Ziels, d.h. einer bestimmten Narkosetiefe, erheblich verlängert. Dieser durch die *unvermeidbare* Kumulation eines Pharmakons hervor-

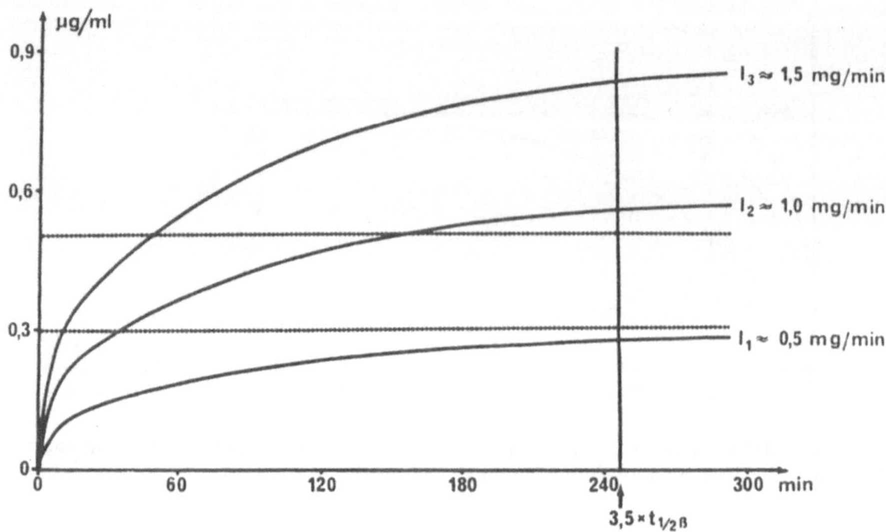

Abb. 2. Blutspiegel von Etomidat bei verschiedenen, konstant hohen Infusionen

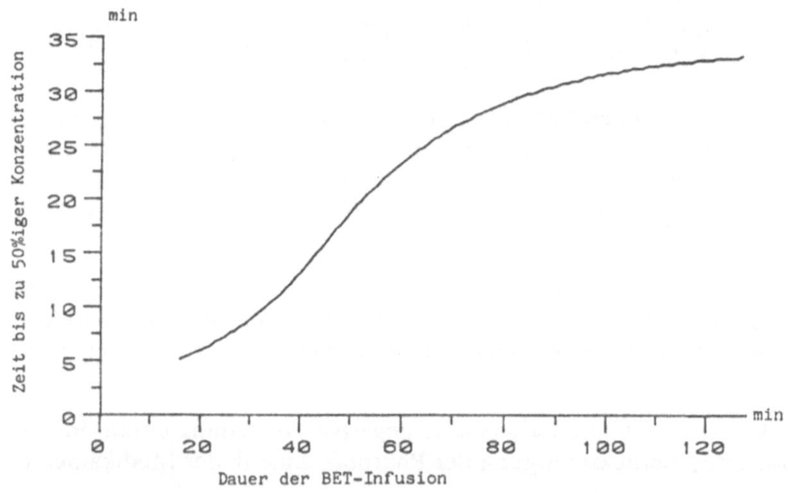

Abb. 3. Abhängigkeit der Aufwachphase von der Dauer der Narkose. *BET* (initialer) Bolus + Elimination + Transfer

gerufene Konflikt kann nur durch eine Variation der Dosis mit der Zeit erreicht werden.

Selbst wenn die Pharmakonkonzentration am Wirkort über die gesamte Narkosedauer konstant gehalten wird, kommt es in Abhängigkeit von der Dauer der Narkose zur verlängerten Aufwachphase (Abb. 3). Selbst das hier erwähnte Beispiel Etomidat – bekanntlich das *kürzest* wirkende Pharmakon seiner Stoffklasse – zeigt dieses Verhal-

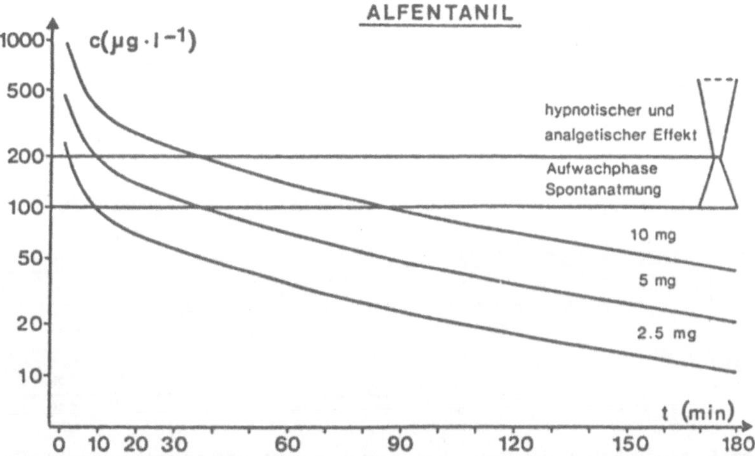

Abb. 4. Abhängigkeit der Länge der Wirkdauer von der Verteilung bzw. Umverteilung des Pharmakons

ten: Auf der Abszisse ist die Narkosedauer aufgetragen und auf der Ordinate die Aufwachzeit (Abfall 50% des Blutspiegels). Man erkennt, daß mit zunehmender Narkosedauer die Aufwachzeiten deutlich zunehmen; bei 20minütiger Applikationszeit beträgt bei der hier gewählten Wirkkonzentration die Aufwachzeit ca 5 min, während z.B. nach 120minütiger Etomidatapplikation die Aufwachzeit ca. 35 min beträgt. Nach ca. 80 min ist eben bei Etomidat die pharmakonimmanente - weil pharmakokinetisch bedingte - Kumulation für *diese* gewählten Wirkspiegel abgeschlossen [4].

Gleiches gilt auch für Inhalationsanästhetika.

Ein anderer Mechanismus der Wirkungsverlängerung liegt in der Verteilung bzw. Umverteilung des Pharmakons. Beendet ein Pharmakon seine Wirkung in der Verteilungsphase, so kann man in aller Regel von einer kurzen Wirkdauer ausgehen; erfolgt die Wirkungsbeendigung jedoch in der Umverteilungsphase, wie dies z.B. bei Dosierungen für wesentlich tiefere Narkosestadien erfolgt, so muß man mit überproportional langen Aufwachzeiten rechnen.

Dieser Sachverhalt ist in Abb. 4 anhand von 3 verschiedenen Bolusdosen Alfentanil mit 2,5, 5 und 10 mg dargestellt. Für den Bolus mit 2,5 mg erkennt man, daß der untere therapeutische Bereich zwischen 100 und 200 ng/ml in der steil abfallenden α-Phase durchlaufen wird und es so innerhalb von praktisch 10 min zur Wirkungsbeendigung kommt. Bei einem Bolus von 10 mg ist nach dem Blutspiegelabfall - bedingt durch die Verteilung - die Konzentration noch deutlich im therapeutischen Bereich. Die Unterschreitung der therapeutischen Schwelle von ca. 100 ng/ml muß nun durch den erheblich langsameren durch Elimination bedingten Abfall (der sog. β-Phase) erreicht werden [3].

Wir sehen also, daß die Frage, ob ein Medikament als kurzwirkend bezeichnet werden kann, auch wesentlich vom Dosierungsschema abhängt, also von der Größe der Dosis, und bei repetitiver Gabe oder Infusion auch vom zeitlichen Verlauf der applizierten Dosen.

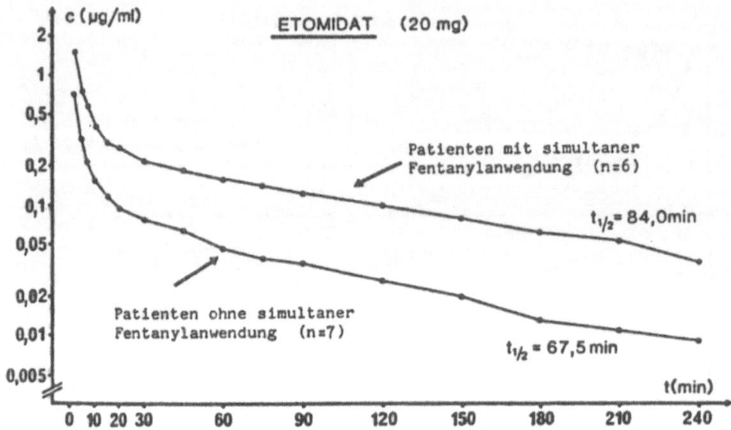

Abb. 5. Modifikation der Etomidatpharmakokinetik unter Fentanylapplikation

Prinzipiell die gleichen Verhältnisse gelten auch für Inhalationsanästhetika mit dem vielleicht einzigen Unterschied, daß hier die Elimination nicht durch Metabolisierung, sondern durch Exhalation bestimmt wird. Vergleicht man z.B. die durch den MAC-Begriff ausgedrückten Narkosetiefen bei Narkose einer eigenen Studie mit Isofluran, so lassen sich erhebliche Unterschiede in den Aufwachzeiten für Narkosen mit 1,3 und 1,5 MAC feststellen. Die mittlere Extubationszeit der Gruppe mit 1,3 MAC betrug ca. 15 min, während unter Zugrundelegung der gleichen Kriterien die Gruppe mit 1,5 MAC eine mittlere Extubationszeit von 32 min aufwies, was in etwa gleichen Werten in den hier gewählten pharmakodynamischen Parameter Median (der Frequenzverteilung im EEG) entsprach [5].

Was die Interaktionen von Medikamenten betrifft, so muß man bekennen, daß wenig quantitative Erkenntnisse vorliegen. Für den Bereich der Inhalationsanästhetika läßt die Additivität des MAC-Begriffs erwarten, daß die Kombination verschiedener Inhalationsanästhetika nicht zu verlängerten Aufwachphasen führt. Den Interaktionen zwischen intravenösen *und* inhalativen Anästhetika wird heute in der klinischen Praxis vielfach Rechnung getragen. Quantitative Berichte, die die Aufwachphase und die Narkosetiefe betreffen, sind jedoch nur spärlich vorhanden.

Als Beispiel einer Interaktion [2] zwischen Opiatanalgetikum und Hypnotikum kann die Modifikation der Etomidatpharmakokinetik unter Fentanylapplikation angesehen werden (Abb. 5). Unter einem Steady-state-Blutspiegel von Fentanyl von 8–10 ng/ml liegen die Blutspiegel von Etomidat ungefähr doppelt so hoch wie bei alleiniger Applikation der gleichen Etomidatdosis (untere Kurve).

Zusammenfassend kann also festgestellt werden, daß die Probleme der Aufwachphase unter den hier dargestellten pharmakologischen Aspekten durch präventive Maßnahmen schon durch die Narkoseführung reduziert werden können, und zwar durch die entsprechende Auswahl der Medikamente sowie ihre optimierte Dosierung für eine adäquate Narkosetiefe.

Therapeutische Maßnahmen

Der Prävention steht als *aktive* Maßnahme die Therapie der Medikamentennachwirkungen in der Aufwachphase durch Antagonistengabe gegenüber.

Prinzipiell stehen heute zur Verfügung: Antagonisten der nichtdepolarisierenden Muskelrelaxanzien, der Opioide, der Benzodiazepine - alle als kompetitive Antagonisten, sowie Physostigmin (evtl. 4-Aminopyridin) als unspezifisches Antidot beim zentralen anticholinergischen Syndrom und die Substitutionstherapie mit Serumcholinesterase bei der verlängerten Apnoe nach Succinyldicholin.

Das zentrale Problem der postnarkotischen Phase ist aus der Sicht, die im Rahmen des Themas hier abzuhandeln ist, die Atemdepression, die durch Opiate hervorgerufen wird. Es erhebt sich die Frage, ob generell, selektiv oder prinzipiell *nicht* antagonisiert und lieber nachbeatmet werden soll. Eine generelle Antagonisierung ist m.E. abzulehnen wegen der potentiell gefährlichen, wenn auch seltenen Nebenwirkungen des Antagonisten - ich beziehe mich nur auf Naloxone -, wegen der kurzen Wirkzeit und der abrupten Aufhebung der Analgesie.

Eine selektive Antagonisierung kommt in Frage, wenn der Patient am Ende der Operation apnoisch ist (als diagnostischer Test) oder wenn er hypoventiliert mit Bradypnoe, ablesbar am Volumeter.

Prys-Roberts empfiehlt neuerdings, 3-5 min CO_2 zu applizieren, worauf eine opiatinduzierte Ateminsuffizienz anspricht.

Was sind die Ursachen einer Apnoe am Ende der Operation, und wie geht man differentialdiagnostisch vor, wenn kein Monitoring der neuromuskulären Blockade möglich ist?

1. Ursache: Hyperventilation. Man wartet zunächst bei manueller Hypoventilationsbeatmung, bis der CO_2-Partialdruck offensichtlich angestiegen ist. Wenn keine Reaktion erfolgt:
2. Antagonisierung der Muskelrelaxanzien. Wenn keine Reaktion erfolgt:
3. Antagonisierung des Opioids. Wenn keine Reaktion erfolgt:
4. Substitution mit Serumcholinesterase, da dann die Apnoe am ehesten durch verzögerten Succinyldicholinabbau hervorgerufen worden ist.

Zur Erklärung der Möglichkeit des *Wiederauftretens* der Agonistenwirkung nach Antagonisierung ist ein Vergleich der pharmakokinetischen Daten der Agonisten und Antagonisten sehr illustrativ (Tabelle 1).

Im oberen Teil der Tabelle sind die totale Plasmaclearance und die Eliminationshalbwertszeit einiger Agonisten aufgeführt, im unteren Teil die entsprechenden Daten der Antagonisten. Zum besseren Verständnis der Daten sei daran erinnert, daß die Halbwertszeit bei den aufgeführten Pharmaka die Zeitspanne angibt, in der die Plasmakonzentration auf jeweils die Hälfte abgesunken ist. Die totale Clearance ist demgegenüber eine globale Größe, die alle Eliminationswege des Organismus, d.h. Exkretion und Metabolismus, zusammenfaßt. Es ist ersichtlich, daß die Halbwertszeiten, insbesondere der neuentwickelten intravenösen Substanzen mit 70–80 min für Alfentanil und Vecuronium, bis 150 min für Midazolam und Ketamin, erfreulich kurz sind. Zumindest z.T. sind die Eliminationshalbwertszeiten der Agonisten und Antagonisten gleich oder nur etwas kleiner, wie z.B. 70 min für Alfentanil und Naloxon und 80 min

Tabelle 1. Pharmakokinetische Daten einiger Agonisten und Antagonisten

	Cl_{tot} (ml/min)	$t^{\beta}_{1/2}$ (min)	Autor
Etomidat	1500	70	Schüttler, 1980
Methohexital	800	140	Lauven, n. publ.
Alfentanil	350	70	Schüttler, 1982
Midazolam	450	150	Lauven, 1982
Ketamin	950	150	Lauven, n. publ.
Vecuronium	230	80	Fahey, 1981
Doxapram	400	415	Robson, 1978
Naloxon	1600	70	Ngai, 1976
Ro 15-1788	2200	30	Greenblatt, 1983
Neostigmin	1200	80	Cronelly, 1979

für Vecuronium und Neostigmin. Andererseits fällt auf, daß ausnahmslos die totale Clearance der potenten Antagonisten die Clearance der Agonisten weit übertrifft, d.h. die Antagonisten werden schneller eliminiert als die Agonisten. So beträgt die totale Clearance von Midazolam etwa 450 ml/min, die des Benzodiazepinantagonisten - noch unter Vorbehalt zu nennen - jedoch 2250 ml/min. Die totale Clearance von Vecuronium beträgt etwa 230-240 ml/min, während die des Antagonisten Neostigmin mit 1200 ml/min etwa 5mal größer ist [1].

Ausgehend von diesen Daten läßt sich darstellen, daß nach oder besser trotz Antagonisierung Reboundphänomene im Sinne von *Remorphinisierung* und *Rekurarisierung* immer dann auftreten können, wenn der Antagonist sehr viel schneller als der Agonist eliminiert wird. Ursache für die verlängerte Agonistenwirkung kann sowohl eine Überdosierung als auch eine Eliminationsinsuffizienz des Agonisten sein. In beiden Fällen liegen Plasmaspiegel, Rezeptorbestand und Körperbestand des Agonisten ständig über dem minimalen Wirkspiegel. Die pharmakologische Wirkung, z.B. eine Atemdepression, wird dann nur zeitweilig, und zwar durch die befristete und zu kurze Wirkdauer des Antagonisten, aufgehoben.

Eine weitere Möglichkeit des Wiederauftretens der Agonistenwirkung ist die vielzitierte, aber seltene, erneute Atemdepression nach adäquater Dosierung durch Rezirkulation des Opiatagonisten in das Blut und von dort an den Wirkort.

Da die Gefahr der Remorphinisierung nur durch die wiederholte oder kontinuierliche Applikation des Antagonisten sicher verhindert werden kann, sollte aus Sicherheitsgründen ein anderer Weg beschritten werden, und zwar die *Reduzierung* der Fentanyldosierung (in der klassischen NLA) auf die Hälfte (das sind Dosen, die in der Regel keine Atemdepression hervorrufen), bei gleichzeitiger Substitution der anderen nicht applizierten Hälfte der Fentanyldosis durch ein volatiles Narkotikum mit ca. 0,5 MAC (ohne Berücksichtigung des N_2O-MAC-Anteils).

Zweckmäßig erscheint eine Opiatantagonisierung also nur in einem kleinen Prozentsatz jener Fälle, in denen nach mäßiger Dosierung, z.B. 0,3-0,4 mg Fentanyl in der 1. Stunde, die Spontanatmung nicht prompt zurückkehrt.

Die Frage der Antagonisierung kompetitiver Muskelrelaxanzien kann wie folgt zur Diskussion gestellt werden:

Prinzipiell sollte ein neuromuskuläres Monitoring zur Verfügung stehen, v.a. seit handliche, einfache, effiziente und billige Geräte auf dem Markt sind. Das Monitoring der neuromuskulären Erregungsleitung ist in der Ausleitungs- und Aufwachphase von großem Nutzen für die Sicherheit des Patienten hinsichtlich der sicheren Erkennung einer Restrelaxierung und deren Aufhebung durch Antagonisierung. Während des operativen Eingriffs ist das Monitoring für die Überwachung einer adäquaten Dosierung des kompetitiven Muskelrelaxans nach (nachlassender) Wirkung von großem Nutzen. Von besonderer Bedeutung ist das Monitoring überall dort, wo der Operationgserfolg durch inadäquate Muskelrelaxation gefährdet werden kann, wie z.B. in der Chirurgie des offenen Auges, oder wo die Dosierung infolge Eliminationsinsuffizienz - also Niereninsuffizienz - den Erfahrungsregeln nicht entspricht und dann v.a. erhebliche Verlängerungen der Wirkung auftreten können.

Als Test bei vorbestehender Apnoe unklarer Genese ist das Monitoring ohnehin sinnvoll.

Ein generelles Antagonisieren ist dann unnötig. Antagonisten weisen bekanntlich auch Nebenwirkungen auf:

1. Muskarinartige Effekte (Herzfrequenz, glatte Muskulatur, exokrine Drüsen).
2. *Interaktionen* zwischen den stark wirkenden Cholinesteraseinhibitoren und anticholinergisch wirkenden Pharmaka sind potentiell gefährlich. Solche anticholinergisch wirkenden Medikamente sind v.a. trizyklische Antidepressiva, antipsychotische Medikamente, Antihistaminika.

Ein großer Teil dieser Substanzen wird aber regelmäßig für intravenöse Kombinationsnarkosen verwendet. Die Folge ist ein zentralanticholinergisches Syndrom (ZAS) in der frühen postoperativen Phase, das sich entweder als komatöser Zustand oder häufiger als motorische Unruhe und Verwirrtheit bis zum Delirium manifestiert.

Das ZAS ist noch immer wenig bekannt. Es tritt auch nach Inhalationsnarkosen auf. Ich empfehle, jedem Patienten, der nach Ausschluß einer offensichtlich unvernünftigen Überdosierung der Narkosepharmaka - welcher auch immer - nicht innerhalb 30 min weckbar ist, Physostigmin zu verabreichen. Die Erfolge sind frappierend. Ebenso sollte bei jedem Patienten, der postnarkotisch auffallend unruhig und verwirrt ist, ein Ex-juvantibus-Test mit Physostigmin vorgenommen werden.

Eine routinemäßige Muskelrelaxansantagonisierung ist u.E. nur indiziert, wenn ein Monitoring nicht zur Verfügung steht und besonders bei *langen Eingriffen,* wenn eine unklare Situation vorliegt auch bei Verwendung der neuen kurzwirkenden Muskelrelaxanzien - denn auch diese neuen Muskelrelaxanzien können kumulieren -, bei inadäquater Dosierung oder veränderter biologischer Disposition.

Literatur

1. Abernethy DR, Arendt RM, Lauven PM, Greenblatt DJ (1983) Determination of Ro 15-1788, a benzodiazepine antagonist, in human plasma by gas-liquid chromatography with nitrogen-phosphorus detection. Application to single-dose pharmacokinetic studies. Pharmacology 26:285
2. Cronelly R, Stanski DR, Miller RD, Sheiner LB, Sohn YB (1979) Renal function and the pharmacokinetics of neostigmine in anesthetized man. Anesthesiology 51:222
3. Fahey MR, Morris RB, Miller RD, Ngnyen FL, Upton RA (1981) Pharmacokinetics of ORG NC 45 (norcuron) in patients with and without renal failure. Br J Anaesth 53:1049

4. Lauven PM, Stoeckel H (1985) Möglichkeiten der Antagonisierung von Anästhetikawirkungen. In: Just OH, Wiedemann K (Hrsg) Die anästhesiologische Poliklinik - Anästhesieambulanz, Ambulanznarkose, Schmerzambulanz. Thieme, Stuttgart New York (INA-Schriftenreihe, Bd 30)
5. Lauven PM, Stoeckel H, Ochs H, Greenblatt DJ (1981) Pharmakokinetische Untersuchungen mit dem neuen wasserlöslichen Bezodiazepin Midazolam. Anaesthesist 30:280
6. Ngai SH, Berkowitz BA, Yang JC, Hempstaedt J, Spector S (1976) Pharmacokinetics of naloxone in rats and in man: Basic for its potency and short duration of action. Anesthesiology 44:398
7. Robson RH, Prescott LF (1979) A pharmacokinetic study of doxapram in patients and volunteers. Br J Clin Pharmacol 7:81
8. Schüttler J, Stoeckel H (1982) Alfentanil (R 39209) ein neues kurzwirkendes Opioid. Pharmakokinetik und erste klinische Erfahren. Anaesthesist 31:10
9. Schüttler J, Wilms M, Lauven PM, Stoeckel H, Koenig A (1980) Pharmakokinetische Untersuchungen über Etomidat beim Menschen. Anaesthesist 29:658
10. Schüttler J, Wilms M, Stoeckel H, Schwilden H, Lauven PM (1983) Pharmacokinetic interaction of etomidate and fentanyl. Anesthesiology 59:A247
11. Schüttler J, Stoeckel H, Mück R, Schwilden H, Lauven PM (1985) Anwendung von Alfentanil bei Kurzeingriffen. Dosierungsvorschläge und klinische Aspekte. In: Doenicke A (Hrsg) Alfentanil - ein neues kurzwirkendes Opioid. Springer, Berlin Heidelberg New York (Sertürner Workshop, Bd 4)
12. Schwilden H, Stoeckel H, Schüttler J, Lauven PM (1985) Pharmakokinetische Kriterien der intravenösen Kurznarkose. In: Just OH, Wiedemann K (Hrsg) Die anästhesiologische Poliklinik - Anästhesieambulanz, Ambulanznarkose, Schmerzambulanz. Thieme, Stuttgart New York (INA-Schriftenreihe, Bd 30)
13. Schwilden H, Stoeckel H, Lauven PM, Schüttler J (im Druck) Pharmakokinetik und MAC. Praktische Implikationen für die Dosierung volatiler Anästhetika. In: Peter C, Brown B, Norlander O (Hrsg) Inhalations-Anästhesie heute und morgen. Springer, Heidelberg Berlin New York Tokyo
14. Stoeckel H, Schwilden H, Lauven PM, Schüttler J (1981) Application of pharmacokinetics - intravenous infusion of etomidate for anaesthesia. In: Rügheimer E, Zindler M (eds) Proceedings VIIth World congress of anaesthesiologists. Excerpta Medica, Amsterdam Oxford Princeton, p 703
15. Stoeckel H, Schwilden H, Schüttler H, Lauven PM (1982) Probleme der Narkoseausleitung und der frühen postoperativen Phase. In: Lawin P, Götz E, Huth H (Hrsg) Intravenöse Narkose und Langzeitsedierung. Thieme, Stuttgart New York (INA-Schriftenreihe, Bd 31, S 61)

Inhalationsnarkotika in der Aufwachphase

R. Dudziak

Die Aufgabe dieses Beitrags ist es, die Gefahren, denen ein Risikopatient in der postoperativen Phase ausgesetzt ist, wenn er während der Narkose Inhalationsanästhetika erhielt, zu beleuchten. Da die postoperative Phase ein dehnbarer Begriff ist, soll - des besseren Verständnisses wegen - diese Zeit in 3 Abschnitte eingeteilt werden:

1. Die Zeit vom Abstellen der Inhalationsanästhetika bis zur Extubation;
2. die Zeit von der Extubation bis zur Verlegung des Patienten auf die Krankenstation, also im wesentlichen der Aufenthalt im Aufwachraum;
3. die Zeit nach der Verlegung auf die Krankenstation, wobei hier die Frage nach den möglicherweise immer noch drohenden Gefahren von seiten der angewandten Inhalationsanästhetika beantwortet werden sollte.

In einer so kurzen Darstellung ist es nicht möglich, auf alle sog. Risikopatienten einzugehen, so daß ich mich auf 3 wesentliche Gruppen von Kranken beschränken möchte:

1. den kardiozirkulatorisch vorgeschädigten Patienten,
2. den Patienten mit respiratorischen Störungen,
3. den übergewichtigen Patienten (Obesitas).

Vor der Darstellung der einzelnen Gruppen von Patienten sollen einige Bemerkungen zur Kinetik der Ausscheidung von Inhalationsanästhetika gemacht werden: Ich wies bereits in einem Vortrag anläßlich der Tagung über die Aufwachphase, die vor einigen Jahren in Meran stattfand, darauf hin, daß es unzulässig ist, Eliminationskurven von Inhalationsanästhetika, die auf der Grundlage von mathematischen Berechnungen gewonnen wurden, als klinische Gesetzmäßigkeit, die für jeden Patienten gültig ist, zu übernehmen und sie als praxisnah anzuerkennen. Gestützt auf eigene Erfahrung aus zahlreichen Messungen am Menschen, möchte ich diese Feststellung als eine Warnung hier wiederholen. Als Beweis für meine Skepsis mögen folgende Beispiele aus den Messungen aller 3 bei uns gängigen Inhalationsanästhetika gelten.

Die Darstellung der Kinetik in Abb. 1 betrifft das Inhalationsanästhetikum Halothan. Die oberste Kurve stellt die höchste von uns bei 16 Patienten gemessene Konzentration und die dazugehörige Eliminationskurve dar. Man sieht, daß der Patient eine recht hohe Halothankonzentration von etwa 16 mg% im venösen Blut hatte, als wir bei ihm nach 1 h Exploration mit 1% Halothan die Zufuhr des Anästhetikums abgestellt haben. Die unterste Kurve zeigt den Patienten, bei dem wir nach derselben Zeit die niedrigste Konzentration gemessen haben. Vergleichbare Beobachtungen konnten wir mit Ethran (Abb. 2) und Isofluran machen.

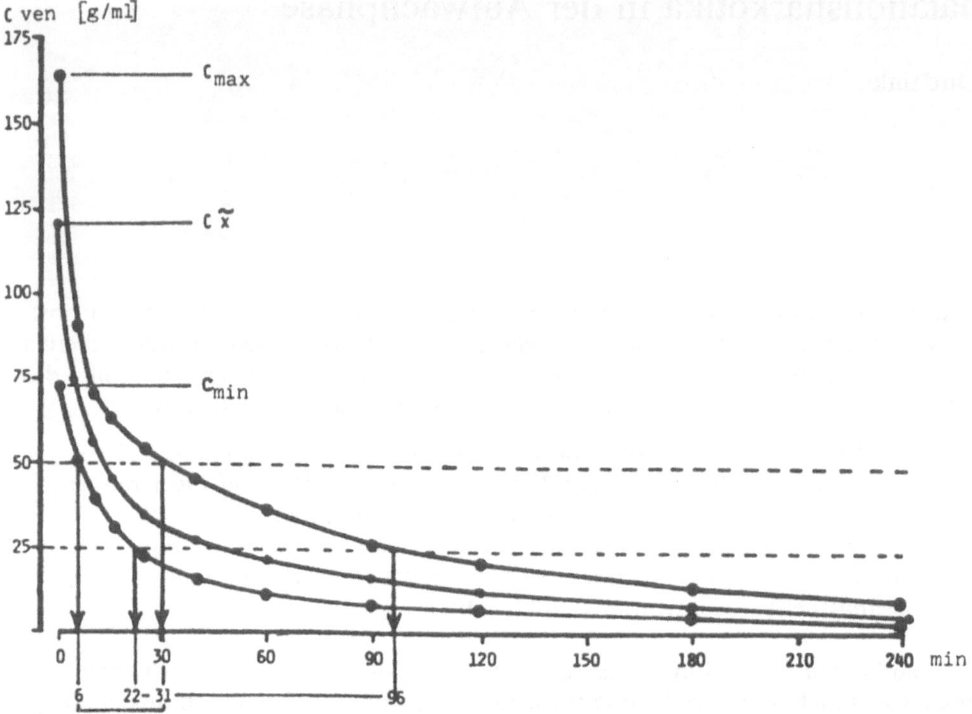

Abb. 1. Medianwert, obere und untere Grenzwerte der Halothankonzentration. (Halboffenes System, n = 16)

Diese klinische Messung zeigt uns, daß zwischen der Theorie und der Praxis große Differenzen bestehen, die es nahezu unmöglich machen, eine Voraussage über die Elimination und damit die Zeit des Aufwachens bei den einzelnen Patienten zu treffen. Aus der Tabelle 1 ist ersichtlich, daß es Patienten gab, die bereits bei einer Blutkonzentration von 5 mg% Halothan, 6 mg% Enfluran bzw. 2,2 mg% Isofluran aufwachten. Der Zeitpunkt jedoch, bei dem die Konzentration von 5 mg% im venösen Blut erreicht wurde, war bei unseren Patienten gänzlich verschieden. Das gleiche Phänomen können Sie bei Enfluran sowie Isofluran beobachten. Und noch auf ein anderes Phänomen möchte ich an dieser Stelle hinweisen: Wir haben 3 Patienten, die das gleiche Körpergewicht von 100 kg hatten, untersucht (Abb. 3). Alle 3 wurden mit derselben Halothan- bzw. Enflurankonzentration 1 h lang beatmet. Auf der rechten Seite der Abb. kann man erkennen, daß die nach 1 h erreichten Konzentrationen beider Anästhetika im venösen Blut trotz der Konstanz der inspiratorischen Konzentrationen beider Anästhetika verschieden sind. Viel interessanter ist jedoch die Tatsache, daß sich die Eliminationskurven bei allen 3 Patienten ebenso unterschiedlich verhalten. Unsere Erklärung zu diesem Verhalten: Der Patient A hatte eine normale Durchblutung des Kompartiments K_2, während sein Kompartiment K_3 (Fett) sehr schwach durchblutet war. Infolgedessen konnte sich in diesem Kompartiment nur wenig Halothan lösen. Nach Absetzen des Halothans flutet das Anästhetikum recht schnell aus den Kompartimenten K_1 und K_2 ab, gemäß der chemischen Eliminationskurve. Patient B, der auch

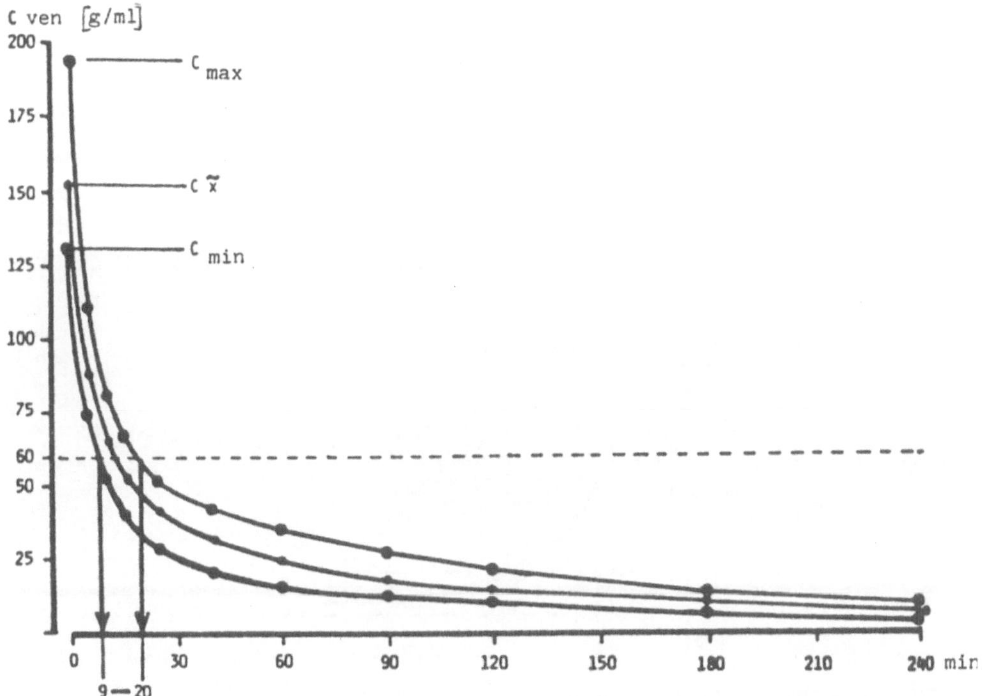

Abb. 2. Medianwert, obere und untere Grenzwerte der Enflurankonzentration. (Halboffenes System, n = 16)

Tabelle 1. Variabilität der Zeit von der Beendigung der Anästhetikazufuhr bis zum Erreichen einer bestimmten Konzentration im venösen Blut

Halothan	Enfluran	Isofluran
5 mg%	6 mg%	2,2 mg%
6 min ↓ 90 min	(angenommen aus der Literatur) 9 → 20 min	8 min ↓ 18 min
2,5 mg%	-	1,2 mg%
22 min ↓ 96 min	-	18 min ↓ 59 min

100 kg wiegt, hat dagegen eine sehr gute Durchblutung beider Kompartimente, auch des Fettgewebes. Infolgedessen konnte sich in der Zeit von 60 min im Fettgewebe sehr viel Halothan lösen. Deshalb konnten die venösen Konzentrationen des Anästhetikums auch nicht die Werte des Patienten A erreichen. Die Elimination des Halothans bzw. Enflurans verläuft jedoch wesentlich langsamer als bei dem Patienten A, und ein bestimmter Wert wird erst viel später erreicht. Dies hängt damit zusammen, daß die

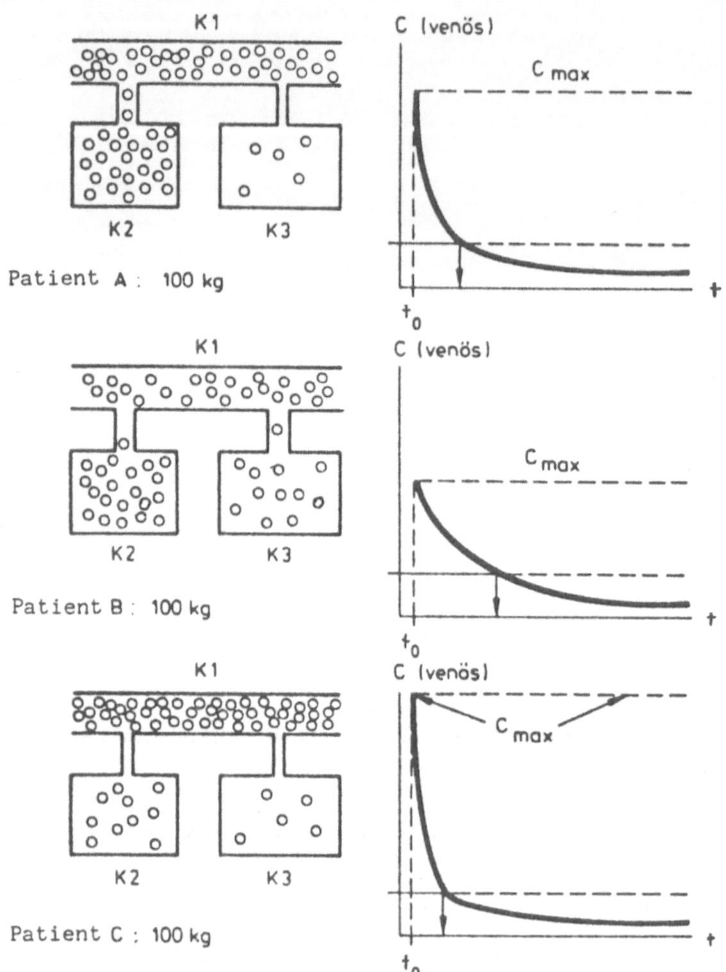

Abb. 3. Unterschiedliche Eliminationskinetik für Inhalationsanästhetika bei 3 verschiedenen Patienten

Gesamtmenge des gelösten Halothans im Körper im Vergleich zu dem Patienten A wesentlich höher war. Das Beispiel 3 zeigt einen Patienten, dessen Perfusion der sog. gut durchbluteten Organe und des Fettgewebes gleichmäßig schlecht ist. In einem solchen Fall steigt natürlich die Konzentration eines Anästhetikums im Blut im Vergleich zu den vorherigen Beispielen wesentlich steiler an. Da jedoch nach dem Absetzen der Anästhetika kein wesentlicher Nachschub aus den beiden Kompartimenten, die beide nicht gesättigt sind, erfolgt, verläuft auch die Eliminationskurve sehr steil. Die Pfeile sollen zeigen, daß diese Patienten zu sehr unterschiedlichen Zeitpunkten erwachten.

Wenn bei klinisch gesunden Menschen derartige Streuungen gemessen werden, wie soll sich dann die Kinetik beim Risikopatienten verhalten? Hierzu gibt es überhaupt keine Messungen an Menschen, so daß man allenfalls auf Überlegungen angewiesen ist. Setzen wir voraus, daß ein kardiozirkulatorisch vorgeschädigter Patient mit Inhalationsanästhetika ohne Zusatz von Analgetika anästhesiert wurde, so ist davon auszugehen, daß sein Herzminutenvolumen spätestens nach Erreichen einer Blutkonzentration, die dem MAC-Wert 1 entspricht, um etwa 20–30% abgenommen hat. Eine Abnahme des HZV würde die Transportkapazität des Inhalationsanästhetikums mindern, was die frühe Aufwachphase bis zur Wiederkehr von Schmerzempfindlichkeit und Rückkehr verschiedener Reflexe verlängern müßte. Erst die Aktivität des sympathischen Nervensystems, die nach der Extubation, nicht zuletzt durch die Zunahme der Schmerzempfindlichkeit, zustande kommt, bewirkt eine Zunahme des Herzzeitvolumens und somit eine schnellere Elimination des Inhalationsanästhetikums.

Bei einem respiratorisch vorgeschädigten Patienten wird es sehr darauf ankommen, wie sich die alveoläre Ventilation in den einzelnen Abschnitten der Aufwachphase verhält. Durch eine Hypoventilation nach der Extubation kann die Eliminationskurve in ihrem Verlauf sehr abflachen und eine recht hohe Konzentration über längere Zeit fast stationär werden. Auf die Zusammenhänge Hypoventilation, Inhalationsanästhetika und Analgetikagaben in dieser Phase des Aufwachens möchte ich nur kurz hinweisen.

Schließlich einige Bemerkungen zum übergewichtigen Patienten.

Wie wir gesehen haben, können bei diesen Patienten - selbst beim Vorhandensein einer konstanten Ventilation - in der Phase der Ausscheidung von Inhalationsanästhetika keine Gesetzmäßigkeiten gefunden werden. Um wieviel schwieriger wird es sein, den Verlauf des Aufwachens vorauszusagen oder abzuschließen, wenn es, wie dies bei übergewichtigen Patienten oft vorkommt, zu einer Hypoventilation kommt? Deshalb möchte ich zu den einzelnen Phasen der Aufwachphase folgende Empfehlungen geben:

1. Die Elimination von Inhalationsanästhetika bei allen 3 Gruppen von Patienten läßt sich am sinnvollsten durch eine adäquate Ventilation der Lunge bewerkstelligen. Deshalb ist die Phase bis zur Extubation, wenn es nötig ist, unter fortlaufender Normoventilation so lange auszudehnen, bis der Patient im Besitz seiner Reflexe ist und dabei weder eine Nachwirkung von Muskelrelaxanzien noch Analgetika zu erwarten oder zu befürchten ist. Ein somnolenter, nicht ansprechbarer Patient befindet sich in einer Gefahr, die in der Verzögerung der Elimination von Inhalationsanästhetika infolge Hypoventilation und damit ihrer noch stärkeren Wirkung auf die Atmung zu sehen ist.
2. Die Zeit nach der Extubation bis zur Verlegung des Patienten auf die Krankenstation bedeutet einen weiteren Abfall der Konzentration von Inhalationsanästhetika und damit Verringerung der Komplikationen, die sich aus der Wechselwirkung zwischen Opiaten oder Opiatderivaten und Halothan, Enfluran bzw. Isofluran ergeben können. Die häufigste Komplikation dieser Wechselwirkung ist eine fortschreitende Ateminsuffizienz, die zu spät erkannt wird.
3. Komplikationen der postoperativen Phase, die sich auf der Krankenstation ereignen und dem Inhalationsanästhetikum zugeschrieben werden könnten, sind extrem selten. Selbst unter den Bedingungen einer verzögerten Elimination dürfte ein Patient, der den Aufwachraum nach einer Aufenthaltsdauer von 30–60 min verlassen hat, keine kreislauf- oder atmungswirksamen Konzentrationen des Inhalationsanästhetikums aufweisen.

Daraus ergibt sich, daß der Aufwachraum mit der Möglichkeit einer guten Überwachung der Atmung ein Garant für den ungestörten Ablauf der Elimination von Inhalationsanästhetika sein dürfte.

Literatur

1. Ardoin D, Hingson RA, Tomaro AJ, Fike WW (1966) Chromatographic blood-gas studies of halothane in ambulatory oral surgical anesthesia. Anest Analg 45:275
2. Dudziak R (1980) Lehrbuch der Anästhesiologie. Schattauer, Stuttgart New York
3. Duncan WAM, Raventos J (1959) The pharmacokinetics of halothane (fluothane) anaesthesia. Br J Anaesth 31:302
4. Eger II EI (1976) Anesthetic uptake and action. William & Wilkins, Baltimore
5. Kessler G, Haferkorn D (1977) Vergleichende Untersuchungen über die postnarkotische Phase nach Kurznarkosen mit Halothan und Ethrane. Prakt Anästh 12:269
6. Fukui Y, Ty Smith N (1981) Interaction among ventilation, the circulation and the uptake and distribution of halothane. Use of a hybrid computer multiple model. I. The basic model. Anesthesiology 54:107

Blutverlust, Blutersatz, Gerinnungsstörungen

H. Bergmann

In Ergänzung der Einleitungsbeiträge soll nachfolgend in einer Art Statementform zur Messung von Blutverlusten und von Gerinnungsstörungen v.a. in der ersten postoperativen Phase Stellung genommen werden.

Dazu werden *Meßmethoden* und deren Beurteilung sowie daraus resultierende *Therapiemaßnahmen* kurz als Grundlage für die nachfolgende Diskussion besprochen werden.

Blutverlust

Intraoperative direkte Messungen von Volumen- bzw. Blutverlusten haben keine praktisch-klinische Relevanz. Schätzungen aus Tüchern und Tupfern, aus Angaben des Operateurs und aus Blutmengen in Saugern sind eine gewisse Hilfestellung, unterschätzen aber praktisch immer die tatsächlichen Verluste. Standardwerte schließlich für bestimmte Operationsarten sind, da weitgehend vom jeweiligen Operateur abhängig, unbrauchbar.

Blutdruck und *Herzfrequenz* (nicht Pulsfrequenz!) sind, abgesehen von den bekannten klinischen Schockzeichen, triviale Meßgrößen, die zunächst demjenigen, der ohne alle sonstigen Meßverfahren arbeiten muß, bei kritischer Beurteilung gute Anhaltspunkte für die Therapie geben können, wenn alle anderen Einflußgrößen dieser Parameter mit bedacht werden und die vorliegenden hämodynamischen Veränderungen nur auf einen Volumenverlust bezogen werden können.

Bei etwa 10–20% Verlust des Blutvolumens kommt es zum Frequenzanstieg und zur Erhöhung des diastolischen Systemdrucks, bei 20–30% Verlust auch zum Abfall des systolischen Wertes.

Die Brauchbarkeit des ebenso trivialen *Schockindex* als Produkt aus Herzfrequenz und Blutdruck ist nur sehr eingeschränkt zu beurteilen.

Die Harnmenge schließlich ist als semiquantitatives Maß für die ausreichende Organperfusion zu werten und sollte nicht unbeachtet bleiben.

An Laborbefunden erweisen sich der *Hämatokrit* als Volumenanteil der geformten Blutelemente und damit Volumenparameter des intravasalen Kompartiments des Extrazellulärraums und das *Hämoglobin* als absolut nützliche Steuergrößen für die Indikation zur Erythrozytenapplikation (Normalwerte [9] s. Tabelle 1). Es müssen dabei allerdings zusätzliche Einflußfaktoren Berücksichtigung finden (gestörte Kompensationsmechanismen zur Aufrechterhaltung der für die Gewebsoxygenierung ausschlaggebenden O_2-Transportkapazität, also v.a. das HZV, Vorschädigungen wie Gasaus-

Tabelle 1. Normalwerte von Hämoglobin und Hämatokrit. (Nach [9])

	♂	♀
Erythrozyten		
T (Tera) $l = 10^{12}/l$	4,2 - 5,5	3,6 - 5,0
Hämoglobin		
g/l	130 -170	120 -160
mmol/l	7,76- 11,17	7,14- 10,18
Hämatokrit		
l/l	0,40- 0,48	0,36- 0,42

Tabelle 2. Normalwerte für Blut-, Erythrozyten- und Plasmavolumen. (Nach [12, 14])

		♂	♀
Blutvolumen	[ml/kg]	70 -75	65 -70
(BV)	[l/m²]	2,8	2,4
		(7,5% KG)	(6,5% KG)
Erythrozytenvolumen	[ml/kg]	29 -30	24 -25
(EV)	[l/m²]	1,1- 1,2	0,8- 0,9
Plasmavolumen	[ml/kg]	41 -45	41 -45
(PV)	[l/m²]	1,5- 1,6	1,4- 1,5

tauschstörung, schon erhöhte $D_{av}O_2$ und Zustände erhöhter O_2-Affinität, etwa durch Alkalose oder Hypothermie).

Die praktische Anwendung der beiden Parameter findet in der Faustregel zur Erythrozytengabe ihren Ausdruck: Eine Zufuhr von Erythrozyten ist erwünscht bei Hb-Werten unter 100 g/l bzw. Hämatokritwerten unter 0,30; sie ist dringend erforderlich, wenn die Werte unter 80 g/l bzw. 0,25 absinken, und als kritische Grenzwerte sind schließlich 45 g/l Hb und ein Hämatokrit von 0,13 zu nennen [5].

Zur Frage der Bestimmung des *Blutvolumens* beim akuten Blutverlust liegt eine allgemein akzeptierte Aussage vor, wonach die Verabreichung von Erythrozyten erst bei Blutverlusten über 20% des Blutvolumens erforderlich würde [5, 8, 16]. Gedanklich ist diese Aussage aber nicht mit der Messung, sondern mit der Berechnung des Blutvolumens aus den bekannten Normalwerten (Tabelle 2, nach [12, 14]) verbunden.

Dies um so mehr, als eine Blutvolumenbestimmung nicht nur relativ aufwendig ist, sondern außer einer allgemeinen Meßfehlergrenze von 5% auch bestimmte Voraussetzungen für die Exaktheit der Bestimmung erforderlich sind, die bei akuten Blutverlusten meist nicht gegeben sein werden. Zu nennen sind hier eine ausreichende Durchmischung zwischen Indikator und Blut, der die periphere Vasokonstriktion im Schock entgegensteht, eine nichtgestörte Kapillarpermeabilität, keine Blut- oder Plasmaverluste während der Meßzeit und keine AV-Shunts auf Herz- oder Kreislaufebene [11]. Dementsprechend gibt es beim hypovolämischen Patienten auch schlechte Korrelationen zwischen gemessenen Blutvolumenwerten und hämodynamischen Kriterien (MAP, ZVD, PZD, Hämatokrit, HZV), [15]; bei Diskrepanzen zwischen Blutvolumen und ZVD wird letzterem als Beurteilungsgröße der Vorzug gegeben [18]. Der *zentrale Venendruck* kann trotz aller bekannter Einschränkungen immer noch als wichtigster und einfachster Parameter für die Steuerung einer Volumentherapie und die Vermeidung einer Kreislaufüberfüllung genannt werden. Es besteht aber ebenso kein Zweifel daran, daß durch den Pulmonaliskatheter zusätzliche Erkenntnisse gewonnen werden, denn die so erhaltenen Meßwerte stellen ein direkteres Maß für den Füllungszustand des linken Ventrikels dar als der ZVD.

Mit der Messung des *pulmonalen Kapillardrucks* lassen sich auch Situationen beurteilen, bei denen es, z.B. bei Rechtsinsuffizienz, COPD oder akutem Lungenversagen komplexer Ätiologie, zum erhöhten ZVD bei noch normalem PCW kommt [6] oder bei denen, wie bei der Linksinsuffizienz, ein erhöhter PCW mit einem normalen ZVD einhergehen kann [7].

Bei einer bestehenden Blutung in der ersten postoperativen Phase wird ein Kavakatheter - wenn er nicht schon liegt - jedoch nur dann neu zu legen sein, wenn das Problem anderweitig nicht kurzfristig gelöst werden kann oder kardiovaskuläre bzw. respiratorische Vorerkrankungen zu besonderer Vorsicht bei der Volumengabe zwingen.

Als Beispiel einer mit Hilfe der beiden genannten Parameter kontrollierten Volumensubstitutionstherapie sei ein Schema von Weil und Shubin [17] angegeben (s. Übersicht), welches auf der Gabe von Einzelvolumina in Abständen von jeweils 10 min beruht, wobei Größe (200, 100 oder 50 ml) und Wiederholungsfrequenz der einzelnen Volumengaben sowie Entscheidungen über weiteres Warten bzw. Beendigung der Volumenzufuhr von den dabei laufend kontrollierten Werten des ZVD und PCW bzw. den Druckanstiegen während der Volumengabe abhängen (vgl. 1).

Beispiel einer gezielten kontrollierten Volumensubstitution. (Nach [17])

Grundlage: 10minütige Einzelvolumina, Ablauf unter PCW- bzw. ZVD-Kontrolle

PCW <11 mm Hg oder ZVD <8 cm H_2O:
→ 200 ml/10 min

PCW 11-18 mm Hg oder ZVD <10 cm H_2O:
→ 100 ml/10 min

PCW >18 mm Hg oder ZVD >12 cm H_2O:
→ 50 ml/10 min

Verlauf:

Wenn PCW↑ >3 mm Hg oder ZVD↑ >2 cm H_2O:
Einzelvolumina unterbrechen und bis zum Ende der 10-min-Periode warten.

Wenn PCW↑ ≤ 3 mm Hg oder ZVD↑ ≤ 2 cm H_2O:
neues Volumenaliquot geben.

Wenn PCW↑ oder ZVD↑ nach 10 min
Vorperiode inkl. Warten immer noch
>3 mm Hg oder >2 cm H_2O

oder wenn
PCW↑ oder ZVD↑ während der 10-min-Periode
>7 mm Hg oder >5 cm H_2O:
Volumenzufuhr beenden.

Wenn nach 10minütiger Vorperiode inkl. Warten immer noch
PCW↑ >3 mm Hg oder ZVD↑ >2 cm H_2O,

oder wenn während der 10-min-Periode
PCW↑ >7 mm Hg oder ZVD↑ >5 cm H_2O:
Volumenzufuhr beenden.

Zur *therapeutischen Vorgangsweise* bei Erreichen der o.a. Grenzwerte sei kurz unser eigenes Schema erwähnt, wobei ganz bewußt keine Empfehlungen damit zum Ausdruck gebracht werden sollen, da verschiedene erfolgreiche Wege beschritten werden können (vgl. Lundsgaard-Hansen und Tschirren [10]: Kombination Erythrozytenkonzentrat und Gelatine bis zu 50% Blutverlust, erst dann Albuminzusatz):

- Blut in Form von partiell deplasmatisierten Erythrozytenkonserven (Zwischenform von Vollblut und Erythrozytenkonzentraten).
- 5%iges Humanalbumin, bei Kolloidmengen über 50 ml zusätzlich Ringer-Laktat im Verhältnis von 1:1.
- Körperfremde kolloidale Plasmaersatzmittel können Albumin bis zu einer Menge von 500 ml ersetzen, falls keine mitbestehende Hypalbuminämie vorliegt.
- Fresh-frozen-Plasma bei Massivtranfusionsvolumina ab etwa 8–10 Konserven zur Bekämpfung der dabei auftretenden hämostaseologischen Verdünnungseffekte.

Gerinnungsstörungen

Bei einer postoperativen Blutung ist die Frage nach chirurgischer Ursache oder Gerinnungsstörung nur durch Laboruntersuchungen eindeutig zu beantworten.

Als *Testpanel* wenden wir an:

- Thrombozytenzahl,
- Quick-Wert als Globalaussage über das exogene Gerinnungssystem (Faktoren II, V, VII und X),
- aktivierte PTT als Globalaussage über das endogene System (Faktoren VIII, IX, XI, XII),
- Fibrinogen,
- Thrombinzeit, die auch am geeignetsten zur Überprüfung einer Heparintherapie ist.

Die Voraussetzungen für eine solche Diagnostik müßten u.E. auch in einem kleineren Krankenhaus geschaffen werden können. Sind die Tests normal, handelt es sich um eine chirurgische Blutung, sind sie pathologisch, wird meist eine disseminierte intravaskuläre Gerinnungsstörung (DIC) vorliegen.

Wie sich diese Tests in den einzelnen *Schockphasen* [2, 13] verhalten können, zeigt Abb. 1:

In der *Phase I* (initialer Schock, kompensierte Hyperkoagulämie) läßt sich eine Verkürzung der aPTT, ein erhöhtes Fibrinogen und gelegentlich auch eine verkürzte Thrombinzeit beobachten. Die übrigen Werte sind meist normal.

In der *Phase II* (intermediärer Schock, dekompensierte Hyperkoagulämie) kann die aPTT noch immer verkürzt sein, gleichzeitig ist aber ein Abfall der Thrombozytenzahl und des Antithrombin III nachweisbar. Der Äthanolgelationstest, der die Bindung von Fibrinmonomärkomplexen anzeigt, ist häufig positiv.

In der *Phase III* (progressiver Schock, sekundäre Hyperfibrinolyse) kommt es zu einer Verlängerung der Reptilase – oder Thrombinkoagulasezeit. Gleichzeitig ist die aPTT verlängert, und Quick-Wert, Fibrinogen und Antithrombin III sind vermindert. Auch die Thrombinzeit kann mehr oder weniger stark verlängert sein, der Äthanolgelationstest ist negativ.

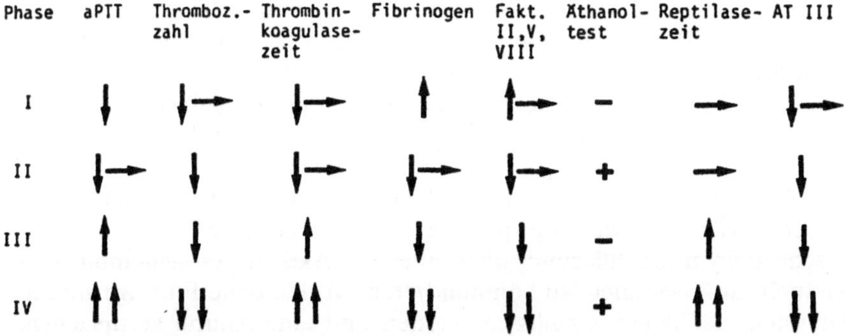

Phase	aPTT	Thromboz.-zahl	Thrombin-koagulase-zeit	Fibrinogen	Fakt. II,V, VIII	Äthanol-test	Reptilase-zeit	AT III
I	↓	↓→	↓→	↑	↑→	–	→	↓→
II	↓→	↓	↓→	↓→	↓→	+	→	↓
III	↑	↓	↑	↓	↓	–	↑	↓
IV	↑↑	↓↓	↑↑	↓↓	↓↓	+	↑↑	↓↓

Abb. 1. Veränderungen der Gerinnungstests im Schock

PHASE	HEPARIN	APROTININ	AT III	FAKTOREN	THROMBOZYTEN
I	++	–	–	–	–
II	(+)	–	+	–	–
III	–	++	+	(+)	+
IV	–	(+)	++	+	+

Abb. 2. Therapie der diffusen intravaskulären Gerinnungsstörung

Die *Phase IV* („irreversibler" Schock, Verbrauchskoagulopathie) zeichnet sich durch eine hochgradige Verminderung von Thrombozyten, Fibrinogen und Antithrombin III aus, die aPTT ist stark verlängert, der Quick-Wert beträchtlich vermindert. Auch eine Hyperfibrinolyse kann daneben noch bestehen, so daß praktisch alle Tests hochgradig verändert sind.

Aus der Gesamtheit dieser Tests, die einen möglichst breiten, aber in der Routine eben doch noch durchführbaren Gerinnungsquerschnitt zeigen, läßt sich nicht nur die überwiegend vorliegende Schockphase bestimmen, sondern aus dem Verlauf können darüber hinaus auch prognostische und v.a. therapeutische Folgerungen gezogen werden.

Abschließend noch einige Worte zur *Behandlung der Verbrauchskoagulopathie* [3] (Abb. 2): In der *Phase I,* die allerdings in der Praxis kaum beobachtet wird, genügt gewöhnlich eine Heparininfusion in niedriger Dosierung. Nach einem Bolus von 20 E/kg KG werden 2 E/kg·h als intravenöse Dauerinfusion gegeben. Eine subkutane Gabe wäre wirkungslos, weil mit einem Abtransport aus dem Gewebe infolge des Schocks kaum zu rechnen ist. Heparin ist aber nur dann wirkungsvoll, wenn sein Kofaktor, das Antithrombin III, in normaler Aktivität vorhanden ist, also einen Wert von mindestens 80% der Norm aufweist. Schon bei einer Aktivität von 75% AT III ist die Heparinwirkung auf die Hälfte vermindert, bei 50% beträgt der Effekt auf die Gerinnung nur noch etwa ⅕; bei einem AT III < 75% ist eine Heparintherapie nicht mehr indiziert [4]. In der *Phase II* hängt die Behandlung von der Aktivität des AT III ab. Liegt diese über 75%, so kann man mit einer Heparintherapie auskommen. Bei niedrigeren Werten hat sich eine Substitution mit Antithrombin-III-Konzentraten bewährt.

Dabei kann man davon ausgehen, daß unter den Bedingungen des Schocks (stark erhöhter Verbrauch von AT III) die Gabe von 1 E/kg KG die AT-III-Aktivität im Kreislauf um durchschnittlich etwa 1% steigert. Eine Aktivität von 80% ist anzustreben. Die Halbwertszeit von AT III im Kreislauf beträgt beim gesunden Menschen etwa 60 h, kann aber im Schock bis auf weniger als 4 h verkürzt sein. Häufige Kontrollen und entsprechende weitere Substitutionsmengen sind daher erforderlich.

Die *Phase III* erfordert eine Blockierung der Hyperfibrinolyse. Dazu eignet sich Aprotinin wesentlich besser als andere Fibrinolysehemmer, weil durch dieses nur das aktive fibrinolytische Enzym, das Plasmin, nicht aber die Aktivatoren gehemmt werden. Würde man auch diese hemmen, so könnten bereits vorhandene Fibringerinnsel, etwa im Kapillarsystem der Niere, stabilisiert werden und eine Anurie verursachen. Die durchschnittliche Dosierung von Aprotinin liegt bei 200000 E als Bolus, gefolgt von 100000 E/h als intravenöse Dauerinfusion. Bei niedriger AT-III-Aktivität muß entsprechend substituiert werden.

Auch in der *Phase IV* ist die Substitution von AT III von wesentlicher Bedeutung, wobei jetzt gewöhnlich große Mengen dieses Inhibitors erforderlich sind. Außer dieser Basistherapie kann gelegentlich auch die Substitution von Gerinnungsfaktoren nötig sein (Fibrinogen unter 100 mg/dl oder andere Gerinnungsfaktoren unter 50% der Norm). Liegen die Werte nur knapp unter der angegebenen Grenze, so können plasmatische Faktoren durch Fresh-frozen-Plasma ersetzt werden, liegen sie tiefer, so ist schon aus Gründen des zugeführten Volumens ein entsprechendes Konzentrat erforderlich. Dazu eignet sich Fibrinogen oder ein Kryopräzipitat, das neben Fribrinogen auch Faktor VIII enthält. Die Dosierung richtet sich nach den gefundenen Werten und nach dem Anstieg der Gerinnungsfaktoren nach der Substitution. Sie ist aber nur dann sinnvoll, wenn zuerst AT III substituiert wurde oder, im Fall einer Hyperfibrinolyse, bereits vorher Aprotinin gegeben worden ist. Anderenfalls würden die zugeführten Gerinnungsaktivitäten sofort wieder dem Verbrauch zufallen und die gesamte Fehlreaktion noch weiter verstärken.

Sinken schließlich die Thrombozyten unter 60000/µl ab und kommt es zu einer manifesten Blutung, so ist auch an eine Substitution mit Thrombozytenkonzentraten zu denken.

Ist die DIC schließlich unter Kontrolle gebracht, so besteht aber noch eine weitere Gefahr: Der erhöhte Verbrauch hat eine maximal erhöhte Produktion von Gerinnungsfaktoren zur Folge, die noch mehrere Tage anhält. Gleichzeitig sind diese Patienten gewöhnlich auch weitgehend immobilisiert. Es treten somit mehrere Risikofaktoren für eine Thrombose auf, die ebenfalls zu diesem Zeitpunkt beachtet werden müssen. Zu empfehlen ist daher, in der Erholungsphase eine Thromboseprophylaxe mit niedrig dosiertem Heparin (auch s.c.) anzuschließen.

Zusammenfassung

Blutverluste sind in der ersten postoperativen Phase sowohl hinsichtlich ihres Bestehens (Blutung „nach innen“) als auch hinsichtlich ihres Ausmaßes klinisch und labormäßig zu erkennen. Blutdruck, Herzfrequenz und ZVD sind die einfachsten Überwachungsgrößen, der pulmonale Kapillardruck läßt auch feinere Differenzierungen zu. Von seiten des Labors ist unter Berücksichtigung aller zusätzlich möglichen Einflußfaktoren dem Hämatokrit und dem Hämoglobin die größte Bedeutung beizumessen. Die Notwendigkeit einer Erythrozytenzufuhr läßt sich weitgehend quantifizieren, zellfreie Volumina können durch Kombination von körperfremden und körpereigenen Kolloiden ersetzt werden, Kristalloidergänzungen sind bei größeren Verlusten ebenfalls erforderlich.

Eine Differentialdiagnose zwischen chirurgisch und hämostaseologisch bedingten Blutungen kann postoperativ nur durch das Labor festgestellt werden. Ein Panel von Gerinnungstests (Thrombozytenzahl, Quick-Wert, aPTT, Fibrinogen, Thrombinzeit) ist dazu erforderlich. Sind alle Befunde normal, liegt eine chirurgische Blutung vor; pathologische Befundkombinationen deuten auf eine disseminierte intravaskuläre Gerinnung hin und ändern sich mit dem Schweregrad des Schocks. Die entsprechende Schockphase und die dieser angepaßte Therapieform lassen sich aus der jeweiligen Befundkonstellation ableiten.

Literatur

1. Bergmann H, Steinbereithner K (1984) Aktuelle Schockprobleme. In: Steinbereithner K, Bergmann H (Hrsg) Intensivstation, -pflege, -therapie, 2. Aufl. Thieme, Stuttgart New York, S 547f
2. Blauhut B, Bergmann H (1984) Diffuse intravaskuläre Gerinnung. Berichte der ÖGKC 7:84
3. Blauhut B, Necek S, Vinazzer H, Bergmann H (1982) Substitution von Antithrombin III bei Schockpatienten. Anaesthesist 31:349
4. Blauhut B, Kramar H, Vinazzer H, Bergmann H (im Druck) Substitution of antithrombin III in shock and DIC: A randomized study. Thromb Res
5. Bucher U (1978) Grundlagen der Komponententherapie beim Blutverlust. Forsch Erg Transf Med Immunhaematol 5:275
6. De Laurentis DA, Hayes M, Matsumoto T, Wolferth CC (1973) Does central venous pressure accurately reflect hemodynamic and fluid volume patterns in the critical surgical patient? Am J Surg 126:415
7. Forrester J, Diamond GA, Swan HJC (1972) Bedside diagnosis of latent cardiac complications in acutely ill patients. JAMA 222:59
8. Friedman BA (1978) Patterns of blood utilization by physicians: Transfusion of nonoperated anemic patients. Transfusion 18:193
9. Keibl E (1975) Blutzellen (Erythrozyten und Leukozyten). Eisenstoffwechsel. In: Deutsch E, Geyer G (Hrsg) Laboratoriumsdiagnostik. Normalbereich der Ergebnisse und Interpretation abnormer Befunde, 2. Aufl. Hartmann, Berlin, S 212ff
10. Lundsgaard-Hansen P, Tschirren B (1980) Die Verwendung von Plasmaersatzmitteln und Albumin im Rahmen der Komponententherapie. Klin Anästhesiol Intensivther 21:120
11. Müller C (1972) Hypovolämie. Überwachung der Therapie. Anaesth Wiederbel 60:143
12. Nemes C, Niemer M, Noack G (1982) Datenbuch Anästhesiologie, 2. Aufl. Fischer, Stuttgart New York, S 283f
13. Popow-Cenic S, Etzel F, Egli H (1979) Die Behandlung der thrombohaemorrhagischen Diathese aus der Sicht der Gerinnungsphysiologie und der Intensivmedizin. Forsch Erg Transf Med Immunhaematol 6:272
14. Rutishauser W, Krayenbühl HP, Wirz P (1976) Kreislauf. In: Siegenthaler W (Hrsg) Klinische Pathophysiologie, 3. Aufl. Thieme, Stuttgart, S 543f
15. Shippy CR, Appel PL, Shoemaker WC (1984) Reliability of clinical monitoring to assess blood volume in critically ill patients. Crit Care Med 12:107–112
16. Sykes MK (1975) Indications for blood transfusion. Can Anaesth Soc J 22:3
17. Weil MH, Shubin H (1976) The "VIP" approach to the bedside management of shock. In: Weil MH, Shubin H (eds) Critical care medicine. Current principles and practice. Harper & Row, Hagerstown, p 90ff
18. Wilson RF, Sarver E, Birks R (1971) Central venous pressure and blood volume determinations in clinical shock. Surg Gynecol Obstet 132:631

Diskussion

Um eine komprimierte Darstellung der Diskussion zu ermöglichen, ist zu jeder vom Moderator oder vom Auditorium gestellten Frage eine zusammengefaßte Antwort wiedergegeben, welche die Aussagen aller an der Diskussion Beteiligten enthält.

Es diskutierten: E. Rügheimer (Erlangen), H. Bergmann (Linz), R. Dudziak (Frankfurt), K. Peter (München), H. Stoeckel (Bonn).

Frage: Ist es möglich, mittels Dosisoptimierung, z. B. durch Infusionstechniken, eine Anästhesie so zu steuern, daß in der Aufwachphase so gut wie keine Nachwirkungen von Anästhetika und Adjuvanzien (Analgetika, Muskelrelaxanzien) mehr vorhanden sind und der Patient nach kurzem Aufenthalt im Aufwachraum ohne Gefahr der Atemdepression auf eine Allgemeinstation verlegt werden kann?

Antwort: Es gibt so viele unterschiedliche Faktoren im Verlauf von Anästhesie und Operation, daß man allgemeingültige Empfehlungen nicht geben kann. Die persönliche Erfahrung des Anästhesisten ist ein wichtiges Instrument bei der Durchführung einer Anästhesie und der Risikobeurteilung in der Aufwachphase.

Natürlich gibt es Gesetzmäßigkeiten für den Ablauf einer Narkose aufgrund der pharmakologischen und pharmakokinetischen Eigenschaften der verwendeten Medikamente. Diese sollte man kennen. Allerdings wurden sie anhand von Modellen erarbeitet, d.h. die Untersuchungen wurden an Patienten der ASA-Risikogruppe I durchgeführt. Das Patientengut in der Klinik sieht in der Regel anders aus. Die Randbedingungen sind variabel, und die Streubreite ist größer. Man kann sich also im Einzelfall nicht auf globale Gesetzmäßigkeiten verlassen. Der Anästhesist soll den *ganzen* Patienten beobachten, seine Reaktionen erkennen und beurteilen und sich nicht vordergründig auf die Messung spezieller Parameter für die Narkosetiefe verlassen. Kann man solche allerdings quantifizieren, wie es von Stoeckel et al. getan wurde, so hat man ein bestimmtes Maß für die Narkosetiefe. Versuche, Gesetzmäßigkeiten zwischen dem Blutspiegel eines Medikaments und der Narkosetiefe herzustellen, sind über den Stand wissenschaftlicher Modelle noch nicht hinausgekommen. Aber nur so kommt man zu einem geeigneten Dosierungsschema, welches im Idealfall so gut ist, daß man die Nachwirkungen minimal halten kann.

Die Kumulation eines Medikaments hängt einerseits von der Dauer der Anästhesie (unvermeidliche Kumulation) und andererseits von einer inadäquaten Dosierung (unerwünschte Kumulation) ab. Die Initialdosis eines Medikaments ist in der Regel höher als die Erhaltungsdosis. Je mehr Repetitionsdosen gegeben werden und je höher diese sind, desto größer ist die Gefahr der Kumulation. In der Aufwachphase wirken sich besonders die Repetitionsdosen am Ende der Anästhesie aus.

Mit Infusionstechniken kann man, bei geeigneter Dosierung, die erforderliche Gesamtmenge an dem benötigten Medikament reduzieren. Man vermeidet die Spitzenkonzentrationen der Bolustechnik, ohne den erforderlichen Wirkspiegel zu unterschreiten.

Frage: Kann man ein Monitoring der Narkosetiefe auch in der postoperativen Phase für die Beurteilung der Vigilanz eines Patienten heranziehen?

Antwort: Ein Monitoring (z. B. EEG) in der Aufwachphase zur Beurteilung der Vigilanz eines Patienten gibt es bisher nicht. Die Beziehung zwischen der verabreichten Dosis eines Medikaments oder dessen Blutspiegel und der anhand von Meßgrößen geschätzten Narkosetiefe ist nicht linear bzw. erreicht rasch einen „Ceilingeffekt", so daß im postanästhetischen Bereich eine Quantifizierung von Vigilanzstadien schwer möglich ist. Ist schon die Narkosetiefe relativ schwer zu beurteilen, so sind Aussagen über den Überhang eines bestimmten Medikaments und die damit verbundene Gefährdung eines Patienten in der Aufwachphase noch weniger verläßlich.

Frage: Es gibt bei Analgetika und Muskelrelaxanzien länger- und kürzerwirkende Medikamente des gleichen Typs. Erscheint es nicht günstiger, am Ende einer Anästhesie kürzerwirkende Analgetika und Muskelrelaxanzien einzusetzen, um einen Überhang in der Aufwachphase zu vermeiden? Ist es möglicherweise vorteilhafter, am Ende einer NLA, statt der letzten Repetitionen von Fentanyl, Inhalationsanästhetika zuzugeben?

Antwort: Wenn man als letzte Dosis ein kürzerwirkendes Medikament nach einem längerwirkenden injiziert (Alfentanil nach Fentanyl, Vecuronium nach Pancuronium), so ist prinzipiell nichts dagegen einzuwenden. Die Wirkzeit dieses kurzwirkenden Medikaments ist aber nicht so, als hätte man allein dieses Medikament gegeben. Es kommt zu Interaktionen mit dem längerwirkenden Medikament, die nicht vorherzusagen sind. Es bestehen somit hinsichtlich der Dauer außerordentlich individuelle Schwankungen. Die einfache Annahme, daß man nur Alfentanil am Ende einer NLA als letzte Analgetikadosis injizieren muß, um einen Opiatüberhang zu vermeiden, läßt sich nicht aufrechterhalten.

Auch beim Übergang auf Inhalationsanästhetika am Ende einer NLA kann man manchmal eine stark verlängerte Aufwachphase beobachten, die der erwarteten Verkürzung der Aufwachzeit widerspricht.

Frage: Wie häufig ist das ZAS (zentralanticholinerges Syndrom)? Woran erkennt man es, und wann soll man Physostigmin (Anticholinum) einsetzen?

Antwort: Die Häufigkeit des ZAS scheint bei 0,5–1% aller Anästhesien zu liegen. Komatöse Formen sind offenbar seltener als delirante Zustände. Komatöse Formen resultieren vermutlich aus der Kombination vieler unterschiedlicher Medikamente für Prämedikation, Anästhesie und Analgesie. Auch H_2-Antagonisten sind potente Auslöser eines ZAS. Es kommt natürlich vor, daß Patienten deshalb noch schlafen, weil sie einen Überhang an Narkotika haben. Erst wenn die unmittelbare postoperative Phase abgeschlossen ist (ca. nach 1 h) und der Patient immer noch nicht erweckbar ist, sollte man an ein ZAS denken. Delirante Zustände erkennt man in der Regel eher als komatöse Formen. Allerdings gibt es viele Abortivformen; nicht jeder Fall ist voll ausgeprägt.

Physostigmin wird in einer Dosierung von 1-2 mg langsam unter EKG- und Pulskontrolle i.v. injiziert. Man kann es auch als Kurzinfusion (2 mg in 100 ml 0,9%iger NaCl-Lösung) geben. Für Physostigmin gibt es keine Kontraindikationen. Das Medikament wirkt allerdings nur 30-45 min. Trübt der Patient wieder ein oder wird er erneut delirant, muß man nachinjizieren.

Frage: Soll man Cholinesterasehemmer und Opiatantagonisten routinemäßig einsetzen, um Überhänge von Muskelrelaxanzien und Opiaten in der Aufwachphase zu vermeiden?

Antwort: Ein erfahrener Anästhesist wird eine Narkose in der Regel ohne Antagonisierung ausleiten können. Man wird die Frage nach dem Einsatz von Antagonisten allerdings fließend betrachten müssen. Je hektischer ein Operationsbetrieb, je mehr Anästhesieanfänger Narkose machen und je weniger wir eine optimale Überwachung in der postoperativen Phase garantieren können (Aufwachraum außerhalb der regulären Dienstzeit nicht in Betrieb), desto eher wird man routinemäßig antagonisieren.

Antagonisten haben unangenehme Nebenwirkungen. Cholinesterasehemmer können Bradykardie, Hypersalivation und Erbrechen verusachen, weshalb sie nach oder zusammen mit Atropin gegeben werden sollen. Pyridostigmin (Mestinon) hat weniger parasympathikomimetische Nebenwirkungen als Neostigmin (Prostigmin).

Opiatantagonisten (es wird heute ausschließlich Naloxon verwendet) können in seltenen Fällen auch beim gesunden Menschen Hypertonie und pulmonale Hypertension, also Erhöhung der Nachlast beider Ventrikel, zur Folge haben. Lungenödeme wurden beschrieben. Diese schwerwiegenden Nachteile sind allerdings extrem selten.

Zur oben gestellten Frage kam im Panel keine einheitliche Meinung zustande. Drei unterschiedliche Auffassungen seien hier vorgestellt:

1. Keine routinemäßige Anwendung von Antagonisten, sondern Einsatz nach Indikation (Peter, München).
2. Routinemäßige Antagonisierung der Muskelrelaxanzien, zurückhaltende Verwendung von Naloxon (Bergmann, Linz).
3. Routinemäßiger Einsatz auch von Opiatantagonisten, ohne daß seither gravierende Nebenwirkungen zu beobachten waren (Rügheimer, Erlangen).

Die *Frage* nach der Einrichtung von Aufwachräumen wird im Teil IV ausführlich diskutiert. Deshalb soll auf die kurze Diskussion über dieses Thema in der Diskussion zu Teil III nur kursorisch eingegangen werden:

Kein Krankenhausneubau ohne Aufwachraum.

In bestehenden Krankenhäusern räumliche und personelle Ersatzlösungen mit Nachdruck suchen.

Auch in sog. Außenkliniken (HNO, Augen, Kieferchirurgie) müssen Patienten in Aufwachräumen betreut werden.

IV Juristische Aspekte

Medikolegale Probleme aus ärztlicher Sicht

H. W. Opderbecke

Der Anästhesit erfüllt nur dann seine Existenzberechtigung als selbständig tätiger, eigenverantwortlicher Arzt, wenn er sich insbesondere derjenigen Patienten annimmt, die ohne seine fachkundige Mithilfe einen notwendigen diagnostischen oder operativen Eingriff nicht komplikationslos überstehen würden. Gerade in dieser Haltung dem Risikopatienten gegenüber unterscheidet sich der Anästhesist vom Narkotiseur; seine Aufgabe beschränkt sich eben nicht auf die Durchführung eines Betäubungsverfahrens mit all den damit verbundenen vielfältigen Techniken, er ist vielmehr darüber hinaus für die Überwachung und Aufrechterhaltung der vitalen Funktionen, d.h. für das Überleben des Patienten, verantwortlich [2, 11, 25].

Durch seine Tätigkeit und die damit verbundene sinnvolle Arbeitsteilung zwischen Operateur und Anästhesist hat das Fachgebiet Anästhesiologie weite Bereiche der operativen Medizin neu erschlossen. Der Anästhesist hält es für seine Aufgabe, diese Rolle auch in der Zukunft zu übernehmen. Sie beinhaltet, immer wieder zu neuen Grenzen vorzustoßen; sie ist nicht denkbar ohne den Mut zum Risiko, ohne den Mut zum *vertretbaren* Risiko. Derjenige Anästhesist, der diesen Mut nicht aufbringt, der jedes Risiko scheut, wird seiner Aufgabe nicht gerecht. Er wäre tatsächlich nicht viel mehr als ein Narkotiseur, der leicht auch durch nichtärztliches Assistenzpersonal ersetzt werden könnte.

Wenn wir vom Mut zum vertretbaren Risiko sprechen, so ergibt sich sogleich die Frage: Was ist vertretbar, wo liegen die Grenzen, wer bestimmt die Grenzen? Diese Fragen führen uns mitten hinein in die Problematik, die darin liegt, daß der Anästhesist Risiken zu tragen und Verantwortung auf sich zu nehmen hat, die auch zu forensischen Konsequenzen führen können, daß er jedoch nicht im gleichen Maße Entscheidungskompetenzen für sich in Anspruch nehmen kann, die dieser Verantwortung adäquat wären. Der Anästhesist trägt Mitverantwortung für das Risiko des Eingriffs. Die Entscheidung über die Operationsindikation und über den Operationstermin trifft in der Regel ein anderer, der Operateur, und nicht ganz selten gegen die Bedenken des Anästhesisten. Gleichwohl kann der Anästhesist seine Mithilfe nicht versagen; er muß sich dem erhöhten Risiko entsprechend nun erst recht bemühen, dem Patienten bestmögliche Hilfe zu leisten. Er ist aus seiner Verantwortung nicht entlassen, sondern wird nun erst recht von ihr gefordert.

Wenn wir vom Risiko in der Anästhesiologie sprechen, so sollten wir allerdings zunächst eine Klarstellung vornehmen und zwischen biologisch-medizinischen und technisch-organisatorischen Risikofaktoren unterscheiden. Biologisch-medizinische Risikofaktoren bringt der Patient mit. Sie sind bestimmt durch Alter, Allgemeinzustand sowie Grund- und Begleiterkrankungen in Relation zu Art und Schwere des vorgesehenen Eingriffs.

Technisch-organisatorische Risikofaktoren dagegen hängen weitgehend von den äußeren Umständen ab, unter denen ein Eingriff vorgenommen wird, d.h. von Umfang und Qualität der zur Verfügung stehenden instrumentellen und apparativen Ausrüstung und v.a. von der ausreichenden Besetzung der Krankenhausfachabteilung mit ärztlichem, pflegerischem und Assistenzpersonal sowie deren fachlicher Qualifikation.

Biologisch-medizinische Risikofaktoren

Biologisch-medizinische Risikofaktoren und die sich daraus ergebenden Komplikationsmöglichkeiten sind weitgehend schicksalsbedingt. Sie entziehen sich gleichwohl nicht gänzlich ärztlicher Einflußmöglichkeit, im operativen Bereich insbesondere durch eine adäquate Voruntersuchung und Vorbehandlung. Aber v.a. bestimmen sie ganz maßgeblich die Indikationsstellung zum Eingriff und seine Terminierung. In diesem Zusammenhang ergeben sich nicht selten unterschiedliche Wertungen durch Operateur und Anästhesist.

Diese unterschiedliche Beurteilung liegt z.T. an einer unterschiedlichen Betrachtungsweise der beiden ärztlichen Partner. Der Operateur hat in erster Linie den langfristigen Therapieerfolg im Auge und ist eher geneigt, hierfür kurzfristige Risiken in Kauf zu nehmen. Für den Anästhesisten stehen aufgrund seiner Aufgabenstellung diese kurzfristigen Risiken im Vordergrund. Er bemüht sich intensiv, diese Risiken durch eingehende Voruntersuchungen zu erfassen und zu prognostizieren [8]. Wenn es auch nicht möglich ist, das Operationsrisiko allein anhand meßbarer Parameter zu bestimmen, so ist es doch gelungen, durch umfassende pro- und retrospektive Studien die Grundlage für eine recht zuverlässige Risikoklassifizierung zu schaffen. Bei einer derartigen Risikoeinstufung ist es jedoch unmöglich, streng zwischen intra- und postoperativem Risiko zu differenzieren oder gar begrifflich und tatsächlich zwischen einem anästhesiologischen und einem operativen Risiko zu unterscheiden [4, 12, 18, 19, 20, 21, 22, 30, 32].

Wenn der Anästhesist mehr ist und mehr sein soll als ein Narkotiseur, bleibt es unvermeidlich, daß sich seine Risikoeinstufung mit der Einschätzung durch den Operateur überschneidet; und damit ist es unvermeidlich, daß sich hierbei ein weites Feld von Meinungsdifferenzen bis hin zum krassen Dissens ergeben kann. Die Vereinbarungen der Fachgebiete Anästhesiologie und Chirurgie [5] sowie Orthopädie [6] sehen vor, daß in einem solchen Dissens der Operateur das letzte Wort hat; die Indikationsstellung zur Operation fällt in seine fachliche Zuständigkeit [34, 35]. Wir bejahen dies, möchten uns aber wünschen, daß derartige Entscheidungen häufiger im Geiste kooperativer Partnerschaft als mit dem Blick auf festgefügte Fachgebietsgrenzen getroffen und daß die Ergebnisse einer systematischen Risikobewertung von den Vertretern der operativen Fachgebiete mehr als bisher zur Kenntnis genommen werden. Das Schlagwort von der „Gesamtverantwortung" des Operateurs trifft nicht mehr zu, es sei denn, man wollte das Rad der Medizingeschichte zurückdrehen und das Schicksal des Patienten tatsächlich wieder in die Hand nichtärztlicher Narkotiseure legen. Ohnehin ist von einer solchen „Gesamtverantwortung" meist keine Rede mehr, wenn es zur gerichtlichen Nachprüfung eines Zwischenfalls kommt. Dann steht oft genug der Anästhesist plötzlich im Brennpunkt der Erörterungen, auch wenn primär die Verantwortung des Operateurs tangiert ist [24, 26].

Nicht nur wegen solcher drohender forensischer Konsequenzen ist zu fragen, wo die Grenzen des Zumutbaren liegen, wenn der Anästhesist gegen seine Überzeugung, gelegentlich sogar gegen sein ärztliches Gewissen, bei einer Operation tätig werden muß, die er wegen einer aus seiner Sicht unvertretbar hohen Risikobelastung für kontraindiziert hält. Inwieweit besteht für ihn in besonders krassen Fällen vielleicht sogar eine über nachhaltige Einwände hinausgehende Verpflichtung zum Widerspruch?

Die Konfliktsituation wird dann evident, wenn man sie vor dem Hintergrund der ärztlichen Aufklärungspflicht sieht, der bekanntlich auch der Anästhesist unterworfen ist [16, 27, 31]. Einerseits wäre es in hohem Maße verantwortungslos und wider die ärztlichen Pflichten, den zur Operation entschlossenen Patienten durch eine drastische Risikodarstellung, die im Gegensatz zu der des Operateurs steht, in Zweifel zu stürzen; andererseits ist der Anästhesist zu einer wahrheitsgerechten Aufklärung über das Operationsrisiko verpflichtet, insbesondere wenn der Patient ihn ausdrücklich danach fragt. Weitgehend offen ist auch die Frage nach der Aufklärung und Einwilligung zu einer vorhersehbaren komplikationsgefährdeten postoperativen Intensivtherapie, die eng mit der Indikationsstellung zur Operation verbunden ist [14].

Die biologisch-medizinischen Risikofaktoren im anästhesiologisch-operativen Bereich lassen sich also durch eine sorgfältige Voruntersuchung und Vorbehandlung sowie durch eine ausgewogene Indikationsstellung reduzieren, wobei einer engen, einvernehmlichen Kooperation von Anästhesist und Operateur besondere Bedeutung zukommt. Gleichwohl sind Komplikationen, die sich aus biologisch-medizinischen Risikofaktoren ergeben, meist schicksalsbedingt. Nur selten liegt ihnen ein ärztlicher Sorgfaltsmangel im medikolegalen Sinne zugrunde. Ergeben sich aus solchen Komplikationen forensische Konsequenzen, so entwickeln sich hieraus oft solche Verfahren, in denen schließlich ein Aufklärungsmangel als sog. Auffangtatbestand herangezogen wird, um den Arzt auch für eine schicksalsbedingte Schädigung haftbar machen zu können. Derartige juristische Winkelzüge fördern die Tendenzen zu einer defensiven Medizin, die gerade auch für den Anästhesisten als Konsequenz naheliegen könnte. Demgegenüber müssen wir den Standpunkt vertreten: Wenn der so oft und gerne zitierte „mündige Staatsbürger" von dem Fortschritt der Medizin und den erweiterten Möglichkeiten der operativen Therapie Gebrauch machen will, muß er auch bereit sein, die damit verbundenen immanenten Risiken dieser Therapieverfahren zu tragen.

Technisch-organisatorische Risikofaktoren

Wenden wir uns nun den technisch-organisatorischen Risikofaktoren zu. Sie sind vom Zustand des Patienten weitgehend unabhängig und betreffen mehr das Umfeld der anästhesiologisch-operativen Tätigkeiten. Schäden, die durch derartige Risikofaktoren verursacht werden, sind somit in aller Regel nicht schicksalsbedingt; nicht selten liegt ihnen ein ärztlicher Sorgfaltsmangel zugrunde, der vom persönlichen Fehlverhalten bis zum Organisationsverschulden reichen kann.

Haben wir festgestellt, daß die Entscheidungskompetenz des Anästhesisten im Hinblick auf die Beurteilung biologisch-medizinischer Risikofaktoren durch die Prädominanz des Operateurs eingeschränkt ist, so ist sie im Hinblick auf die Kategorie technisch-organisatorischer Risikofaktoren durch die Vorgaben des Krankenhausträgers limitiert. Bedingt durch die derzeitige Kostensituation im Gesundheitswesen, entwickelt sich eine immer größere Diskrepanz zwischen dem, was der gewissenhafte Arzt an Voraussetzungen fordern müßte und die Rechtsprechung gelegentlich auch von ihm fordert, und dem, was der Krankenhausträger ihm zu geben bereit und in der Lage ist.

Dieses Problem beginnt bereits bei einer angemessenen apparativen Ausstattung. Wir sind heute noch nicht einmal in der Lage, die relativ bescheidene Forderung nach einem EKG-Monitoring zur Narkoseüberwachung auf breiter Basis zu realisieren. Je mehr Risikopatienten operiert werden, desto dringender aber ist der Anästhesist auf eine adäquate apparative Überwachung angewiesen [29].

Nicht selten steht er Geräten gegenüber, die aus Altersgründen, wegen mangelhafter Wartung oder infolge eines Defekts den Anforderungen nicht mehr genügen. In welche rechtliche Situation gerät er, wenn seine Appelle an den Krankenhausträger nach regelmäßiger Wartung oder Ersatz durch Neuanschaffung ungehört bleiben, er aber gleichwohl auf die Weiterbenutzung des Geräts angewiesen ist? Aus ärztlicher Sicht liegt es in seinem Verantwortungsbereich zu entscheiden, ob die Benutzung eines nicht mehr einwandfreien Apparats im Hinblick auf die Patientensicherheit noch vertretbar erscheint [1, 3, 28, 33]. Die Empfehlung der DGAI zur Sicherheit medizinisch-technischer Geräte [7] stellen für den Anästhesisten insoweit eine Hilfestellung dar und sie sollen gleichzeitig im Interesse der Patientensicherheit einen bestimmten technischen Standard normieren, von dem wir hoffen, daß er in einigen Jahren auf breiter Basis realisiert werden kann.

Eine weitere erhebliche Risikobelastung der anästhesiologischen Arbeit stellt die unzureichende Personalbesetzung von Anästhesieabteilungen, gemessen an den steigenden quantitativen und qualitativen Anforderungen, dar. Wenn auch die Ausstattung mit Geräten und technischen Einrichtungen nicht immer ausreichend ist und zahlreiche Wünsche offenläßt, so sind diese Probleme doch meist vorübergehender Natur und prinzipiell lösbar. Das Personalproblem jedoch stellt den Anästhesisten fast täglich vor die Konfliktsituation, den Anforderungen, die andere, besonders die operativen Fachgebiete, an ihn herantragen, nachzukommen oder den teilweise rigorosen Forderungen der Rechtsprechung zu folgen, was in weiten Bereichen die Wirkung eines „Dienstes nach Vorschrift" hätte.

Die Personalbesetzung von Anästhesieabteilungen richtet sich bekanntlich - wie die von allen anderen Krankenhausfachabteilungen auch - nach den Anhaltszahlen der Deutschen Krankenhausgesellschaft (DKG) von 1969. Sie wurden von der Arbeitswoche mit 47 h auf die mit 40 h fortgerechnet [15, 17, 23]. Es bedarf keiner akribischen Personalbedarfsermittlungsverfahren, um festzustellen, daß mit Anhaltszahlen aus dem Jahre 1969 keine moderne Medizin des Jahres 1984 betrieben werden kann [9, 13]. Gerade die operative Medizin hat in diesem Zeitraum eine ungeheure Ausweitung erfahren, was Zahl, Art und Dauer operativer Eingriffe anlangt, aber auch bezüglich ihrer Ausdehnung auf immer höhere Risikogruppen und extremere Alterskategorien. Diese Erweiterung des Aufgabenbereichs führt zwangsläufig zu der Notwendigkeit einer Intensivierung der präoperativen Voruntersuchung und Vorbereitung, der intraoperativen Überwachung und der postoperativen Nachsorge und Intensivbehandlung. Man kann auch umgekehrt argumentieren: Erst die Intensivierung der prä-, intra- und postoperativen Patientenversorgung hat die spektakuläre Ausweitung der operativen Medizin ermöglicht. An dem hohen Anteil der Anästhesiologie an dieser Entwicklung besteht kein Zweifel.

Schwieriger noch als das rein quantitative Problem der Anhaltszahlen von 1969 ist das qualitative. Die Anhaltszahlen gehen von der Fiktion aus, daß Arzt gleich Arzt sei. Insbesondere lassen diese Zahlen die Notwendigkeit völlig außer acht, daß in Weiterbildung befindliche Ärzte der ständigen Anweisung und Beaufsichtigung bedürfen, da sie für jeden Arbeitsplatz nur eine ärztliche Planstelle vorsehen und selbst der leitende Abteilungsarzt hiervon nicht ausgenommen ist. Demgegenüber hat die Rechtsprechung die Anforderungen an die Qualifikation des anästhesiologisch tätigen Arztes seit 1969 schrittweise deutlich erhöht. War es damals noch strittig, ob nicht auch Krankenschwestern und Krankenpfleger zu Narkosen herangezogen werden könnten, wird der Begriff der „Parallelnarkosen" heute sogar auf Anästhesieverfahren ausgedehnt, die von approbierten Ärzten durchgeführt werden, solange diese sich noch in der Weiterbildung befinden [36, 38]. Die von der Rechtsprechung geforderte ständige Überwachung dieser Ärzte und ihre Unterweisung in unterrichtsähnlichen Veranstaltungen stehen im eklatanten Widerspruch zu den Grundsätzen der Personalbemessung nach den Anhaltszahlen der DKG. Sie stellen darüber hinaus den Charakter der ärztlichen Weiterbildung als berufsbegleitende Maßnahme in Frage.

Für den einzelnen Anästhesisten wie für das Fachgebiet Anästhesiologie bedeutet diese Situation die „Quadratur des Kreises", d.h. einen unlösbaren Konflikt zwischen der Notwendigkeit, unter den gegebenen Voraussetzungen die anästhesiologische Patientenversorgung sicherzustellen, und gleichzeitig den auf den Einzelfall bezogenen, nicht selten realitätsfernen Forderungen der Rechtsprechung zu folgen. Diese Diskrepanz läßt sich nur in Form eines Kompromisses lösen: Einerseits muß der leitende Anästhesist seinen Krankenhausträger nachdrücklich darauf hinweisen, wenn die personelle Besetzung seiner Abteilung in einem Mißverhältnis zu den Anforderungen seines ihm zugewiesenen dienstlichen Aufgabenbereichs steht. Andererseits muß er selbst, in eigener ärztlicher Verantwortung, entscheiden, was er unter Berücksichtigung aller gegebenen Umstände und der Forderungen der Rechtsprechung gegenüber der Sicherheit des Patienten für noch vertretbar hält. Einen mittleren Weg zu finden zwischen unverantwortlicher Kompromißbereitschaft und einem starren „Dienst nach Vorschrift" ist schwierig. Er erfordert Augenmaß, Verantwortungsgefühl und Durchsetzungsvermögen und ist ohne Konflikte kaum zu gehen. Dabei muß der Anästhesist gelegentlich auch seinem operativen Partner gegenüber mit dem gebotenen Nachdruck klarstellen, daß aus seiner Sicht die Grenze des Vertretbaren überschritten ist. Dies gilt um so mehr, wenn durch relativ einfach organisatorische Absprachen unnötige Risiken vermieden werden könnten. Laufen etwa die regulären Operationsprogramme bis in den späten Nachmittag oder gar bis in die Abendstunden und steht zu dieser Tageszeit der Aufwachraum aus personellen Gründen nicht mehr zur Verfügung, so ergibt sich daraus für den Patienten ein organisatorisch bedingtes erhöhtes Risiko, das im Falle eines nicht dringlichen Eingriffs keinesfalls vertretbar ist und wohl in aller Regel auch von der Rechtsprechung gegebenenfalls als schuldhafter Organisationsmangel eingestuft werden dürfte [10, 37].

Dieses Beispiel zeigt, daß beschränkte apparative und personelle Voraussetzungen den Anästhesisten und den Operateur verpflichten, durch sachgerechte, einvernehmliche organisatorische Maßnahmen vermeidbaren Risiken zu begegnen. Dort, wo organisatorische Maßnahmen allein vorhandene Mängel nicht mehr kompensieren können, müssen Anästhesist und Operateur ebenso einvernehmlich die Grenzen des noch Vertretbaren bestimmen.

Grenzbestimmung vertretbarer Risiken

Unsere Verpflichtung dem Risikopatienten gegenüber erfordert neben wissenschaftlichem Engagement und vertieften klinischen Kenntnissen und Erfahrungen insbesondere ärztliche Gewissenhaftigkeit im Hinblick auf das organisatorische Umfeld unserer Tätigkeit, das zunehmend von ökonomischen Faktoren begrenzt wird. Wenn unsere Gesundheitspolitiker genötigt sind, Grenzen zu ziehen, diese Grenzziehung aber in der Öffentlichkeit nicht vertreten können oder nicht vertreten wollen, sind wir Ärzte aufgerufen, die Grenzen des Vertretbaren unseren Patienten und der Öffentlichkeit gegenüber aufzuzeigen und unser Handeln darauf einzurichten. Es wäre bedauerlich, wenn erst die Rechtsprechung uns zu einer notwendigen kritischen Haltung nötigen müßte, die eigentlich dem ärztlichen Verantwortungsbewußtsein entspringen sollte, wenn wir auch zugeben wollen, daß ohne eine patientorientierte Rechtsprechung unsere Arbeitsbedingungen am Krankenhaus bei weitem noch schlechter wären als sie es sind.

Wissenschaftlicher Fortschritt läßt sich nicht aufhalten. Auch in der operativen Medizin wird die Tendenz zur Expansion fortschreiten, allerdings um den Preis eines immer höheren personellen und apparativen Aufwands. Diesen Aufwand zu finanzieren, wird immer problematischer. Welche Mindestvoraussetzungen halten wir für unverzichtbar, wo liegt die Grenze des noch Vertretbaren? Es wäre gut, die ärztlichen Partner - Anästhesist und Operateur - würden zu einem Konsens über diese Grenzen unserer Mittel und Möglichkeiten gelangen, damit wir weniger häufig auf den Juristen als Richter in ärztlicher Sache angewiesen sind.

Literatur

1. Ahnefeld FW (1979) Die Sicherheit medizinisch-technischer Geräte und Anlagen. Anästhesiol Intensivmed. 20:296-308
2. Ahnefeld FW (1984) Berufsbild des Anästhesisten. In: Brückner JB, Uter P (Hrsg) Das Berufsbild des Anaesthesisten. Springer, Berlin Heidelberg New York Tokyo (Anaesthesiologie und Intensivmedizin, Bd 164)
3. Ahnefeld FW, Kilian J, Friesdorf W (1981) Sicherheit und Instandhaltung medizinisch-technischer Geräte. Anästhesiol Intensivmed 22:291-302
4. Altemeyer KH, Schultz M, Mehrkens HH, Heinz E, Dick W (1984) Präoperative Befunderhebung durch eine Anästhesie-Ambulanz - Ergebnisse bei 2500 Patienten. Anästhesiol Intensivmed 25:1-7
5. Berufsverband Deutscher Anästhesisten und Berufsverband der Deutschen Chirurgen (1982) Vereinbarung über die Zusammenarbeit bei der operativen Patientenversorgung. Anästhesiol Intensivmed 23:403-405
6. Berufsverband Deutscher Anästhesisten und Berufsverband der Fachärzte für Orthopädie (1984) Vereinbarung über die Zusammenarbeit bei der operativen Patientenversorgung. Anästhesiol Intensivmed 25 (im Druck)
7. Deutsche Gesellschaft für Anästhesiologie und Intensivmedizin (1981) Empfehlung zur Sicherheit medizinisch-technischer Geräte. Anästhesiol Intensivmed 22:303-308

8. Deutsche Gesellschaft für Anästhesiologie und Intensivmedizin (1982) Entschließung zur anästhesiologischen Voruntersuchung. Anästhesiol Intensivmed 23:446
9. Deutsche Gesellschaft für Anästhesiologie und Intensivmedizin, Berufsverband Deutscher Anästhesisten (1984) Entschließung zur Personalbedarfsermittlung. Anästhesiol Intensivmed 25 (im Druck)
10. Deutsches Krankenhausinstitut Düsseldorf, Institut für Krankenhausbau der Technischen Universität Berlin, Deutsche Gesellschaft für Anästhesiologie und Intensivmedizin (1982) Grundsätze für die Organisation und Einrichtung von Aufwacheinheiten in Krankenhäusern. Anästhesiol Intensivmed 23:373-375
11. Dick W (1984) Aufgaben des Fachgebietes Anästhesiologie in der operativen Medizin - Versuch einer Analyse. Anästhesiol Intensivmed 25:346-352
12. Dick W (1984) Präoperative Phase. In: Brückner JB, Uter P (Hrsg) Das Berufsbild des Anaesthesisten. Springer, Berlin Heidelberg New York Tokyo (Anaesthesiologie und Intensivmedizin, Bd 164)
13. Eckart J, Kurz W, Spiller G (1978) Leistungsorientierter Personalbedarf in Anästhesie-Abteilungen. Anästhesiol Intensivmed 19:461-465
14. Eser A (1979) Aufklärung und Einwilligung bei Intensivtherapie. Anästhesiol Intensivmed 20:211-220
15. Golombek G (1979) Zur Ermittlung des Personalbedarfs in der Anästhesie. Anästhesiol Intensivmed 20:107-115
16. Hutschenreuter K (1978) Möglichkeiten und Grenzen der Aufklärung aus anästhesiologischer Sicht. Anästhesiol Inform 19:236-241
17. Lauterbacher J, Golombek G (1975) Anhaltszahlen für die Besetzung der Krankenhäuser mit Mitarbeitern. Anästhesiol Inform 16:290-295
18. Lutz H (1979) Sorgfalt bei der Voruntersuchung und Vorbehandlung (mit Diskussion). Anästhesiol Intensivmed 20:31-35
19. Lutz H (1980) Präoperative Risikoeinschätzung nach objektiven Kriterien. Anästh Intensivther Notfallmed 15:287-292
20. Lutz H, Peter K (1973) Das Risiko der Anaesthesie unter operativen Bedingungen. Langenbecks Arch Chir 334:672-679
21. Lutz H, Klose R, Peter K (1972) Untersuchungen zum Risiko der Allgemeinanästhesie unter operativen Bedingungen. Dtsch Med Wochenschr 97:1816-1820
22. Lutz H, Klose R, Peter K (1976) Die Problematik der präoperativen Risikoeinstufung. Anästhesiol Inform 17:342-351
23. Opderbecke HW (1976) Die Anhaltszahlen der DKG. Anästhesiol Inform 17:424-431
24. Opderbecke HW (1978) Anaesthesie und ärztliche Sorgfaltspflicht. Springer, Berlin Heidelberg New York (Anaesthesiologie und Wiederbelebung, Bd 100)
25. Opderbecke HW (1984) Berufsbild des Anästhesisten aus der Sicht der DGAI. In: Brückner JB, Uter P (Hrsg) Das Berufsbild des Anaesthesisten. Springer, Berlin Heidelberg New York Tokyo (Anaesthesiologie und Intensivmedizin, Bd 164)
26. Opderbecke HW, Weißauer W (Hrsg) (1981) Forensische Probleme in der Anästhesiologie. Perimed Erlangen
27. Opderbecke HW, Weißauer W (1982) Die Aufklärungspflicht des Anästhesisten. Dtsch Ärztebl 79/10:53-58
28. Opderbecke HW, Weißauer W (1982) Sicherheit und Instandhaltung medizinisch-technischer Geräte - Rechtliche Konsequenzen. Krankenhaus 74:60-63
29. Opderbecke HW, Weißauer W (1984) EKG-Monitoring und Narkose. Anästhesiol Intensivmed 25:432-433
30. Peter K, Unertl K, Heurich G, Mai N, Brunner F (1980) Das Anästhesierisiko. Anästhesiol Intensivmed 21:240-248
31. Weißauer W (1978) Rechtliche Grundlagen der Aufklärung. Anästhesiol Inform 19:231-235
32. Weißauer W (1980) Klassifizierung des allgemeinen Operationsrisikos aus rechtlicher Sicht. Anästhesiol Intensivmed 21:249-251
33. Weißauer W (1981) Sicherheit medizinisch-technischer Geräte aus rechtlicher Sicht. Anästhesiol Intensivmed 22:396-399
34. Weißauer W (1982) Zusammenarbeit zwischen Chirurg und Anästhesist bei der operativen Patientenversorgung. Anästhesiol Intensivmed 23:406-409

35. Weißauer W (1984) Anmerkungen zur Vereinbarung zwischen dem Berufsverband Deutscher Anästhesisten und dem Berufsverband der Fachärzte für Orthopädie über die Zusammenarbeit bei der operativen Patientenversorgung. Anästhesiol Intensivmed 25
36. Weißauer W, Opderbecke HW (1983) Zulässigkeit und Grenzen der „Parallelnarkose". Anästhesiol Intensivmed 24:214–218
37. Weißauer W, Opderbecke HW (1984) Die Überwachung des Patienten nach der Narkose. Anästhesiol Intensivmed 25:60–63
38. Weißauer W, Opderbecke HW (1984) Forensische Probleme der ärztlichen Weiterbildung am Beispiel der Parallelnarkose. Med R 2:134–137

Juristische Aspekte

W. Weißauer

Zu Beginn meines Beitrags möchte ich versuchen, den Begriff des Risikos, der unserem Thema zugrunde liegt, näher zu bestimmen.

Als *Krankheitsrisiko* lassen sich die Gefahren und die nachteiligen Folgen definieren, die dem Patienten drohen, wenn die Krankheit nicht behandelt wird.

Als *medizinisches* Risiko möchte ich die der ärztlichen Behandlung immanente Gefahr des Behandlungsmißerfolgs und den Behandlungsmißerfolg als Diskrepanz zwischen dem Behandlungsziel und dem Behandlungsergebnis bezeichnen. Dieser Mißerfolg ist ein relativer, wenn das Behandlungsziel nicht voll oder nur um den Preis unerwünschter Nebenwirkungen erreicht wird. Er ist ein absoluter, wenn die Behandlung dem Patienten schadet, statt ihm zu nützen, wenn sie also das Gegenteil von dem bewirkt, was sie erstrebt.

Das *forensische* Risiko läßt sich definieren als die dem Arzt, seinen Mitarbeitern und dem Krankenhausträger drohende Gefahr, wegen eines Behandlungsmißerfolgs, der zu einer Schädigung des Patienten geführt hat, zivil- oder strafrechtlich zur Verantwortung gezogen zu werden.

Um diese Definitionen mit Inhalt zu füllen, klassifiziere ich die Faktoren, die beim Kalkül des medizinisichen und forensischen Risikos in Betracht zu ziehen sind, nach ihrer Genese als:

1. *Methodenspezifische* Risikofaktoren: den einzelnen diagnostischen und therapeutischen Verfahren immanente Gefahren.
2. *Patientenspezifische* Risikofaktoren: die Eingriffsgefahren erhöhende individuelle Belastungen, z. B. Vor- und Begleitkrankheiten, physiologische und anatomische Anomalien, extremes Lebensalter des zu Behandelnden.
3. *Arztspezifische* Risikofaktoren: Qualifikations- und Sorgfaltsmängel des Behandelnden und seiner Mitarbeiter.
4. *Krankenhausspezifische* Risikofaktoren: Mängel der personellen Besetzung, Ausstattung, Organisation.

Um zu prüfen, ob die Klassifizierung in die Risikofaktoren Methode, Patient, Arzt, Krankenhaus in sich schlüssig und umfassend ist, darf ich exemplifizieren: Das Versagen des Respirators infolge nicht erkennbarer Konstruktions- oder Fabrikationsfehler fällt unter 1, die Allergie des Patienten unter 2, Fehler bei der Bedienung des Geräts unter 3, der Einsatz eines überalterten Gerätes unter 4.

Schäden an Leib oder Leben aufgrund dieser Risiken sind iatrogene Schäden. Damit ist noch kein forensisches Wert- oder Unwerturteil gesprochen, weil mit Klasse 1 und 2 auch nichtbeherrschbare Risiken als Zwischenfallursachen in Betracht kommen.

Die ärztliche Haftung, also die Realisierung des forensischen Risikos, setzt stets ein Verschulden voraus. Der lege artis indizierte und ausgeführte Heileingriff, in den der Patient wirksam eingewilligt hat, bleibt auch dann rechtmäßig, wenn er mißlingt.

Dabei müssen wir innerhalb des forensischen Risikos differenzieren: Für Schäden aufgrund nichtbeherrschbarer Risiken haftet der Arzt nur dann, wenn der „informed consent" des Patienten fehlt, etwa weil der Arzt ihn nicht ausreichend über den Eingriff aufgeklärt hat. Er haftet hier unter dem Gesichtspunkt der schuldhaften ärztlichen Eigenmacht, also wegen eines Legitimationsdefizits. Bei Schäden aufgrund beherrschbarer Risiken liegt dagegen der Vorwurf des schuldhaften Behandlungsfehlers nahe; der Arzt haftet insoweit wegen eines Sorgfaltsmangels bei der Behandlung oder bei der Organisation der Behandlung.

Um es bildlich auszudrücken: Medizinisches und forensisches Risiko sind wie siamesische Zwillinge; 2 gemeinsame Beine, das beherrschbare und das nichtbeherrschbare Risiko, tragen den gemeinsamen Rumpf, den Behandlungsmißerfolg. Erst bei der Ursache des Mißerfolgs beginnt die Trennung, die Selektion der schuldhaften Fehlleistung, die zur zivil- oder strafrechtlichen Haftung führt, von den Behandlungsrisiken beliebiger Genese, die zum iatrogenen Schaden führen.

Haben wir nun mit Definitionen und Klassifizierungen den Inkubus des medizinischen und den Sukkubus des forensischen Risikos so halb und halb beschworen, so stellt sich die Frage, ob und wie wir sie aus der Medizin und aus dem Recht auszutreiben vermögen.

Beginnen wir mit unserer Strategie bei der Medizin, so ist unser mächtigster Helfer der medizinische Fortschritt. Fortschritt der Medizin bedeutet, die Behandlungsmöglichkeiten zu erweitern und ihre Risiken durch Verfeinerung der diagnostischen und therapeutischen Methoden zu verringern. Er engt die Risiken der Klasse 1, v.a. aber auch die der Klasse 2 ein, weil er individuelle, risikoerhöhende Umstände mehr und mehr korrigierbar macht; ganz eliminieren kann er sie nicht.

Es gibt keine Medizin und selbstverständlich auch keine Anästhesie ohne Risiko, und es wird sie nicht geben. Medizin ist eine Erfahrungswissenschaft, keine exakte Naturwissenschaft. Auch wenn ein Eingriff erfahrungsgemäß 999mal gelingt und nur einmal mißlingt, kann jeder neue Einzelfall eben dieser potentielle 1000. Ausnahmefall sein. Anders als der Chemiker oder Physiker, der Art und Zahl der Faktoren selbst bestimmt, die er in seine Versuchsanordnung einbezieht, ist der Arzt beim Heileingriff mit einer unübersehbaren Fülle physiologischer Komponenten konfrontiert, deren Reaktionen und Interaktionen sich bestenfalls statistisch abschätzen, aber nicht exakt vorherberechnen lassen. Der Fortschritt verringert die Distanz zwischen der Erfahrungswissenschaft Medizin und den exakten Naturwissenschaften, ohne sie je ganz überwinden zu können.

Solange es das medizinische Risiko für den Patienten gibt, wird es auch das forensische Risiko für den Arzt geben. Verblüffen kann freilich, daß der Fortschritt der Medizin mit dem medizinischen Risiko nicht auch - in einer Art Gleichschritt - das forensische Risiko verringert. Dieses erweist sich, wie die Zahl der Schadenersatzansprüche und der Strafverfahren zeigt, als fortschrittsresistent, ja es scheint eher noch weiter zu aggravieren.

Damit verschieben sich die relativen Größenordnungen. Die Zahl der iatrogenen Schäden nähert sich der Zahl der Haftungsfälle. Daß diese Zahl sehr viel kleiner ist, liegt auf der Hand. Aus den bereits erwähnten rechtlichen Gründen, nämlich der Voraussetzung eines Verschuldens, aber auch wegen der Beweisschwierigkeiten, führt nur ein kleiner Bruchteil der iatrogenen Schäden zu forensischen Konsequenzen.

Gestehe ich es also ein: Das Bild von den siamesischen Zwillingen mit den gleich großen Köpfen verzerrt - Gott sei Dank - die Realität gröblichst. Wie dies nun aber einmal Art der Juristen ist, habe ich mir für diese offensichtliche Fehlleistung bereits eine Verteidigung zurechtgelegt, nämlich, daß dieses Bild als Zukunftsvision nicht völlig verfehlt ist. Reduziert sich die Zahl der iatrogenen Schäden, bleibt die der Haftungsfälle aber unverändert, so werden wir während des Annäherungsprozesses der Volumina einen Punkt erreichen, von dem aus es möglich wird, das medizinisiche Risiko - zunächst wenigstens partiell - als solches zu versichern, den Schadenersatz vom Verschulden abzukoppeln und damit die zivilrechtliche Haftung aus dem forensischen Risiko zu eliminieren. Damit entfiele zugleich bei vielen Geschädigten das Motiv für eine Strafanzeige gegen den Arzt.

Die zunächst verblüffende Fortschrittsresistenz des forensischen Risikos ist einfach zu erklären: Der medizinische Fortschritt erhöht den Leistungsstandard, indem er aus den nicht oder noch nicht beherrschbaren Risiken der Klassen 1 und 2 beherrschbare Risiken der Klassen 3 und 4 macht. An diesem erhöhten Leistungsstandard ihres Faches aber werden die Ärzte bei einem Zwischenfall von den Gerichten mit Hilfe des Sachverständigen gemessen.

Je stärker der Fortschritt die nichtbeherrschbaren Risiken der Klasse 1 und 2 reduziert, desto näher rückt die Annahme, daß ein iatrogener Schaden auf den prinzipiell beherrschbaren Risiken der Klasse 3 und 4, d.h. auf Qualifikations- und Sorgfaltsmängeln oder einer unzureichenden personellen und sachlichen Ausstattung der Abteilung beruht. Der Prima-facie-Beweis für die schuldhafte Fehlleistung rückt damit gerade in der Anästhesie immer näher. Es ist in dieser Situation erfreulich, daß der Bundesgerichtshof im Lagerungsurteil die simple Schlußfolgerung von der Narkoselähmung auf einen Fehler bei der Lagerung und bei der Lagerungskontrolle abgelehnt hat.

Noch viel schneller als die in der Praxis realisierbaren Fortschritte der Medizin entwickeln sich Erwartungshaltung und Anspruchsdenken. Wer vor 2 Jahrzehnten noch dankbar dafür war, einen Eingriff lebend überstanden zu haben, neigt heute nach dem gleichen Eingriff oft schon dazu, Schadenersatzansprüche wegen einer überschießenden Narbenbildung zu erheben.

Wenden wir uns den Sorgfaltspflichten des Arztes zu, so meine ich, ein Risiko kommt selten allein. Wenn es um schwere Zwischenfälle geht, finden wir oft eine Kombination aller Risiken unserer Klassifizierung. Das erste und zugleich größte aller Risiken liegt aber darin, daß die individuellen risikoerhöhenden Faktoren nicht erkannt werden und damit der Risikopatient nicht als solcher identifiziert wird. Damit sind, wie die Analyse folgenschwerer Zwischenfälle zeigt, alle Weichen falsch gestellt von der Fehlbeurteilung der Eingriffsindikation über Mängel der Vorbehandlung und der Methodenwahl bis zur Organisation des Behandlungsablaufs.

Spezielle Probleme ergeben sich gerade beim Risikopatienten auch bei der interdisziplinären Kooperation.

Negative Kompetenzkonflikte zwischen Anästhesist und Operateur, bei denen sich jeder darauf verläßt, der andere würde schon das Erforderliche tun, können für den Patienten tödlich sein. Da jeder, der eine bestimmte medizinische Methode anwendet, auch die Sorge für die mit ihr verbundenen Risiken zu übernehmen hat, gibt es hinsichtlich der Kompetenzzuweisung für die Abwendung der eingriffspezifischen und für die anästhesiespezifischen Risiken keine prinzipiellen Probleme.

Soweit es um das *allgemeinoperative* Risiko geht, das sich aus den Belastungen durch den speziellen Eingriff und durch das Betäubungsverfahren ergibt, hat die Anästhesie ganz bewußt einen deutlichen Schritt nach vorne getan. Die von den Verbänden dieses Faches empfohlenen Aufklärungs- und Anamnesebögen für Erwachsene und Kinder enthalten weitgespannte Fragenkataloge, die neben den anästhesiespezifischen Risiken die Vor- und Begleitkrankheiten erfassen sowie alle anderen Umstände, die für die intraoperative Belastung der Vitalfunktionen von Bedeutung sein können.

Die Verbindung der Anamnese mit der Aufklärung des Patienten hat den entscheidenden Vorteil, daß der Patient nicht nur über die methodenspezifischen Standardrisiken der Anästhesie unterrichtet wird, sondern die Bögen sind so konzipiert, daß die einzelnen Fragen zugleich als Hinweis auf risikoerhöhende Umstände fungieren und damit der Individualaufklärung im Bereich der Klasse 2 dienen, sie zumindest vorbereiten. Der Patient, der individuelle, risikoerhöhende Umstände ankreuzt, kann dem Arzt im Aufklärungsgespräch nähere Fragen nach ihrer Bedeutung stellen.

Auch psychologisch scheint diese Methode große Vorteile zu bieten: Der Patient kann durch das sorgfältige Ausfüllen des Anamnesebogens selbst etwas zu seiner Sicherheit beitragen, und er erkennt zugleich, daß der Anästhesist in der Vorbereitung des Betäubungsverfahrens alles tut, um vermeidbare Gefahren von ihm fernzuhalten. Daß der Aufklärungs- und Anamnesebogen das Arzt-Patienten-Gespräch nur vorbereiten, nicht aber ersetzen kann und daß der Patient gerade bei der Beantwortung der Fragen zur Anamnese der Unterstützung durch den Arzt bedarf, ist so selbstverständlich, daß sich dazu nähere Ausführungen erübrigen. Beim Blick auf das forensische Risiko ist festzustellen, daß diese Bögen in vielen Millionen Stück verwendet worden sind, ohne daß es noch zu Haftungsansprüchen oder Strafverfahren wegen einer unzulänglichen Patientenaufklärung gekommen ist. Und was noch sehr viel wichtiger ist: Die gründliche Anamnese hat die Sicherheit der Patienten erhöht und die Zahl der Zwischenfälle reduziert.

Der Anästhesist, der diese Bögen verwendet, deklariert mit dem weitgefaßten Fragenkatalog zur Anamnese unmißverständlich, daß auch die damit korrespondierenden Voruntersuchungen und Vorbehandlungen von ihm durchzuführen oder zu veranlassen sind.

Damit ist aber auch die äußerste Grenze der präoperativen anästhesiologischen Zuständigkeit erreicht. Es erscheint geradezu absurd, vom Anästhesisten darüber hinaus noch anamnestische Erhebungen und Voruntersuchungen wegen Risiken zu fordern, die sich postoperativ aus Behandlungsmaßnahmen auf der Betteneinheit ergeben können. Es erübrigt sich in diesem Kreis jedes Wort darüber, daß der Anästhesist für eine Generaluntersuchung des Patienten weder fachlich zuständig ist, noch Zeit oder Gelegenheit zu einer solchen Untersuchung hätte.

Jede Stunde, die der Anästhesist für die dringenden Voruntersuchungen und Vorbehandlungen zur Verfügung hat, ist künftig um so kostbarer, als das Bundessozialgericht vor kurzem entschieden hat, daß die ambulante anästhesiologische Voruntersuchung Teil der durch den Pflegesatz abgegoltenen stationären Behandlung auch dann ist, wenn der Patient erst Tage später stationär aufgenommen wird. Damit ist die prästationäre Anästhesieambulanz nicht mehr durchführbar, weil der leitende Anästhesist außerstande ist, dem Krankenhausträger Sach- und Personalkosten für Leistungen zu erstatten, die ihm nicht honoriert werden.

Aufgabe des Anästhesisten ist es, ungeachtet aller administrativen Erschwerungen, im Rahmen der Voruntersuchung die Risiken zu erkennen, die erkennbar sind, sie zu korrigieren, soweit sie korrigierbar sind, und ihren Stellenwert als Kontraindikationen zu kalkulieren, soweit sie nicht korrigierbar sind. Bei alledem gibt es freilich Grenzen.

Sozusagen ein „Dauerbrenner" innerhalb des Faches ist der Meinungsstreit um Inhalt und Umfang des Minimalprogramms an Voruntersuchungen vor jeder Narkose. Ich habe stets davor gewarnt, hier Verbindliches festzuschreiben oder vorzuschreiben und damit vorschnell eine Kunstregel zu postulieren. In Universitätskliniken und großen Krankenhäusern wird es möglich und oft auch schon vom organisatorischen Ablauf her zweckmäßig sein, präoperativ einen festen Katalog von Laboruntersuchungen routinemäßig mitlaufen zu lassen. Andererseits gibt es, wenn ich dies richtig sehe, noch keinen Nachweis dafür, daß diese Methode der gezielten Befunderhebung aufgrund einer sorgfältigen Anamnese und einer gründlichen körperlichen Untersuchung, an die sich die erforderlichen Spezialuntersuchungen anschließen, per se überlegen wäre.

Was wir angesichts der Kostenexpansion im Gesundheitswesen brauchen, ist eine Medizin mit Augenmaß. Der Arzt muß die nach den fachspezifischen Maßstäben erforderliche Sorgfalt anwenden und nicht jede erdenkliche Sorgfalt. Der Bundesgerichtshof hat dies im „Halsrippenurteil", in dem es um eine Narkoselähmung ging, bestätigt und dabei anerkannt, daß selbst wirtschaftliche Gesichtspunkte den Umfang der Voruntersuchungen begrenzen können.

Was der Anästhesist an nichtkorrigierbaren Risiken ermittelt hat, muß er in die Entscheidung über die Eingriffsindikation einbringen. Die eine Waagschale trägt das Gewicht der prognostizierten Gefahren und Folgen der Krankheit, auf die andere Waagschale legen Operateur und Anästhesist die Heilungschancen als Saldo aus den indizierenden und kontraindizierenden Faktoren.

Hat der Operateur die letzte Entscheidung, wie ihm dies die interdisziplinären Abkommen zugestehen, so kommt es zur äußersten Konfrontation, wenn der Anästhesist die Entscheidung für den Eingriff aufgrund seiner eigenen gewissenhaften Prüfung als offensichtlich fehlerhaft und willkürlich bewerten muß. Die Grenzen des Vertrauensgrundsatzes sind dann überschritten. Der Anästhesist muß seine Mitwirkung am Eingriff verweigern, wenn dieser zu einer unvertretbaren Gefährdung des Patienten führt. Falls der Operateur den Eingriff gleichwohl durchführt, etwa indem er einem eigenen Mitarbeiter das Betäubungsverfahren überträgt, so wird sich freilich der Anästhesist mit Rat und Tat bereithalten müssen, um die Gefahren für den Patienten auch in dieser Situation möglichst gering zu halten.

Kommt es zu solchen äußersten Konfrontationen, so bleibt keine andere Wahl, als den Krankenhausträger zu unterrichten, dessen Aufgabe als Träger der Organisationsgewalt es dann ist, die nötigen Konsequenzen zu ziehen. In seiner Verantwortung liegt es, dafür zu sorgen, daß sich solche Konflikte nicht wiederholen.

Der Widerstreit sachlicher Interessen, der im Drängen des Operateurs zur Operation und im Hinweis des Anästhesisten auf die allgemeinen Operationsgefahren erkennbar wird, ist beim Risikopatienten geradezu vorprogrammiert, aber auch von der Sache her wünschenswert, ja zur Findung einer abgewogenen Entscheidung geradezu notwendig.

Hoffen wir, daß es mehr und mehr gelingt, diesen Interessenwiderstreit zu objektivieren. Wer falsche Gewichte zur Waage bringt oder beim Wiegen mogelt, mag sich nicht darüber wundern, daß er damit das interdisziplinäre Vertrauensverhältnis untergräbt, das medizinische Risiko in unvertretbarem Maße erhöht und sich selbst schwerwiegenden forensischen Risiken aussetzt.

Die interdisziplinären Abkommen zwischen dem Fach Anästhesie und den operativen Fächern geben die Grundlage für eine sinnvolle Kooperation. Sie haben sich als wegweisend auch für die Rechtsprechung erweisen. Den guten Willen, nach diesem Abkommen zu leben, müssen die Partner in jedem einzelnen Krankenhaus selbst mitbringen.

Bestehen Meinungsverschiedenheiten zwischen Operateur und Anästhesist über die Gewichtung der indizierenden und kontraindizierenden Faktoren, die sich im Bereich des Vertrauensgrundsatzes halten, so ist es empfehlenswert, daß Operateur und Anästhesist das abschließende Aufklärungsgespräch mit dem Patienten gemeinsam führen.

Die Aufklärung soll es dem Patienten ermöglichen, die Entscheidung für den Eingriff nachzuvollziehen. Dazu braucht er in kritischen Fällen den Dialog über das abgewogene und gewichtete Ergebnis und nicht den Monolog des Operateurs über die indizierenden und einen zweiten Monolog des Anästhesisten über die kontraindizierenden Faktoren.

Intraoperativ haben wir als neuralgischen Punkt noch die Abgrenzung der Verantwortung für die Lagerung des Patienten und für die Lagerungskontrolle zu bewältigen. Ein Urteil des Bundesgerichtshofs zu einem Lagerungsschaden gibt Anlaß, diese Frage erneut und vertieft interdisziplinär zu diskutieren.

Für die postoperative Phase hat sich die Einrichtung von Aufwachräumen auch insoweit als segensreich erwiesen, als sie hilft, die Aufgaben- und Verantwortungsbereiche in diesen wegen ihrer Kompetenzüberschneidungen und des Kompetenzwechsels haftungsträchtigen Situationen nach einfachen Kriterien abzugrenzen. Urteile des Bundesgerichtshofs haben dazu beigetragen, insbesondere die Verantwortung für die weitere Behandlung des Patienten und die Vorsorge gegen die Behandlungsrisiken für die Zeit nach der Rückverlegung auf die Betteneinheit zu klären.

Während es gelungen ist, durch Entschließungen und Empfehlungen der Ärzteverbände sowie durch interdisziplinäre Vereinbarungen sehr nachhaltig und sehr positiv auf die Risikofaktoren Methode, Patient und Arzt einzuwirken, erweist sich dieser Risikofaktor in manchem Krankenhaus als ein Rocher de bronze. Die Forderungen der Rechtsprechung an die Sorgfalt des Anästhesisten, die im Interesse der Sicherheit des Patienten grundsätzlich als gerechtfertigt angesehen werden müssen, lassen sich nur erfüllen, wenn genügend qualifizierte Ärzte und nichtärztliche Mitarbeiter zur Verfügung stehen, wenn die baulichen und technischen Einrichtungen des Krankenhauses den modernen Anforderungen entsprechen und die Organisation des Hauses eine reibungslose Abwicklung der anästhesiologischen Aufgaben ermöglicht. Diese Probleme hat Herr Opderbecke (s. Beitrag „Medikolegale Probleme aus ärztlicher Sicht") im einzelnen dargestellt, so daß ich darauf nicht näher einzugehen brauche.

Niemand kann die Augen davor verschließen, daß das Gesundheitswesen nur einen Teil der öffentlichen Aufgaben repräsentiert und daß es nicht möglich sein wird, seinen Anteil am Sozialprodukt noch zu vergrößern.

Der Anästhesist sieht sich damit aber zunehmenden forensischen Anforderungen bei den medizinischen und paramedizinischen Sorgfaltspflichten ausgesetzt, denen er oft mit dem ihm zur Verfügung gestellten Personal und den sachlichen Mitteln seines Hauses nicht mehr zu genügen vermag. Zudem wachsen auch die administrativen und bürokratischen Anforderungen und Überforderungen unablässig, z.T. bis ins Groteske. Die Chefarztvertragsmuster erreichen den Umfang ausgewachsener Broschüren; die Aufzählung allein der Dienstaufgaben füllt mehrere Seiten. Daß der leitende Arzt auch noch medizinisch tätig sein soll, erscheint danach kaum mehr vorstellbar.

Soweit es um die forensischen Anforderungen geht, geben uns allein 3 BGH-Urteile aus jüngster Zeit mehr Stoff zum Nachdenken und zum Nachvollziehen, als wir in einem halben Jahrzehnt zu schaffen vermögen:

1. das Urteil zur Entkoppelung eines zentralen Venenkatheters hinsichtlich der Sorgfaltspflichten im Bereich der Behandlung, der Überwachung und der Pflege,
2. das Lagerungsurteil zur Dokumentationspflicht und zu den Weisungspflichten des leitenden Arztes und
3. das Rektoskopieurteil zur Aufklärungspflicht bei typischen, aber extrem seltenen Risiken mit der Frequenz 1:10000 bis 1:20000.

Wie Herr Opderbecke aufgezeigt hat, befindet sich der Anästhesist in einer besonders schwierigen Situation, weil Takt und Rhythmus seiner Arbeit weitgehend fremdbestimmt sind. Aus forensischer Sicht kann ihm nur geraten werden, ein hartes und klares Nein gegenüber den Operateuren, aber auch gegenüber dem Krankenhausträger dort zu sagen, wo seine personellen Kapazitäten nicht mehr für eine den Anforderungen der Rechtsprechung genügende anästhesiologische Versorgung ausreichen. In der Realität des Arbeitsalltags setzt er damit aber u.U. seine wirtschaftliche Existenz aufs Spiel. Der Berufsverband der Ärzte hat auch insoweit getan, was er konnte: Er hat die Strafrechtsschutzversicherung erweitert auf den Rechtsschutz für Prozesse vor den Arbeitsgerichten und vor den Verwaltungsgerichten, um auch hier Ansätze der Waffengleichheit zu schaffen.

Sehr viel wichtiger als die Vorbereitung auf den Streit ist es aber, daß wir, stärker noch als bisher, neben dem interdisziplinären Gespräch auch den Kontakt mit den Krankenhausträgern und den Kostenträgern suchen. Dazu sollten wir uns frei machen von Freund-Feind-Bildern. Jeder, der in unserem Gesundheitswesen einen wichtigen Part wahrzunehmen hat, vertritt dabei legitime Interessen. Welcher Träger hätte nicht gerne das schönste, größte, modernste Haus mit bester Besetzung, zufriedenen Mitarbeitern und Patienten? Ähnlich wird man den Krankenkassen nicht bestreiten können, daß sie ihren Versicherten gerne die beste medizinische Versorgung zukommen lassen wollen.

Arzt und Krankenhausträger sitzen zudem, wenn es um das forensische Risiko geht, im gleichen Boot. Zivilrechtlich haftet der Krankenhausträger beim stationären Regelleistungspatienten, also in 90% der Fälle, aus Vertrag auf Schadensersatz für eigene Fehler, aber auch - ohne Entlastungsmöglichkeit - für Fehler seiner Ärzte und deren Mitarbeiter.

Sehen wir das soziale Räderwerk, so muß die Balance der widerstreitenden Interessen wie Zug und Hemmung dafür sorgen, daß die Uhr richtig geht. Für den, der durch Bedrängnisse von allen Seiten in diesem Räderwerk zerrieben zu werden droht, ist es schwer, den Gang der Uhr, das Spiel von Antrieb und Hemmung, mit Gleichmut zu betrachten. Aber vorwärts kommen wir nur, soweit es um das medizinische und das mit ihm verquickte forensische Risiko geht, wenn wir den Fehlerquellen systematisch und in guter Kooperation mit allen Beteiligten zu Leibe gehen. Ich freue mich, daß auch dieser Kongreß wieder einen wertvollen Beitrag dazu leistet.

Zusammenfassung

Allgegenwärtig und bis in jedes Detail hinein spürbar war bei unserem Thema das Phänomen der Verrechtlichung der Medizin. Wer nicht bloßes Objekt dieses Prozesses sein und bleiben will, muß versuchen, dessen Steuerungs- und Wirkungsmechanismen zu begreifen. Ich möchte versuchen, diese Mechanismen in wenigen Sätzen zu skizzieren.

Die Rahmenbedingungen, unter denen die Anästhesisten ihren Beruf ausüben, werden durch Gesetze, Rechtsverordnungen und nicht zuletzt durch autonome Satzungen ihrer Kammern und Kassenärztlichen Vereinigungen in einem rasch fortschreitenden Prozeß reglementiert. Man sollte diese Entwicklung nicht schlechtweg verdammen, sondern in ihrer Ambivalenz sehen. Der einzelne Patient wäre außerstande, die Leistungen der modernen Medizin zu bezahlen, und der einzelne Arzt, aber auch der einzelne Krankenhausträger, könnte die erforderlichen Einrichtungen nicht aus eigenen Mitteln bereitstellen. Erst multivalente Einbindungen von Arzt und Patient in die sozialen Sicherungs- und Leistungssysteme schaffen die Voraussetzungen für die Realisierung der Hochleistungsmedizin. Sie reduzieren andererseits, wie jedes soziale Leistungssystem, die Freiräume der Ärzte bei der Gestaltung ihrer Arbeitsbedingungen und überlagern die Arzt-Patienten-Beziehung.

Der Wildwuchs sozialer Leistungen, der Unsinn überhasteter Reformen, die Sucht zum Gesetzesperfektionismus, die hypertrophe Entwicklung der Bürokratie und der Übermut der Ämter müßten freilich nicht sein. Sie haben den Stellenwert schicksalhafter Begleiterscheinungen. Die Faust, die die Ärzte bei den Rahmenbedingungen ihrer Berufstätigkeit umklammert, schließt sich immer enger.

Weitgehend frei von gesetzlicher Reglementierung sind die Ärzte im Kernbereich ihrer beruflichen Entscheidung. Der Gesetzgeber hält sich auf diesem schwierigen Feld geradezu ostentativ zurück. Um so spürbarer wird der Zugriff des Richterrechts. Ihm aber können und müssen die Ärzte aktiv begegnen. Der Sorgfaltsmaßstab, an dem sie forensisch gemessen werden, ist der Maßstab, den die Ärzte selbst schaffen. Die Kunstregeln, deren Beachtung die Rechtsprechung fordert, sind die eigenen Regeln der Ärzte. Mit der planmäßigen Qualitätssicherung im medizinischen Kernbereich und der zielbewußten Ordnung der forensisch gefährlichen paramedizinischen Randbereiche behalten die Ärzte die Initiative in eigenen Händen. Es ist nicht einzusehen, warum die Regeln für die Organisation der anästhesiologischen Versorgung oder die Grundsätze der horizontalen und vertikalen Arbeitsteilung nicht ebenfalls die Qualität ärztlicher Kunstregeln haben sollten und weshalb nicht die Ärzte selbst besser als jeder andere beurteilen könnten, was und wieviel an Informationen der verständige Patient erfahrungsgemäß benötigt oder welche Fakten der Dokumentation bedürfen, um als Grundlage für die weitere Behandlung zu dienen. Deshalb sollten die Ärzte auch hier die Maßstäbe selbst setzen und den Druck der Rechtsprechung in eine Dynamik umsetzen, die ihnen hilft, dem harten Griff der Rahmenbedingungen dort zu begegnen, wo es darum geht, die Qualität der Patientenversorgung zu gewährleisten.

Die wissenschaftliche Gesellschaft und der Berufsverband der Ärzte haben in wahren Pionierleistungen demonstriert, daß es sich lohnt, das Schicksal, soweit immer dies möglich ist, in die eigenen Hände zu nehmen. Aber machen wir uns keine Illusionen! Das waren nur die Präliminarien. Wir stehen in einer Zeitenwende. Das freie Schalten und Walten mit den vielfältigen Ressourcen unserer Gesellschaft geht seinem Ende entgegen. Ein System planmäßigen Verteilens und Zuteilens ist im Kommen, auch bei den Leistungen der Medizin. Es erfordert eine Professionalisierung der Kooperation aller Beteiligten, ein planmäßiges Miteinander. Wir sollten uns rechtzeitig auf diese neuen Erfordernisse vorbereiten.

Diskussion

Um eine komprimierte Darstellung der Diskussion zu ermöglichen, ist zu jeder vom Moderator oder vom Auditorium gestellten Frage eine zusammengefaßte Antwort wiedergegeben, welche die Aussagen aller an der Diskussion Beteiligten enthält.

Es diskutierten: F. W. Ahnefeld (Ulm), H. Genzel (München), W. Janssen (Hamburg), O. H. Just (Heidelberg), K. Keldenich (Bonn), L. Koslowski (Tübingen), H. W. Opderbecke (Nürnberg), W. Spann (München), K. Ulsenheimer (München), W. Weißauer (Freising)

Frage: Wie fließen die von Chirurgen und von Anästhesisten erhobenen Informationen zusammen, und wann werden diese gemeinsam gesichtet, um das Gesamtrisiko eines bestimmten Patienten zu beurteilen?

Antwort: Der Chirurg kennt den Patienten in der Regel vor dem Anästhesisten. Nach seinen Untersuchungen stellt er die Indikation zu einem Eingriff, wobei er die allgemeine Operabilität des Kranken beurteilt. Er besorgt alle verfügbaren alten Krankenunterlagen, die er anschließend dem Anästhesisten zur Einsicht überläßt. Dieser veranlaßt Untersuchungen im Hinblick auf das Anästhesieverfahren und zur Abschätzung möglicher Komplikationen durch eingeschränkte Organfunktionen. Dazu gehören Kenntnisse von Lungen- und Kreislauffunktionen, wie auch detailliertes Wissen über begleitende Stoffwechselerkrankungen, deren Behandlung er in der perioperativen Phase übernimmt. Der Chirurg muß dafür sorgen, daß dem Anästhesisten Voruntersuchungen rechtzeitig und in ausreichendem Maße zur Verfügung stehen. Häufig ist es notwendig, daß Vertreter anderer Fachrichtungen (Internisten, Pädiater u.a.) zusätzliche Befunde erheben und Diagnosen stellen, nach denen der Anästhesist spezielle Techniken oder Therapieregime ausrichtet.

Es ist wünschenswert, daß Chirurgen und Anästhesisten (falls nötig, auch andere Fachvertreter) frühzeitig und gemeinsam das Individualrisiko eines Patienten beurteilen. Unter „Individualrisiko" verstehen wir das von operativer *und* anästhesiologischer Seite festgestellte, erwartete oder vermutete Gesamtrisiko, welches mit dem Eingriff verbunden ist.

Frage: Aus Kosten- und Zeitgründen wird immer wieder gefordert, daß der Anästhesist mit einem Minimalprogramm an Voruntersuchungen auskommen soll. Auf der anderen Seite gibt es Forderungskataloge von Juristen, Internisten, Pädiatern u.a., wie eine präoperative Untersuchug auszusehen habe. Kann der Anästhesist dafür verantwortlich gemacht werden, wenn er diese Forderungen Fachfremder nicht erfüllt?

Antwort: Der Anästhesist veranlaßt Voruntersuchungen *nur* im Hinblick auf das Anästhesieverfahren. Es kann ihm nicht zugemutet werden, ein allgemeines Gesundheitsscreening durchzuführen. Die DGAI hat einen Katalog von Empfehlungen über Voruntersuchungen publiziert, wobei aber nicht schematisiert wurde. Es muß dem Anästhesisten überlassen bleiben, was er im Einzelfall untersuchen will bzw. für erforderlich hält. Wird ein bis auf seinen Leistenbruch offenbar gesunder junger Patient operiert, so stößt der Anästhesist häufig auf Unverständnis, wenn er z.B. ein EKG verlangt. Wir wissen aber, daß auch offenbar gesunde Menschen bis dahin unentdeckte Herzerkrankungen haben können. Das hat dazu geführt, daß wir im Zweifelsfall einen Befund mehr erheben. Werden bestimmte Untersuchungen aber erst dann angeordnet, wenn der Anästhesist am Tag vor der Operation den Patienten aufsucht, so verzögert sich u.U. der Operationstermin. Eine gewisse Schematisierung läßt sich daher nicht vermeiden. Die Operateure müssen wissen, welche Voruntersuchungen i.allg. vom Anästhesisten verlangt werden. Was der Anästhesist zusätzlich für die Beurteilung braucht, muß er selbst entscheiden, kein anderes Fach kann ihm Empfehlungen oder gar Anweisungen geben, was generell oder individuell an Voruntersuchungen notwendig ist. Die Beurteilung der Narkosefähigkeit steht ausschließlich dem Anästhesisten zu, da auch z.B. ein Kardiologe nicht oder nur unzureichend über die Auswirkungen von Anästhetika, eines Blutverlusts, einer Auskühlung usw. informiert ist. Die Rechtsprechung legt an die Sorgfaltspflicht des Anästhesisten die Maßstäbe an, die den allgemeinen oder doch ganz überwiegend anerkannten Sorgfaltsregeln entsprechen.

Bei der Planung eines Operationsgrogramms für den nächsten Tag überschneiden sich 2 Problemkreise, einmal die Organisation des Operationsbetriebs und zum anderen die Indikationsstellung. Daraus ergeben sich die folgenden 2 Fragen:

Frage: Wie läßt es sich erreichen, daß Operationsprogramme geplant werden, die am nächsten Tag auch durchführbar sind, ohne daß Patienten abgesetzt werden müssen?

Antwort: Die Planung des Operationsprogramms für den nächsten Tag setzt voraus, daß alle notwendigen Untersuchungsbefunde zeitgerecht vorlagen und korrigierbare Risikofaktoren gebessert worden sind. Der Anästhesist hat seine präoperative Visite gemacht, das Anästhesierisiko eingeschätzt und hält eine weitere Vorbehandlung nicht mehr für notwendig.

Es ist wünschenswert, daß aufgrund dieser Voraussetzungen das Operationsprogramm des nächsten Tages gemeinsam von einem Oberarzt der Chirurgie und der Anästhesie, zusammen mit leitender Operations- und Anästhesieschwester, festgelegt wird. Es können so die Interessen beider Fächer abgestimmt werden. Es ist sogar noch Zeit, bestimmte Befunde zu kontrollieren.

Die übliche Praxis, einen Patienten erst am Tag vor der Operation stationär aufzunehmen, verhindert allerdings eine solche Planung. Ideal wäre es, auch ein Patient ohne bekannte Risiken würde *mindestens* 2 Tage vor der Operation einbestellt, vorausgesetzt die Bettensitutation erlaubt dies, damit Befundung und notwendige Therapie zeitgerecht erfolgen können. Für eine qualifizierte Anästhesievorbereitung sollte, wie für die operative Vorbereitung auch, eine geringe Verlängerung der Krankenhausverweildauer in Kauf genommen werden.

Frage: Die Indikation zu einem operativen Eingriff (z.B. Gastrektomie, Ösophagusresektion) wird häufig bei Patienten gestellt, die u.U. respiratorisch, kardiozirkulatorisch und metabolisch gefährdet sind, so daß eine postoperative Intensivtherapie quasi vorprogrammiert ist. Muß der Operateur bei seiner Indikationsstellung nicht schon das erhöhte Gesamtrisiko berücksichtigen? Wenn die Indikation streng gestellt ist, muß dann nicht gewährleistet sein, daß ein Intensivbett für diesen Patienten am nächsten Tag auch sicher zur Verfügung steht?

Antwort: Wenn die Frage nach der Indikation in diesem Sinne gestellt wird, sollte der Anästhesist hinzugezogen werden. Er nimmt in Kauf, daß er eine Visite auch einmal vergeblich macht, nämlich dann, wenn der Patient später doch nicht operiert wird. Der Operateur sollte bei seiner Indikationsstellung das erhöhte Gesamtrisiko berücksichtigen. Bei der Programmplanung muß mit dem Intensivbereich abgeklärt werden, daß ein Bett für diesen Patienten am nächsten Tag zur Verfügung steht.

Frage: Präoperative Untersuchungen sollten zeitgerecht durchgeführt werden. Was heißt „zeitgerecht" in diesem Zusammenhang?

Antwort: Die präoperativen Untersuchungen bezwecken die Feststellung und Minimierung des Individualrisikos eines Patienten.

Zeitgerecht bedeutet, daß z.B. alle Befunde vorliegen müssen, um das Aufklärungsgespräch führen zu können. Ohne Kenntnis bestimmter Risiken ist eine Aufklärung nicht möglich.

Zeitgerecht bedeutet aber auch, daß ein Patient noch vorbehandelt werden kann, wenn korrigierbare Risikofaktoren (z.B. ein Hypertonus) festgestellt wurden (s. Teil 1).

Die meisten Meinungsverschiedenheiten über Art und Zeit der Voruntersuchungen ergeben sich nicht aus der unterschiedlichen Einschätzung des Operationsrisikos von Chirurg und Anästhesist, sondern durch die heutige Organisation eines Operationsbetriebs. Der Chirurg setzt einen Patienten auf das Operationsprogramm des nächsten Tages. Am Nachmittag kommt der Anästhesist und stellt korrigierbare pathologische Befunde fest. Jetzt beginnt die Diskussion darüber, ob der Patient abgesetzt wird oder nicht. Der Patient, der Kenntnis darüber hat, daß er am nächsten Tag operiert werden soll, ist entsprechend verunsichert. Dem gemeinsamen Wunsch von Operateur und Patient „operieren" steht der Wunsch des Anästhesisten „noch nicht operieren, sondern korrigieren" gegenüber. Der Anästhesist hat die undankbare Aufgabe, Operateur und Patient umzustimmen. Am unerfreulichsten ist es, wenn diese Diskussion am Morgen des Operationstags beginnt, da erst jetzt die letzten, zu spät erhobenen Befunde vorliegen.

Deshalb richtet die Anästhesie an den operativen Bereich die Forderung, daß auch ein „gesunder" Patient mindestens 2 Tage vor einem Wahleingriff einbestellt wird, falls es die Bettensituation erlaubt. Nur dann ist es möglich, daß Chirurg und Anästhesist, bevor der Patient auf das Programm gesetzt wird, gemeinsam entscheiden, ob noch weitere Befunde erhoben werden müssen oder eine korrigierende Therapie notwendig ist. Teilt man dem Patienten in der richtigen Form mit, daß er aus einem bestimmten Grund noch nicht operiert werden kann, so werden sich nie Schwierigkeiten ergeben. Die Erfahrung zeigt, daß die Patienten in der Regel sogar dankbar dafür sind, daß sie im besterreichbaren Zustand operiert werden sollen, auch wenn dazu eine bestimmte Vorbereitungszeit in Kauf genommen werden muß. Die bisherigen Feststellungen gelten für einen Wahleingriff. Beim Notfallpatienten müssen Risiken so weit wie möglich erkannt werden, auch ohne daß die Möglichkeit einer ausreichenden Vorbehandlung besteht. Falls ein sofort durchgeführter Noteingriff die einzige Möglichkeit darstellt, das Leben eines Patienten zu retten oder Organfunktionen zu erhalten, müssen Anästhesist und Operateur das Risiko eines sofortigen Eingriffs gemeinsam tragen, wenn die Operation durch weitere Vorbereitungen verzögert wird.

Frage: Gelten diese Forderungen auch für die Tageschirurgie? Wie verhalten wir uns, wenn eine Mutter morgens ihr Kind zur Tonsillektomie bringt?

Antwort: Diese Patienten werden kurzfristig vom Anästhesisten angesehen und bedürfen in der Regel keiner weitergehenden Diagnostik. Der Anästhesist untersucht dieses Kind klinisch, nachdem er die Anamnese mit Hilfe der Eltern erhoben hat. In der Regel wird er keine pathologischen Befunde feststellen. Hört er aber z.B. ein Herzgeräusch, oder erhebt er einen Befund, der den Verdacht auf eine Begleiterkrankung aufkommen läßt, so kann die Operation nicht durchgeführt werden, sondern das Kind wird einem Pädiater zur weiteren Abklärung zugeführt.

Frage: Die Stellenpläne der Krankenhäuser gewährleisten häufig nicht, daß für alle Operationen ein ausreichend ausgebildeter Anästhesist zu jeder Tages- und Nachtzeit zur Verfügung steht. Häufig werden auch heute noch „Parallelnarkosen" durchgeführt, wobei ein Anästhesist 2 Operationstische betreut und Pflegekräfte oder Anfänger die Überwachung eines Patienten zeitweise allein übernehmen. Darf man hier Kompromisse eingehen?

Antwort: Die Anästhesie ist ein risikosensibler Bereich. Das forensische Risiko für die Versorgung des Patienten trägt nicht nur der leitende Anästhesist, sondern auch der Krankenhausträger. Dieser befindet sich häufig in einem Konflikt zwischen Wirtschaftlichkeit und Leistungsfähigkeit. Von den Kostenträgern wird vielfach die Personalausstattung noch nach Anhaltszahlen anerkannt, die heute - entsprechend dem medizinischen Fortschritt - überholt sind [n + 15%, von 1969 (n = Anzahl der Arbeitsplätze, die gleichzeitig 5 h/Tag zu besetzten sind; durch Reduzierung der Arbeitszeit heute in den Richtlinien für die Wirtschaftlichkeit: n + 35%)]. Außerdem berücksichtigen diese Anhaltszahlen u.a. nicht, daß sich ein Teil der Ärzte in Weiterbildung befindet. Die Deutsche Krankenhausgesellschaft hat 1974 neue Anhaltszahlen erstellt, die unter bestimmten Modifikationen n + 58% vorsehen. Viele Krankenhausträger fordern, daß zumindest diese Anhaltszahlen erfüllt werden, um den Bedarf der tatsächlich vorhandenen Belastung anzupassen. Ist dies nicht der Fall, gibt es nur die Möglichkeit, entweder die Kapazität einzuschränken oder unter Inkaufnahme eines Betriebsdefizits Stellen zuzuschalten. Wenn einem Patienten während eines Eingriffs vermeidbarer Schaden zugefügt wird, beurteilt die Rechtsprechung den *konkreten Einzelfall.* Sie berücksichtigt nicht die Behinderung eines ganzen Operationsbetriebs, die dadurch zustande kommt, daß ein Patient abgesetzt werden muß, weil kein ausreichend qualifizierter Anästhesist zur Verfügung steht. Der Richter fragt dagegen, ob der Patient unter diesen ungünstigen Umständen operiert werden mußte oder ob man die Operation nicht auf einen günstigeren Zeitpunkt hätte verschieben können. Er wird dem Krankenhausträger wie dem verantwortlichen Arzt Vorwürfe machen, daß beide ihre Sorgfaltspflicht verletzt haben.

Vorrang hat also das Wohl des Patienten. Krankenhausträger und leitende Ärzte müssen eine dem Bedarf entsprechende Versorgung gewährleisten. Es ist die Aufgabe des leitenden Arztes, dem Krankenhausträger entsprechende Mißstände unverzüglich in schriftlicher Form darzustellen, auf Abhilfe zu drängen und sich seinen Anspruch bestätigen zu lassen. Werden berechtigte Personalforderungen nicht erfüllt, muß der

Anästhesist erklären, daß er die Verantwortung nicht übernehmen kann, und im Einvernehmen mit dem Krankenhausträger die Kapazitätsgrenzen festlegen. Nicht nur der Anästhesist, auch der Krankenhausträger ist verpflichtet dafür zu sorgen, daß diese Grenzen eingehalten werden.

Parallelnarkosen dürfen nur Notlösungen sein (z.B. akute Notfälle). Der Bundesgerichtshof hat in Frage gestellt, ob Parallelnarkosen überhaupt zulässig sind.

Frage: Wann darf ein in der Weiterbildung befindlicher Anästhesist selbständig, d.h. ohne ständige Anwesentheit eines erfahrenen Mitarbeiters, Narkosen durchführen, und wann darf er selbständig Nachtdienst machen?

Antwort: Dafür gibt es keine generellen Regeln. Man kann nur lapidar und einfach sagen, ein Anfänger darf dann allein Narkosen und Nachtdienste machen, wenn er über die notwendigen Kenntnisse und Fähigkeiten verfügt, die er für diese Tätigkeit benötigt. Dies bedarf der individuellen Prüfung und der Verantwortung dessen, der die Aufgabe überträgt. Die Beurteilung eines jungen Mitarbeiters darf dabei aber nicht dem Gefühl überlassen bleiben, sondern es müssen objektive Kriterien festgelegt werden. Dazu kann man Ausbildungskataloge aufstellen, aber man muß sich vergewissern, daß diese erfüllt werden. Eine bestimmte Mindestweiterbildungszeit sollte nicht unterschritten werden. In der Regel kann davon ausgegangen werden, daß ein angehender Anästhesist nach einem halben Jahr intensiver Unterweisung in der Lage sein muß, selbständig unter fachärztlicher Aufsicht (z.B. Oberarzt im Operationsbereich in Rufweite) beim Routineeingriff Narkosen duchzuführen. Es ist zwar forensisch nicht zwingend, einen solchen Zeitabschnitt festzulegen, passiert aber ein Zwischenfall, wenn ein junger Anästhesist selbständig eine Narkose durchführt, so taucht immer die Frage auf, ob seine Kenntnisse und Fähigkeiten dafür ausreichend waren.

Die Frage nach dem Organisationsverschulden führt u.U. zur Umkehrung der Beweislast im Zivilprozeß. Dann muß der verantwortliche Arzt darlegen, daß der Ausbildungsstand des Mitarbeiters zur Durchführung der Aufgabe ausreichend war.

Der in Weiterbildung befindliche Arzt hat andererseits die Verpflichtung, sich diejenigen Kenntnisse und Fähigkeiten anzueignen, die seinem zeitlichen Weiterbildungsstand entsprechen. Er darf nicht meinen, es genüge, nur das zu verarbeiten, was ihm an Weiter- und Fortbildungsmöglichkeiten in der Klinik angeboten wird. Er muß sich auch außerhalb der Dienstzeit durch persönliches Studium weiterbilden.

Wenn Nichtfachärzte am Nachtdienst teilnehmen, ist die Rufbereitschaft eines Oberarztes bzw. Facharztes unverzichtbar. Der Krankenhausträger muß realisieren, daß ein solcher Zusatzdienst möglich ist.

Frage: Welche medikolegalen Probleme gibt es beim ambulanten Operieren für den Anästhesisten?

Antwort: Auch beim ambulanten Operieren müssen alle Voraussetzungen hinsichtlich der Qualifikation des Anästhesisten und der Ausstattung seines Arbeitsplatzes erfüllt sein.

Die Umstände des klinikambulanten Operierens müssen die gleichen sein wie im stationären Bereich. Das Risiko eines Eingriffs darf niemals dadurch erhöht werden, daß er ambulant durchgeführt wird. Es gibt keine dringliche Indikation, ambulant zu operieren. Wenn der Anästhesist glaubt, daß ein Eingriff wegen anästhesiespezifischer Risiken nicht ambulant durchgeführt werden kann, ist niemand, auch nicht der Operateur, berechtigt, einen entsprechenden Druck auszuüben. Dann muß der Patient stationär aufgenommen werden.

Beim *praxisambulanten Operieren* ist besonders zu prüfen, ob das Risiko einer Anästhesie vertretbar erscheint. Häufig entspricht die vorhandene Ausrüstung nicht dem Standard einer Klinik. Außerdem ergeben sich noch Fragen bezüglich der Überwachung des Patienten nach einer Anästhesie und dem Zeitpunkt seiner Entlassung nach Hause.

Führt ein in Weiterbildung befindlicher Anästhesist außerhalb seiner Arbeitszeit Anästhesien in Arztpraxen oder Ambulanzen durch, so trägt er selbst dafür die Verantwortung. Solange nichts passiert, wird niemand einschreiten. Gemessen wird am Zwischenfall. Wenn ein solcher eintritt, werden die Fähigkeiten des die Narkose durchführenden Arztes am Kenntnisstand eines Fachanästhesisten gemessen (dies gilt auch für alle Nichtanästhesisten, wenn sie Narkosen durchführen).

Frage: Unsere Fachgesellschaft hat wiederholt darauf hingewiesen, daß die direkte postoperative Überwachung eines Patienten, der nicht von einer Intensivstation übernommen wird, nur in einem Aufwachraum unter anästhesiologischer Überwachung mit Einsatz besonders geschulten Pflegepersonals gewährleistet ist. Es gehört zu den Organisationspflichten des Krankenhausträgers, solche Aufwacheinheiten einzurichten. Die Forderungen der Anästhesie sind klar. Wie steht es mit der Reaktion der Krankenhausträger?

Antwort: Bei Krankenhausneubauten gibt es in aller Regel keine großen Probleme, da diese fachliche Forderung im Rahmen der Krankenhausbedarfsplanung, insbesondere bei den entsprechenden fachlichen Prüfverfahren, von seiten der staatlichen Förderungsbehörde anerkannt wird. Größere Probleme entstehen aber bei der Modernisierung alter Krankenhäuser bzw. dem nachträglichen Einbau von Aufwachräumen. Da meist entsprechende Umbaumaßnahmen notwendig werden, handelt es sich um Investitionsmaßnahmen. Bei Krankenhäusern, die nach dem Krankenhausfinanzierungsgesetz gefördert werden, setzt dies eine vorherige fachliche Billigung durch die zuständigen staatlichen Behörden voraus. Wenn von seiten der Fachgesellschaft die Notwendigkeit für Aufwachräume festgestellt wurde, ist den Krankenhausträgern zu empfehlen, entsprechende Anträge auf staatliche Förderung zu stellen. Es besteht jedoch die Gefahr, daß diese Anträge aufgrund der knappen öffentlichen Förderungsmittel nicht immer als vordringlich anerkannt werden.

Wenn kommunale Krankenhausträger nachträglich ohne fachliche Billigung entsprechende Aufwachräume einrichten, riskieren sie von seiten der staatlichen Aufsichtsbehörde eine Beanstandung. Bei freigemeinnützigen und privaten Krankenhausträgern bedeutet der Einbau von Aufwachräumen ohne vorherigen Förderbescheid den Verzicht auf staatliche Förderung.

In jedem Fall müssen Krankenhausträger, leitende Anästhesisten und ggf. auch die operativen Bereiche eine Organisationsform erarbeiten und einhalten, die die größtmögliche Sicherheit des Patienten, auch bis zur Einrichtung eines Aufwachraums, garantiert. Die aktuelle Rechtsprechung stellt hier hohe Anforderungen.

Frage: Aufwachräume sind in den meisten Kliniken nur während der normalen Dienstzeit besetzt. Es kann also sein, daß der frischoperierte Patient, der einen Ileus hatte, postoperativ nachts auf einer Allgemeinstation überwacht werden muß. Hier kann aber das überwachende Personal nicht so qualifiziert sein wie das Personal eines Aufwachraums. Wenn ein Aufwachraum also notwendig ist, muß er dann nicht rund um die Uhr betrieben werden?

Antwort: Wenn Aufwachräume schon vorhanden sind, so sollten sie auch nachts sowie an Sonn- und Feiertagen betrieben werden. Die Forderung der Rechtsprechung nach einer adäquaten Überwachung des Patienten in der Aufwachphase ist eindeutig. Geschieht dies nicht in einem Aufwachraum, wird der Krankenhausträger eine gleich gute Lösung suchen und vorschlagen müssen. Dies kann allerdings teurer werden als die ständige Betriebsbereitschaft eines Aufwachraums. Notfallpatienten - und nur solche werden in der Regel außerhalb der Dienstzeit operiert - bedürfen einer besonders intensiven Überwachung. Die nächtliche Besetzung der chirurgischen Allgemeinstation ist nicht darauf ausgerichtet, solche Patienten nach Narkose und Operation entsprechend zu betreuen. Es wird dann meist eine Hilfskraft eingesetzt, die diese Aufgabe übernimmt, aber fachlich überfordert ist. Ein außerhalb der normalen Dienstzeit operierter Patient muß unter allen Umständen die gleiche postoperative Versorgung erhalten wie einer, der im normalen Programm operiert wurde. Hierzu ist es sicher am besten und kostengünstigsten, einen Aufwachraum im 24-h-Dienst zu betreiben.

Frage: Sind Kapazitätsgrenzen auch dadurch denkbar, daß die Ausstattung mit entsprechenden Geräten unzureichend ist?

Wenn in einem Bereich ein Gerät dringend ersetzt werden muß (z.B. ein Respirator), die bereitgestellten Investitionsmittel aber nicht ausreichen, gibt es dann die Möglichkeit, daß der Krankenhausträger eingreift und entsprechende Prioritäten setzt?

Antwort: Der Gerätesektor gehört im Rahmen der KHG-Förderung zum Investitionsbereich. Medizinische Geräte sind weitgehend sog. „kurzfristige Anlagegüter“ (durchschnittliche Nutzungsdauer 3–15 Jahre), die nach § 10 KHG über Pauschalfördersätze (Berechnungsgrundlage sind Bettenzahl und Versorgungsstufe des Krankenhauses) zu finanzieren sind. Diese Beträge decken nach allgemeiner Erfahrung etwa 90–95% des kurzfristigen Anlagebedarfs. Die Pauschalfördermittel werden dem Krankenhausträger in eigener Verantwortung zur Verfügung gestellt. Bei der Wiederbeschaffung kurzfristiger Anlagegüter, insbesondere für die medizinischen Geräte, beteiligt der Krankenhausträger vielfach ärztliche Ausschüsse, die über die Verwendung von Investitionsmitteln mitentscheiden. Diese Ausschüsse bestimmen, was notwendig ist, und setzen Prioritäten. Bei Streitigkeiten zwischen verschiedenen Fächern hat der Krankenhausträger einzugreifen und die Dringlichkeit der Wiederbeschaffung eines Geräts festzustellen. Der Krankenhausträger trägt letztlich die Versorgungsverantwortung.

Die Erfahrungen haben gezeigt, daß die pauschalen Fördermittel nach § 10 KHG aber nicht die Anschaffung von neuentwickelten medizinischen Großgeräten, wie z.B. die eines Computertomographen, decken. Durch die Beschaffung eines solchen Geräts kann die Wiederbeschaffung von anderen Apparaten auf Jahre hinaus erschwert oder unmöglich gemacht werden.

Falls ein entsprechend notwendiges Gerät (wie z.B. der erwähnte Respirator) nicht ersetzt werden kann, obwohl seine Funktionstüchtigkeit nicht mehr gewährleistet ist, sollte der verantwortliche Arzt dies dem Krankenhausträger wiederum unverzüglich schriftlich zur Kenntnis bringen. Der Krankenhausträger muß dann festlegen, ob eine Kapazitätsbegrenzung notwendig erscheint. Dementsprechend muß die betroffene

Einheit geschlossen oder eingeschränkt betrieben werden, oder der Träger bestimmt letztlich, daß das Gerät ersetzt wird und welche andere Investititonsmaßnahme dahinter zurücktreten muß.

Zusammenfassung

Die Menschheitsgeschichte beweist: Wissenschaftlicher Fortschritt läßt sich nicht aufhalten; das gilt auch für den medizinischen Fortschritt. In der operativen Medizin bedeutet Fortschritt insbesondere Einführung neuer operativer Techniken und Ausweitung operativer Verfahren auf immer extremere Altersklassen und Risikopatienten.

Die Anästhesiologie ist hiervon in doppelter Weise berührt: Sie gehört zu den Wegbereitern dieser Fortschritte und wird zugleich mit den hierdurch bedingten höheren Anforderungen belastet.

Nun allerdings beginnt sich eine Situation abzuzeichnen, in der wir diesen Anforderungen aus gesundheitspolitischen, genauer gesagt aus ökonomischen Gründen nicht mehr immer voll entsprechen können. Wir müssen akzeptieren, daß eine weitere Ausweitung der Krankenhauskosten an die Grenzen unseres gesundheitspolitischen Systems stößt, d.h. daß aus ökonomischen Gründen nicht alles und überall mehr realisiert werden kann, was vom Erkenntnisstand der medizinischen Wissenschaft her möglich wäre.

Die erforderlichen Grenzbestimmungen sollten wir Ärzte nicht anderen überlassen, weder Politikern noch Juristen. Es ist eine ärztliche Aufgabe, für unsere klinische Tätigkeit Sorgfaltsregeln festzulegen und dann die notwendigen Konsequenzen zu ziehen, wenn die äußeren Umstände, d.h. die Arbeitsbedingungen an unseren Krankenhäusern, es nicht mehr gestatten, diese Sorgfaltsregeln zu realisieren. Hierbei müssen wir an unsere operativ tätigen ärztlichen Partner appellieren, mit uns gemeinsam ein Verantwortungsgefühl dafür zu entwickeln, was aus ärztlicher Sicht noch zu vertreten ist und was nicht mehr und wo es notwendig sein wird, uns Beschränkungen aufzuerlegen. Das Bewußtsein, daß wir alle über kurz oder lang vor dieser gemeinsamen Aufgabe stehen, fehlt vielerorts noch. Oft bleibt der Anästhesist als unbequemer Mahner ungehört.

Unser Appell richtet sich aber auch an Krankenhausträger und Krankenhausverwaltungen. Wenn von ärztlicher Seite Wünsche und Forderungen an sie herangetragen werden, dann in erster Linie, weil es in der Medizin keinen Stillstand geben kann, andererseits aber jeder Fortschritt mit einem Mehr an apparativen Investitionen und personellen Bedürfnissen verbunden ist. Wir wissen, daß solche Wünsche nicht immer erfüllbar sind und in Zukunft vielleicht noch häufiger als bisher abgelehnt werden müssen. Unvermeidliche Auseinandersetzungen darüber sollen sich in einer transparenten, von gegenseitigem Verständnis geprägten Atmosphäre abspielen.

Schließlich noch eine Bitte an die Vertreter der Rechtsmedizin: Wenn klinische Situationen zu begutachten sind, sollte eine Orientierung an den Realitäten erfolgen, d.h. an den Verhältnissen wie sie sind und nicht an Idealvorstellungen von Verhältnissen, wie wir sie uns zwar wünschen, aber eben allzuoft nicht vorfinden! Wenn wir immer wieder Anlaß haben, die Realitätsferne der Rechtsprechung zu beklagen, so dürfen wir nicht vergessen, daß so gut wie allen Urteilen das Votum ärztlicher Sachverständiger zugrunde liegt, meist auch das eines Rechtsmediziners.

Wir beklagen die Verrechtlichung der Medizin. Wenn wir ihr Einhalt gebieten wollen, dann liegt es an uns Ärzten, uns selber Sorgfaltsregeln zu geben und dies nicht anderen zu überlassen sowie die Voraussetzungen für diese Regeln aus ärztlicher Verantwortung gemeinsam zu bestimmen. Ein Grund für die beklagte Verrechtlichung liegt darin, daß wir diese ärztliche Aufgabe bisher zu wenig wahrgenommen, ja sie noch nicht einmal als eine gemeinsame Verpflichtung begriffen haben. Wir Anästhesisten haben uns bisher bemüht, durch Vereinbarungen mit anderen Fachgebieten eine solche Gemeinsamkeit herzustellen und werden diese Bemühungen auch in Zukunft fortsetzen.

V Das polytraumatisierte Kind

Die Erstversorgung am Unfallort

G. Kraus

Einleitung

Heute ist an jedem 10. schweren Unfall ein Kind beteiligt; dementsprechend oft muß man sich bei Notarzteinsätzen auf die Behandlung vital bedrohter Kinder einstellen. Je jünger und kleiner der Patient, desto mehr nehmen dabei Unbehagen und Nervosität des primär behandelnden Arztes zu. Bei prinzipiell gleichen Behandlungsprinzipien muß die adäquate Therapie des kindlichen Polytraumas auf die Größenverhältnisse sowie die unterschiedliche Physiologie und Pathophysiologie des Kindes Rücksicht nehmen.

Dieser Beitrag beschränkt sich ausschließlich auf die Behandlung vital gefährdeter Kinder, und zwar Polytrauma, schweres Schädel-Hirn-Trauma und Verbrennung.

Diagnostik

Erstuntersuchung am Unfallort

Beim Eintreffen am Unfallort müssen als erstes folgende Punkte in der Reihenfolge: Bewußtsein, Atmung, Kreislauf überprüft werden. Erfordert der Zustand des Patienten beim ersten Augenschein nicht ein sofortiges Eingreifen, so kann die kurze Beobachtung des Kindes, seines Atemmusters, seiner spontan eingenommenen Lage sowie eine kurze Beschreibung des Unfallhergangs, evtl. mit einer patientenspezifischen Anamnese, wertvolle Hinweise liefern, ohne daß man das Kind durch übereilte Hast und Manipulationen zusätzlich erschrecken muß.

Ein oft vernachlässigter, aber sehr wichtiger Punkt ist das Abschätzen des Alters und sich daraus ergebend das ungefähre Gewicht des Kindes. Nur dann sind eine angemessene medikamentöse Therapie sowie therapeutische Maßnahmen (Infusionsmengen, Tubusgröße etc.) sinnvoll durchzuführen. Anhaltspunkte zum Abschätzen des Alters sind der Zahnstatus und evtl. das Nochoffensein der großen Fontanelle. Auch sonstige, kinderspezifische Utensilien, die sich am Unfallort befinden, oder altersspezifische Fähigkeiten, wie das Zweiradfahren, können einen Hinweis auf das Alter des Kindes liefern.

Anhaltspunkte zum Abschätzen des Alters

Zahnstatus
Milchgebiß: 6.–8. Monat (mittlere Schneidezähne), bis Mitte des 3. Lebensjahres;
Zahnwechsel: Schneidezähne ~8. Lebensjahr.

Große Fontanelle - Sie schließt sich mit ca. 1,5 Jahren.
- Tragen von Windeln: 2.–3. Lebensjahr,
- Kindergartentasche: 3.–6. Lebensjahr,
- Schultasche: ab 7. Lebensjahr,
- Zweiradfahren: ab 5. Lebensjahr.

Als Faustregel gilt: Ein 1 Jahr altes Kind hat durchschnittlich 10 kg, ein 6 Jahre altes Kind 15 kg und ein 12 Jahre altes Kind 30 kg Körpergewicht als unteren Normwert.

Überprüfung des Bewußtseins. Zur Überprüfung des Bewußtseins hat sich als Trendanzeige besonders in den letzten Jahren die Glasgow-Komaskala bewährt, die in ihrer Abänderung auch für Kleinkinder geeignet ist. Die einfache Punktebewertung aufgrund der Augenöffnung, der motorischen Reaktion und der verbalen Antwort des Patienten erlaubt eine engmaschige Überprüfung der Bewußtseinslage [3]. Darüber hinaus gibt sie Hinweise darüber, zu welchem Zeitpunkt intubiert werden soll; empfohlen wird generell eine Intubation unter 7 Punkten.

Die Beurteilung von Pupillengröße und -reaktion sowie etwaiger Pupillendifferenzen unterscheidet sich nicht vom Erwachsenen. Bei Säuglingen gilt zu beachten, daß es durch intrakranielle Hämatome bei noch offener Fontanelle und dehnbarem Hirnschädel erst relativ spät zur Mydriasis der Pupillen kommt und daß dann allerhöchste Eile geboten ist, da die Einklemmung unmittelbar bevorsteht [9]. Die Überprüfung des Bewußtseins wird vervollständigt durch die Suche nach Seitenzeichen oder einer Querschnittssymptomatik; allerdings kommt diese durch die Elastizität der Wirbelsäule unter 13 Jahren seltener vor als bei Erwachsenen [11].

Überprüfung der Atmung. Die Überprüfung der Atmung beginnt mit der kurzen Beurteilung der Hautfarbe. Dabei gilt es zu bedenken, daß bei einer z.B. blutungsbedingten Anämie trotz insuffizienter Atmung keine Zyanose erscheint, die ja erst beim Vorhandensein von 5 g%-reduziertem Hämoglobin auftritt.

Als sehr wichtiger Punkt ist die Atemfrequenz anzusehen, die je nach Lebensalter variiert und auch als Grundlage einer evtl. notwendigen Beatmung gilt (Tabelle 1).

Zum Ausschluß eines Hämato- oder Pneumothorax hat die Auskultation und Perkussion bei Kindern besonders sorgfältig zu erfolgen, v.a. müssen zusätzlich die latera-

Tabelle 1. Atemfrequenz bei Kindern

Altersstufe	Frequenz
Säuglinge	40/min
Kleinkinder	30/min
Schulkinder	20/min

len Thoraxwände beurteilt werden, da es durch die enge räumliche Nachbarschaft beider Thoraxhälften zur Überleitung von Geräuschphänomenen von der Gegenseite kommen kann.

Rippenfrakturen lassen sich, wie auch ein Hautemphysem, leicht palpieren. Durch die große Elastizität des kindlichen Thorax bedingt, kommen im Kindesalter schwere Thoraxverletzungen und Lungenkontusionen auch ohne Rippenfrakturen sehr häufig vor. Oft sind nur diskrete Prellmarken vorhanden, die das Augenmerk auf ein begleitendes Thoraxtrauma lenken [2, 4].

Überprüfung der Atmung

1. Hautfarbe (Cave: Anämie);
2. Atemfrequenz;
3. Atemtiefe;
4. Atemgeräusch, Stridor;
5. Auskultation und Perkussion;
6. Atemmechanik (Rippenfrakturen, Hautemphysem).

Überprüfung des Kreislaufs. Bei der Beurteilung des Kreislaufs ist neben der Inspektion von Hautfarbe, Hämatomen und offenen Gefäßverletzungen v.a. die Überprüfung des Pulses sehr hilfreich. Wegen der dünnen Thoraxwand ist die Palpation des präkordialen Herzschlags sehr informativ. Orientierend kann der Puls an der A. carotis, A. axillaris, A. femoralis und A. radialis getastet, etwaige Seitendifferenzen können festgestellt werden. Der Kapillarpuls wie auch die periphere Hauttemperatur geben einen äußerst wichtigen Hinweis auf das Vorliegen einer Zentralisation.

Bei der Pulsfrequenz muß man sich die physiologisch altersspezifischen Normwerte vor Augen halten: Der obere Normwert liegt für Säuglinge bei 160/min, bei 140/min für Kleinkinder und bei 120/min für Schulkinder; alle darüber hinausgehenden Werte sprechen für eine hypovoloämiebedingte Tachykardie oder eine durch Angst und Schmerz ausgelöste Pulsbeschleunigung und Zentralisation bei wachen polytraumatisierten Kindern [6].

Die Lautstärke der Herztöne gibt ein Maß für die Kontraktilität des Herzmuskels; das ist der gleiche Umstand, den wir uns auch beim Monitoring mit dem präkordialen Stethoskop in der Anästhesie zunutze machen. Neben der Pulsfrequenz ist auch der Blutdruck altersspezifisch. Die Messung des Blutdrucks stellt zumindest im Säuglings- und Kleinkindesalter ein Problem dar, da er sehr stark von der verwendeten Manschettenbreite abhängt. Als Faustregel gilt, die breiteste, noch bequem am Oberarm anlegbare Manschette zu wählen. Allerdings sollte man bei der ersten orientierenden Untersuchung zeitraubende Maßnahmen hintanstellen: das Vorhandensein eines palpablen Radialispulses spricht bei Kindern jeglichen Alters für einen noch ausreichenden Blutdruck von über 60–70 mm Hg.

Suche nach weiteren Verletzungen. Nach diesen 3 wichtigsten Punkten folgt die systematische Untersuchung, vom Kopf beginnend in absteigender Folge. Die in der Übersicht gestellte Systematik erlaubt zumindest eine für den Augenblick ausreichende Beurteilung der Verletzungen der wichtigsten topographischen Regionen.

1. Schädelfrakturen,
2. Hinweise auf Schädelbasisfrakturen,
3. Hals- und Kehlkopfverletzungen,
4. Thoraxverletzungen,
5. Hinweise auf abdominelle Organverletzungen,
6. Beckenfrakturen,
7. Beweglichkeit der großen Gelenke,
8. Dislokationen,
9. Ausdehnung und Tiefe von Verbrennungen.

Therapie

Wiederherstellung einer suffizienten Ventilation

Die erste und wichtigste Maßnahme nach der orientierenden Untersuchung ist bei insuffizienter Atmung die Wiederherstellung einer suffizienten Ventilation, unabhängig davon, ob die Spontanatmung zentral durch ein Schädel-Hirn-Trauma oder Hypoxie oder pulmonal durch Aspiration, Lungenkontusion, Pneumothorax, Zwerchfellruptur oder Lungenödem ausgelöst wurde.

Die Atemwege werden frei gemacht, Fremdkörper entweder abgesaugt oder manuell entfernt. Nach Plazierung des kindlichen Kopfes in Schnüffelstellung - also eine weder extreme Beugung noch eine Hyperextension des Kopfes, die zu einem Trachealkollaps führen kann [7] -, wird Sauerstoff zugeführt: entweder mit einer Nasensonde oder bei insuffizienter Atmung durch eine primäre Mund- oder Maskenbeatmung. Initial sollte dabei eine hohe Sauerstoffkonzentration gewählt werden, d.h. 3 l/min für Säuglinge, 5 l/min für Kleinkinder und 8 l/min für Schulkinder. Die Einlage eines Guedel-Tubus kann das Zurückfallen der Zunge verhindern, allerdings ist die Auslösung eines Laryngospasmus möglich, wenn Ungeübte diese Maßnahme durchführen oder eine nicht adäquate Tubusgröße verwendet wird. Meist ist das einfache Vorziehen des Unterkiefers zur Freihaltung der Atemwege und zur Ventilation vollkommen ausreichend.

Erst nachdem diese einfachen Maßnahmen angewendet wurden und nicht zum Erfolg führten, sollte eine Intubation in Erwägung gezogen und vernünftig vorbereitet werden.

Die Intubation im Notfall erfolgt immer oral. Nach Stabilisierung des Zustands kann zu einem späteren Zeitpunkt in der Klinik nasal umintubiert werden. Als Spatel kommen im Säuglingsalter der kleine Foregger-Spatel, im Kleinkindesalter je nach Präferenz der Foregger-Spatel oder der kleine MacIntosh-Spatel und im Schulkindesalter der große MacIntosh-Spatel zur Anwendung.

Die Wahl der Tubusgröße ist altersabhängig.

Es gelten folgende Größen:

Neugeborene:	14 Charr,
6 Monate:	16 Charr,
1 Jahr:	18 Charr,
2 Jahre:	20 Charr,
>2 Jahre:	20 + Alter in Jahren = Tubusgröße (Charr).

Als Faustregel gilt, eine Tubusstärke im Durchmesser des Nasenlochs bzw. des kleinen Fingers zu wählen. Im Notfall sollen immer Magill-Tuben verwendet werden, und bis zum 10. Lebensjahr sollen diese Tuben immer ungeblockt sein. Hierbei haben sich die bereits längenmarkierten Tuben, z.B. die Tuben der Fa. Rüsch, bewährt, die eine genügende Eigensteifigkeit besitzen und ohne Führungsstab plaziert werden können. Der Hauptfehler bei der Intubation von Kindern liegt nach aller Erfahrung immer wieder in einer zu tiefen Intubation, deren Folge die Ventilation von nur einer Lungenhälfte ist. Wegen der im Kindesalter sehr kurzen Trachea sollte die Intubationstiefe bei Neugeborenen und Säuglingen 2 cm, bei Kleinkindern 3 cm und bei Schulkindern 3–4 cm nicht überschreiten. Eine vorherige Markierung des vorgesehenen Tubus oder die Verwendung längenmarkierter Tuben kann hierbei eine große Hilfe sein. Unter Sicht wird der Tubus so plaziert, daß die Markierung in Höhe der Stimmbänder zu liegen kommt. Eine zusätzliche, sehr nützliche Maßnahme ist die direkte Palpation der Tubusspitze von außen während des Intubationsvorgangs selbst. Nach Passieren des Kehlkopfs läßt sich, durch die dünnen Halsweichteile des Kindes bedingt, die Tubusspitze von außen sehr leicht palpieren und die altersentsprechende Intubationstiefe festlegen.

Wenn möglich, sollte zur Intubation jedes Kind wegen der Gefahr vagal ausgelöster Reflexe 0,01–0,02 mg Atropin/kg KG erhalten. Unbedingt notwendig ist die Atropinvorgabe bei Verwendung von Trapanal zur Intubation.

Die Notwendigkeit einer Sedierung und Relaxation zur Intubation hängt vom Zustand des Kindes ab: Schädel-Hirn-Traumen müssen immer zur Verhinderung eines intrakraniellen Druckanstiegs unter Relaxation mit Succinylcholin bzw. Pancuronium intubiert werden (Tabelle 2). Zur Orientierung sollte nach der Intubation einmal endotracheal abgesaugt werden: Aspiriertes Blut, Sekret oder Mageninhalt geben hierbei weitere wichtige diagnostische Hinweise.

Jedes intubierte Kind muß beatmet werden. Polytraumatisierte Kinder haben meist eine schock- oder schmerzbedingte Hyperventilation, die in Verbindung mit dem erhöhten Atemwegswiderstand durch den Tubus und dem generell anzuwendenden positiv endexspiratorischen Druck rasch zu einer Erschöpfung und damit zu einer Hypoventilation des intubierten spontanatmenden Kindes führt.

Die Beatmungsfrequenz erfolgt altersspezifisch (Säuglinge 40/min, Kleinkinder 30/min, Schulkinder 20/min), die Sauerstoffkonzentration soll bei mindestens 50% liegen. Jede Beatmung wird mit einem PEEP von +4 cm H_2O durchgeführt, um eine möglichst gleichmäßige Verteilung der Ventilation zu erzielen.

Tabelle 2. Medikamente zur Intubation

		Medikament	Dosis
		Atropin	0,01–0,02 mg/kg KG i.v.
fakultativ			
Sedierung:	z. B.	Trapanal	2 –3 mg/kg KG i.v.
		Valium	0,2 mg/kg KG i.v.
		Hypnomidat	0,1 –0,2 mg/kg KG i.v.
Relaxierung:	z. B.	Succinylcholin	2 mg/kg KG i.v.
		Pancuronium	0,1 mg/kg KG i.v.

Bei den Geräten zur Beatmung ist darauf zu achten, daß ein Reptilschlauch am Kinderbeatmungsbeutel angebracht ist, um eine hohe Sauerstoffkonzentration von rund 80% zuführen zu können.

Für Kinder geeignete Notfallrespiratoren können angewendet werden, wobei z.B. der Oxylog der Fa. Dräger bereits ab 5–6 kg KG eingesetzt werden kann.

Die Indikation zur Pleurapunktion am Notfallort ergibt sich ausschließlich erst nach Intubation. Beim deutlichen Vorliegen eines Spannungspneumothorax oder einer sich verschlechternden kardiozirkulatorischen Situation mit Zyanose und Einflußstauung unter Beatmung wird nach Abklärung der Intubationstiefe in der Medioklavikularlinie punktiert. Hierbei wird mit einer Plastikkanüle, bei Säuglingen und Kleinkindern z.B. mit einer 18er Abbocath bzw. 0,5-Braunüle, bei Schulkindern mit einer 14er Abbocath bzw. 1,0-Braunüle auf die 2. Rippe zugegangen. Man tastet sich bis zum Oberrand der Rippe vor, zieht dann die Metallnadel zurück und schiebt die Plastikkanüle in den 2. Interkostalraum vor. Dieses Verfahren ist für die Notfallsituation vollkommen ausreichend, in der Klinik kann dann eine definitive Pleuradrainage angelegt werden. Unter Intubation und künstlicher Beatmung ist die sonst übliche Armierung der Plastikkanüle mit einem eingeschnittenen Fingerling entbehrlich.

Wiederherstellung eines ausreichenden Kreislaufs

Sind Schockzeichen mit den Symptomen Hypotonie, Tachykardie, kalte blasse Extremitäten und Unruhe bei einem verletzten Kind vorhanden, so kommen als Ursache des insuffizienten Kreislaufs neben Blutungen ein Schädel-Hirn-Trauma, Herzkontusionen bzw. Herzbeuteltamponade oder ein Spannungspneumothorax in Frage.

Ein neurogen ausgelöster Schock verschwindet meist wenige Minuten nach dem Unfall, ist also beim Eintreffen des Notarztes meist nicht mehr vorhanden. Eine akute kardiale Dekompensation ist bei vorher gesunden Kindern extrem selten und eine durch Sepsis ausgebildete Kreislaufinsuffizienz erst das Problem einer mehrtägigen Intensivbehandlung. So bleibt als Ursache eines Schocks, abgesehen von einem Spannungspneumothorax mit seinen zusätzlichen pulmonal ausgelösten Symptomen, im Kindesalter fast ausschließlich der hämorrhagische Schock. Hierzu zählt im jungen Säuglingsalter auch der Blutungsschock bei isoliert auftretenden intrakraniellen Hämatomen. Durch die offenen Fontanellen und den dehnbaren Hirnschädel kann bis zur Hälfte des normal zirkulierenden Blutvolumens im Hämatom gespeichert sein. Hämoglobinwerte von 5–6 g% sind dabei keine Seltenheit und können zu einem schweren Schock führen [5, 9].

Das Anlegen eines venösen Zugangs ist nun, speziell in einem gewissen Alter, ein Problem für sich. Bevorzugte Stellen sind Handrücken, Handgelenkinnenseite, Unterarm, Ellenbeuge, Fußrücken, Innenknöchelregion. Darüber hinaus kommt bei Punktionsunmöglichkeit der genannten Venen die bei Kindern meist gut sichtbare V. jugularis externa oder die V. femoralis (unterhalb der Leistenbeuge medial der Arterie gelegen) in Frage.

Punktiert wird in jedem Fall mit der größtmöglichen Plastikverweilkanüle, die optimal fixiert werden muß, evtl. unter Ruhigstellung der Extremität durch eine angewickelte Schiene. Das Einfügen eines Dreiwegehahns erleichtert die einfache Applikation von Medikamenten sehr. Erst bei Fehlschlagen der Punktion sämtlicher angegebener

Venen ist die Punktion der V. subclavia oder, bei Beherrschung der Technik, der V. jugularis interna angezeigt, und zwar wiederum mit einer möglichst großen Venenverweilkanüle. Das Anlegen eines Kavakatheters zur Primärversorgung am Unfallort ist wegen der niedrigen Durchflußrate und der wenig aseptischen Bedingungen nicht geeignet. Bei Thoraxverletzungen, z.B. Hämato- bzw. Pneumothorax, soll man bei der Punktion die V. subclavia auf der verletzten Seite anstreben, um eine weitere Verschlechterung des Zustands durch die mögliche Pleurapunktion mit Pneumothorax der gesunden Seite zu vermeiden. Der Versuch der Subklaviapunktion beidseits ist nur als absolute Ultima ratio anzusehen.

Geht man davon aus, daß das Blutvolumen im gesamten Kindesalter 80 ml/kg KG beträgt und daß die Schocksymptomatik einsetzt, wenn das zirkulierende Blutvolumen um ¼ vermindert ist, so ergibt sich das folgende rationale Behandlungskonzept: Die primäre Volumensubstitution am Notfallort erfolgt am besten mit Ringer-Laktatlösung. Ab Schulalter können auch Volumenexpander wie Hydroxyäthylstärke oder Dextran oder 5%iges Humanalbumin eingesetzt werden. Kolloide sind bei Kindern problematisch zu dosieren, da man bei der Infusion sehr schnell die Grenzdosierung von z.B. 1,5 g/kg KG Dextran erreicht. Bei Verwendung von Ringer-Laktat werden initial bei Zeichen des Schocks 20 ml/kg KG, das entspricht einem Viertel des normal zirkulierenden Blutvolumens, rasch infundiert. Nach Kreislaufnormalisierung erhält das Kind dann eine Erhaltungsinfusion in einer Dosis von 10 ml/kg KG·h. Die Kontrolle der Infusionsmengen erfolgt dabei durch Drosselklemmen.

Persistiert der Schock nach Gabe der anfänglich gegebenen 20 ml/kg KG, so wird nochmals die gleiche Menge, also 20 ml/kg KG Ringer-Laktat infundiert. Nach Stabilisierung des Kreislaufs wird dann auch hier auf die Erhaltungsinfusion umgestellt. Ist auch nach jetzt 40 ml/kg KG Ringer-Laktat, d.h. nach dem Einsatz der Hälfte des zirkulierenden Blutvolumens ein suffizienter Kreislauf nicht zu erreichen, so müssen als nächster Schritt 20 ml/kg KG Vollblut transfundiert werden, um dadurch eine ausreichende Anzahl von Sauerstoffträgern zur Verfügung zu stellen. Kolloide, wie HÄS, Dextran oder Gelatine sowie 5%iges Humanalbumin kommen in einer Dosierung von 5–10 ml/kg KG als Bolus unter Beachtung der Maximaldosis in Frage (Abb. 1).

Eine nicht zu vernachlässigende, die Schocktherapie unterstützende Maßnahme stellt die Lagerung dar. Die früher übliche Trendelenburg-Lagerung, also Kopftieflagerung, hat nur eine allererste überbrückende Funktion. Bei ausgeprägtem Schock mit maximaler Vasokonstriktion der Peripherie ist sie überflüssig, beim Vorliegen eines Schädel-Hirn-Traumas gefährlich. Starke Blutverluste aus Extremitäten oder Kopfwunden dagegen sind durch eine einfache Hochlagerung der entsprechenden Region über Herzhöhe wesentlich zu vermindern.

Die häufigste Ursache eines Schocks, nämlich die abdominelle Blutung aus Leber, Milz, Niere oder Retroperitoneum kann am Notfallort nur durch eine adäquate Infusionstherapie behandelt werden. Gefäßverletzungen können durch manuelle Kompression der Arteriendruckpunkte, durch einen Kompressionsverband oder, wenn möglich, durch proximales Abbinden mit einem Tourniquet oder einer ausreichend breiten Blutdruckmanschette, die auf Werte über den systolischen Blutdruck aufgepumpt wird, zum Stehen gebracht werden. Die auffällig angebrachte Uhrzeit der Abbindung ist dabei selbstverständlich. Eine zu wenig aufgeblasene Manschette fördert durch venöse Stauung eher die Blutung und muß unbedingt vermieden werden [6].

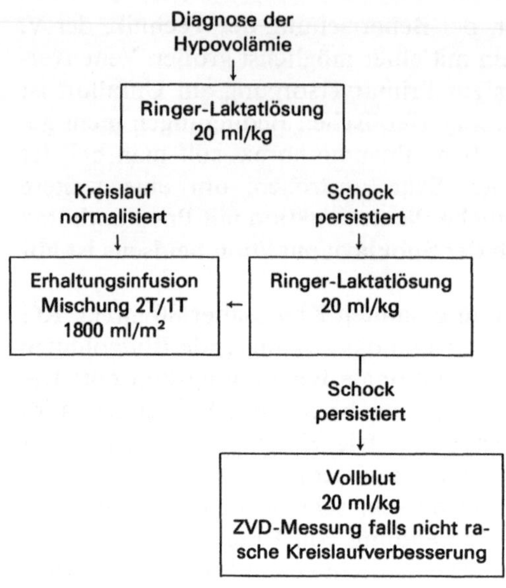

Abb. 1. Flüssigkeitstherapie bei Hypovolämie. (Aus [6])

Schmerztherapie

Abgesehen von den psychischen Folgen können starke Schmerzen das klinische Bild negativ beeinflussen: Der Sauerstoffbedarf des Organismus wird erhöht, die Atmung beschleunigt und das sympathikoadrenale System maximal stimuliert. Außerdem kommt es durch Schreien und Pressen zur unerwünschten Erhöhung des intrakraniellen Drucks. Nachteile einer Analgetikaanwendung bestehen in einer möglichen Atemdepression und Kreislaufdepression bei Hypovolämie. Der hohe Stellenwert der Veränderung von neurologischer und abdomineller Symptomatik durch Analgetika dagegen sollte heute im Zeitalter der Computertomographie und der routinemäßig durchgeführten Peritoneallavage oder Ultraschalldiagnostik intraabdomineller Blutungen überholt sein. Die Schmerztherapie am Unfallort wird ausschließlich intravenös durchgeführt. Dabei bieten sich folgende Medikamentendosierungen an: Morphin 0,05 mg/kg KG i.v. oder Dolantin 0,5 mg/kg KG i.v. (evtl. kombiniert mit DHBP 0,25 mg/kg i.v.). Bei sicherem Ausschluß eines Schädel-Hirn-Traumas kann auch Ketamin in einer Dosis von 0,25–0,5 mg/kg KG i.v. gegeben werden.

Die Anwendung partieller Morphinantagonisten wie Fortral, Tramal oder Temgesic ist weniger sinnvoll, da mit einer möglichen sofortigen Operation gerechnet werden muß. Diese wird normalerweise in Neuroleptanalgesie bzw. mit Einsatz von Fentanyl oder Morphin durchgeführt und kann damit nach vorheriger Gabe partieller Morphinantagonisten zusätzliche Probleme hervorrufen.

Primärversorgung des Schädel-Hirn-Traumas

Bei Kindern mit ihrem im Verhältnis zum Körper relativ großen Kopf sind Kopfverletzungen wesentlich häufiger als bei Erwachsenen. Die Primärversorgung des schweren Schädel-Hirn-Traumas besteht zuallererst in der Schaffung einer suffizienten Ventilation und stabiler Kreislaufverhältnisse.

Hierbei wird der Patient - unabhängig von den Ventilationsverhältnissen - bei einem Glasgow-Komaskala-Wert von unter 7 Punkten frühzeitig intubiert und beatmet. Die Intubation erfolgt in diesem Fall unter ausreichender Relaxierung mit Succinylcholin oder Pancuronium; der Patient wird mit einem F_IO_2 von mindestens 0,4–0,5 beatmet, evtl. ein PEEP von +4 cm H_2O zugesetzt und hyperventiliert. Eine Hypovolämie ist zu vermeiden und ein genügender zerebraler Perfusionsdruck ist aufrechtzuerhalten. Bei der Intubation von bewußtlosen Patienten ist an mögliche Frakturen im HWS-Bereich zu denken, und eine extreme Extension, besonders aber eine Flexion des Halses, ist unbedingt zu vermeiden. Falls die Situation es zuläßt, ist die Oberkörperhochlagerung um 30° eine sehr geeignete prophylaktische Maßnahme zur Vermeidung einer Hirnschwellung.

Die Infusionsmenge bei einem isolierten Schädel-Hirn-Trauma eines normovolämischen Patienten ist äußerst sorgfältig zu bemessen, der Venenzugang soll nur offen gehalten werden. Wegen der Hirnschwellungsgefahr dürfen nur Vollelektrolytlösungen wie Ringer-Laktat infundiert werden, Glukoselösungen sind in jedem Fall obsolet.

Die medikamentöse Therapie hängt vom Schweregrad des Schädel-Hirn-Traumas ab (s. Übersicht):

Therapieschema beim Schädel-Hirn-Trauma (SHT)

1. *SHT, unauffälliger Verlauf:*
   Keine Sofortmaßnahme, Klinikeinweisung.
2. *SHT und retrograde Amnesie und Erbrechen:*
   1 mg/kg KG Decadronphosphat, Infusion mit Vollelektrolytlösung, Klinikeinweisung.
3. *SHT und Somnolenz und Erbrechen, aber erhaltene Rachenreflexe:*
   Therapie wie bei 2.
4. *SHT und fraglich erhaltene oder erloschene Rachenreflexe:*
   Therapie s. 2., zusätzlich Intubation und Hyperventilation.
5. *SHT und Krampfanfall (Ursache meist Hirnschwellung):*
   Therapie s. 4., zusätzlich Trapanal 3–5 mg/kg i.v. initial oder Valium 0,5 mg/kg i.v. initial.

Beim Vorliegen einer retrograden Amnesie und Erbrechen wird 1 mg/kg Decadronphosphat i.v. verabreicht.

Das gleiche Vorgehen ist bei Somnolenz, aber noch intakten Rachenreflexen gegeben.

Bei fraglich erhaltenen oder erloschenen Rachenreflexen wird die Intubation mit Hyperventilationsbeatmung und 1 mg/kg KG Decadronphosphat i.v. kombiniert. Kommt es bei einem Schädel-Hirn-Trauma zu einem Krampfanfall, der meist durch die sich entwickelnde vasomotorische Hirnschwellung verursacht wird, so werden zusätzlich zur Intubation, Hyperventilation und Kortisongabe 3–5 mg/kg KG Trapanal oder 0,5 mg/kg KG Valium initial i.v. verabreicht.

Der Beginn einer Osmotherapie am Notfallort ist obsolet, da durch diese Maßnahme mögliche intrakranielle Blutungen verstärkt werden können.

Nach Absprache mit dem Neurochirurgen wird jeder Patient mit schwerem Schädel-Hirn-Trauma, der intubiert ist, für den Transport auch relaxiert. Diese Maßnahme verhindert zuverlässig eine zusätzliche intrakranielle Druckerhöhung durch Würgen und Pressen mit seinen möglicherweise deletären Folgen.

Durch die Erstbefunde des Notfallarztes und der in der Klinik durchgeführten Computertomographie des Schädels wird der nachbehandelnde Neurochirurg in die Lage versetzt, auch bei relaxierten Patienten eine Diagnose zu stellen.

Primärversorgung sonstiger Verletzungen

Sind Atmung und Kreislauf stabilisiert sowie die Maßnahmen zur Bekämpfung einer intrakraniellen Drucksteigerung durchgeführt, gilt die Aufmerksamkeit den sonstigen Verletzungen: Frakturierte Extremitäten, Becken- und Wirbelsäulenverletzungen werden am schonendsten auf einer Vakuummatratze transportiert. Eine Reposition von Frakturen sollte nur bei sonstiger Lagerungsunmöglichkeit und nach Gabe von Analgetika durch einen Geübten versucht werden, ansonsten ist eine Stabilisierung von Frakturen durch aufblasbare Schienen oder die Vakuummatratze vollkommen ausreichend.

Die Versorgung großer Wundflächen, ein offener Thorax, ein offenes Abdomen und offene Schädelfrakturen werden lediglich steril abgedeckt. Bei Pfählungsverletzungen muß der eingedrungene Fremdkörper unbedingt belassen werden; er darf erst in der Klinik in Operationsbereitschaft entfernt werden.

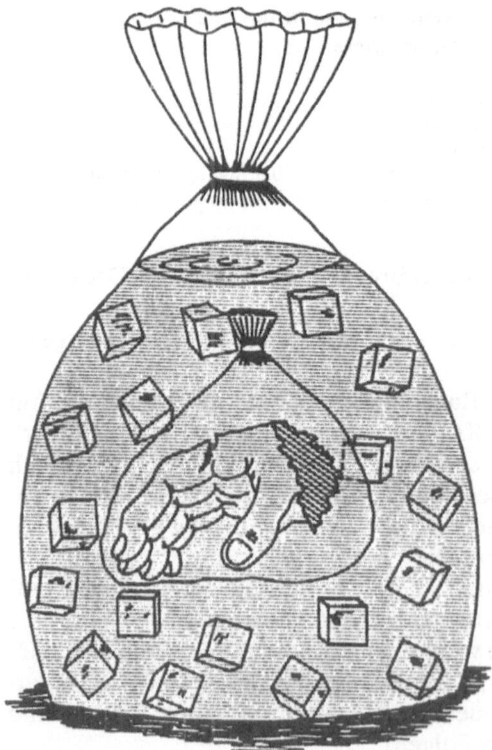

Abb. 2. Beutel-in-Beutel-Methode zum Transport von Amputaten

Amputate werden nicht gesäubert, sondern lediglich in sterile Kompressen oder ein sauberes Tuch in einem fest verschlossenen Plastikbeutel untergebracht. Dieser Plastikbeutel wird in einen zweiten mit Wasser und einigen Eiswürfeln gefüllten Plastikbeutel gesteckt (Beutel-in-Beutel-Methode), so daß kein direkter Kontakt mit dem Eis oder dem Schmelzwasser entsteht (Abb. 2). Auch der Amputationsstumpf wird nicht gereinigt, eine Abklemmung oder Unterbindung von Gefäßen an peripheren Extremitätenabschnitten soll nicht durchgeführt werden.

Kardiopulmonale Reanimation

Die erste Frage heißt: Wann soll reanimiert werden? Besteht nachweislich seit über 15 min Asystolie, so sollte mit Ausnahme von ertrunkenen oder stark unterkühlten Kindern von einer Reanimation abgesehen werden. Ertrunkene Kinder, besonders in kaltem Gewässer, können noch 40 min nach dem Unfallereignis erfolgreich wiederbelebt werden und das Ereignis ohne neurologischen Schaden überstehen [10].

Das Notfall-ABC ist mit wenigen Anpassungen an die Physiologie des Kindes voll anwendbar. Die Beatmungsfrequenz sollte bei Säuglingen 40/min, bei Kleinkindern 30/min und bei allen übrigen Kindern 20/min betragen. Die externe Herzmassage soll sich ebenfalls an der höheren Pulsfrequenz des Kindes orientieren und bei Säuglingen und Kleinkindern 100/min, bei Schulkindern 80/min betragen. Ist die externe Herzdruckmassage bei Kindern im Schulalter seitlich mit dem gesamten Handballen durchzuführen, so wird bei Säuglingen und Kleinkindern mit Zeige- und Mittelfinger oder noch günstiger nach Umfassen des Thorax mit beiden Händen von kranial mit beiden Daumen die Herzdruckmassage durchgeführt. Der Druckpunkt liegt in jedem Fall in Sternummitte. Relativ häufig kommt es nämlich durch die große, im Kindesalter weit nach kranial reichende Leber zu reanimationsbedingten schweren Parenchymverletzungen dieses Organs. Herzmassage und Beatmung erfolgen etwa im Verhältnis 1:3 (Säuglinge und Kleinkinder) bis 1:4 (Schulkinder). Bei Asystolie ist Suprarenin 0,01 mg/kg KG i.v. das Mittel der Wahl, nachdem die Originalampulle zu 1 mg mit 0,9%iger NaCl-Lösung auf 10 ml verdünnt wurde.

Die medikamentöse Behandlung einer Bradykardie erfolgt mit Atropin 0,02 mg/kg KG i.v.

Kammerflimmern kann mit Xylocain 1 mg/kg KG und nachfolgender Defibrillation mit 2–3 J/kg KG therapiert werden.

Atropin, Suprarenin und Xylocain können nach starker Verdünnung bei Kindern auch in den Tubus gespritzt werden, da die Resorption über die Trachealschleimhaut fast ebenso schnell wie bei der intravenösen Injektion erfolgt (gewichtsäquivalente Dosis auf 5–10 ml 0,9%iges NaCl verdünnen und intratracheal applizieren).

Katecholamine entfalten ihre maximale Wirkung nur bei ausgeglichenem pH und nicht bei der in Kreislaufstillstand sich rasch entwickelnden Azidose.

Deshalb wird Natriumbikarbonat initial in einer Dosis von 1 mval/kg KG verabreicht (bei Säuglingen, die jünger als 6 Monate sind, immer mit Aquadest 1:1 verdünnen). Hierbei ist aber die simultane Gabe von Adrenalin und Natriumbikarbonat zu vermeiden, weil Suprarenin durch alkalische Lösungen inaktiviert wird [7].

Bei Bedarf wird 10%iges Kalziumchlorid in einer Dosis von 0,5 ml/kg KG i.v. injiziert.

Primärversorgung von Verbrennungen bzw. Verbrühungen

Verbrühungen mit heißem Wasser, Kaffee etc. und Verbrennungen sind im Kindesalter, besonders zwischen 1,5 und 4 Jahren recht häufig. Nachdem der Wundschmerz als Reizfolge der sensiblen Endorgane in der Haut zu einer Erregung des vegetativen Nervensystems führt und somit die Ausbildung und Aufrechterhaltung des Schockzustands begünstigt [1], sollte als erste Maßnahme kaltes Leitungswasser über die betroffene Körperoberfläche laufengelassen werden, bis eine deutliche Schmerzlinderung oder Analgesie eintritt. Dieses Verfahren ist nur sinnvoll in den ersten 30–60 min, wobei bei großflächigen Verbrennungen das Problem der Auskühlung des Kindes durch das Leitungswasser berücksichtigt werden muß.

Bei mehr als 5- bis 10%ig erst- oder zweitgradig verbrühter oder verbrannter Körperoberfläche besteht im Kindesalter Schockgefahr, und das Kind muß in eine Klinik eingewiesen werden. Drittgradige Verbrennungen gehören ab Handtellergröße in klinische Behandlung. Bei der Beurteilung der Ausdehnung gilt die Neunerregel erst ab dem Schulalter, Säuglinge und Kleinkinder folgen wegen ihres relativ großen Kopfes folgendem Schema: Kopf und Arme rund 30%, Rumpf rund 30%, Beine rund 30% Körperoberfläche.

Der Katecholaminspiegel bei Verbrennungen ist bereits 1–2 h nach dem Trauma um das 20- bis 30fache erhöht, wodurch normale Blutdruckwerte vorgetäuscht werden können [1]. Der Verbrennungsverletzte bietet daher nicht sofort die übliche Schocksymptomatik, obwohl bereits 30–60 min nach einer ausgedehnten Verbrennung schwere Stoffwechselstörungen als Ausdruck der mangelnden Perfusion bestehen. Die primäre Volumenzufuhr sollte mit einem Plasmaexpander wie Dextran oder Hydroxyäthylstärke oder mit Humanalbumin 5%ig in einer Dosierung von 8–10 ml/kg KG durchgeführt werden.

Die Schmerzbehandlung muß großzügig gehandhabt werden, auch hier haben sich Morphin bzw. Dolantin oder Ketanest in den angegebenen Dosierungen bewährt. Bei Verbrennungen und Verbrühungen im Mund- und Rachenbereich, erkennbar an Blasenbildungen am Gaumen, sollte nach prophylaktischer Gabe von 1–2 Hüben Auxilosonaerosolspray die Atmung exakt überwacht werden. Erst bei sich entwickelnder Ateminsuffizienz, der meist ein inspiratorischer Stridor vorangeht, ist die Intubation und Beatmung durchzuführen, die unter diesen Umständen ein zusätzliches Trauma bedeutet.

Bei Schwelbränden, z.B. in geschlossenen Räumen, ist immer an ein zusätzliches Inhalationstrauma mit Kohlenmonoxid, Zyanid oder Chlorgasen zu denken. In diesem Fall ist dem Patienten bis zum Vorliegen des Carboxyhämoglobingehalts die höchstmögliche Sauerstoffkonzentration anzubieten [8].

Das keimfreie Abdecken der Brandwunden mit Metallinefolie oder sauberen Leintüchern sowie das Einwickeln des Kindes in Metallfolie zum Schutz vor exzessiven Wärmeverlusten vervollständigt die primäre Notfallversorgung.

1. *Kaltes Leitungswasser:* Sinnvoll bis 30–60 min nach dem Unfall (Cave: Auskühlung!) bis Schmerzlinderung oder Analgesie eintritt.
2. *Beurteilung der Ausdehnung und Tiefe:*
   Epidermale Verbrennung (Verbrennung 1. Grades): Rötung,
   dermale Verbrennung (Verbrennung 2. Grades): Blasenbildung,
   subdermale Verbrennung (Verbrennung 3. Grades): Nekrose, Analgesie.
3. *Indikation zur Klinikeinweisung:*
   Ab 5–10% Körperoberfläche erst- oder zweitgradiger Verbrennung oder Verbrühung (→ Schockgefahr!),
   ab Handtellergröße drittgradiger Verbrennung oder Verbrühung.
4. *Primäre Volumensubstitution:*
   Plasmaexpander (Dextran, Hydroxyäthylstärke) oder 8–10 ml/kg KG Humanalbumin 5%ig.
5. *Schmerzbehandlung:*
   Morphin 0,05 mg/kg KG i.v.,
   Dolantin 0,5 mg/kg KG i.v.,
   Ketanest 0,25–0,5 mg/kg KG i.v.
6. *Verbrennungen im Mund- und Rachenbereich:*
   Prophylaktische Gabe von 1–2 Hüben Auxilosonaerosolspray,
   Atmung exakt überwachen, bei Ateminsuffizienz: Intubation und Beatmung.
7. *Lokalbehandlung:*
   Keimfreies Abdecken der Wundflächen (Metallinefolie, Burn-pack, saubere Leintücher).
8. *Transport:*
   Wärmeschutz (Metallfolie).

Transport

Der Transport des Kindes soll unter laufender Kontrolle von Bewußtsein, Atmung und Kreislauf möglichst schonend in die für das Verletzungsmuster bestausgerüstete Klinik erfolgen. Das bedeutet, daß das Kind nicht unbedingt in das nächstgelegene Krankenhaus verlegt werden muß. Neben einer verletzungsgemäßen Lagerung, einer ausreichenden Wärmezufuhr bzw. ausreichendem Wärmeschutz sind auch banale Kleinigkeiten, wie die sorgfältige Fixierung von Tubus und Venenzugängen, oft für das Überleben und die Qualität des Lebens nach überstandenem Polytrauma für das Kind entscheidend.

Sind auf einem geeigneten Formular die primären Befunde und therapeutischen Maßnahmen festgehalten, so werden die weiterbehandelnden Ärzte in der Klinik in die Lage versetzt, unverzüglich die notwendigen weiteren Behandlungsmaßnahmen duchzuführen.

Literatur

1. Abdulla W, Frey R (1977) ABC der Verbrennungsbehandlung. Fischer, Stuttgart New York
2. Biemann-Otherson H (1978) Cardiothoracic injuries. In: Touloukian RJ (ed) Pediatric trauma. Wiley, New York Chichester Brisbane Toronto, p 305
3. Bruce DA, Raphaely RC, Goldberg AJ, Zimmermann RA, Bilanuik LT, Schul Z, Kuhl DE (1979) Pathophysiology treatment and outcome following severe head injury in children. Childs Brain 5:174–191
4. Haller AJ (1978) An overview of pediatric trauma. In: Touloukian RJ (ed) Pediatric trauma. Wiley, New York Chichester Brisbane Toronto, p 3

5. Klinger M (1968) Der hämorrhagische Schock als Leitsymptom für die Erkennung posttraumatischer intrakranieller Hämatome bei Säuglingen und Kleinkindern. Dissertation, Universität Erlangen
6. Morse TS (1978) Evaluation and initial management. In: Touloukian RJ (ed) Pediatric trauma. Wiley, New York Chichester Brisbane Toronto, p 21
7. Orlowski JP (1980) Cardiopulmonary resuscitation in children. Pediatr Clin North Am 27:495-512
8. Prien T (1984) Die Inhalationsverletzung der Lunge. Anästh Intensivther Notfallmed 19:161-168
9. Sayers MP (1978) Craniocerebral trauma. In: Touloukian RJ (ed) Pediatric trauma. Wiley, New York Chichester Brisbane Toronto, p 239
10. Siebkes H, Rod T, Breivik H, Lind B (1975) Survival after 40 minutes submersion without cerebral sequelae. Lancet I:1275-1277
11. Venes JL, Collins WF (1978) Spinal cord injury. In: Touloukian RJ (ed) Pediatric trauma. Wiley, New York Chichester Brisbane Toronto, p 261

Erstbehandlung in der Klinik

P. Dangel

Einleitung

Im vorangegangenen Beitrag von G. Kraus wurden die schon an der Unfallstelle zu unternehmenden Maßnahmen erläutert. Wir wollen nun annehmen, daß der Patient während des Transports in die Klinik optimal betreut wurde und daß er nicht in irgendein Krankenhaus, sondern in eine für die Behandlung von schwerverletzten Kindern geeignete Klinik eingeliefert wurde. Wir widmen uns dort jetzt der Erstbehandlung unter klinischen Verhältnissen.

Dieser „Erstbehandlung“ geht wieder eine Bestandsaufnahme voraus, d.h. die nochmalige Prüfung der lebenswichtigen Funktionen Bewußtsein, Atmung und Kreislauf. Gleichzeitig werden die Wirksamkeit der am Unfallort begonnenen Therapie und die Funktion der bereits angelegten Installationen kontrolliert, die erlittenen Verletzungen und evtl. eingetretene sekundäre Störungen diagnostiziert und der Plan für weitere Abklärung und Therapie festgelegt. Möglichst gleichzeitig muß, wenn überhaupt möglich, die Notfallanamnese aufgenommen werden. Alle lebenswichtigen Therapiemaßnahmen werden selbstverständlich ohne Unterbrechung weitergeführt.

Zur Evaluation und für die Behandlung werden häufig Vertreter verschiedener Fachrichtungen gebraucht. Unmittelbar mit dem Eintritt in die Klinik beginnt somit eine Teamarbeit. Damit diese klappt, braucht die Notfallequipe einen für alle Belange des Patienten zuständigen und sich für die Gesamtheit der Probleme verantwortlich fühlenden Organisator und Chef.

Beurteilung des Bewußtseinszustands und Folgerungen

Die häufigste zu neurologischen Störungen führende Verletzung und gleichzeitig die häufigste Todesursache nach Unfällen im Kindesalter ist das Schädel-Hirn-Trauma (SHT). Die häufigste Folge von schweren Schädel-Hirn-Traumen wiederum ist die Bewußtlosigkeit. Diese kann bei Kindern sowohl als Folge einer Verletzung des Gehirns eintreten, als auch durch eine nach kurzem Intervall akut entstehende vasomotorische Hirnschwellung bedingt sein. Solche lebensgefährlichen intrakraniellen Drucksteigerungen kommen selbst nach relativ geringfügigen Traumen und sogar ohne sichtbare Verletzungen am Gehirn vor. Dafür sind raumfordernde intrakranielle Hämatome, welche einer sofortigen operativen Intervention bedürfen, im Kindesalter seltener.

Bei der neurologischen Untersuchung beurteilen wir zuerst wieder die Komatiefe, welche anhand der Glasgow-Komaskala objektiviert wird. Außerdem wird die Pupil-

Tabelle 1. Glasgow-Komaskala. (Modifiziert nach Bruce [2])

Augenöffnung	Spontan	4
	Auf Anruf	3
	Auf Schmerz	2
	Nicht	1
Motorische Reaktion	Befolgt Aufforderung	6
	Gezielte Abwehr	5
	Flexion	4
	Massenbewegung	3
	Extension	2
	Keine	1
Verbale Antwort	Orientiert	5
	Verwirrt	4
	Wortsalat	3
	Unverständlich	2
	Keine	1
Kleinkinder unter 2–3 Jahren	Verständliche Worte	5
	Nur Schreien	2

lenfunktion geprüft, eventuelle Konvulsionen werden festgestellt, und es wird nach Zeichen einer Seitendifferenz bzw. Querschnittsläsion gesucht. Bei Kleinkindern unter 2 Jahren verwenden wir die in Tabelle 1 gezeigte Modifikation der Komaskala nach Bruce mit altersgerechteren Kriterien für die beste verbale Antwort [2]. Die Wirkung von Medikamenten, die das Kind schon vor der Hospitalisation bekommen hat, muß in die Beurteilung miteinbezogen werden. Die neurologische Befunderhebung ist besonders stark eingeschränkt, wenn das Kind bereits relaxiert, intubiert und beatmet eingeliefert wird. In diesem Falle - bei richtiger Indikationsstellung an der Unfallstelle im eigentlichen „Idealfall" - basieren wir auf der vom Notarzt geschilderten neurologischen Beurteilung.

Kinder, die zwar nicht ansprechbar sind, bei Beurteilung mit Hilfe der Glasgow-Komaskala aber noch 7 oder mehr Punkte bekommen und ausreichend atmen, werden horizontal auf die Seite gelagert und dauernd überwacht. Später noch auftretende Atemstörungen, wie z.B. Hypoventilation und Hyperkapnie müssen frühzeitig erkannt und behandelt werden, denn jede Erhöhung des pCO_2 läßt sofort auch den intrakraniellen Druck ansteigen.

Wenn bei der Beurteilung der Komatiefe mit der Glasgow-Komaskala weniger als 7 Punkte resultieren (entsprechend einem Kind, welches weder die Augen öffnet noch Antwort gibt und auch auf starke Schmerzreize keine gezielten Abwehrbewegungen mehr macht), kann dieser Zustand von einer gefährlichen intrakraniellen Drucksteigerung begleitet oder hervorgerufen sein. In dieser Situation besteht deshalb die Indikation zu Maßnahmen, welche geeignet sind, den intrakraniellen Druck in akzeptablen Grenzen zu halten oder bei Bedarf zu senken. Der Patient wird, selbst wenn die Atemfunktion nicht schwer gestört ist, unter Muskelrelaxation und geeigneter Sedierung intubiert und vorläufig hyperventiliert. Spontanatmung am Tubus ist unzulässig, Störfaktoren wie Husten und Pressen sind vollständig auszuschalten. Die Beatmung wird so gesteuert, daß die pCO_2-Werte sich um 3,5–4,0 kPa (= 25–30 mm Hg) einpendeln. Die damit erreichte Vasokonstriktion im Gehirn bewirkt die erwünschte Druckminderung. Zur Aufrechterhaltung einer genügend guten Hirndurchblutung wird ein zerebraler Perfusionsdruck (der zerebrale Perfusionsdruck ist als die Differenz zwischen dem arteriellen Mitteldruck und dem intrakraniellen Druck definiert) von nicht weniger als 50 mm Hg bei Kindern bzw. mindestens 40 mm Hg bei Säuglingen benötigt. Es ist deshalb ständig auch durch adäquate Volumentherapie für genügende Kreislaufverhältnisse bzw. für einen im Normbereich liegenden arteriellen Blutdruck zu sorgen. Bei genügender Kreislauffüllung wird dann bei der Beatmung auch ein PEEP-Druck von +5 cm H_2O gut vertragen. Nach der Intubation geschieht die weitere Pflege in gemäßigter Oberkörperhochlagerung von 15–20°, wieder mit dem Ziel, den intrakraniellen Druck in Grenzen zu halten.

Wenn das Kind tief bewußtlos ist, sich auf Schmerzreize nicht gezielt wehrt, keine Antwort gibt, die Augen nicht öffnet (entsprechend einer Komaskala von weniger als 7 Punkten) oder bei ein- oder beidseitig weiten, lichtstarren Pupillen muß rasch über das weitere Vorgehen entschieden werden. Wenn noch Zeit zur Verfügung steht und die technischen Bedingungen erfüllt sind, wird man, selbstverständlich erst nach Stabilisierung von Atmung und Kreislauf, eine Computertomographie durchführen. Schädelröntgenbilder bringen beim schweren Schädel-Hirn-Trauma (Patient komatös, Komaskala weniger als 7 Punkte) oft keine wesentlichen neuen Gesichtspunkte. Wenn ohnehin eine Computertomographie durchgeführt wird, ist deshalb nicht immer auch sofort eine Schädelaufnahme indiziert. Schädelröntgenbilder von genügend guter Qualität lassen sich ohnehin kaum in der Notfallaufnahmestation herstellen, der Patient muß dafür im ungünstigsten Moment mit noch unstabilen Vitalfunktionen in die Röntgenabteilung gebracht werden. Wenn überhaupt, kann man diese (an und für sich wichtigen) Dokumente später noch herstellen. Bei rasch progredienter Verschlechterung muß u.U. rasch operativ eingegriffen, z.B. eine Kraniotomie durchgeführt oder wenigstens Bohrlöcher angelegt werden. Ein Transport zum CT kommt dann nicht mehr in Frage. In diesem Fall kann das Schädelröntgenbild bei der Seitenlokalisation sehr hilfreich sein, z.B. wenn eine Kalottenfraktur nachweisbar ist. Auch mit Hilfe des alten, eindimensionalen Mittellinienechos, welches überall und sofort durchgeführt werden kann, bekommen wir in dieser Situation immer wieder wertvolle Hinweise. Bei Säuglingen mit noch offener Fontanelle bringt die zweidimensionale Sonographie des Schädels rasche Klärung der intrakraniellen Verhältnisse. In dafür eingerichteten Spezialabteilungen kann als Entscheidungshilfe in besonderen Fällen auch die intrakranielle Druckmessung eingesetzt werden.

Ist das Kind tief komatös und völlig schlaff, atmet nicht spontan, hat dilatierte, nicht auf Licht reagierende Pupillen und gibt auch auf starke Schmerzreize keine motorische Antwort, ist die Prognose sehr schlecht. Dies gilt besonders nach zusätzlichem protrahiertem Schockzustand oder wenn der initiale ICP sehr hoch (>50 mm Hg) bzw. der zerebrale Perfusionsdruck sehr tief (unter 20 mm Hg) liegt. Man muß sich dann fragen, ob es sinnvoll ist, überhaupt noch eine Therapie weiterzuführen. In diesen Fällen bringt auch die Verlegung in ein Zentrum keine Hilfe, solche sinnlosen Transporte sind deshalb zu unterlassen.

In allen Fällen von Schädel-Hirn-Trauma wird die Flüssigkeitserhaltungsmenge (nicht die Zufuhr von Isoelektrolytlösung zur Volumentherapie des hypovolämischen Schocks) auf 1000–1200 ml/kg · 24 h eingeschränkt. Es gilt ein absolutes Verbot für die

Zufuhr von freiem Wasser in Form von elektrolytfreien Lösungen, welche die Entstehung des gefürchteten Hirnödems fördern, wie z.B. 5%ige Glukoselösung. Da auch erhöhte Körpertemperatur den intrakraniellen Druck ansteigen läßt, muß der Temperaturverlauf verfolgt und jedem Fieberanstieg mit pharmakologischen und physikalischen Maßnahmen entgegengewirkt werden.

Die Therapie zur Senkung des intrakraniellen Drucks kann nur unter kontinuierlicher intrakranieller Druckmessung und ständiger Kreislaufüberwachung mittels invasiver arterieller Blutdruckmessung optimal durchgeführt und gesteuert werden. Kinder mit schwerem Schädel-Hirn-Trauma sollen deshalb nur dort behandelt werden, wo die personellen und technischen Voraussetzungen für den großen dafür benötigten Aufwand vorhanden sind.

Wenn der intrakranielle Druck trotz Hyperventilation, Oberkörperhochlagerung, guter Relaxation und genügender Sedierung höher als auf 20 mm Hg ansteigt, kommen weitere druckmindernde Mittel zur Anwendung, z.B. Phenobarbital (20-50 mg/kg in den ersten 24 h) und/oder osmotische Diuretika wie Mannitol 20%ig (2-3 ml/kg) rasch i.v. Diese Neurointensivbehandlung von Kindern mit schwerem SHT ist nur unter kontinuierlicher Messung des intrakraniellen Drucks und invasiver Kreislaufüberwachung durchführbar und kommt deshalb nur in einer Abteilung in Frage, die für diese sehr aufwendige Therapie eingerichtet ist.

Maßnahmen zur Bekämpfung intrakranieller Drucksteigerung infolge von Hirnschwellung
Wiederherstellung einwandfreier Atmung, Intubation, Relaxation, Hyperventilation;
Vermeiden von Hypovolämie, Aufrechterhaltung eines genügenden zerebralen Perfusionsdrucks;
Kopfhochlagerung, Sorge für Normothermie, Barbiturate, osmotische Diuretika.

Das Schädel-Hirn-Trauma allein führt nicht zum hypovolämischen Schock. Wenn ein Schockzustand besteht, muß nach anderen möglichen Schockursachen gesucht werden. Beim kindlichen Schädel-Hirn-Trauma sind Zusatzverletzungen häufig: 76 (78%) unserer eigenen letzten 98 Fälle von schwerem Schädel-Hirn-Trauma wiesen auch noch andere Verletzungen auf, 39 (40%) davon schwere, wie z.B. Lungenkontusion, Pneumothorax, Milzruptur, Nierenruptur, Frakturen von Wirbelsäule, Becken oder Gesichtsschädel.

Die Evaluation eines Kindes nach SHT ist bemerkenswert einfach. Die 3 wichtigsten Parameter sind die Tiefe des Komas, der Zustand der Vitalfunktionen und die feststellbaren neurologischen Defizite. Die Therapie dieser Fälle hingegen ist schwierig und sowohl personell als auch apparativ enorm aufwendig. Die Diagnose eines schweren SHT beim Kind ist deshalb auch gleich die Indikation zur Verlegung der Fälle, bei welchen noch alle therapeutischen Maßnahmen indiziert sind, in ein Zentrum mit allen Möglichkeiten zur Neurointensivbehandlung.

Die Mehrzahl der Kinder mit schwerem SHT benötigt keine sofortige Kraniotomie. In unseren letzten 98 eigenen Fällen war nur 26 mal (27%) eine dringende Operation wegen Epiduralhämatom oder offener Hirnverletzung indiziert. Diese Kinder brauchen viel dringender die rigorose Unterstützung der Vitalfunktionen, Maßnahmen gegen die Hirnschwellung, die Behandlung eventueller Konvulsionen und natürlich immer alle Maßnahmen zur Vermeidung von Komplikationen des Zustands „Bewußtlosigkeit". Von Beginn an müssen Aspiration, Hypoventilation, Hypoxie, Blasen- und Darmdistension und Hautdekubitus vermieden werden, später dann auch Kontrakturen und Malnutrition.

Beurteilung der Atmung und Folgerungen

Zur Beurteilung der Atemfunktion werden bei der Klinikaufnahme nochmals die schon bei der Evaluation an der Unfallstelle untersuchten Zeichen überprüft:

Hautfarbe, Atemfrequenz, Atemtiefe, Atemmechanik, Atemgeräusch, Perkussion, Auskultation, Hautfeuchtigkeit, arterielle Blutgasanalyse.

Die altersgemäßen Normalwerte, z.B. für die Atemfrequenz, müssen berücksichtigt werden: Säuglinge atmen normalerweise nicht rascher als 40 mal, Kleinkinder nicht frequenter als 30 mal/min. Für Schulkinder gilt als obere Normgrenze eine Atemfrequenz von 20/min. Wenn das verletzte Kind rascher als normal atmet, muß nach der Ursache der Tachypnoe gesucht werden. Eine sehr häufige Ursache von Tachypnoe ist die leider zu oft übersehene Hypoxie. Als weitere Ursachen kommen Angst, Schmerzen, Verletzungen der Lunge, wie z.B. Pneumothorax und Lungenkontusion, auch Hämatothorax, Zwerchfellhochstand und Verletzungen im Bereich von Thoraxwand oder Oberbauch in Frage.

Einziehungen des noch sehr elastischen Thorax des Kleinkindes zeigen ein inspiratorisches Atemhindernis oder eine verminderte Compliance an, wie z.B. bei Fremdkörpern oder Stenosen in den Atemwegen, Aspiration von Mageninhalt, Pneumonie oder beim Lungenödem. Stöhnende und gepreßte Ausatmung (nicht zu verwechseln mit inspiratorischem Stridor!) wird beim Kleinkind bei jeder Art von Atemnot gesehen und wirkt wie PEEP bei der Beatmung als Hilfe gegen den Alveolarkollaps. Inspiratorischer Stridor entsteht im Larynx, exspiratorisches Giemen im Bronchialsystem, so z.B. auch beim beginnenden Lungenödem. Kombinierter in- und exspiratorischer Stridor kann auf eine Verlegung der Atemwege im Bereich von Trachea und Bifurkation hindeuten.

Bei sichtbarer Zyanose gibt es verschiedene Erklärungen für diese Blauverfärbung der Haut. Einerseits ist Zyanose, die als Folge von Hypoventilation oder eines Rechts-links-Shunts auf Lungenebene entstanden ist, ein alarmierendes Symptom von Hypoxämie und allgemeiner Hypoxie. Andererseits kann beim Frieren oder im hypovolämischen Schock eine v.a. an den Lippen, den Ohren und den Fingernägeln sichtbare bläuliche Verfärbung entstehen, welche nur auf der ungenügenden peripheren Perfusion beruht. Dies ist selbst bei völlig normaler Sauerstoffsättigung bzw. sogar bei stark erhöhtem arteriellem pO_2 möglich und kann Anlaß zu ungerechtfertigter Sauerstofftherapie geben. Abwesenheit von Zyanose bedeutet umgekehrt aber nicht unbedingt, daß keine Hypoxie vorliegt: bei Anämie und z.B. bei der gefährlichen Kohlenmonoxidintoxikation kann die Hautfarbe trotz stärkstem Sauerstoffmangel schön rosig erscheinen.

Bei Hypoxie entstehen beim älteren Kind gleich wie beim Erwachsenen Unruhe, Angst, Tachykardie, Tachypnoe, Blässe und Zyanose. Kleine Säuglinge reagieren stereotyp mit dem sog. „Atemnotsyndrom", mit Tachypnoe, Einziehungen, exspiratorischem Stöhnen (englisch „grunting") und Zyanose. Schwitzen, besonders feuchte Haut an der Stirn, muß den Verdacht auf Hypoventilation und Hyperkapnie lenken. Die häufigsten Ursachen von Atemstörungen sind in folgender Übersicht zusammengefaßt:

Zentral: Schädel-Hirn-Trauma, Hypoxie, Hypothermie, Intoxikation;

Atemwege: Aspiration, Fremdkörper, Krupp, Epiglottitis, Verletzung;

Pulmonal: Pneumothorax, Hämatothorax, Lungenkontusion, Lungenödem, Mediastinalemphysem, Zwerchfellruptur;

Thorax: Rippenfrakturen, Schmerzen;

Abdominal: Zwerchfellhochstand, Schmerzen.

In der Klinik wird man bei jeder Atemstörung und schon bei Verdacht auf Hypoxie oder Hyperkapnie eine arterielle Blutgasanalyse (BGA) machen. Venöse oder kapilläre BGA eignen sich zwar bei guter Hautperfusion wohl zur Beurteilung von pH, pCO_2 und Basenüberschuß, nicht aber zur Beurteilung des arteriellen pO_2.

Bei schon am Unfallort intubierten und beatmeten Kindern wird sofort bei Klinikeintritt die Tubuslage kontrolliert und bei Bedarf korrigiert. Fehllagen lassen sich leicht durch Beobachtung der Thoraxbewegungen und durch Auskultation der Lungen erkennen. Eine viel schlüssigere, aber fast unbekannte Methode zur Lokalisation der Tubusspitze wurde von Bednarek [1] angegeben: Wenn man die Trachea unmittelbar oberhalb des oberen Sternalrandes mit Daumen und Zeigefinger der einen Hand festhält und mit der anderen Hand den Tubus auf und ab schiebt, spürt man die Tubusspitze zwischen den Fingerspitzen vorbeigleiten. So kann die Tubusspitze palpatorisch in die optimale Position, d.h. unmittelbar hinter den oberen Sternalrand, dirigiert werden. Diese Stelle entspricht beim Kleinkind der Tracheamitte. Bei älteren Kindern kann der Tubus noch um etwa 1 cm tiefer geschoben werden. Wenn ein geblockter Tubus zur Anwendung kommt, muß die palpatorische Probe vor dem Aufblasen des Cuffs stattfinden, weil nachher nicht mehr sicher zwischen Tubusspitze und geblähtem Cuff unterschieden werden kann.

Bei jedem Fall von Atemstörung bzw. schon beim Verdacht auf eine Atemproblematik muß eine Thoraxröntgenaufnahme gemacht werden. Dies muß bei Notfällen jederzeit auch in der Aufnahmestation möglich sein. Beim Röntgen des Patienten in Rükkenlage lassen sich pleurale Flüssigkeits- oder Luftansammlungen weniger gut erkennen als im Stehen. In solchen Fällen bietet sich die Aufnahme mit horizontalem Strahlengang in Seitenlage des Patienten an. Bei Verdacht auf Pneumothorax wird die kranke Seite nach oben, bei der Suche nach Flüssigkeit nach unten gelagert. Zur radiologischen Kontrolle der Tubuslage muß der Kopf des intubierten Kindes in zwangloser Mittelstellung sein, da der Tubus sich mit jeder Dreh- oder Nickbewegung um mehrere Zentimeter nach oben oder unten verschiebt. Die korrekte Kopfhaltung während der Exposition muß jedesmal durch Mitabbildung des untersten Teils des Schädels dokumentiert sein.

Beim frisch verletzten Kind wird nur selten eine Bronchoskopie als dringliches diagnostisches Hilfsmittel gebraucht, z.B. zur Entfernung aspirierter Fremdkörper oder zur Diagnose des im Kindesalter sehr selten vorkommenden Bronchusabrisses. Bei Aspiration von Mageninhalt in die Luftwege genügen blindes Absaugen durch den Tubus und ausgiebige Spülung des Bronchialsystems mit Ringer- oder 0,9%iger Kochsalzlösung praktisch immer. Nach jeder Intubation (auch bei jeder Bronchoskopie) wird Sekret abgenommen und mit Gramfärbung, Kultur und Resistenzprüfung bakteriologisch untersucht.

Die wichtigsten, oft sofort durchzuführenden Maßnahmen zur Behandlung von Atemstörungen sind Intubation und Beatmung. Dazu gehören folgende Punkte:

Freihalten der Atemwege, Sauerstoff, Beatmung, Intubation, PEEP, Dekompression bei Pneumothorax und bei Hämothorax, Bronchialtoilette.

Nicht selten wird die Atemsituation schon durch das Einlegen einer Magensonde und durch Absaugen der verschluckten Luft verbessert, denn ateminsuffiziente Kinder neigen rasch zur Magendistension. Durch Absaugen des Mageninhalts wird außerdem die Aspirationsgefahr vermindert. Das Einführen einer Magensonde gehört deshalb zur unerläßlichen Vorbereitung selbst vor Notintubationen.

Intubation und Beatmung sind indiziert bei Hypoventilation (pCO_2) $>$6,5–7,0 kPa ($>$50–55 mm Hg), bei Hypoxämie, arterielles pO_2 unter Luftatmung $<$8,0 kPa ($<$60 mm Hg), nach SHT bei einem Wert nach der Komaskala von weniger als 7 Punkten, wenn ein bewußtloses Kind nicht mehr in der Lage ist, seine Atemwege offen zu halten und wenn es nicht mehr wirkungsvoll expektoriert. Auch wenn die Blutgasanalyse noch ein gutes Resultat ergibt, das Kind sich aber zunehmend erschöpft, sollen Intubation und Beatmung frühzeitig und großzügig zu Hilfe genommen werden. Nach Intubation wird zunächst immer auch beatmet. Bei der Aufnahme schon intubierte Kinder werden zunächst ebenfalls weiterbeatmet. Spontanatmung am Tubus, immer an einem sog. CPAP-System (CPAP = Spontanatmung an kontinuierlich positivem Druck) oder Extubation werden erst diskutiert, nachdem alle Möglichkeiten einer Atemstörung ausgeschlossen sind.

Die Beatmung erfolgt zunächst zeitgesteuert und volumenkonstant. Frequenz und Atemzugvolumen werden den individuellen Bedürfnissen so angepaßt, daß die niedrigste Frequenz gewählt wird, welche noch mit einem vernünftigen Inspirationsdruck von nicht höher als etwa 40 cm H_2O einhergeht. Die Inspirationszeit soll bei 1 s liegen, das Inspirations-Exspirations-Verhältnis zwischen 1:1 und 1:2. Der PEEP wird zunächst auf +5 cm H_2O eingestellt, höhere endexspiratorische Drücke können bei schweren Lungenveränderungen (Status nach Ertrinken, Aspiration von Mageninhalt, Lungenkontusion, Pneumonie usw.) nötig werden. Die F_IO_2 wird so gewählt, daß ein arterieller pO_2 von minimal 8,0–12,0 kPa (60–100 mm Hg) resultiert. Bei hohem Sauerstoffbedarf ist für eine genügende Sauerstofftransportkapazität zu sorgen, bei Bedarf eine Bluttransfusion zu geben und der Hämatokrit auf minimal 0,36–0,40 anzuheben (s. auch Tabelle 3). Jede Beatmung wird durch zunächst häufige arterielle BGA überwacht. Zur Überwachung des pCO_2 kann beim Lungengesunden auch die Kapnographie eingesetzt werden; es eignen sich aber nicht alle handelsüblichen Kapnographen für die Anwendung bei kleinen Kindern [4]. Als neue Möglichkeit steht auch die kontinuierliche transkutane pCO_2-Messung zur Verfügung, welche ausgezeichnete Resultate liefert, bei allerdings beträchtlichem methodischen und finanziellen Aufwand. Leider ist die transkutane pO_2-Messung bei Kindern jenseits des Neugeborenenalters unzuverlässig und stellt deshalb keine Alternative zur arteriellen Messung dar.

Am Unfallort wird in der Regel oral intubiert, für die weitere Behandlung in der Klinik wird dann aber die nasale Intubation bevorzugt. Die Umintubation von oral nach nasal ist aber nie eine notfallmäßig durchzuführende Maßnahme. Sie wird erst nach Stabilisierung der Vitalfunktionen und immer erst nach sicherer Entleerung des Magens durchgeführt. Eine Neuintubation ist hingegen sehr dringend, wenn mit dem liegenden Tubus nicht ausreichend beatmet werden kann, z.B. wenn ein viel zu dünner Tubus verwendet wurde oder wenn festgestellt wird, daß der liegende Tubus zu dick ist und zum Schleimhauttrauma im Larynx führen könnte. Schleimhautverletzungen durch gewaltsames Vorgehen bei der Intubation, auch bei ungenügender Muskelrelaxation und durch zu dicken Tubus sind die häufigsten Ursachen späterer Narbenstenosen in den Luftwegen.

Der Tubusaußendurchmesser muß dem Alter und der Größe jeden Kindes angepaßt werden (20 + Alter in Jahren = Tubusgröße). Für im Umgang mit pädiatrischen Notfällen nicht sehr geübte Ärzte ist die Wahl des korrekten Tubus am einfachsten, wenn die verschiedenen Tubusdicken mit Hilfe des Charrière-Maßes (1 Charr = ⅓ mm Außendurchmesser) bezeichnet sind. Kinder, die jünger als etwa 10 Jahre sind, werden mit cufflosem Tubus intubiert. Die ideale Tubusdicke ist dann getroffen, wenn bei Inspirationsdrücken von ca. 20–30 cm H_2O ein geringes Leck zu hören ist. Gewisse Spezialtuben sind für Kinder ungeeignet, so z.B. der orale Mallinckrodt-Formtubus mit seiner zu großen intratrachealen Länge. Die Spitze dieses Fabrikats kommt, selbst wenn der Tubus eher zu dünn gewählt wird, in über 50% der Fälle auf der Karina oder einseitig bronchial zu liegen.

Je kleiner das Kind, desto relativ mehr wird durch die Intubation der Atemwiderstand erhöht. Außerdem ist nach der Intubation keine Preßatmung mehr möglich, die beim verletzten Kind wie PEEP bei der Beatmung den Alveolarkollaps verhütet. Intubierte Kinder sind deshalb vorerst immer zu beatmen!

Eine Tracheotomie wird wohl nie primär benötigt. Die Beatmung kann vermutlich zunächst immer mittels oraler oder nasotrachealer Intubation begonnen werden.

Wenn Atmung oder Beatmung durch einen Pneumothorax oder durch eine pleurale Flüssigkeitsansammlung behindert sind, muß rasch eine Pleuradrainage angelegt werden. Der Spannungspneumothorax sowie ein ausgedehnter Bluterguß können in der Regel auch klinisch diagnostiziert und im Notfall ohne Zeitverlust durch Warten auf eine Thoraxaufnahme entlastet werden. In schwierigen Beatmungssituationen soll die Indikation zur Pleurasaugdrainage auch schon bei radiologisch nur kleiner pleuraler Luft- oder Flüssigkeitsansammlung gestellt werden. Die Drainage kann in Lokalanästhesie angelegt werden, wenn nicht aus anderen Gründen eine Narkose benötigt wird. Es ist besser, relativ dicke Drains (z.B. Typ „Argyle") zu verwenden, als die viel rascher verstopfenden dünneren Katheter (wie z.B. „Pleuracat"). Die Sogstärke wird den individuellen Bedürfnissen angepaßt, in der Regel beginnen wir mit −30 bis −40 cm H_2O. Bei hohen Beatmungsdrücken und dauerndem Luftaustritt muß entsprechend stärker gesaugt werden. Bei Pneumothorax mit Asphyxie erreicht man die lebensrettende Entlastung am schnellsten durch Punktion im 2. oder 3. Interkostalraum mit einer nicht zu dünnen Plastikinfusionskanüle (Typ „Braunüle"). Beim beatmeten Patienten läßt man die Kanüle bis zur definitiven Drainage offen; wenn das Kind noch spontan atmet, kann vorübergehend ein Gummifingerlingventil angebracht werden.

Nach Inhalation von Rauch bzw. bei der Kohlenmonoxidintoxikation besteht trotz rosiger Hautfarbe und selbst bei noch gutem Resultat, falls die arterielle Sauerstoffsättigung gemessen wird, stärkste Hypoxie. Solche Kinder brauchen zunächst dauernd eine hohe inspiratorische Sauerstoffkonzentration.

Beurteilung des Kreislaufs und Folgerungen

Auch die Beurteilung des Kreislaufs geschieht erneut durch Beobachten, Anfassen und Auskultieren des Patienten: Hautfarbe, Venenfüllung, Hauttemperatur, Pulsfrequenz, Pulsqualität und Kapillarfüllung geben rasch Klarheit über den Zustand der Zirkulation. Ist das Herztonmaximum nach links oder rechts verschoben, muß man an einen gegenseitigen Spannungspneumothorax denken.

Inspektion: Hautfarbe, Venenfüllung, Hämatome, Blutung nach außen;
Palpation: Hauttemperatur und -perfusion, Pulsfrequenz und -qualität, Seitendifferenzen, Herzspitzenstoß;
Auskultation: Herztonfrequenz und -qualität, Verlagerung des Herztonmaximums;
Blutdruck: Altersnormen, Manschettenbreite.
Zur Kreislaufbeurteilung gehören bei schweren Fällen auch: Diurese und ZVD.

Auch bei der Beurteilung der Kreislaufsituation müssen die altersgemäßen Normalwerte (Tabelle 2) bekannt sein und beachtet werden.

Die Messung des Blutdrucks ist bei Kleinkindern schwieriger als bei größeren Patienten. Die mit dem Stethoskop wahrnehmbaren Korotkoff-Geräusche sind weniger gut hörbar, und das Meßresultat hängt stark von der Breite der verwendeten Manschette ab. Zu schmale Manschetten ergeben einen falsch hohen, zu breite einen falsch tiefen Blutdruckwert. Die zur Ermittlung der individuell richtigen Manschette dienenden Regeln sind in folgender Übersicht dargestellt.

Manschettenbreite/-länge

Nach Alter: Säuglinge 4/20 cm,
Kleinkinder 8/20 cm,
ab 3. Schulklasse 12/22 cm.

Nach Oberarmlänge: breiteste noch bequem anlegbare Manschette.

Nach Oberarmdurchmesser: Manschettenbreite = Oberarmdurchmesser · 1,3.

Bei Säuglingen ist eine genaue Blutdruckbestimmung nur mit Hilfe von Spezialgeräten möglich (Dopplerultraschalltechnik). Die heute oft verwendeten oszillometrisch arbeitenden automatischen Geräte (Typ „Dynamap") messen nicht „automatisch" korrekt: Bei ihnen hängt die Meßgenauigkeit stark von der verwendeten Manschettenbreite ab,

Tabelle 2. Normalwerte des Kreislaufs

Pulsfrequenz	Kleinkinder max. 140/min, Schulkinder max. 120/min;
Blutdruck [mm Hg]	Systolisch 80 ÷ 2mal Alter in Jahren, Diastolisch ⅔ des systolischen Wertes;
Urinproduktion	Mindestens 1 ml/kg · h, Spezifisches Gewicht < 1020.

und alle derartigen Apparate zeigen die bei kleineren Patienten zunehmende Tendenz, niedrige Blutdrücke zu hoch und hohe zu niedrig zu messen. Bei extrem schlechten Kreislaufverhältnissen und eindeutiger Hypovolämie, also in der typischen Situation des schwerverletzten Kindes, kann es deshalb besser sein, einmal rasch mit der Volumenzufuhr zu beginnen, als lange nach einem nicht meßbaren Blutdruck zu suchen. In den schwersten Fällen wird die Blutdruckmessung kontinuierlich mittels intraarteriellem Katheter und elektronischem Meßgerät erfolgen, so z.B. immer auch bei der Intensivbehandlung des schweren SHT.

Als weitere Kontrolle der Kreislaufverhältnisse wird von Anfang an die Urinausscheidung gemessen. Sie soll nie weniger als 1 ml/kg·h betragen, das spezifische Gewicht muß niedriger als 1020 bleiben. Zur Messung der stündlichen Harnmenge ist bei Kindern kein Blasenkatheter nötig. Eine Ausnahme bilden schwerere Verletzungen der Harnorgane.

Einige für die Entstehung akuter Kreislaufinsuffizienz verantwortliche Ursachen sind folgende:

Zentral: bei schwerem Schädelhirntrauma;

Kardial: Herzkontusion, Herztamponade, Hypoxie, dekompensiertes Vitium, Dysrhythmien, Intoxikation;

Hypovolämie: innere/äußere Verletzungen, Frakturen, Sepsis, akuter Brechdurchfall;

Pulmonal: Spannungspneumothorax.

Beim frisch traumatisierten Kind steht die Hypovolämie an erster Stelle, gefolgt von der protrahierten Hypoxie und vom Spannungspneumothorax.

Bei typischer Anamnese, wenn abdominelle Schmerzen andauern, wenn trotz gut gesaugter Magensonde der Bauchumfang zunimmt und die Schocksymptomatik bestehenbleibt, wird der Verdacht auf das Vorliegen einer größeren intra- oder retroperitonealen Blutung (s. Übersicht) gelenkt.

Schmerzen trotz Magenentleerung;

zunehmender Bauchumfang trotz Magensonde;

Schockzeichen: Blässe, kühle Extremitäten, Tachykardie (evtl. bei noch normalem Blutdruck);

positive peritoneale Lavage, Zeitungstest nach Instillation von NaCl 0,9%ig 20 ml/kg.

Zur Sicherung der Diagnose wird die Peritoneallavage eingesetzt. Letztere kann heute durch die viel weniger Zeit konsumierende, nicht invasive und beliebig oft wiederholbare Sonographie ersetzt werden, sofern die notfallmäßige Anwendung durch einen erfahrenen Diagnostiker möglich ist.

Zur Therapie aller Kreislaufstörungen sind ein oder mehrere sichere venöse Zugänge nötig. Periphere Venenzugänge haben dabei zunächst immer den Vorrang. Weitlumige Plastikkanülen (Typ „Braunüle") eignen sich besser zur Schockbehandlung als dünne, lange Katheter. Ein zentraler Zugang wird frühzeitig benötigt, wenn der zentrale Venendruck (ZVD) gemessen werden soll und wenn häufige diagnostische Blutentnahmen oder eine parenterale Ernährung bevorstehen. Es lohnt sich, im Hintergrund immer ein chirurgisches Besteck für die Freilegung einer Vene bereitzuhalten, denn erfahrungsgemäß bildet die Venenpunktion am schockierten Kleinkind für den nicht sehr Geübten eines der Hauptprobleme.

Der Volumenersatz beginnt mit Ringer-Lösung (Ringer-Laktat, Ringer-Bikarbonat, Hartmann-Lösung), also mit einer kristalloiden Lösung. Auf die bei Erwachsenen viel gebrauchten künstlichen Kolloide kann man bei der Behandlung von Kindern verzichten. Plasma ist indiziert bei Eiweißmangel; dieser steht zunächst nicht im Vordergrund. Ausgetestetes Blut ist vorerst noch nicht verfügbar, es wird aber in jedem Fall in genügender Menge bereitgestellt.

Die Dosierung der Volumensubstitution erfolgt auch in der Klinik nach ganz einfachen Regeln: Wenn die Diagnose der Hypovolämie feststeht oder wenn Volumenmangel nicht ausgeschlossen werden kann, werden zunächst rasch 20 ml/kg Körpergewicht infundiert. Ist der Schock damit noch nicht behoben, wird die gleiche Menge wiederholt. Sind die Schockzeichen jetzt verschwunden, kann auf Erhaltungsinfusion übergegangen werden:

Mischinfusion 2:1 oder 1:1 Glukose 5%ig: NaCl 0,9%ig,
180 ml/m^2 KOF · 24 h;
Kaliumzusatz: KCl 3 mmol/kg KG · 24 h.

Wenn der Schock immer noch weiterbesteht, sind zusätzliche Maßnahmen nötig: Nachdem bereits 50% des Blutvolumens ersetzt wurden (2mal 20 ml/kg = 50% des Normalvolumens, welches bei Kindern mit 80 ml/kg angenommen werden darf), besteht jetzt mit großer Wahrscheinlichkeit, auch bei gutem Ausgangshämatokrit, eine kritisch tiefe Sauerstofftransportkapazität, und zur weiteren Kreislauffüllung wird deshalb Blut benötigt. In diesen schweren Fällen ist häufig auch die Indikation zur Messung des ZVD gegeben und ein zentraler Venenkatheter anzulegen. Erst nach Wiederherstellung normaler Kreislaufverhältnisse wird dann auf die Erhaltungsinfusion umgestellt. Diese muß einen genügenden Elektrolytgehalt aufweisen, die Infusion von zu viel freiem Wasser (z.B. in Form von elektrolytfreier Glukoselösung) ist gefährlich. Mehrfach verletzte Kinder, solche nach schwerem Schockzustand oder mit ausgedehnten Verbrennungen, zeigen immer auch eine Hypokaliämie und brauchen deshalb eine Zufuhr von Kalium, in der Regel 3 mmol KCl/kg in den ersten 24 h, oft aber auch bedeutend mehr.

Der niedrigste tolerierbare Hämatokritwert ist individuell festzulegen: Kinder mit zyanotischem Herzfehler, solche mit Lungenkrankheiten und Sauerstoffabhängigkeit benötigen eine höhere Sauerstofftransportkapazität als Gesunde. In solchen Fällen soll der Hämatokrit nicht unter die in Tabelle 3 angegebenen Werte absinken. Wenn hingegen eine vorübergehende Kreislaufstörung durch erfolgreiche Schockbehandlung rasch beseitigt wurde und keine Atemproblematik besteht, können Hämatokritwerte von 0,26–0,28 durchaus genügen. Bei Kindern mit schwerem SHT verlangen wir zur Sicherstellung des Sauerstoffbedarfs im verletzten Nervengewebe einen minimalen Hämatokrit von 0,36.

Soll nach größeren Bluttransfusionen, welche z.B. das ganze Blutvolumen oder ein Mehrfaches davon betreffen, zur Neutralisation des zugeführten Zitrats Kalzium verabreicht werden? Jede Klinik wird auf diese Frage eine andere Antwort geben. Wir sind in unserer Abteilung eher zurückhaltend mit der unkontrollierten prophylakti-

Tabelle 3. Minimale wünschenswerte Hämatokrit-/Hämoglobinwerte

	Hämatokrit	Hämoglobin
Neugeborene mit gestörter Adaptation an das extrauterine Leben	0,5	150 g/l
Kinder mit zyanotischen Herzfehlern, Lungenkrankheiten und erhöhtem Sauerstoffbedarf	0,45	135 g/l
mit schwerem SHT	0,36	110 g/l
Vorher gesunde, jetzt wieder ohne Kreislauf- und/oder Atemprobleme	0,26–0,30	80–95 g/l

schen Kalziumzufuhr. Am besten ist es wohl, wenn man vor dieser sicher nicht in jedem Fall nötigen Behandlung den Kalziumspiegel mißt und dann gezielt therapiert. Es ist aber sicher auch nicht falsch oder gar gefährlich, nach jedem Austausch des gesamten Blutvolumens z.B. 0,3 ml/kg KG 10%iges Kalziumglukonat zu geben.

Spezialfall verbrühtes oder brandverletztes Kind

Auch verbrühte oder brandverletzte Kinder gehören unter den Oberbegriff des „schwerverletzten Kindes". Die Prognose dieser Patienten ist stark beeinflußt von der Ausdehnung, von der Tiefe, von der Lokalisation der Läsion und vom Alter des Kindes. Diese Parameter sind gegeben und nicht mehr beeinflußbar. Die entscheidendsten Faktoren aber, die Qualität der allgemeinen Notfallbehandlung und der lokalen Therapie der Brandwunde, sind sehr wohl steuerbar.

Als lokale Notfallmaßnahme hat sich die während 15–20 min durchgeführte Kaltwasserbehandlung durchgesetzt. Bei Kleinkindern darf dabei nicht eine allgemeine Hypothermie entstehen. Danach genügt das Einhüllen der verletzten Körperpartien in ein sauberes, falls keine Temperaturprobleme bestehen, gut angefeuchtetes Tuch. Weitere Laienmaßnahmen sind nicht nötig. Die orale Zufuhr eines salzhaltigen Getränks hilft nur sofort nach dem Unfall, also vor Schockeintritt. Verbrannte Kinder erbrechen später oft und sollten wegen der zur Wundversorgung benötigten Allgemeinanästhesie ohnehin einen leeren Magen haben. Die orale Schockprophylaxe ist deshalb nur sehr selten indiziert, z.B. wenn bei sehr weitem Transportweg der intravenöse Flüssigkeitsersatz erst mehr als 1 h nach dem Unfallgeschehen beginnen würde.

Vor Behandlungsbeginn wird der Schweregrad der Läsion bestimmt. Die bei Erwachsenen angewendete „Neunerregel" zur Bestimmung der betroffenen Körperoberfläche gilt bei Kindern im Alter von weniger als 7–8 Jahren nicht. In dieser Altersklasse bilden je der Kopf und beide Arme, der Rumpf und beide Beine jeweils 33% der Körperoberfläche, ein Arm stellt etwa 10%, der Kopf etwa 15% der Körperoberfläche dar. Die Bestimmung des Tiefengrades der Brandwunde ist schwieriger, denn nur ganz oberflächliche erstgradige (Hautrötung wie bei Sonnenbrand) und tiefe drittgradige Verbrennungen (ledrig veränderte, analgetische Haut) können primär erkannt werden. Die zweitgradigen Verbrennungen sind schwieriger einzuschätzen, die Tiefenbeurteilung ist in der Regel erst aus dem Verlauf und aus der Heilungszeit möglich. Eine sichere Prognose kann deshalb zunächst nicht gemacht werden. Das zu wissen, ist für das erste Elterngespräch wichtig. Auch das Alter beeinflußt die Prognose: Je jünger das Kind, desto ungünstiger ist die Situation, nicht nur quoad vitam, sondern v.a. was die Heilungsdauer betrifft. Bei Lokalisation im Gesicht, am Genitale, über den Gelenken, an Händen und Füßen sowie bei zirkulären Verbrennungen ist die Prognose weniger günstig. Diese Fälle, wie auch Kleinkinder mit einer Verbrennungsausdehnung von mehr als 8% und Schulkinder mit mehr als 10% verbrannter Oberfläche sind deshalb zu hospitalisieren. Auch alle tiefen zweit- und drittgradigen Verbrennungen gehören in die Klinik. Säuglinge und Kleinkinder sind auch wegen der größeren Schockgefahr, der häufig vorkommenden Nahrungsverweigerung, der Neigung zu Durstfieber und wegen der bei ihnen hinzukommenden Pflegeprobleme zu hospitalisieren. Von einem Inhalationstrauma begleitete Verbrennungen sowie durch elektrischen Strom entstandene Verletzungen bedürfen immer der Hospitalisation. Oft spielen auch soziale Faktoren (kinderreiche Familien, werktätige Eltern) eine wichtige Rolle bei der Entscheidung, ob ein Kind ambulant behandelt werden kann oder nicht.

Die allgemeine Notfallbehandlung besteht in erster Linie in der Schockverhütung mittels frühzeitigem intravenösen Flüssigkeitsersatz. Für den im Umgang mit Kleinkindern Ungeübten ist aber oft schon das Anlegen eines venösen Zugangs schwierig, um so mehr, als Verbrennungen häufig an den Extremitäten lokalisiert sind. Man soll deshalb außerhalb der Klinik nicht zu viel Zeit verlieren mit Versuchen, eine Infusion anzulegen, sondern das Kind schnellstmöglich dahin transportieren, wo man mit dem Umgang mit Kindern vertraut ist.

Die Schockbehandlung beginnt auch beim brandverletzten Kind mit isotoner Elektrolytlösung, z.B. mit Ringer-Laktat oder Ringer-Bikarbonat. Glukoselösungen und andere freies Wasser enthaltende Lösungen sind außerordentlich gefährlich. Sie begünstigen die Ödembildung und können sogar zum gefürchteten Hirnödem führen. Die intravenöse Therapie unterteilt sich in Ersatz- und Erhaltungsmenge. Die in unserer Klinik in der Abteilung für brandverletzte Kinder gültigen Regeln sind in der nachfolgenden Übersicht dargestellt:

Initiale Infusionsbehandlung bei Verbrennungen in den ersten 24 h

Erhaltungsmenge:	1800 ml/m^2	Mischinfusion,
	3–6 mmol	KCl;
Ersatzmenge:	6–8 ml/kg·% verbr. KOF	⅔ Ringer-Lösung,
		⅓ 5%iges Albumin.

Als Volumenersatz nur Lösungen mit isotonem Elektrolytgehalt verwenden.

Korrekturmenge: Azidosekorrektur nach Bedarf, Vollblut bei Hk $<0,3$.

Schema flexibel handhaben! Bei Harnmenge <1 ml/kg·h und wenn spezifisches Gewicht >1020, isotone Ersatzmenge erhöhen!

Das so berechnete Infusionsvolumen beginnt nach Abschluß der Wiederherstellung normaler Kreislaufverhältnisse und beinhaltet die zur Behandlung eines evtl. schon eingetretenen Schockzustands verabreichte Infusionsmenge nicht.

Die in der Übersicht angegebene Ersatzmenge von 6–8 ml/kg·% verbrannter Oberfläche für die ersten 24 h ist scheinbar hoch. Sie ist das Resultat einer Analyse unserer letzten 200 Fälle. Häufig werden als Ersatzmenge nur 4 ml/kg·% verbr. KOF angegeben, diese Menge war nach unserer Erfahrung immer zu knapp bemessen. Isotone und isoione Lösungen können im übrigen, ohne Schaden zu stiften, auch in weit größerer Menge zugeführt werden. Das Hauptproblem aller verbrannten Kinder heißt nie Übertransfusion; diesen Zustand haben wir bei unseren letzten 700 Patienten nie gesehen. Bei allen Verbrennungsverletzungen sind vielmehr der rezidivierende Volumenmangel mit protrahiertem Schock, die schlechte periphere Perfusion und die daraus resultierenden Nierenprobleme zu vermeiden. Es gibt sicher auch noch andere brauchbare Infusionspläne. Das Schema muß aber auch weniger erfahrenen Ärzten verständlich sein, und Infusionslösungen sollen eine einfache Zusammensetzung haben. Nur so können Fehlerquellen ausgeschaltet werden. Das Aufteilen der Flüssigkeitsmenge der ersten 24 h in mehrere verschiedene Blöcke ist komplizierter und verwirrender [3]. Es gibt in der Behandlung vom Brandverletzten ohnehin keine schematischen Patienten: Die Flüssigkeitszufuhr richtet sich allein nach dem klinischen Verlauf, v.a. aber nach der Urinausscheidung. Die minimale Urinmenge soll 1 ml/kg·h nicht unterschreiten, und das spezifische Gewicht muß unter 1020 bleiben. Falls die minimale Harnmenge unter- bzw. das angegebene spezifische Gewicht überschritten werden, muß mehr isotone Ersatzlösung infundiert werden. Mit dieser Faustregel können unsere Schwestern die schwersten Verbrennungen, auch solche mit über 40% betroffener Oberfläche, ohne Präsenz eines Arztes behandeln. Weitere Kreislaufmessungen werden meist nicht benötigt. Die üblichen Schockparameter lassen sich nämlich beim mit Verbänden bedeckten Patienten ohnehin nur mit invasivem Monitoring erheben. Auf die dafür benötigten venösen und arteriellen Leitungen verzichten wir, wenn immer möglich, da sie, besonders solange große offene Wundflächen bestehen, sehr stark infektionsgefährdend sind.

Eine ergänzende Allgemeintherapie ist bei der Erstversorgung nicht nötig. Insbesondere ist die prophylaktische Gabe von Antibiotika, Antischockmedikamenten und Kortikosteroiden sinnlos und sogar gefährlich. Allein die Tetanusauffrischimpfung wird regelmäßig durchgeführt.

Die frühzeitige chirurgische Lokalbehandlung, das Abtragen aller Nekrosen ist unbedingt notwendig, denn damit wird nicht nur möglicherweise toxinbildendes Gewebe, sondern v.a. „Bakterienfutter" entfernt. Bei Durchblutungsstörungen wird zudem die Escharotomie ausgeführt. Zur Erstbehandlung wird immer eine Allgemeinanästhesie gebraucht. Die intravenöse Monoanästhesie mit Ketamin hat sich dafür sehr gut bewährt, sie wird sehr gut vertragen, wenn es mit der Schockbehandlung klappt. Intubationsnarkosen werden bei der Erstversorgung kaum gebraucht. Selbst bei Verbrennungen im Bereich des Gesichts und des Halses machen wir nicht prophylaktisch eine Intubation oder gar eine Tracheotomie. An unserer Klinik werden nach dem Abtragen aller Blasen Silbersulfadiazinverbände angelegt. Bei den meisten verbrannten Kindern schließen sich jetzt eine lange Serie täglicher Verbandwechsel, Bäder in warmem Wasser, Nekrosenabtragungen, Wundexzisionen bis auf die Faszie oder tiefer und Hauttransplantationen an. In der ersten Phase werden dafür immer wieder Narkosen benötigt. Um die Ernährung nicht zu kurz kommen zu lassen, verlangen wir vor den Ketaminmonoanästhesien keine lange Nüchternpause. Dafür brauchen wir nur selten eine infektionsgefährdende langdauernde Infusionsbehandlung zur parenteralen Ernährung.

Die mit der beschriebenen Therapie erreichten Resultate dürfen sich, sowohl was das Resultat der Wundheilung als auch was die Mortalität betrifft, sehen lassen: Von 464 verbrühten und verbrannten Kindern, welche in den Jahren 1976–1980 in der Universitätskinderklinik Zürich behandelt wurden (Ausdehnung 1–60%, 2 Fälle >60%) sind nur 3 Kinder gestorben: 1 Patient mit 50% verbrannter Oberfläche starb an einer kongenitalen Thrombopenie, 1 Kind mit 30% verbrannter Oberfläche in der dritten Woche an einer Pseudomonassepsis, das 3. Kind war bei einem Explosionstrauma zu 90% verbrannt worden.

Seien wir uns bewußt, daß es keine andere Verletzungsart gibt, die der Patient mit der Erhaltung des vollen Bewußtseins zwar über- und miterlebt, die ihm aber sozial gesehen das Weiterleben praktisch unmöglich macht. Nur ein interessiertes Team, dem alle modernen Möglichkeiten der Behandlung, inkl. die aufwendige Narbenprophylaxe mit Kompressionsanzügen, zur Verfügung stehen, kann einem verbrannten Kind helfen - einem Kind, welches noch das ganze Leben vor sich hat. Verbrannte Kinder sind deshalb in kindergerechte Spezialabteilungen zu verlegen, wo z.B. auch Elternbesuche jederzeit gestattet sind. Wo solche Abteilungen für brandgeschädigte Kinder aus medizin- und finanzpolitischen Gründen noch nicht existieren, muß deren Schaffung mit allen Mitteln gefördert werden [7, 8, 9].

Maßnahmen gegen Schmerzen

Verletzte Kinder haben Schmerzen. Zudem sind wir gezwungen, diese Patienten den verschiedensten, z.T. unangenehmen oder gar schmerzhaften Maßnahmen zu unterwerfen. Fast immer sind auch mehrere Umlagerungen nötig, z.B. zum Wiegen und zum Röntgen, die dem Kind ebenfalls starke Schmerzen bereiten können.

Das unangenehme Umlagern kann dadurch vermieden werden, daß der Patient schon beim Eintritt auf eine halbsteife, röntgenfähige dünne Matratze mit bekanntem Gewicht gelegt wird. Auf dieser Unterlage bleibt er dann während aller diagnostischer Maßnahmen, inkl. Wiegen und Röntgen, bis zur definitiven Umlagerung auf den Operationstisch oder ins Bett.

Schmerzmittel werden beim schwerverletzten Kind immer nur i.v. verabreicht. Wir brauchen Pethidin (Dolantin) in der Dosierung von 0,5 mg/kg Körpergewicht i.v. Die erwünschten guten Wirkungen des Analgetikums: ruhiger, sich weniger versteifender, besser durchatmender (und weniger dyspnoischer) Patient, stehen weit im Vordergrund gegenüber den möglichen Nebenwirkungen, wie Atemdämpfung und Kreislaufdepression. Der Gefahr der Blutdrucksenkung durch Analgetika kann leicht durch genügende Füllung des Kreislaufs entgegengewirkt werden. Die durch die Analgesie bewirkten Veränderungen, z.B. der neurologischen oder der abdominellen Symptomatik, müssen natürlich bei jeder späteren Zustandsbeurteilung mitberücksichtigt werden. Bei Nausea oder wiederholtem Erbrechen kombinieren wir das Analgetikum gerne mit Dehydrobenzperidol (Droperidol) 0,25 mg/kg (maximal 5,0 mg!) i.v.

Laboruntersuchungen und bildgebende Diagnostik

Selbst schwerste Notfälle benötigen zunächst nur ganz wenige Laboruntersuchungen. Die in unserer Klinik übliche Routine enthält nur die Bestimmung des Hämatokrits und das Austesten einer genügenden Zahl von Blutkonserven. In Kinderkliniken wird ohnehin jedes Kind bei der Spitalaufnahme gewogen, die Körperlänge gemessen und die Körperoberfläche errechnet. Weitere Untersuchungen werden gezielt angeordnet. Einige Beispiele für die häufigsten Zustände sind in der folgenden Übersicht zusammengestellt:

Laboruntersuchungen bei schwerverletzten Kindern

In allen Fällen: Hämatokrit, Blutkonserven austesten.

Bei Koma: Serumglukose.

Bei Atemstörungen: Arterielle Blutgasanalyse.

Bei schwerem Schock, Schädel-Hirn-Trauma oder Massentransfusionen: Elektrolyte, evtl. Quick, PTT, Fibrinogen; Thrombozytenzahl.

Bei Infektverdacht: Differenziertes Blutbild, Thrombozytenzahl, Blutkultur.

Bei Intubation: Bakteriologische Untersuchung des Trachealsekrets.

Bei abdomineller Symptomatik: Amylase, Urinsediment.

Bei jedem Eintritt werden das Körpergewicht, die Länge und die Körperoberfläche bestimmt!

Die Dringlichkeit der bildgebenden Diagnostik ist gegen die Dringlichkeit der Notfallbehandlung abzuwägen. So wäre es z.B. falsch, einen asphyxierenden Spannungspneumothorax, welcher leicht klinisch zu diagnostizieren ist, zuerst in einer Thoraxaufnahme festzuhalten. In diesem Fall muß zuerst der Spannungspneu entlastet werden, anschließend kann man dann eine Röntgenkontrolle machen. Die Notwendigkeit von Schädelröntgenbildern beim schweren Schädel-Hirn-Trauma wurde schon unter Punkt „Beurteilung des Bewußtseinszustands und Folgerungen" besprochen. Die am häufigsten verwendeten bildgebenden Techniken sind mit ihren Indikationen in Tabelle 4 zusammengefaßt.

Tabelle 4. Bildgebende Diagnostik

Indikation	Technik	
Schweres SHT	Computertomographie evtl. Schädelröntgen Schädelsonographie (bei noch offener Fontanelle) evtl. Mittellinienecho	
Atemprobleme, Polytrauma, intubierte Patienten	Thoraxröntgen	
Verdacht auf Verletzung innerer Organe	Sonographie:	freie Flüssigkeit Milz, Leber, Pankreas, retroperitoneale Organe
	Abdomenröntgen:	freie Luft
In zweiter Dringlichkeit	Röntgen von:	Wirbelsäule, Becken, Extremitäten, i. v.-Pyelographie

Maßnahmen, die nicht bei jedem verletzten Kind nötig sind

Es gibt eine Reihe von Medikamenten und Maßnahmen, die, weil sie bei Erwachsenen gebraucht werden, automatisch auch beim verletzten Kind zur Anwendung kommen, wo keine im Umgang mit schwerkranken Kindern vertrauten Ärzte und Schwestern zur Verfügung stehen. Unter diesen Medikamenten figurieren die Kortikosteroide, die Diuretika, die Blindpufferung mit Natriumbikarbonat, die sog. Antibiotikaprophylaxe, die mit dem jeweiligen Trend wechselnden Antischockmittel und einige Antazida. Alle diese Pharmaka sind bei keinem Kind routinemäßig und in jedem Fall nötig. Erwachsene Notfallpatienten erhalten in der Regel schon beim Eintritt einen Blasenkatheter. Diese Maßnahme ist beim Kind ebenfalls meist überflüssig, da die Flüssigkeitsbilanz leicht auch ohne Katheter mit Hilfe eines angeklebten Urinbeutels erstellt werden kann. Wir katheterisieren an unserer Klinik nur bei schweren Verletzungen des Harnapparats, nach gewissen urologischen Operationen, bei Verbrennungen im Bereich des äußeren Genitales und, beim Kind selten, bei akuter Querschnittslähmung. Das Weglassen unnötiger Polypragmasie hilft, Nebenwirkungen zu vermeiden, senkt die Infektionsgefahr und trägt zur Kostenminderung bei.

Planung und Leitung von Abklärung und Versorgung

Auf die bisher diskutierten symptomatischen Maßnahmen folgen nun die eingehende Diagnostik aller erlittenen Verletzungen und deren Folgezustände und die wiederherstellende Therapie. Wenn Kinder in Notfallstationen allgemeiner Krankenhäuser eingeliefert werden, besteht die Gefahr, daß der Patient in seine verschiedenen Organsysteme aufgeteilt und von verschiedenen Spezialisten behandelt wird, von denen sich keiner für alle Probleme des Kindes verantwortlich fühlt. Ich nehme als Beispiel ein Kleinkind, das neben einem Schädel-Hirn-Trauma auch noch eine Oberschenkelfraktur erlitt und eine Hämaturie aufweist. Weil der Unfall bei kühler Witterung stattfand, besteht bei diesem kleinen Patienten zusätzlich eine mäßig starke allgemeine Unterkühlung. Wenn die Kopfverletzung jetzt vom Neurochirurgen, das Bein vom orthopädischen Traumatologen und die Abklärung der Harnwegverletzung vom Urologen durchgeführt wird – jeder auf seinem Fachgebiet sicher eine Kapazität und überzeugt davon, daß das ihm zustehende Organ mit erster Priorität behandelt werden muß – kann es passieren, daß keiner sich mit allen Problemen dieses kranken Kindes vertraut macht und sich für das ganze Kind verantwortlich fühlt. Ganz sicher kommen dann die psychologischen Bedürfnisse des Kindes, das bisher vielleicht noch nie von seiner Mutter getrennt war, zu kurz. Und auch die unterdessen eingetroffenen Eltern mit ihren Ängsten und Bedürfnissen sowie ihrem Recht auf vollständige Information bleiben unberücksichtigt. In der Regel verfügen diese Spezialisten weder über eine genügende pädiatrische Ausbildung noch über eine für die Hospitalisation von kranken Kindern geeignete Abteilung, und sogar die einfachsten medizinischen, altersspezifischen Besonderheiten des Kleinkindes können deshalb leicht mißachtet werden. Wenn das Kind z.B. noch unbekleidet in kühlen Räumen herumliegt, immer mehr auskühlt und schließlich ungenügend atmet, denkt niemand daran, daß die respiratorische Verschlechterung die natürliche Folge der leicht vermeidbaren Hypothermie ist. Ungünstig ist es auch, wenn das Kind stundenlang den Betrieb einer Notfallstation voll schwerverletzter Erwachsener erlebt und zwischen Betrunkenen in den verschiedensten Erregungsstadien warten muß.

Das Ziel unserer Bemühungen ist nicht allein die Rettung einzelner Organe, sondern das Überleben eines physisch und psychisch wiederhergestellten Kindes. Es ist deshalb von größter Bedeutung, daß das Traumateam einen Anwalt und Koordinator für die Gesamtbedürfnisse des Kindes und seiner Angehörigen hat. Damit komme ich zu den wichtigen Fragen, welcher Arzt der Chef der Notfallequipe ist und wo schwerverletzte Kinder behandelt werden sollen?

Einerseits würde sich als Koordinator am besten ein Pädiater eignen. Nur fehlt es ihm meist an genügender Ausbildung in Notfallmedizin und Notfallchirurgie. Ich sehe hier auch eine Chance für den interessierten Anästhesisten; vorausgesetzt, daß er sich genügend mit Problemen der Pädiatrie, der Notfallmedizin und -chirurgie befaßt hat. Die Situation ist sicher am übersichtlichsten, wenn das Kind von einem Kinderchirurgen behandelt werden kann, welcher dank seiner breiten Ausbildung auch genügend Erfahrung in Pädiatrie und Notfallmedizin hat und alle Entscheidungen in enger Zusammenarbeit mit dem ihm ständig zur Verfügung stehenden Team, bestehend aus Kinderanästhesist, pädiatrischem Intensivmediziner und Pädiater, trifft. Er muß außerdem seine eigenen Grenzen erkennen und wird deshalb den ständigen Kontakt mit seinen organspezialisierten chirurgischen Fachkollegen pflegen und diese bei Bedarf zuziehen. Diese Fachspezialisten sollen aber zum Kind kommen und nicht umgekehrt. Die Behandlung schwerverletzter Kinder findet am besten dort statt, wo die gesamte Infrastruktur der Kinderklinik mit all ihren Spezialisten, diagnostischen Spezialabteilungen und Labors vorhanden ist, und soll möglichst von der gleichen Equipe und unter einem Dach ausgeführt werden, d.h. dort wo „Kinderprobleme“ zum Alltag gehören, wo jeder mit dem Umgang mit Kindern vertraut ist und wo es z.B. auch eine für Kinder reservierte Aufnahmestation gibt.

Auch in der Kinderklinik wird nicht immer der gleiche Arzt bzw. ein Vertreter des gleichen Faches das Traumateam führen, sondern der momentan Erfahrendste, sei er Chirurg, Anästhesist oder Pädiater, übernimmt die Koordination. Wir haben in Zürich eine Zusammenarbeit zur Verfügung, welche diesem Bild weitgehend entspricht und in welcher keiner sich scheut, den Rat eines anderen einzuholen; und wir sind überzeugt, daß Patienten und auch Eltern von dieser Zusammenarbeit profitieren.

Bei jedem Notfallpatienten müssen Prioritäten gesetzt werden. Dabei sind gewisse Regeln zu beachten: Die Sorge für die lebenswichtigen Vitalfunktionen hat immer den Vorrang. Die dafür nötigen Maßnahmen müssen z.B. beim Patienten mit Schädel-Hirn-Trauma ständig von den Bemühungen begleitet sein, den intrakraniellen Druck in vernünftigen Grenzen zu halten. Nicht selten muß man sich - schon aufgrund klinischer Symptome und unter Verzicht auf zeitraubende zusätzliche Diagnostik - zu lebensrettenden Eingriffen zur Abwendung des Todes durch Verbluten oder Ersticken entschließen. Die operativen Eingriffe zur Beseitigung bedrohlicher intrakranieller Raumforderungen gehen den Eingriffen zur Wiederherstellung der anderen Organsysteme voran. Kinder verbluten z.B. nicht an Verletzungen der Nieren, wenn die Schockbehandlung gut funktioniert. Frakturen der Extremitäten können warten, wenn andere Probleme drängen und solange die Blutversorgung im verletzten Glied ungestört ist. Um die Pflege bei einem wegen schwerem Schädel-Hirn-Trauma beatmeten Patienten mit drohenden Lungenkomplikationen besser durchführen und den Patienten ungehindert umlagern zu können, versorgen wir Frakturen der Extremitäten

Tabelle 5. Reihenfolge von Abklärung und Versorgung

Häufigkeit	Dringlich	Baldmöglichst nach Stabilisierung der Vitalfunktionen	Kann warten
▽	Atemprobleme Schock Schädel-Hirn-Trauma Verbrennungen	Intestinale Verletzungen	RQW Frakturen Extremitäten Kiefer
	Hämatothorax Pneumothorax	Duodenum Urethraabriß	Nierenruptur
	Milzruptur Leberruptur	Magen Darm Periphere Gefäße	Beckenfraktur
	Bronchusabriß Zwerchfellruptur Herztamponade	Schenkelhalsfraktur Hüftluxation	Wirbelfraktur

manchmal erst nach einigen Tagen definitiv und belasten weder den Patienten noch das Team mit nicht dringlichen diagnostischen oder operativen Maßnahmen. Ob dieses Vorgehen richtig oder falsch ist, kann nur am individuellen Fall diskutiert und nicht mit starren Regeln vorgeschrieben werden. Die allgemeinen Richtlinien (s. Übersicht und Tabelle 5) sind, mit Ausnahme der absoluten Priorität für das Aufrechterhalten der Vitalfunktionen, flexibel zu handhaben. Die Beschreibung des Managements der einzelnen verletzten Organe kann nicht Aufgabe dieses Beitrags sein.

Reihenfolge der Maßnahmen

Aufrechterhaltung der Atmung,

Schockbehandlung,

Bekämpfung intrakranieller Drucksteigerung,

lebensrettende Eingriffe bei inneren Blutungen,

Beseitigung intrakranieller Raumforderung,

Operationen zur Wiederherstellung des Gastrointestinaltrakts, des Harnapparats, peripherer Gefäße, des Skeletts, der Muskulatur, der Haut.

Falls ein schwerverletztes Kind operiert werden muß, benötigt es mit großer Wahrscheinlichkeit eine Allgemeinanästhesie. Auch unter Narkosebedingungen geht die Sorge um die Aufrechterhaltung der Vitalfunktionen und um einen genügenden zerebralen Perfusionsdruck weiter. Einige Gedankenanstöße dazu liefern die nachfolgenden Übersichten.

Allgemeinanästhesie beim schwerverletzten Kind:
Sicherer (evtl. mehrfacher) venöser Zugang;
Intubation, Relaxation, Beatmung;
Blutdruckmessung (evtl. invasiv);
Volumensubstitution;
evtl. Messung des ZVD.
Bei SHT: - Aufrechterhaltung eines genügenden zerebralen Perfusionsdrucks;
- Evtl. Monitoring des intrakraniellen Drucks;
- Hyperventilation, p_aCO_2 3,5–4,0 kPa (25–30 mm Hg);
- Vermeiden von Ketamin und Fluothan unter Spontanatmung.

Monitoring während Narkose beim schwerverletzten Kind:

Bei jeder Narkose: Präkordiales Stethoskop, Blutdruckmessung, Temperatur, F_IO_2, EKG, intermittierende Hämatokritbestimmung.

Bei SHT, nach Polytrauma mit Schock: ZVD, intravasale Druckmessung mit Arterienkatheter, evtl. intrakranielle Druckmessung.

Für längere Eingriffe: Mechanische Beatmung, arterielle Blutgasanalyse, endexspiratorisches oder transkutanes CO_2, Urinmenge mit Blasenkatheter.

Ich schließe mit einem Zitat, das man sich jedesmal bei der Behandlung eines verletzten Kindes in Erinnerung rufen sollte:

> "Plain ordinary human kindness" of the part of the doctors and nurses, beginning when the child arrives and lasting throughout the period of hospitalisation.

Literatur

1. Bednarek FJ (1975) Endotracheal tube placement in infants determined by suprasternal palpation: A new technique. Pediatrics 56:244
2. Bruce DA (1979) Pathophysiology, treatment and outcome following severe head injury in children. Childs Brain 5:174
3. Butenandt I, Coerdt L (1979) Verbrennungen im Kindesalter. Bücherei des Pädiaters, Heft 81. Enke, Stuttgart
4. Fösel Th, Altemeyer KH, Dick W (1983) Anforderungen an die endexspiratorische CO_2-Messung im Säuglings- und Kindesalter. Experimentelle Untersuchungen zur Genauigkeit verschiedener im Handel befindlicher Monitore. In: Ahnefeld FW et al. (Hrsg) Narkosebeatmung im Kindesalter. Springer, Berlin Heidelberg New York Tokyo (Klin. Anästhesiologie und Intensivtherapie, Bd 26, S 60)
5. Haller JA (1978) An overview on pediatric trauma. In: Touloukian RJ (ed) Pediatric trauma. Wiley, New York, p 3
6. Morse TS (1978) Evaluation and management. In: Touloukian RJ (ed) Pediatric trauma. Wiley, New York, p 21
7. Pochon JP (1984) Verbrennungen und Verbrühungen. In: Sauer H (Hrsg) Das verletze Kind, Lehrbuch der Kindertraumatologie. Thieme, Stuttgart, S 146–175
8. Rickham PP, Hecker WC et al. (1981) The management of the burned child. Prog Pediat Surg 14
9. Zellweger G (1981) Die Behandlung der Verbrennungen. Fachtaschenbuch Nr. 37. Deutscher Ärzte-Verlag, Köln

Besonderheiten der Erstversorgung bei Schädel-Hirn-Traumen

M. R. Gaab

Einleitung

Infolge anderer anatomischer Gegebenheiten und besonderer pathophysiologischer Reaktionen unterscheiden sich die Folgen einer Schädel-Hirn-Verletzung und damit auch die Therapie wesentlich von kraniozerebralen Traumen im späteren Lebensalter. Diese Besonderheiten und der Verletzungsmechanismus sind dabei auch nach Altersstufen des Kindes unterschiedlich. Zur Einteilung ist eine Trennung in das Säuglings-

---

Indikationen zur Computertomographie nach Trauma

primäre Indikation:

- Bewußtseinstrübung/Koma und/oder deutliche neurologische Störung (Halbseitenbefund),
- Polytrauma, wenn (wegen Sedierung, Relaxation, Beatmung) Bewußtsein neurologisch nicht prüfbar und Verdacht auf SHT;

sekundäre Indikation:

- Verschlechterung von Bewußtsein und/oder neurologischem Herdbefund,
- keine Besserung der Bewußtseinsstörung, Erst-CT innerhalb 6 h nach Trauma ohne Raumforderung; Kontrolle nach 24 h,
- bei tiefem bleibendem Koma (MHS) in Intervallen, wenn keine ICP-Messung,
- bei Hirndruck (ICP-)Störung (Messung);

CT-Indikation auch ohne neurologische Störung:

- knöcherne Schädelverletzung (Röntgen) mit:
  offenem SHT,
  Fraktur Hinterhaupt/hintere Schädelgrube,
  temporale/parietale Fraktur, wenn bereits geringe klinische Auffälligkeit (verwirrt, unruhig; Anfall).

Konservative „Hirndruckbehandlung"

1. *ohne* ICP-Messung (klinischer Verdacht, CT):
   - Oberkörperhochlagerung (bis 30°),
   - Hyperventilation (bis pCO_2 25–30 mm Hg),
   - Osmotherapie (evtl. kombiniert mit Diuretikum/Onkotherapie; primär Mannit, Glyzerin oder Sorbit),
   - bei beatmeten Patienten Tris-Puffer (Blutgaskontrolle),
   - mäßige (sedierende) Barbituratdosis.
2. *mit* ICP-Messung:
   - Gezielt Osmotherapie, bei Beatmeten auch Tris-Puffer, bei ICP-Anstieg,
   - bei Plateauwellen unter EEG-Kontrolle geringste Barbituratdosis, die ausreichend ICP senkt. (Beachte Blutdruck, Diurese!).

---

alter (1. Lebensjahr), in das Spielkindalter (1.–4. Lebensjahr), in das Vorschul- und Schulalter (4–14 Jahre) und das Alter des Heranwachsenden (14–20 Jahre) sinnvoll (s. Übersichten auf S. 263 [16, 17, 21]).

Im Säuglingsalter finden sich als häufigste Verletzungsursachen Stürze, leider auch Kindesmißhandlungen. Als besondere Verletzungsformen sind perinatale Traumen abzutrennen, die bei unreifen Frühgeborenen besonders ernste Verläufe zeigen [12]. Auch im Spielkindalter finden sich überwiegend Verletzungen durch Anstoßen, etwa an spitzen Kanten, oder Sturz, was den hohen Anteil von Impressionsfrakturen in diesem Alter erklärt [16, 17]. Erst im Vorschul- und besonders im Schulkindalter dominieren die Unfälle im Straßenverkehr, die auch bei den Heranwachsenden die Hauptgruppe bilden, bei letzteren aber zunehmend auch als aktive Verkehrsteilnehmer [17, 20]. Die besonderen Verletzungsfolgen erklären sich nicht nur durch eine andere Reaktionsweise des Gehirns, sondern auch durch Traumawirkungen am Schädelskelett und durch die Beziehungen zwischen dem Gehirn und seinen Hüllen.

Anatomische Besonderheiten

Der Volumen- und damit Gewichtsanteil des Schädels am Gesamtkörper ist beim Kind wesentlich größer als beim Erwachsenen (1:4 gegenüber 1:8); damit wird sich auch eine plötzliche Beschleunigung oder Abbremsung am kindlichen Schädel besonders auswirken, zumal überlegte Vorsichtsmaßnahmen und unwillkürliche Halte- und Stellreflexe beim Kind schwächer ausgeprägt sind [16, 20]. Die Besonderheiten des Schädelskeletts können dabei vorteilhaft sein: Im Säuglingsalter gibt der noch nicht knöchern verschlossene Schädel bei Auftreten einer intrakraniellen Raumforderung

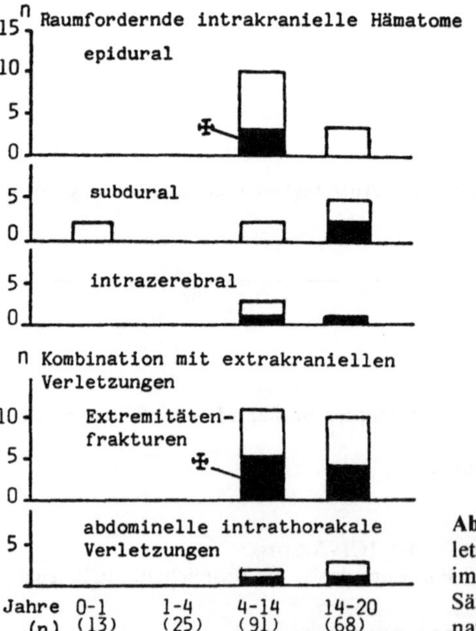

Abb. 1. Intrakranielle Blutungen und Kombinationsverletzungen in *Altersstufen:* Häufige Epiduralhämatome im Schulkind- und Jugendalter, davor seltener; beim Säugling häufiger subdurale Blutungen. Häufig Kombination mit Extremitätenverletzungen. Statistik nach [17]

wie Blutung, Ödem, Liquorzirkulationsstau nach, und auch größere Raumforderungen wirken infolge geringen Hirndruckanstiegs nicht irreversibel schädigend auf die Hirnsubstanz [6, 15]. Infolge geringer Ausprägung der paranasalen Sinus und des Mastoidzellsystems bleiben frontobasale und temporobasale Schädelfrakturen oft ohne Anschluß zum Nebenhöhlensystem, die Gefahr von Meningitis und Hirnabszeß ist damit im Vergleich zu den entsprechenden offenen Hirnverletzungen im Erwachsenenalter geringer. Die Meningealarterien verlaufen beim Säugling und Spielkind noch nicht in knöchernen Vertiefungen oder Kanälen, so daß bei Schädelfrakturen seltener epidurale Hämatome ausgelöst werden, die dann aber zwischen dem 10. und 20. Lebensjahr infolge Verletzlichkeit der Meningealarterien und leicht abdrängbarer Dura ihr Maximum erreichen (Abb. 1).

Nach Verschluß der Schädelnähte wirkt sich der nun im Vergleich zum Erwachsenen deutlich geringere intrakranielle Reserveraum beim Kind nachteilig aus [16]: Die zudem größere Schwellungsbereitschaft des kindlichen Gehirns erklärt die Häufigkeit von heftigen und plötzlichen intrakraniellen Druckanstiegen [3, 8]. Die Druckanstiege verlaufen hier überwiegend in Form von Plateau- oder B-Wellen, beruhen also oft mehr auf einer zerebralen Hyperämie als auf einem echten Ödem [1, 3], was auch auf einer Unreife der kindlichen zerebralen Autoregulation beruhen kann. Dabei toleriert das Gehirn des Kindes aber auch hohe Hirndruckkrisen wesentlich besser als im späteren Lebensalter [3, 7]; auch ein Absinken des Perfusionsdrucks auf Werte unter 30 mm HG kann ohne bleibende Folgen sein. So bieten beim Kind auch später aussichtslose Situationen, wie das Bulbärhirnsyndrom, noch Therapiechancen, und eine ausgedehnte Dekompressionstrepanation wird auch nur im Kindes- und Jugendalter bei sonst unbeherrschbarem intrakraniellen Druckanstieg nach Trauma noch eine prognostische Wende herbeiführen können [3, 19].

Wesentlich ist auch das geringe Blutvolumen besonders des Säuglings- und Kleinkindes: Hier kann eine intrakranielle, besonders epidurale Blutung sich eher durch eine Schocksymptomatik als durch Hirnkompressionszeichen bemerkbar machen [6, 17]; und bis zum Vorschulalter findet sich bei ausgedehnten intrakraniellen Hämatomen ein merklicher, für die Operation wesentlicher Erythrozytenabfall [2].

Folgen des Schädel-Hirn-Traumas im Kindesalter

Bei der Zusammenstellung von schwereren Schädel-Hirn-Verletzungen im Alter bis zu 20 Jahren, die stationärer neurochirurgischer Behandlung bedurften [16, 17], überwiegen noch deutlicher als im Erwachsenenalter (Abb. 2) primär zerebrale Gewebeschäden („Kontusionen"), die zumindest in der Erstversorgung meist keiner Operation bedürfen. Fokale Kontusionen werden mit längerem Intervall (bis mehrere Tage) raumfordernd. In der Gruppe der primären Zerebralschäden finden sich neben (späterer) Ödementwicklung und primärer Hirnstammschädigung häufig diffuse axonale Schäden („Diffuse axonal injury" [11]).

Auch die kindlichen Impressionsfrakturen (ohne offene Hirnverletzung!) stellen keine dringliche Operationsgruppe dar (s. Abb. 2); auch die operative Versorgung bei offener Schädel-Hirn-Verletzung tritt zunächst gegenüber der Stabilisierung der vitalen Funktionen zurück. Aus der insgesamt eher kleinen Gruppe operationsbedürftiger intrakranieller Hämatome (s. Abb. 1 und 2) wird deutlich, daß bei schweren Schädel-

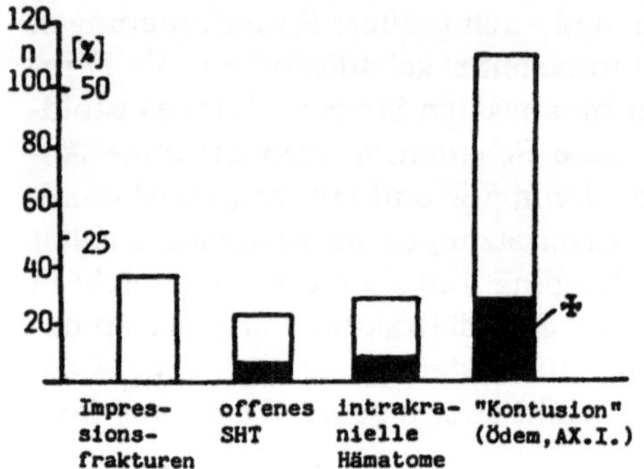

Abb. 2. Verletzungsfolgen bei schwerem Schädel-Hirn-Trauma (n = 197, Alter 0–20 Jahre): Überwiegen von Hirngewebsschäden gegenüber raumfordernden Hämatomen; hoher Anteil von Impressionsfrakturen. In „Kontusionen" mischen sich Ödem, primäre Hirnstammschäden, axonal injury (AX.I.). Statistik nach [17]

Hirn-Verletzungen mit sofortigem Koma, Atem- oder Kreislaufstörungen die rasche zerebrale Diagnostik (etwa CT) keineswegs zu Lasten der primären Versorgung von Atmung und Kreislauf gehen darf.

Im *Säuglingsalter* überwiegen subdurale Hämatome und Hygrome (s. Abb. 1) infolge der noch nicht in Knochenkanäle eingebetteten und damit nicht frakturgefährdeten Meningealarterien gegenüber Epiduralblutungen, die aber trotz ihrer relativen Seltenheit infolge ihrer typischen Symptomatik nicht übersehen werden dürfen. Im Kleinkind- und Jugendalter (Abb. 1) treten dagegen ganz die Epiduralhämatome in den Vordergrund, während subdurale Hämatome hier zunächst sogar seltener sind als intrazerebrale kontusionelle Blutungsherde. Auffallend ist die relativ seltene Kombination mit abdominellen und intrathorakalen Verletzungen (Abb. 1) im Vergleich zum Erwachsenenalter, häufig sind gleichzeitige Extremitätenfrakturen.

Mangels intrakranieller Drucksymptome werden intrakranielle Blutungen, besonders das „Säuglingsepiduralhämatom" [6] oft zu spät erkannt: Infolge der Nachgiebigkeit des Schädels bei offenen Nähten sind die Kinder häufig bei Bewußtsein, ohne herdförmigen neurologischen Ausfall und allenfalls unruhig. Durch den Blutverlust in die Schädelhöhle entwickeln sich massive Schocksymptome (Hb-Abfälle bis unter 5 g/dl sind nicht selten! [2, 6]), wodurch eine dann plötzlich einsetzende zerebrale Symptomatik besonders deletär wird: Die Kombination von Kreislaufkollaps und Hirndruck führt zu einem akuten Zusammenbruch der Hirnperfusion mit rascher Einklemmung bis hin zum Atemstillstand, und die nun dringliche Operation erfordert in jedem Fall gleichzeitig eine intensive Kreislauftherapie (Bluttransfusion, Frischplasma [2]).

Akute Diagnostik

An erster Stelle steht beim schweren Schädel-Hirn-Trauma die Prüfung und Behandlung der Vitalfunktionen; Transport, weiterführende Diagnostik oder gar Verlegung erfolgen erst nach Sicherstellung der Atmung und nach Kreislauftherapie. Die orientierende erste Untersuchung bereits am Unfallort, ausführlicher bei der Klinikaufnahme, prüft äußere Verletzungszeichen am Schädel (Hinweis auf offene Hirnverletzung, Prellmarken und Hämatome), die Bewußtseinsstörung und neurologische Herdsymptome. Zum späteren klinischen Verlaufsprotokoll ist die Glasgow-Komaskala zu empfehlen, für die kinderspezifische Modifikationen vorgeschlagen werden [14, 18]. Erst-

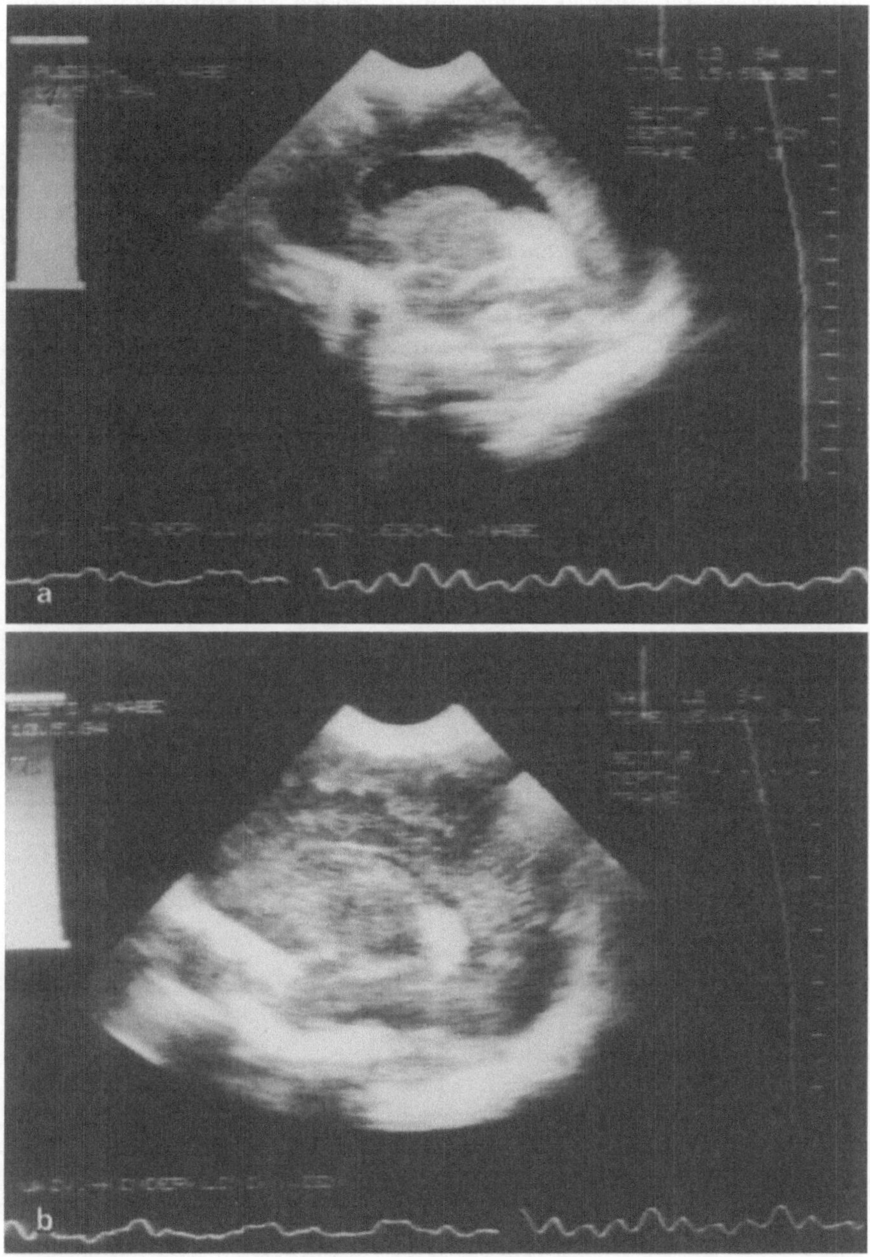

Abb. 3a, b. Zweidimensionales Echoenzephalogramm: „B-Scan" (Sektor-Mode) ermöglicht bei offener Fontanelle (oder Schädeldefekten) die Darstellung der intrakraniellen Morphologie; **a** intraventrikuläre Blutung mit Hydrozephalus, **b** nach äußerer Drainage Normalisierung

prüfung und weitergebender Bericht sollten jedoch die Störungen von Augenöffnung, Motorik, Pupillenfunktion und neurologische Herdhinweise wörtlich beschreiben. Bewußtlos ist ein Kind, wenn es auch auf Schmerzreize die Augen nicht mehr öffnet, bei oberflächlicher Bewußtlosigkeit wird das Kind gezielt Schmerzreize abwehren (Koma 1 n. WFNS [4]), bei tieferem Koma folgt nach ungezielter Beugesynergie (Koma 2) schließlich (Koma 3, Mittelhirnsyndrom) der ein- oder doppelseitige Streckmechanismus (nicht mit „Krampfen" verwechseln!), schließlich im Bulbärhirnsyndrom (Koma 4) die Bewegungslosigkeit bei schlaffem Muskeltonus und Areflexie. Ab dem Mittelhirnsyndrom ist eine Pupillenerweiterung mit fehlender Lichtreaktion Hinweis auf Einklemmung/Hirnstammstörung, bei einem wachen Kind und oberflächlicher Bewußtseinsstörung ist dagegen eher eine Bulbuskontusion oder - bei frontalen Frakturen - eine Optikusschädigung wahrscheinlich. Die Prüfung dieses neurologischen Erstbefunds erfordert weniger als 1 min: Kneifen der Achselfalte und Reize während der Vitalfunktionsversorgung (Intubation, Injektion) lassen erkennen, ob das Kind die Augen öffnet, gezielt abwehrt und ob als Seitendifferenz der Bewegungen ein grober Halbseitenbefund vorliegt. Prüfung von Reflexen, Babinski, Kornealreflex, sind zumindest in der außerklinischen Erstversorgung entbehrlich [4].

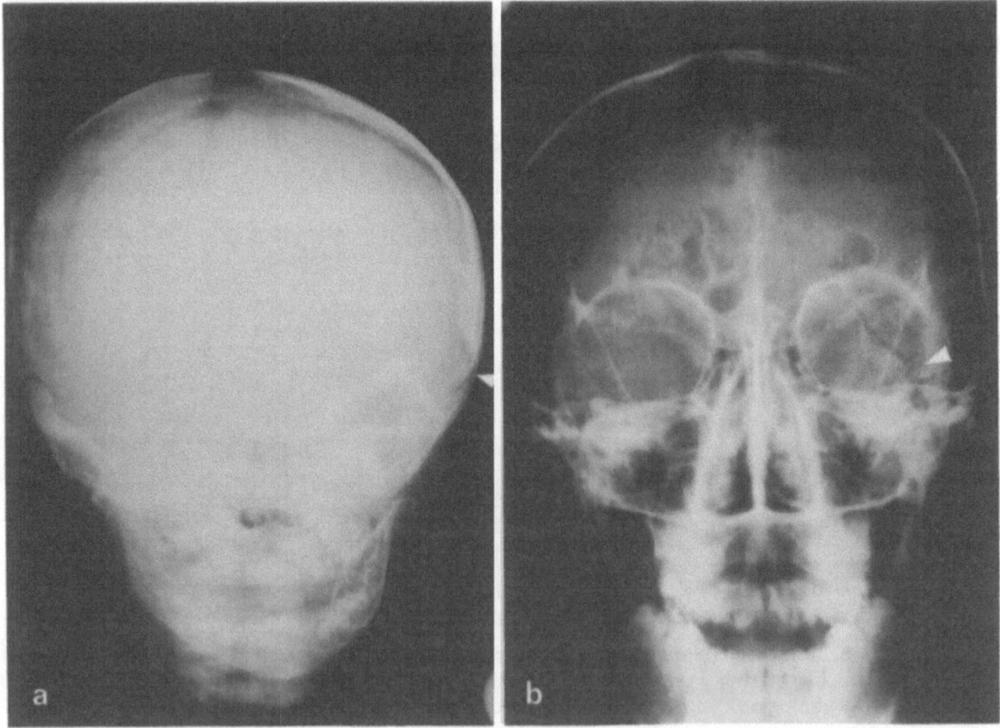

Abb. 4a, b. Gefahr des Epiduralhämatoms bei temporaler Fraktur oder Nahtsprengung **a** und Hinterhauptfraktur **b** (in Standardaufnahme schlecht zu erkennen, Pfeil!). Sorgfältige Überwachung, frühzeitig CT

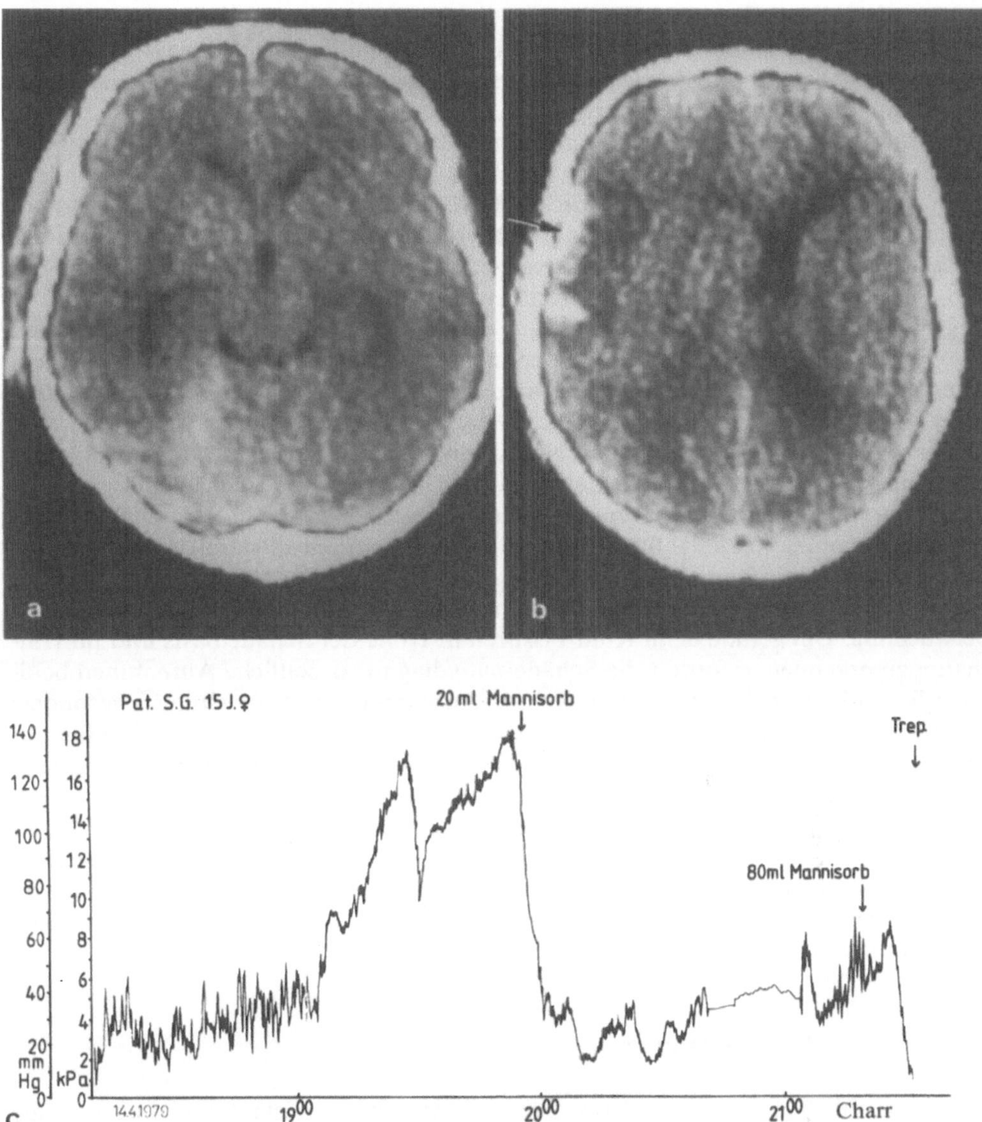

Abb. 5a–c. Erst nach 2 Tagen raumfordernde Ausdehnung **(b)** einer primär kleinen **(a)** Kontusion; Erkennung durch Hirndruckanstieg **(c)**

Der Einsatz technischer Untersuchungsmaßnahmen richtet sich nach diesem klinischen Befund. Bei deutlichen Herdsymptomen oder erheblicher Bewußtseinstrübung sollte rasch (nach Stabilisierung der Vitalfunktionen, nach Röntgenaufnahme des Thorax!) eine spezifische intrakranielle Diagnostik angestrebt werden; überlegene Methode ist heute das Computertomogramm. Nur bei langen Transportwegen und akuter Dringlichkeit wird eine Angiographie als Ersatzmethode eingesetzt, die aber dem Erfahrenen auch mit behelfsmäßiger Technik (a.-p.-Einzelschußaufnahme) die Erkenung einer intrakraniellen Raumforderung ermöglicht. Beim Kleinkind mit offener Fontanelle kann die Computertomographie heute vollständig durch die zweidimensionale Echoenzephalographie (B-Scan, [12]) ersetzt werden. Das mobile Echoenzephalogramm ermöglicht ohne jedes Transportrisiko des verletzten Kindes die Darstellung aller intrakraniellen Strukturen und auch eine sofortige und fortgesetzte Kontrolle des Therapieerfolgs (Abb. 3a, b). Dagegen hat das eindimensionale Echo (A-Scan) allenfalls in der Hand des Erfahrenen (Mittelechoverschiebung) einen gewissen Wert; es kann jedoch frontale kontusionelle Raumforderungen oder ein Epiduralhämatom der hinteren Schädelgrube ohne Mittellinienverschiebung nicht ausschließen und ist in der Hand eines ungeübten Untersuchers wertlose Zeitvergeudung.

Ergibt sich aus Lokalbefund, Bewußtsein und dem Fehlen von Herdveränderungen kein Hinweis auf raumfordernde intrakranielle Veränderungen, so sind bei jedem schwerverletzten Kind nach Klinikaufnahme primär Schädelröntgenaufnahmen anzufertigen. Auch beim wachen Kind erfordert der Nachweis besonders von temporalen und temporobasalen Frakturen oder Nahtsprengungen, besonders der Sutura squamosa (Abb. 4a), wegen der Gefahr des Epiduralhämatoms eine Intensivüberwachung. Die Gefahr von Epiduralhämatomen der hinteren Schädelgrube mit plötzlicher Hirnstammeinklemmung (akutes Bulbärhirnsyndrom mit Atemstillstand) ohne vorwarnende Bewußtseinstrübung macht bei Hinterhauptfrakturen (Abb. 4b) eine primäre Computertomographie auch ohne Neurologie ratsam und bedarf einer intensiven Überwachung. Um gerade beim Kind Fissuren in Höhe der Schädelbasis und im Hinterhaupt zu erkennen, erfordert die Schädelnativdiagnostik seitliche Aufnahmen beidseits anliegend und neben der normalen a.-p.-Aufnahme eine Darstellung - besonders beim älteren Kind - der Nasennebenhöhlenregion und eine überzogene Hinterhauptaufnahme nach Town. Die Häufigkeit von Kombinationsverletzungen erfordert, gleichzeitig Halswirbelsäulenaufnahmen durchzuführen.

Neben diesen primären Indikationen der Computertomographie ergeben die in der Übersicht auf Seite 263 genannten Verlaufsstörungen eine sekundäre CT-Indikation, auch wenn das Erst-CT keine Raumforderung zeigt (Abb. 5a–c). Besonders intrazerebrale Blutungen/ödematöse Kontusionsherde, aber auch subdurale Hämatome machen sich oft erst mit Latenz raumfordernd bemerkbar.

Verlaufskontrolle nach Trauma

Neben der üblichen intensiven Kontrolle von Atmung, Kreislauf und Laborwerten (Hb-Abfall beim Kleinkind, s. oben!) erfordert eine schwere Schädel-Hirn-Verletzung eine engmaschige Kontrolle des Bewußtseinszustands, die wie bei der Erstuntersuchung Ansprechbarkeit, Augenöffnung, Reaktion der Motorik usw. erfaßt. Die standardisierte Protokollierung nach der Glasgow-Komaskala ist dabei klinisch zumindest durch die Pupillenprüfung und durch Halbseitenhinweise zu ergänzen (Abb. 6a und b). Bei Kindern mit schwerer Hirnverletzung (Glasgow-Coma-Score unter 8) läßt die klinische Beobachtung intrakranielle Komplikationen vor der Hirnstammeinklemmung kaum erkennen, besonders beim polytraumatisierten, beatmeten Kind bleibt nur noch die Pupillenreaktion als zu spätes Symptom. Hier ist die intrakranielle Druckmessung (s. Abb. 5) die einzige technische Methode, die raumfordernde intrakranielle Störungen frühzeitig anzeigt, und zusammen mit dem arteriellen Blutdruck über die

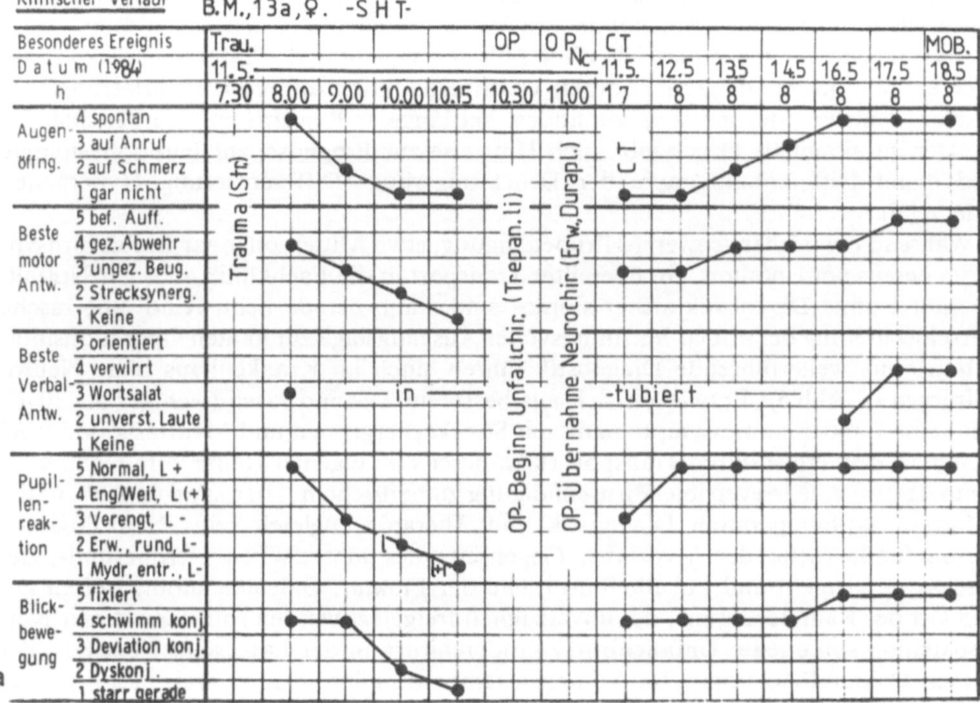

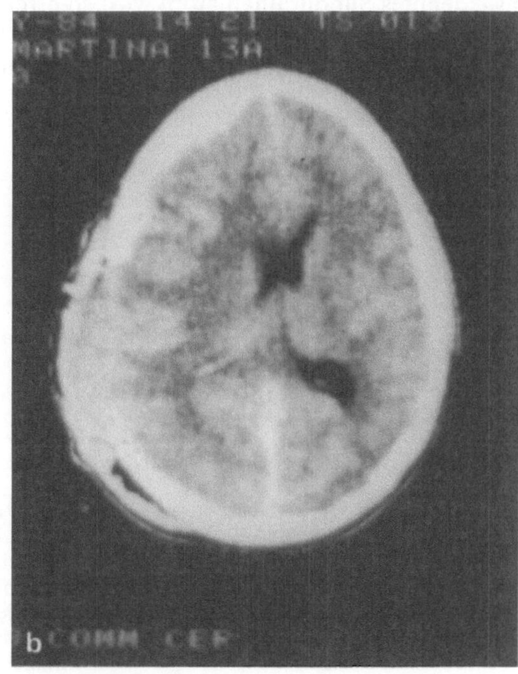

Abb. 6a, b. Sofortige Operation ohne Computertomogramm: Bei rascher Verschlechterung **a** keine diagnostische Zeitvergeudung, sofortige Trepanation über Herdseite (Fraktur, Mydriasis links!); rasche Erholung, obgleich kein Hämatom, aber Dekompression des linkshirnigen Ödems **b**

Perfusionsdruckberechnung auch eine Therapiesteuerung ermöglicht. Wir bevorzugen hierzu die intrakranielle Implanation von Miniatursensoren (Gaeltec, Ladd) epi- oder ebenso unbedenklich subdural, da ohne Flüssigkeitsleitung das Infektionsrisiko praktisch entfällt, das bei der zudem durch Ventrikelpunktion (offene Hirnverletzung!) invasiven Ventrikeldruckmessung zumindest bei längerer Registrierung zu beachten ist [3]. Der intrakranielle Druck gibt auch Hinweise zur Prognose, zur Pathophysiologie und damit Differentialtherapie der Drucksteigerung (Differenzierung Hyperämie/Ödem, [3]).

Während bei primär schwerer Hirnbeteiligung, etwa Mittel- oder gar Bulbärhirnsyndrom bereits am Unfallort, ein übereilter Transport in die Fachklinik oder gar Notfalloperation ohne Diagnostik sicher sinnlos sind, kann gerade beim Kind eine rasche Verschlechterung bei primär hoffnungsvoller Ausgangslage zur akuten Operationsindikation ohne weiterführende Diagnostik führen, auch im Krankenhaus ohne Neurochirurgen (s. Abb.6): Entwickelt sich aus besserem Zustand rasch (weniger als 30–60 min) eine Einklemmungssymptomatik mit Strecksynergismen und Mydriasis, so ist bei weiterem Zeitverlust durch Transport (u.U. bereits im eigenen Hause zum Computertomogramm) eine irreversible Hirnschädigung zu befürchten. Hier kann (s. Abb. 6) die sofortige Notfalloperation Diagnostik und Therapie zugleich sein: Neurologische Herdbefunde (Seite der Mydriasis, Gegenseite des motorischen Herdbefunds, der Strecksynergismen) und Lokalbefund (Seite der Fraktur, Galeahämatom) weisen auf den Ort der Raumforderung, der unverzüglich freigelegt werden sollte. Zu dieser Nottrepanation sollte jeder Unfallchirurg/Kinderchirurg in der Lage sein. Über 80% der akuten Epiduralhämatome [16, 20] liegen temporal, allerdings oft weit basal, so daß eine ausreichend tief vor dem Ohransatz beginnende Trepanation (? -förmige Schnittführung, Abb. 7) dieses nicht verfehlt, auch ein großflächiges, über die Hemisphäre ausgedehntes Subduralhämatom wird so erreicht. Wir bevorzugen daher diese Technik gegenüber dem multiplen Anlegen von Bohrlöchern nach dem „Kroenlein-Schema". Die telefonische Verständigung und Herbeiziehung eines Neurochirurgen, der (auch

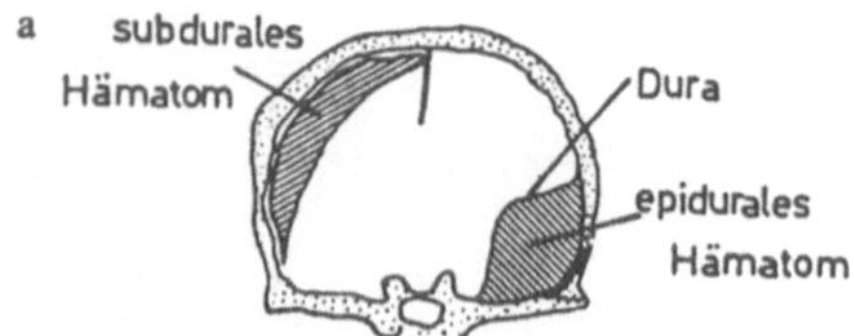

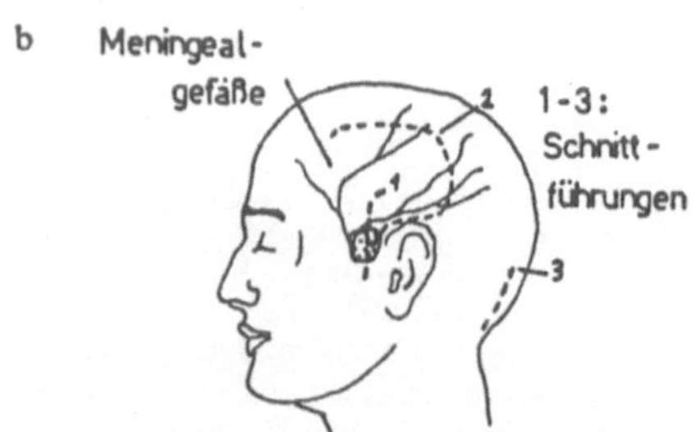

Abb. 7a, b. Traumatische Hämatome **a** und Akutoperation **b**: Trepanation über der Seite der Läsion; ausreichend tiefsitzendes Bohrloch für temporales Epiduralhämatom [1], bevorzugt ?-förmige Trepanationserweiterung [2], erfaßt Bereich der Meningealarterien. Exploration der hinteren Schädelgrube mit paramedianem Hinterhauptbohrloch [3]

im Rettungswagen mit Blaulicht!) ohne Transportrisiko transportiert werden kann, macht ggf. bei komplizierteren Befunden die Beendigung der Operation unproblematisch (s. Abb. 6).

Akute Therapie des schwer Schädel-Hirn-Verletzten Kindes

Die Behandlung einer lokalen intrakraniellen Raumforderung besteht in der Operation. Beim Transport zur Operation kann eine Hirndrucksenkung etwa durch Osmotherapie sinnvoll sein; die Angst vor einer Vergrößerung des Hämatoms tritt gegenüber der Sicherung der Hirnperfusion vollständig zurück. Offene Schädel-Hirn-Verletzungen erfordern den operativen Verschluß, jedoch erst, wenn die Vitalfunktionen es zulassen. Auch Verletzungen mit Austritt von Hirngewebe können in der üblichen Zeitgrenze offener Wunden versorgt werden. Während die Operation komplizierterer Raumforderungen (intrazerebral) und offener Schädel-Hirn-Verletzungen dem organerfahrenen Chirurgen vorbehalten bleibt, sollte jeder in der Unfallversorgung verantwortlich tätige Chirurg die Entlastung der bei akuten Einklemmungen überwiegenden oberflächlichen Hämatome beherrschen (s. o.).

Bei der konservativen Behandlung (s. Übersicht auf S. 263) der schweren Schädel-Hirn-Verletzung sind außer den Intensivmaßnahmen mit Sicherstellung der optimalen Gas- und Substratversorgung des Gehirns keine prophylaktischen Maßnahmen gesichert. Zur Intensivbehandlung gehört bei stabilem Kreislauf zur Senkung des Hirndrucks und zur Verbesserung des venösen Hirnblutabflusses eine Oberkörperhochlagerung von bis zu 30° [3, 5]. Diese Lagerung antagonisiert auch den negativen Einfluß evtl. notwendiger Beatmung mit positiv endexspiratorischem Druck (PEEP, nicht über 5-7 cm H_2O). Bei Verdacht auf Hirndrucksteigerung sollten auch zu starke Kopfdrehbewegungen vermieden werden.

Die Behandlung mit Steroiden wird heute kontrovers beurteilt (Zusammenfassung s. [5, 10]). Früheren positiven Studien stehen zunehmend negative Berichte entgegen. Unbestrittene Nebenwirkungen, besonders der hochdosierten Steroidbehandlung, ist eine Entgleisung des Zuckerstoffwechsels. Die Frage einer erhöhten Infektionsgefährdung ist nicht abschließend beurteilt. Eine einmalige Gabe von hochdosiertem Kortison(-derivat) in der Erstversorgung läßt jedoch kaum Nebenwirkungen befürchten, und eine positive Wirkung ist nur bei möglichst frühem Einsatz denkbar.

Vom hochdosierten Einsatz von Barbituraten oder Analoga in der Erstversorgung ist dagegen dringend abzuraten: Eine „zerebroprotektive Wirkung" ist nicht gesichert noch wahrscheinlich [5], sehr wohl aber die Nebenwirkungen mit Blutdruckabfall, Störung der Mikrozirkulation, Nierenperfusionsstörung, Zusammenbruch der mukoziliaren Clearance und damit steiler Anstieg der Pneumoniehäufigkeit. Nur vom Erfahrenen unter intensivem Monitoring (intrakranielle Druckmessung, EEG, Blutspiegel) kann in der Klinik eine gezielte Barbituratdosierung besonders bei Hirnkongestion (Plateauwellen [3, 5]) diskutiert werden.

Außer der Hyperventilation, deren Wirkdauer auf den Hirndruck umstritten ist [13], sind auch andere „Hirndrucktherapeutika" wie Osmotherapie und Diuretika unmittelbar nach dem Unfall nicht indiziert. Erst nach der Erstversorgung ist bei einer Hirndrucksteigerung (CT, Druckmessung) Osmotherapie, evtl. verlängert mit Diuretika, überbrückend oder - wenn keine zerebrale fokale Raumforderung vorliegt - als Intensivbehandlung indiziert. Dabei werden unter Kontrolle von Elektrolyten und Serumosmolalität ([9], nicht bei Osmolalität über 320 mmol/kg!) kleine Einzeldosen (0,25 g/kg Mannit, bei Sorbit Vorsicht wegen Fruktoseintoleranz) gegeben, wobei eine durch Hirndruckmessung gesteuerte Therapie überlegen ist. Auch Glyzerin (Glycerosteril, 10%ig) ist wirkungsvoll und kann in der Wirkung durch langsame Nachinfusion von HÄS verlängert werden; doch kann Glyzerin bei akutem Hirndruckanstieg nicht rasch infundiert werden (Hämolysegefahr). Die Übersicht auf S. 263 zeigt die Möglichkeiten der konservativen Hirndruckbehandlung, die aber nur bei klarem Hirndruckverdacht eingesetzt werden. Klinische Symptome einer Hirn*stamm*schädigung (Koma, Strecksynergismen, v.a. primär) beweisen nicht die Hirndrucksteigerung, sondern sind oft Folge eines nicht druckabhängigen Hirnstammtraumas oder „Diffuse axonal injury" [7, 11].

Literatur

1. Bruce DA, Raphael RC, Goldberg AI, Zimmermann RA, Bilaniuk LT, Schut I, Kuhl DE (1979) The pathophysiology, treatment, and outcome following severe head injury in children. Childs Brain 5:174–191
2. Danhauser I (1982) Schädel-Hirn-Trauma: Besonderheiten im Kindesalter aus anästhesiologischer Sicht. In: Bushe KA, Weis KH (Hrsg) Schädel-Hirn-Trauma, Bd 54. Bibliomed, Melsungen, S 185–190
3. Gaab MR (1981) Die Registrierung des intrakraniellen Druckes. Grundlagen, Techniken, Ergebnisse und Möglichkeiten. Habil.-Schrift, Medizinische Fakultät Würzburg
4. Gaab MR (1982) Störungen des Bewußtseins. In: Koslowski L, Irmer W, Bushe KA (Hrsg) Lehrbuch der Chirurgie, 2. Aufl. Schattauer, Stuttgart New York, S 133–139
5. Gaab MR (1983) Was ist gesichert, was ist fraglich in der medikamentösen Therapie des Hirnödems? In: Eckart J (Hrsg) Beiträge zur Intensiv- und Notfallmedizin, Bd 2. Karger, Basel, S 58–77
6. Gaab MR, Gruss P (1979) Epiduralhämatom im Kleinkindesalter. Nervenarzt 50:79–84
7. Gaab MR, Haubitz I (1982) Traumatisches Mittelhirnsyndrom: Differentialdiagnose primärer/sekundärer Hirnstammschaden, Prognose und intrakranieller Druck. In: Müller E (Hrsg) Das traumatische Mittelhirnsyndrom und die Rehabilitation schwerer Schädel-Hirn-Traumen. Springer, Berlin Heidelberg New York, S 72–86
8. Gaab MR, Sörensen N (1982) Kontinuierliche Überwachung des intrakraniellen Druckes mit gering invasiven Methoden in der pädiatrischen Intensivtherapie. In: Loewenich V von (Hrsg) Pädiatrische Intensivmedizin III. Thieme, Stuttgart New York, S 68–76
9. Gaab MR, Trost HA, Haubitz I, Pflughaupt KW (1981) Osmolalität und Osmotherapie in Intensivtherapie und Prognose nach Schädel-Hirn-Trauma. In: Haid B, Mitterschiffthaler G (Hrsg) Zentraleuropäischer Anästhesiekongress. Springer, Berlin Heidelberg New York (Anästhesiologie und Intensivmedizin, Bd 143, S 153–164)
10. Gaab MR, Heißler HE, Haubitz I, Korn A, Czech T (1984) Steroide bei Schädel-Hirn-Trauma: Kontroversen und neue Ergebnisse. In: Grumme T (Hrsg) Das Hirnödem. De Gruyter, Berlin New York, S 115–128
11. Genarelli TA, Spielman GM, Langfitt TW et al. (1982) Influence of the type of intracranial lesion on outcome from severe head injury. J Neurosurg 56:26–32
12. Haller U, Wille L (1983) Diagnostik intrakranieller Blutungen beim Neugeborenen. Springer, Berlin Heidelberg New York
13. Havill JH (1984) Prolonged hyperventilation and intracranial pressure. Crit Care Med 12:72–74
14. Hofweber K (1982) Beurteilung einer Bewußtseinsstörung im Kindesalter. Kinderarzt 13:889–892
15. Kiene S, Külz J (1968) Das Schädel-Hirn-Trauma im Kindesalter. Barth, Leipzig
16. Lange-Cosack H, Tepfer G (1973) Das Hirntrauma im Kindes- und Jugendalter. Springer, Berlin Heidelberg New York

17. Penzholz H (1972) Die Schädelhirnverletzung im Kindesalter. Langenbecks Arch Chir 332:651-659
18. Raimondi AJ, Kirschauer J (1984) Head injury in the infant and toddler. Coma scoring and outcome scale. Childs Brain 2:12-35
19. Sörensen N, Gaab MR, Gruss P, Halves E, Miltner FO (1981) Decompressive craniectomy, an ultimate therapy in craniocerebral trauma. Monogr Pädiatr 15:96-99
20. Tischer W (1977) Besonderheiten des Schädel-Hirn-Traumas im Säuglings- und Kindesalter. In: Reding R, Lang G (Hrsg) Schädel-Hirn-Trauma und Kombinationsverletzungen. Barth, Leipzig, S 282-301
21. Yarzagaray L (1973) Craniocerebral trauma in children. Surg Clin North 53:59-71

Diskussion

Frage: Welche Medikamente sind in der Reanimation heute noch indiziert?

Antwort: Beim asystolischen Herzstillstand ist Adrenalin das Mittel der Wahl. Orciprenalin, das früher häufig empfohlen wurde, sollte wegen seiner vasodilatierenden Eigenschaften nicht mehr eingesetzt werden. Liegt der Herz-Kreislauf-Stillstand nachweislich länger als 5 min zurück, ist vor der Adrenalingabe eine Blindpufferung mit Natriumbikarbonat in der Dosierung 1 mmol/kg KG angezeigt, die bei bestehender Kreislaufinsuffizienz alle 10–15 min wiederholt werden sollte.

Bei nachgewiesenem Kammerflimmern kann auch Lidocain in der Dosierung von 1 mg/kg als medikamentöse Reanimationsmaßnahme eingesetzt werden, der elektrischen Defibrillation ist jedoch der Vorzug zu geben.

Der Stellenwert von Kalzium in der Kreislaufreanimation ist z.Z. noch nicht endgültig geklärt, in ausgewählten Fällen, wie AV-Dissoziation oder Hyposystolie, kann jedoch die Kalziumgabe nützlich sein.

Frage: Wann soll eine Blindpufferung durchgeführt werden?

Antwort: Eine Blindpufferung ist nur beim Kreislaufstillstand in der Dosierung von 1 mmol/kg KG indiziert. Eine Azidose im Schock gleicht sich durch adäquate Volumen- und Beatmungstherapie meist von selbst aus.

Frage: Können in der Erstversorgung am Notfallort auch Tuben mit Blockermanschette verwendet werden?

Antwort: Ältere Kinder können für die kurze Zeit des Transports mit geblockten Tuben intubiert sein, wenn dadurch eine Umintubation auf einen größeren Tubus vermieden werden kann, jedoch sollte unter klinischen Bedingungen bis zum 10. Lebensjahr kein geblockter Tubus verwendet werden. Unter 4 Jahren haben Tuben, die geblockt werden müssen, dann einen zu geringen Innendurchmesser für eine angemessene Ventilation. Auf jeden Fall müssen intubierte Kinder assistiert oder kontrolliert beatmet werden.

Frage: Welche Narkoseform ist für ein polytraumatisiertes Kind empfehlenswert?

Antwort: Für ein polytraumatisiertes Kind mit instabilen Kreislaufverhältnissen ist eine Analgesie mit Fentanyl und eine Dauerrelaxierung mit Pancuronium bei einer Beatmung mit einem Lachgas-Sauerstoff-Gemisch angezeigt. Liegt kein Schädel-Hirn-Trauma vor, kann die Einleitung auch mit Ketamin durchgeführt werden. Bei gleichzeitig vorliegendem Schädel-Hirn-Trauma ist Ketamin nicht angezeigt, nicht so sehr wegen der möglichen intrakraniellen Drucksteigerung als vielmehr wegen der Zunahme des zerebralen Sauerstoffverbrauchs. Ebenso sollten Lachgas oder andere volatile Inhalationsanästhetika bei einem Schädel-Hirn-Trauma eher vermieden werden. Ihr Einsatz ist jedoch bei Verwendung von Hyperventilation unter der Voraussetzung stabiler Kreislaufverhältnisse möglich.

Frage: In welcher Weise sollte eine Volumenersatztherapie beim polytraumatisierten Kind durchgeführt werden?

Antwort: Für die primäre Volumentherapie am Notfallort stehen Ringer-Laktat- bzw. Ringer-Bikarbonatlösungen (Zürich) oder kolloidale Volumenersatzmittel zur Verfügung. Elektrolytlösungen sind v.a. bei kleinen Kindern einfacher zu handhaben, da insbesondere bei Dextranen die Höchstdosierung von 1,5 g/kg KG sehr schnell erreicht wird. Prinzipiell gibt es aber bei Beachtung der Dosierungsobergrenze keine Kontraindikation für Dextrane im Schock, das niedermolekulare Dextran 40 (Rheomacrodex) ist jedoch zum primären Volumenersatz ungeeignet.

In der Klinik wird nach Kreislaufzustand und Hämatokrit bei weiterem Bedarf die Volumentherapie mit Blut bzw. Blutbestandteilen fortgesetzt. Optimal ist für Neugeborene und kleine Säuglinge Frischblut, das nicht älter als 8 h sein darf und dann noch alle Faktoren in ausreichender Konzentration enthält. Jedoch bietet auch die Therapie mit Erythrozytenkonzentrat und Frischplasma eine gute Möglichkeit zur Volumenersatztherapie. Beim Einsatz von Erythrozytenkonzentrat bei Neugeborenen sollte dieses jedoch nicht älter als 3 Tage sein, da die bereits regelmäßig bestehende Hyperbilirubinämie durch den Erythrozytenverfall noch verstärkt wird und dann u.U. eine Austauschtransfusion wegen der Gefahr des Kernikterus nötig wird.

Bei schneller Transfusion von Erythrozyten oder Frischplasma, die mit Zitrat behandelt sind, ist durch das freiwerdende Zitrat mit einem Abfall des freien Kalziums zu rechnen. Bei Auftreten von plötzlichem Blutdruckabfall und Bradykardien sollte immer an eine Hypokalzämie gedacht werden und entsprechend therapiert werden.

Frage: Ist die Kortisongabe beim Schädel-Hirn-Trauma in der notärztlichen Versorgung oder in der Klinik noch indiziert?

Antwort: Am Notfallort kann Dexamethason oder Betamethason in der Dosierung von 1 mg/kg KG zusätzlich zu den übrigen Maßnahmen gegeben werden, da die Nebenwirkungen bei der einmaligen Gabe kaum relevant sind. In der Klinik wird die Kortisontherapie unter Berücksichtigung der Nebenwirkungen von Steroiddiabetes und Katabolie von den meisten Teilnehmern fortgesetzt. Dangel (Zürich): „Wegen der Nebenwirkungen wie Erbrechen, Infektionsrisiko und Diabetes wird kein Kortison in der Klinik gegeben."

Frage: Welchen Stellenwert besitzt die hochdosierte Barbiturattherapie bei der Erstversorgung des Schädel-Hirn-Traumas?

Antwort: Mit Ausnahme einer kontrollierten Narkoseeinleitung und der Therapie von Krämpfen hat die Barbiturattherapie v.a. in der hohen Dosierung keine Berechtigung bei der Ersttherapie des Schädel-Hirn-Traumas. Bei der Primärversorgung des Schädel-Hirn-Traumas ist der Sicherung des Kreislaufs und der adäquaten Ventilation absoluter Vorrang einzuräumen. Barbiturate haben, wenn überhaupt, nur in der Intensivtherapie unter kontinuierlicher Überwachung des Kreislaufs, der Ventilation, der Nierenfunktion und des intrakraniellen Drucks einen Platz in der Therapie des Schädel-Hirn-Traumas.

Frage: Welche Infusionslösung zur Erhaltungstherapie ist beim Schädel-Hirn-Trauma indiziert?

Antwort: Eine elektrolytfreie und/oder -arme Lösung ist beim Schädel-Hirn-Trauma kontraindiziert, da dadurch die Ödembildung noch verstärkt wird. Zur Erhaltungstherapie ist deshalb eine Halbelektrolytlösung das Mittel der Wahl. Nach Abschluß der Reanimationsphase muß die Flüssigkeitsgabe jedoch sehr restriktiv erfolgen.

Sachverzeichnis

adipöser Patient, Kombinationsnarkose 90
Adipositas und Anästhesie 166
- und Aufwachphase 187
- und Lungenvolumina 165
Afterload 7, 8, 113
Agonisten, Wirkungswiedereintritt nach Antagonisierung 179, 180
Agonisten und Antagonisten, Pharmakokinetik 179
Airway closure 163
Alfentanil und NLA 145
Alkalose, Korrektur 76
Alkohol und Leberschädigung 31
alkylierende Substanzen, Hemmung der Cholinesterase 43
Allgemeinanästhesie bei Adipositas 90
- bei Diabetes mellitus 91
- bei endokrinen Erkrankungen 92
- bei Lebererkrankungen 91
- beim geriatrischen Patienten 92
- beim kardiozirkulatorischen Risikopatienten 132
- beim respiratorischen Risikopatienten 82
- beim schwerverletzten Kind 261, 276
-, kritische Phasen 84
Allgemeinzustand als Risikofaktor 50
- und Komplikationshäufigkeit 53
Alter als Risikofaktor 54, 55
Altersverteilung in der Chirurgie 58
alveolo-arterielle Sauerstoffpartialdruckdifferenz und Anästhesie 162
ambulantes Operieren (juristische Aspekte) 221, 222
Aminoglykoside, Hemmung der Serumcholinesterase 43
Amyloidose und Niereninsuffizienz 35
Analgetika im Kindesalter 257
Analyse, präoperative 1
Anämie, urämische 36
Anamnesebogen 212
Anästhesie bei Adipositas 166
- beim Asthmatiker 82, 83, 84
- und postoperative Gefährdung 140
Anästhesiefähigkeit, Beurteilung 219
Anästhesieletalität 45, 46
Anästhesienachwirkungen, evozierte Potentiale 148
Anästhesierisiko, Bewertung 45
-, Definition 45
-, Kalkulation 65
-, präoperative Risikofaktoren 137
Anästhesieverfahren bei Lebererkrankungen 31
Anästhesievorbereitung (juristische Aspekte) 219
Anastomoseninsuffizienz 105
Angina pectoris, early-morning-Angina 13
-, Intervallbehandlung 12
-, therapierefraktäre 13
-, vasospastische 13
-, walk-through-Phänomen 13
Angina-pectoris-Anfall, Therapie 12
Antagonisten und Antagonisierung 179
Antidepressiva 77
Antidiabetika 41
Antihypertensiva 19, 41
-, Arzneimittelinteraktionen 20
antihypertensive Therapie 16
Antikoagulanzien und Regionalanästhesie 76
Antikoagulanzientherapie bei koronarer Herzerkrankung 21
Antithrombin III 193
Aortenaneurysma, Operationsletalität 61
Aorteneingriffe, Kombinationsnarkose 89
Apnoe, postoperative, Ursachen 179
apparative Ausstattung (juristische Aspekte) 204
Aprotinin 194
Arrhythmieerkennung, intraoperative 111
arterielle Blutgase, intraoperative 120
arterielle Hypertonie, kompensierte 15
arterielle Sauerstoffsättigung 120
arterieller Sauerstoffgehalt 120
arterieller Sauerstoffpartialdruck, Normwerte 160
Arterienverschlüsse, Letalität 61
Arzneimittelinteraktionen durch Antihypertensiva 20
ASA-Nomenklatur 46, 65
ASA-Risikogruppen 47, 65

Aspiration, stille 167
Aspirationssyndrom 166
Asthma bronchiale, Anästhesie 82, 83, 84
-, Inhalationsanästhetika 83
-, Mestinon und Naloxon 84
-, Narkose 129
-, Narkoseausleitung 83
Atelektasen, Entstehung 27
Atemanaleptika 164
Atemdepression in der Aufwachphase 145
-, postoperative 164
-, postoperative, Ursachen 179
-, zentrale oder periphere? 150
Atemfrequenz im Kindesalter 230
Atemstörungen nach NLA 143, 145
- (polytraumatisiertes Kind) 230, 247
Atemwegserkrankungen als Risikofaktoren 23
-, Anamnese 23
-, klinische Untersuchung 24
Atmung, Notfalltherapie (polytraumatisiertes Kind) 232, 247
-, Notfalluntersuchung (polytraumatisiertes Kind) 230, 231, 247, 248
Atropin, Sekretionshemmung 29
aufgeschobene dringliche Eingriffe 62
Aufklärungsbogen 212
Aufklärungspflicht, typische Risiken 215
Aufwachphase bei Adipositas 187
-, Besonderheiten bei Säuglingen und Kleinkindern 155
-, forensische Probleme 155, 156
-, Lungenfunktionsstörungen 160
-, Monitoring des Herz-Kreislaufsystems 151-154
- nach kontrollierter Hypotension 147
- nach Narkosebeatmung 146
- nach NLA 142, 143
-, Pharmakologie 174
-, präventive Maßnahmen 174
-, Relaxanzienüberhang 150
-, Stoffwechselüberwachung 154
-, therapeutische Maßnahmen 179
-, Überwachung 148
-, Überwachung der Atmung 150
-, Überwachung der Nierenfunktion 154
- und Atemdepression 145
- und Hyperthermie 147
- und Hypothermie 147
- und Inhalationsanästhetika 145, 183
- und MAC-Konzept 149
-, verlängerte 176
-, Wirkungen von Medikamentkumulationen 174, 175
Aufwachräume (juristische Aspekte) 223
Aufwachzeiten und MAC 178
Azidose, renale 76

balancierte Anästhesie beim Risikopatienten 81
Barbiturate beim Schädel-Hirn-Trauma 273, 277
Bauchlage und Lungenfunktion 84
Beatmung des schwerverletzten Kindes 249
Befunderhebung, zeitgerechte (juristische Aspekte) 220
Begleitverletzungen, Primärversorgung (polytraumatisiertes Kind) 238
Behandlung postoperativer Störungen 159
-, präoperative 1
Behandlungsfehler 210
Behandlungsmißerfolg 210
Benzodiazepine und Lokalanästhetika 107
Benzodiazepinkombinationsnarkose 86
Betarezeptorenblocker 14, 20, 41
-, Dauertherapie 42
Bewertung des postoperativen Risikos 137
- einer akuten Lebererkrankung 31
Bewußtseinslage (polytraumatisiertes Kind) 230, 243, 268
bildgebende Diagnostik beim schwerverletzten Kind 258
Blindpufferung (polytraumatisiertes Kind) 276
Blutdruck, intraoperatives Monitoring 112
Blutdruckmessung beim Säugling 251
- und Manschettenbreite (polytraumatisiertes Kind) 251
Blutersatz 189
Blutgasanalyse als Lungenfunktionsprüfung 26
Blutgase, arterielle 120
-, gemischt-venöse 121
-, zentral-venöse 121, 122
Blutgerinnung und Regionalanästhesie 101
Bluthochdruck, perioperative Konsequenzen 14
Blutungsneigung, urämische 36
Blutverlust 189
- bei Regionalanästhesie 101
Blutvolumen im Kindesalter 235
Blutvolumenbestimmung 190
Bradykardie-Tachykardie-Syndrom 6
bronchiopulmonale Erkrankungen, Anästhesievorbereitung 72
Bronchitis 27
Bronchodilatatoren, arrhythmogene Wirkung 73
-, präoperative Therapie 73
Broncholysetest 25
Brummen (Atemgeräusch) 24

Ceilingeffekt 197
chronische Niereninsuffizienz, Hämodialyse 37

Cimetidin 127
Clearance, mukoziliäre 27
Clemastin 127
Clonidin 42
Closing-capacity 163
Closing volume (CV) 25, 27
Compliance des Ventrikels 113
Computertomographie beim Schädel-Hirn-Trauma (polytraumatisiertes Kind) 263
CPAP 165
CV, Closing volume 25, 27

Dauertherapie als Risikofaktor 40
Deafferenzierung 105
Definition des Risikopatienten 3
Dehydratation bei Diabetes mellitus 37
- bei Nierenerkrankungen 33
dekompensierte Hyperkoagulopathie 192
Determinanten der Ventrikelfunktion 8
Diabetes mellitus 31
Diabetes mellitus als Risikofaktor 37
-, Kombinationsnarkose 91
-, präoperative Behandlung 37
-, stabiler 37
Diabetiker, perioperatives Schema 74
diabetische Nephropathie 35
Diagnose der Lebererkrankungen 31
Dialyse, präoperative 36
Dialyseshunt, präoperativer 36
Dickdarmeingriffe, Morbidität 105
Diffusionshypoxämie 145
Digitalisglykoside, Indikation 9
Digitalisierung 71
-, präoperative 70, 71
-, prophylaktische 70
Digitalisrefraktäre Herzinsuffizienz 9, 10
Digitalistherapie, symptomatische 10
Digitalisüberdosierung 9
Dihydroergotamin 133
Dimetinden 127
Diskonnektionsalarm 120
Disulfiram 43
Diuretika beim Schädel-Hirn-Trauma 273
Dosierungsschemata und Wirkdauer von Medikamenten 177
Dreietagenerkrankung (Gefäße) 21
dringliche Eingriffe, Vorbereitungszeit 62
dringliche operative Eingriffe 59, 60
Druckmessung, intrakranielle (polytraumatisiertes Kind) 270
Druck-Volumendiagramm des linken Ventrikels 117
Durchgangssyndrome, postoperative 103
dynamische Lungenfunktionstests 25
Dyspnoe 23

Early-morning-Angina 13
Echokardiographie, transösophageale 153
Ecothiopatjodid 43
Eigenmacht, ärztliche 210
Einschwemmsyndrom bei TUR der Prostata 103, 169, 170
EKG als präoperative Untersuchung 70
-, intraoperatives 111
Elimination von Inhalationsnarkotika 183
Eliminationshalbwertszeiten, Agonisten, Antagonisten 179
Emphysemblasenruptur durch Lachgas 83
endokrine Erkrankungen, Kombinationsnarkose 92
Enzephalopathie, hypertensive 7
Erbrechen, postoperatives 147
Erstversorgung am Unfallort (polytraumatisiertes Kind) 229
Erythrozytensubstitution, Faustregel 190
essentielle Hypertension und Ventrikelfunktion 18
essentielle Hypertonie 7
Etilefrin 42
Etomidat beim kardiovaskulären Risikopatienten 86
-, Pharmakokinetik 178
- und NNR-Depression 133, 134
evozierte Potentiale, Anästhesienachwirkungen 148
Exsikkose bei Diabetes mellitus 37
- bei Nierenerkrankungen 33
Exspirationszeit, forcierte 24
exspiratorisches Reservevolumen 25, 27

Fentanyldosierung und Remorphinisierung 180
Fentanylrebound 140
Fentanylüberdosierung 145
FEV, forcierte exspiratorische Vitalkapazität 25
Fingerservoplethysmographie 153
forcierte exspiratorische Vitalkapazität (FEV) 25
forcierte Vitalkapazität 25
forensische Probleme in der Aufwachphase 155, 156
Forrest, Klassifizierung der gastrointestinalen Blutung 63
FRC, funktionelle Residualkapazität 25
- und Anästhesie 161, 162
funktionelle Residualkapazität (FRC) 25
- und Anästhesie 161, 162
funktionelles Nierenversagen 34
Funktionskurve des Ventrikels 117

Gas-trapping 161
gastrointestinale Blutung, Klassifizierung nach Forrest 63

gefäßchirurgische Eingriffe, Risiko 49
gemischt-venöse Blutgase 121
- Sauerstoffsättigung 121
Geräteausstattung und Kapazitätsgrenzen 224
geriatrischer Patient, Kombinationsnarkose 92
Gerinnung und Regionalanästhesie 101
Gerinnungsstörung, diffuse intravaskuläre 193
Gerinnungsstörungen 189, 192
- und Regionalanästhesie 76
Gerinnungssystem 192
gesamtoperatives Risiko 45
Gesamtrisiko (juristische Aspekte) 218
Gesamtverantwortung, perioperative (juristische Aspekte) 202
Giemen 24
-, exspiratorisches 23, 24
-, inspiratorisches 23
Glasgow-Komaskala (polytraumatisiertes Kind) 230, 243, 244, 266
Globalinsuffizienz, pulmonale 26
Glykopyrollat, Sekretionshemmung 29
Goldman-System, Risikoanalyse 65

Hämatokrit 189
Hämodialyse bei chronischer Niereninsuffizienz 37
Hämoglobin 189
Halbwertszeit 141
Hemmung der Cholinesterase durch alkylierende Substanzen und Aminoglykoside 43
Herdbefunde, neurologische (polytraumatisiertes Kind) 272
Herzerkrankung, hypertensive 7
Herzindex 117
Herzinsuffizienz 6
- als Risikofaktor 8
-, digitalisrefraktäre 9, 10
-, präoperative Konsequenzen 8
-, Ursachen 6, 8
herzkranker Patient, Minimierung des präoperativen Risikos 20
-, präoperative Untersuchungen 20
Herzkrankheit, hypertensive 18
Herzpatient, perioperative Therapie 20
-, präoperativer 20, 21
herzwirksame Medikamente in der perioperativen Phase 20, 21
Herzzeitvolumen 112, 117
Hirndruckbehandlung im Kindesalter 263
Histaminantagonisten in der Prämedikation 127
Hochdruck als Risikofaktor 71
Hochdruckbehandlung 15
Hochdruckformen, sekundäre 7
Hochdruckherz 14, 18
Hochdruckkrise 7, 20
-, Definition 16
-, Kriterien 16
-, Prophylaxe 18
-, therapeutische Ziele 15
-, Therapie 16, 17, 18, 19
Hochdruckmanifestation, kardiale 18
Hüfnersche Zahl 120
Hyperfibrinolyse 194
- , sekundäre 192
Hyperhydratation bei Nierenerkrankungen 33
Hyperkalämie 43
-, kritische 76
-, Stellenwert 74
- und Lokalanästhetika 107
Hyperkapnie, präoperative 26
Hyperkoagulopathie, dekompensierte 192
-, kompensierte 192
Hypertension, portale 32
-, pulmonale 24
hypertensive Enzephalopathie 7
- Herzerkrankung 7, 18
- Komplikationen 16
- Krise 6, 20
hypertensive Krise als Risikofaktor 14
-, perioperative Konsequenzen 14
-, therapeutische Ziele 15
Hyperthermie und Aufwachphase 147
Hyperthyreose 77
Hypertonie, arterielle 15
-, essentielle 7
Hypertoniebehandlung, präoperative 71
Hypertoniediagnostik 71
Hypertonus und Ventrikelfunktion 18
Hypertrophiegradanalyse 18
Hypokalämie 43
-, Stellenwert 74
Hypothermie und Aufwachphase 147
Hypoxämie, postoperative 160
-, postoperative, Therapie 164
-, präoperative 26
hypoxische pulmonale Vasokonstriktion 163

Immobilisierung als Risikofaktor 50
immunologische Vorgänge und Regionalanästhesie 105
Individualrisiko (juristische Aspekte) 218
Infektionen der Lunge, nosokomiale 27
Infusionstherapie beim brandverletzten Kind 255
- beim schwerverletzten Kind 245, 278
Inhalationsanästhesie beim kardiozirkulatorischen Risikopatienten 132, 133
- beim koronaren Risikopatienten 132, 133

Inhalationsanästhetika bei Asthma bronchiale 83, 130
- und Aufwachphase 145, 183
Inhalationsnarkotika, Kinetik 183
initialer Schock 192
Inotropie 113
Inspirations-Exspirations-Verhältnis 24
inspiratorische Kapazität 25
instabile Angina pectoris, Therapie 13
Insulinschema, perioperatives 37
Interaktion zwischen Bronchodilatatoren und Inhalationsanästhesie 73
Interaktionen bei Dauertherapie 40
- von Narkotika 187
intermediärer Schock 192
Intervallbehandlung bei Angina pectoris 12
intrakoronare Thrombolyse 7
intrakranielle Druckmessung im Kindesalter 270
intrakranieller Druck (polytraumatisiertes Kind) 244, 246
intraoperatives Monitoring 111
Intubation am Notfallort (polytraumatisiertes Kind) 232
-, Medikamente (polytraumatisiertes Kind) 233, 249
- und Beatmung in der Klinik (polytraumatisiertes Kind) 249
Intubationsreaktion, kardiovaskuläre 85, 88
Intubationsstreß 52
irreversibler Schock 193
Ischämieerkennung, intraoperative 111

juristische Aspekte 199

Kaliummangel, präoperative Substitution 75
Kalkulation des Anästhesierisikos 65
Kapazitätsgrenzen durch Personalprobleme (juristische Aspekte) 221
-, Geräteausstattung (juristische Aspekte) 224
Kapnometrie 123
kardiale Drücke 112
- Hochdruckmanifestation 18
kardiales Risiko, Kriterien 47, 49
Kardiomyopathie 10
-, hypertrophische 77
kardiopulmonale Reanimation (polytraumatisiertes Kind) 239
kardiopulmonale Reanimation im Kindesalter, Medikamente 276
kardiovaskuläre Erkrankungen, Anästhesievorbereitung 70
kardiovaskuläre Wirkungen der Periduralanästhesie 102, 103
kardiovaskulärer Risikopatient, Muskelrelaxanzien 87
kardiozirkulatorischer Risikopatient 130-133
kardiozirkulatorischer Risikopatient, Monitoring 131
-, Prämedikation 131
-, Regionalanästhesie 133
Kinetik der Inhalationsnarkotika 183
Kohlendioxidgehalt, endexspiratorischer 123
Kolonisierung der oberen Luftwege 27
Kombination von Allgemein- und Regionalanästhesie 106
Kombinationsnarkose 81
- beim kardiovaskulären Risikopatienten 84-90
- beim respiratorischen Risikopatienten 82
kompensierte Hyperkoagulopathie 192
- Hypertonie 15
Kompetenzkonflikte (juristische Aspekte) 211
Komplikationen des Bluthochdrucks 16
- des Pulmonalarterienkatheters 116
-, hypertensive 16
- in Abhängigkeit vom Allgemeinzustand 53
-, pulmonale, postoperative 27
Komplikationsdichte 50
Komplikationsgruppen 66
konsumierende Erkrankungen als Risikofaktoren 50
Kontraktilität 8, 112, 113
Kontraktionsstörungen 6
kontrollierte Hypotension, Aufwachphase 147
koronare Herzerkrankung 6, 10
-, Differenzialtherapie 7
-, medikamentöse Therapie 12
-, operative Eingriffe 12
-, perioperative Konsequenzen 10
-, postoperative Komplikationen 53
-, postoperative Letalität 51
-, Therapie 7, 10, 12, 13
- und Antikoagulanzientherapie 21
koronare Herzkrankheit als Risikofaktor 11
koronarer Risikopatient, Inhalationsanästhesie 132, 133
Koronarspasmen, Therapie 13
Kortisolsubstitution, perioperative 73
Krankheitsrisiko 209
Kreislauf, Notfalltherapie (polytraumatisiertes Kind) 234
Kreislaufbeurteilung (polytraumatisiertes Kind) 231, 251
Krise, hypertensive 6, 20
-, zentral anticholinerge 40, 181, 197
Kumulation, unerwünschte 196
-, unvermeidbare 175, 196
- von Medikamenten und Aufwachphase 174, 175

Laborbefunde, präoperative 74
Laboruntersuchungen beim schwerverletzten Kind 258
Laborwerte bei Diabetes mellitus 37
- bei Nierenerkrankungen 33
Lachgas, Emphysemblasenruptur 83
-, Risiko 83
Lachgaskonzentration beim Risikopatienten 87
Laevodopa 41
Lagerung des Patienten, Verantwortung 214
Lagerung und Lungenfunktion 84
Lagerungsschäden 214
Lebensalter, Schätzung (polytraumatisiertes Kind) 229, 230
Lebererkrankung, Bewertung 31
-, Operationsrisiko 31, 32
Lebererkrankungen 31
- als Risikofaktor 31
-, Anästhesieverfahren 31
-, Kombinationsnarkose 91
-, perioperative Behandlung 32
Leberinsuffizienz 32
-, Schweregrad 32
Leberzellschädigung, alkoholtoxische 31
Legitimationsdefizit 210
Letalität bei Arterienverschlüssen 61
-, postoperative 47, 100, 137
-, postoperative, bei koronarer Herzerkrankung 51
- und Noteingriff 58
Lidocain, Pharmakokinetik 107
Lithiumsalze 40, 77
Logistik bei der Behandlungsplanung (polytraumatisiertes Kind) 259
Lokalanästhetika, Maximaldosierungen 108
-, Plasmakonzentrationen 107
-, Proteinbindung 106
-, Toxizität 106
- und Benzodiazepine 107
- und Hyperkalämie 107
Lokalbehandlung beim brandverletzten Kind 256
Lungenerkrankung, restriktive 25
Lungenerkrankungen als Risikofaktoren 23
-, Anamnese 23
-, klinische Untersuchung 24
-, obstruktive 25
-, restriktive 25
-, vaskuläre 24
Lungenfunktion und Anästhesie 160
- und Lagerung 84
Lungenfunktionsprüfung 25
-, Aussagekraft 26
-, Indikation 26
Lungenfunktionsstörungen in der Aufwachphase 160
Lungenfunktionstests, dynamische 25
Lungenkapazität, totale (TLC) 25
Lungenödem nach Naloxon 164
Lungenresektion 27
Lungenveränderungen, präoperative 23
Lungenvolumina bei Adipositas 165

MAC und Aufwachzeiten 178
MAC-Konzept und Aufwachphase 149
maligne Hyperthermie, postoperative Phase 147
maligne Hypertonie 18
Mannheimer Risikocheckliste 65, 66, 67
MAO-Hemmer 40, 77
Medikamente bei der Reanimation (polytraumatisiertes Kind) 276
- zur Intubation (polytraumatisiertes Kind) 233
medikamentöse Therapie bei koronarer Herzerkrankung 12
medikolegale Probleme 201
Mehrfachinjektionen 141
Minimaldiagnostik beim Noteingriff 60
Monitoring beim kardiozirkulatorischen Risikopatienten 131
-, intraoperatives 111
-, kardiovaskuläres 111-119
-, neuromuskuläres 181
-, respiratorisches 120-123
Morbidität, postoperative 51, 100
mukoziliäre Clearance 27
Multimorbidität als Risikofaktor 59
- alter Patienten 59
Münchner Risikocheckliste 49
Muskelrelaxanzien, Antagonisierung 180
- beim kardiovaskulären Risikopatienten 87
Myokarddepression durch Inhalationsanästhetika 87
Myokardhypertrophie 7
myokardialer Sauerstoffverbrauch 9, 10, 112
Myokardinfarkt als perioperative Komplikation 52
-, perioperativer 168, 169
- und Betarezeptorenblocker 14
Myokardkontraktilität 8, 112, 113

Nachlast 7, 8, 113
Nachwirkungen nach Regionalanästhesie 145
Nachwirkzeiten von Narkotika 174
Naloxon und Lungenödem 164
Narkose beim schwerverletzten Kind 261, 276, 278
Narkoseausleitung beim Asthmatiker 83
Narkosebeatmung, Folgen für die Aufwachphase 146

Narkoseeinleitung beim Asthmatiker 83
- beim kardiovaskulären Risikopatienten 85
- im Schock 89
Narkosefähigkeit, Beurteilung 219
Narkosetiefe und Aufwachphase 174
Narkosezwischenfälle durch Betarezeptorenblocker 20
Narkotika, Interaktionen 187
Nebenerkrankungen und Lebensalter 3, 4
Nebennierenrindeninsuffizienz 42
negativ inotrope Pharmaka 10
Nervenstimulator 124
Neuroleptanalgesie, Aufwachphase 142
-, postoperative Atemdepression 143, 145
-, Zwischenfälle 143
Neuroleptika, trizyklische 77
neurologischer Erstbefund (polytraumatisiertes Kind) 268
neuromuskuläre Blockade, Überwachung 124, 181
Nierenerkrankungen 31
- als Risikofaktoren 33
-, Bewertung 34
-, präoperative Behandlung 36
Nierenfunktion, postoperative Überwachung 154
Nierenfunktionsschädigung, akute 34, 35
-, chronische 34
Niereninsuffizienz, terminale 34, 35
Nierenleiden, chronische 33
Nierenversagen, funktionelles 34
- mit Tubulusschädigung 34, 35
Noradrenalinentspeicherung 42
Norfenefrin 42
Normalwerte des Kreislaufs im Kindesalter 251, 254
nosokomiale Infektionen der Lunge 27
Noteingriff 60
-, Minimaldiagnostik 60
- und Letalität 58
Notfallbehandlung beim brandverletzten Kind 255
Notfallintubation (polytraumatisiertes Kind) 232, 249
Notfalluntersuchung 229
Notoperation, Letalität 50

Oberbaucheingriffe, postoperative Lungenfunktionsstörung 28
obstruktive Ventilationsstörung 25
Oligurie bei Nierenversagen 35
Operation als Risikofaktor 57, 58
- und postoperative Gefährdung 138
Operationsdringlichkeit 50, 59
- als Risikofaktor 58
Operationsprogramm, Planung 219
Operationsrisiko 57, 58
- alter Patienten 59
- und Lebererkrankung 31, 32
Operationsverfahren, Risiko 50
operative Eingriffe, dringliche 59, 60
Opiatantagonisierung 180
orale Prämedikation 127, 128
Organisationsverschulden 203, 222
Osmotherapie beim Schädel-Hirn-Trauma 273

Parallelnarkosen (juristische Aspekte) 221
Parkinsonmittel 41
PCWP (pulmonal-kapillärer Verschlußdruck) 114-116, 191
Perfusionsdruck, zerebraler 112
Periduralanästhesie, Beinvenenthrombosen 101
-, kardiovaskuläre Wirkungen 102, 103
- und Blutgerinnung 101
perioperative Behandlung bei Lebererkrankungen 32
perioperative Insulintherapie 37
perioperative Phase, herzwirksame Medikamente 20, 21
Personalbesetzung von Anästhesieabteilungen 204, 221
Phäochromozytom 7, 77
Pharmaka, negativ inotrope 10
-, positiv inotrope 9
Pharmakokinetik, postoperative Phase 141
Pharmakologie der Aufwachphase 174
Pharmakonwirkungen in der postoperativen Phase 141
Phenoxybenzamin 77
Physostigmin beim zentral anticholinergen Syndrom 181, 197
Planung des Operationsprogramms 219
Plasmaclearance 141
Plasmakonzentrationen von Lokalanästhetika 107
Plasmozytom und Niereninsuffizienz 35
Pleurapunktion (polytraumatisiertes Kind) 234, 250
Pneumonie 27
-, prädisponierende Faktoren 27
portale Hypertension 32
positiv inotrope Pharmaka 9
Postinfarktangina 13
postoperative Atemdepression, Ursachen 179
postoperative Gefährdung 137-147
- Hypoxämie 160
- pulmonale Komplikationen 27
- Risikoanalyse 137
- Störungen 159
- Todesfälle 3

postoperative Gefährdung durch Anästhesie und Operation 138, 140
postoperative Hypoxämie, Therapie 164
- und CPAP 165
postoperative Lungenveränderungen, Lokalisation des Eingriffs 28
Präinfarktangina 13
Prämedikation beim kardiozirkulatorischen Risikopatienten 131
- beim respiratorischen Risikopatienten 126
- mit Histaminantagonisten 127
-, orale 127, 128
präoperative Analyse 1
- Behandlung 1
- Laborbefunde 74
- Lungenveränderungen 23
- Untersuchungen (juristische Aspekte) 220
präoperative Behandlung bei Nierenerkrankungen 36
präoperativer Herzpatient 20, 21
Preload 8, 113
-, optimaler 118
prognostische Variable 66, 67
progressiver Schock 192
Prophylaxe der Hochdruckkrise 18
- postoperativer Komplikationen 28
Proteinbindung von Lokalanästhetika 106
Psychopharmaka 40, 77
Pulmonalarterienkatheter 115-119
-, Indikationen 116
-, Komplikationen 116
pulmonale Globalinsuffizienz 26
- Hypertension 24
- Komplikationen 27
pulmonale Komplikationen, Prophylaxe 28
pulmonale Vasokonstriktion, hypoxische 163
pulmonaler Kapillardruck 114-116, 191

Quick-Wert 192

Ranitidin 127
Rate-pressure-product 112
Rauchen als pulmonaler Risikofaktor 27
Rauchverbot, präoperatives 73
Rauwolfia-Alkaloide 42
Reboundphänomene 180
Regionalanästhesie 100
- beim kardiozirkulatorischen Risikopatienten 133
- beim respiratorischen Risikopatienten 128, 129
-, Blutverlust 101
-, Indikationen 108
-, nebenwirkungsarme 107, 108
-, postoperative Lungeninfektionen 102
-, postoperative Phase 145
-, Qualität 105
-, Thromboembolierisiko 101
- und Antikoagulanzien 76
- und Gerinnungsstörungen 76
- und Immunität 105
Reinfarkt, perioperativer 54, 168, 169
Rekurarisierung 140, 180
Relaxanzienüberhang 150
Remorphinisierung 180
Reserpin 42
Reservevolumen, exspiratorisches 25, 27
Residualvolumen (RV) 25, 27
respiratorische Störungen, postoperative 160
respiratorischer Risikopatient 126-130
respiratorischer Risikopatient, Kombinationsanästhesie 82
-, Prämedikation 126
-, Regionalanästhesie 128, 129
restriktive Lungenerkrankungen 25
Rezirkulation, gastroenterosystemische 141
rheologische Erkrankungen 7
Rhythmusstörungen, präoperative 54
Risiko, allgemeinoperatives 212
- des Operationsverfahrens 50
-, forensisches 209
- gefäßchirurgischer Eingriffe 49
-, gesamtoperatives 45
-, medizinisches 209
-, typisches (juristische Aspekte) 215
-, vertretbares (juristische Aspekte) 201, 206
- von Lachgas 83
Risikoanalyse, Goldman-System 65
- in der Chirurgie 57
-, Möglichkeiten 65
-, postoperative 137
Risikoaufklärung 212, 215
Risikobereiche 49
Risikobeurteilung (juristische Aspekte) 218
Risikochecklisten 67, 137, 138
Risikoeinschätzung 46
Risikofaktor, Allgemeinzustand 50
- Alter 54, 55
- Dauertherapie 40
- Diabetes mellitus 37
- Herzinsuffizienz 8
- Hochdruck 71
- hypertensive Krise 14
- Immobilisierung 50
- koronare Herzkrankheit 11
- Lebererkrankungen 38
- Multimorbidität 59
- Nierenerkrankungen 33
- Operation 57
- Operationsdringlichkeit 58
Risikofaktoren Atemwegserkrankungen 23
- bei koronarer Herzerkrankung 10
- beim Aortenaneurysma 61
-, Bewertung 50

–, biologisch-medizinische 201, 202
– (juristische Aspekte) 209
– konsumierende Erkrankungen 50
– Lungenerkrankungen 23
–, technisch-organisatorische 201, 203
Risikoindex, kardialer 49
Risikoklassifizierung nach ASA 47, 65
Risikopatient, Definition 3
–, kardiozirkulatorischer 130–133
–, Lachgaskonzentration 87
–, respiratorischer 126–130
– und balancierte Anästhesie 81
Risikopatient, kardiovaskulärer, Kombinationsnarkose 84–90
Risikopatienten, polymorbide 82
Risikoscore, logistischer 67
Risikoscores 66
Röntgenaufnahme der Thoraxorgane, präoperative 72
Rückverteilung 141
Ruheangina 13
RV, Residualvolumen 25, 27

Sauerstoffgehalt, arterieller 120
Sauerstoffinsufflation 164
Sauerstoffsättigung 120
–, gemischt-venöse 121
Sauerstofftransportkapazität 121
Sauerstoffverbrauch, myokardialer 9, 10, 112
Säureaspiration 167
Schädel-Hirn-Trauma (polytraumatisiertes Kind) 230, 237, 243
–, Primärversorgung (polytraumatisiertes Kind) 236, 237
Schädel-Hirn-Trauma im Kindesalter, anatomische Besonderheiten 264
–, Ausprägung 265
–, Barbiturate 273, 277
–, Diuretika 273
–, Erstversorgung 263
–, Herdbefunde 272
–, Infusionstherapie 278
–, Osmotherapie 273
–, Steroide 273, 277
–, Therapie 273
–, Verlaufskontrolle 270
–, Verletzungsfolgen 266
Schlagindex 117
Schmerzbehandlung im Kindesalter 257
Schmerztherapie (polytraumatisiertes Kind) 236
Schock, initialer 192
–, intermediärer 192
–, irreversibler 193
–, Narkoseeinleitung 89
–, progressiver 192
Schockbehandlung beim brandverletzten Kind 255
Schockindex 189
Schockmaßnahmen (polytraumatisiertes Kind) 235
Schockursachen 252
Schrittmacher, präoperativer 72
schuldhafte ärztliche Eigenmacht 210
Seitenlage und Lungenfunktion 84
Sekretionshemmung, Medikamente 29
sekundäre Hochdruckformen 7
– Hyperfibrinolyse 192
Sepsisscore 138, 139
Serumcholinesterase, Hemmung durch alkylierende Substanzen 43
Shunt zur präoperativen Dialyse 36
Silent death 140
Skopolamin, Sekretionshemmung 29
Sofortoperation 59, 60
Sorgfaltsmangel 210
Spannungspneumothorax (polytraumatisiertes Kind) 234
Speicherkompartiment 141
Spironolactone 42
Starling-Kurve 117
Steroide beim Schädel-Hirn-Trauma 273, 277
Steroidsubstitution 42
stille Aspiration 167
Stoffwechsel, Anästhesievorbereitung 74
–, postoperative Überwachung 154
Streßreaktionen 105
Stridor 24
Stufenaufklärung 212
Surfactant und Inhalationsanästhetika 84
Swan-Ganz-Katheter 115–119
Sympathikomimetika, direkte 42
–, indirekte 42
Sympathikusblockade bei PDA, Blutpooling 103
systemische Thrombolyse 7
systolische Wandspannung 7

Tageschirurgie (juristische Aspekte) 221, 222
Temperaturüberwachung 147, 154
Theophyllinspiegel im Plasma 28
Therapie, antihypertensive 15
– der Hochdruckkrise 16, 17, 18, 19
– der instabilen Angina pectoris 13
– der koronaren Herzerkrankung 10
– der postoperativen Hypoxämie 164
– der Säureaspiration 167
– des Angina-pectoris-Anfalls 12
– des Bluthochdrucks 15
– des Einschwemmsyndroms (TUR-Syndrom) 170
– von Koronarspasmen 13

therapierefraktäre Angina pectoris 13
Thiaziddiuretika 42
Thoraxoperationen, postoperative Lungenveränderungen 28
Thrombelastogramm 76
Thrombinzeit 192
Thromboembolierisiko bei Regionalanästhesie 101
Thrombolyse, intrakoronare 7
–, systemische 7
Thrombozytenzahl 192
Thrombozytopathie, urämische 36
TLC, totale Lungenkapazität 25
Todesfälle, anästhesiebedingte 45, 137
–, gesamtoperative 46
–, postoperative 3
totale Lungenkapazität (TLC) 25
Toxizität von Lokalanästhetika 106
tracheobronchiale Clearance 27
transluminale Ballondilatation 7
Transport (polytraumatisiertes Kind) 241
Tubulusschädigung bei Nierenversagen 34, 35
Tubusgröße (polytraumatisiertes Kind) 232, 233, 250
TUR-Syndrom (Einschwemmung bei transurethraler Prostataresektion) 103, 169

Übelkeit, postoperative 147
Überwachung der Atmung in der Aufwachphase 148, 150
– des Risikopatienten 111
–, postoperative (juristische Aspekte) 223
Unterbaucheingriffe, postoperative Lungenveränderungen 28
Untersuchungsprogramme, präoperative 45
urämische Anämie 36
– Gerinnungsstörungen 36
– Thrombozytopathie 36
Urinproduktion, intraoperative 119

Variable, prognostische 66, 67
vaskuläre Lungenerkrankungen 24
Vasodilatatoren 9, 10
Vasokonstriktion, hypoxische pulmonale 163
vasospastische Angina pectoris 13
venöser Zugang (polytraumatisiertes Kind) 234, 252
Ventilationsstörung, restriktive 25
Ventilationsstörungen, obstruktive 25
Ventrikelcompliance 113
Ventrikelfunktion 9
– bei Hypertonie 18
Verbrauchskoagulopathie 193
Verbrennungen (polytraumatisiertes Kind) 240, 254
Verschlußdruck 114–116, 191
–, optimaler 117
Verteilungsvolumen 141
Vigilanz, postoperative, Quantifizierung 197
Vitalkapazität, forcierte 25
Volumenersatz (polytraumatisiertes Kind) 234, 253, 277
Volumensubstitution, kontrollierte 191
Vorbehandlung, präoperative 77
Vorbereitungszeit bei dringlichen Eingriffen 62
Vorlast 8, 113
–, optimale 118
Voruntersuchen vor Anästhesie und Operation (juristische Aspekte) 213, 219, 220

Walk-through-Phänomen 13
Wandspannung, systolische 7
Wechselwirkungen von Narkotika 187
Wedge-Druck 114–116, 191

ZAS (zentral anticholinergisches Syndrom) 40, 181, 197
zeitgerechte Befunderhebung 220
zentral anticholinergisches Syndrom (ZAS) 40, 181, 197
zentrale Atemdepression 150
zentraler Venendruck 191
– Venenkatheter (polytraumatisiertes Kind) 253
zentral-venöse Blutgase 121, 122
zentral-venöser Druck, ZVD 113, 114, 191
zerebraler Perfusionsdruck 112
Zwischenfälle nach NLA 143